Rafael S. Grajewski (Hrsg.)

FAQ Augenheilkunde

Ich widme dieses Buch meiner Frau Patricia und
unseren Kindern Carlo, Otto und Wendelin.

Rafael S. Grajewski (Hrsg.)

FAQ Augenheilkunde

1. Auflage

Mit Beiträgen von: Prof. Dr. med. Claus Cursiefen, Köln; PD Dr. med. Rafael S. Grajewski, Köln; Prof. Dr. med. Hans-Jürgen Grein, Lübeck; PD Dr. med. Jens Heichel, Halle; Prof. Dr. med. Ludwig M. Heindl, Köln; Dr. med. Konrad Koch, Köln; Prof. Dr. med. Sandra Liakopoulos, Köln; Prof. Dr. med. Thomas Neß, Freiburg; Dr. med. Alexander C. Rokohl, Köln; PD Dr. med. Marc Schargus, Hamburg; PD Dr. med. Sebastian Siebelmann, Köln; Prof. Dr. med. Heimo Steffen, Genf; Prof. Dr. med. Jan D. Unterlauft, Leipzig; Prof. Dr. med. Frank Wilhelm, Greifswald; Prof. Dr. med. Arne Viestenz, Halle

ELSEVIER

Elsevier GmbH, Bernhard-Wicki-Str. 5, 80636 München, Deutschland
Wir freuen uns über Ihr Feedback und Ihre Anregungen an kundendienst@elsevier.com

ISBN 978-3-437-15385-3
eISBN 978-3-437-05845-5

1. Auflage 2022

Wichtiger Hinweis für den Benutzer
Die medizinischen Wissenschaften unterliegen einem sehr schnellen Wissenszuwachs. Der stetige Wandel von Methoden, Wirkstoffen und Erkenntnissen ist allen an diesem Werk Beteiligten bewusst. Sowohl der Verlag als auch die Autorinnen und Autoren und alle, die an der Entstehung dieses Werkes beteiligt waren, haben große Sorgfalt darauf verwandt, dass die Angaben zu Methoden, Anweisungen, Produkten, Anwendungen oder Konzepten dem aktuellen Wissensstand zum Zeitpunkt der Fertigstellung des Werkes entsprechen.
Der Verlag kann jedoch keine Gewähr für Angaben zu Dosierung und Applikationsformen übernehmen. Es sollte stets eine unabhängige und sorgfältige Überprüfung von Diagnosen und Arzneimitteldosierungen sowie möglicher Kontraindikationen erfolgen. Jede Dosierung oder Applikation liegt in der Verantwortung der Anwenderin oder des Anwenders. Die Elsevier GmbH, die Autorinnen und Autoren und alle, die an der Entstehung des Werkes mitgewirkt haben, können keinerlei Haftung in Bezug auf jegliche Verletzung und/oder Schäden an Personen oder Eigentum, im Rahmen von Produkthaftung, Fahrlässigkeit oder anderweitig übernehmen.

Für die Vollständigkeit und Auswahl der aufgeführten Medikamente übernimmt der Verlag keine Gewähr.
Geschützte Warennamen (Warenzeichen) werden in der Regel besonders kenntlich gemacht (®). Aus dem Fehlen eines solchen Hinweises kann jedoch nicht automatisch geschlossen werden, dass es sich um einen freien Warennamen handelt.

Bibliografische Information der Deutschen Nationalbibliothek
Die Deutsche Nationalbibliothek verzeichnet diese Publikation in der Deutschen Nationalbibliografie; detaillierte bibliografische Daten sind im Internet über https://www.dnb.de abrufbar.

22 23 24 25 26 5 4 3 2 1

In ihren Veröffentlichungen verfolgt die Elsevier GmbH das Ziel, genderneutrale Formulierungen für Personengruppen zu verwenden. Um jedoch den Textfluss nicht zu stören sowie die gestalterische Freiheit nicht einzuschränken, wurden bisweilen Kompromisse eingegangen. Selbstverständlich sind **immer alle Geschlechter** gemeint.

Planung: Alexandra Frntic, München
Projektmanagement: Alexander Gattnarzik, München; Sophie Eckart, München
Redaktion: Janin Schroth, München
Bildredaktion und Rechteklärung: Anne Hossain, München
Herstellung: Steffen Zimmermann, München
Satz: Thomson Digital, Noida/Indien
Druck und Bindung: Drukarnia Dimograf Sp. z o. o., Bielsko-Biała/Polen
Umschlaggestaltung: SpieszDesign, Neu-Ulm

Aktuelle Informationen finden Sie im Internet unter **www.elsevier.de.**

Vorwort

Liebe Leserinnen und Leser,

das Auge ist ein wunderschönes und extrem spannendes Organ, das auf kleinstem Raum eine Vielzahl von ganz unterschiedlichen Geweben vereint. Dadurch ist hier auch die ganze Bandbreite an pathologischen Prozessen möglich. In der kleinen Augenhülle (Durchmesser ca. 24 mm) laufen Myriaden von physiologischen und biochemischen Prozessen ab, die uns zusammen unsere wichtigste Sinneswahrnehmung ermöglichen. Diese Vielfalt spiegelt sich auch im Gebiet der Augenheilkunde wider, die ein breites Spektrum an Erkrankungen und sowohl chirurgischer als auch konservativer Therapiemodalitäten umfasst, welche sich kontinuierlich fortentwickeln. Dies und die demografische Entwicklung lassen in Zukunft die Patientenzahlen und die Bedeutung der Augenheilkunde voraussichtlich immer weiter zunehmen. Für die klinisch tätigen Augenärzte ergeben sich im Alltag daher zahlreiche und ständig neue Fragen.

Das vorliegende Buch **FAQ Augenheilkunde** versucht, aus diesem Blickwinkel heraus Antworten auf solche klinisch relevanten Fragen zu geben. Dabei soll, durch den Aufbau im Frage-und-Antwort-Stil, ein für den klinischen Alltag nützlicher Querschnitt des gesamten Fachgebiets abgebildet werden. Es ist die Intention unseres Buches, auch solche praktischen Aspekte zu beleuchten, auf die in den großen Lehrbüchern eher marginal eingegangen wird, und wir möchten den einen oder anderen „Praxistipp" geben, den man ansonsten nur von einem erfahrenen Kollegen erhält (oder eben auch nicht).

Wir wünschen Ihnen viel Spaß bei der Lektüre und der einen oder anderen praktischen Umsetzung und sind für konstruktive Verbesserungsvorschläge sehr dankbar.

Köln, im Frühjahr 2021
PD Dr. med. Rafael S. Grajewski

Adressen

Herausgeber

PD Dr. med. Rafael S. Grajewski, Zentrum für Augenheilkunde, Universitätsklinikum Köln, Kerpener Str. 62, 50937 Köln

Autoren

Prof. Dr. med. Claus Cursiefen, Zentrum für Augenheilkunde, Universitätsklinikum Köln, Kerpener Str. 62, 50937 Köln

Prof. Dr. med. Dipl.-Ing. (FH) Hans-Jürgen Grein, Technische Hochschule Lübeck, Fachbereich Angewandte Naturwissenschaften – Medizinische Optik, Mönkhofer Weg 239, 23562 Lübeck

PD Dr. med. Jens Heichel, Universitätsklinik und Poliklinik für Augenheilkunde, Universitätsklinikum Halle (Saale), Ernst-Grube-Straße 40, 06120 Halle (Saale)

Prof. Dr. med. Ludwig M. Heindl, Zentrum für Augenheilkunde, Universitätsklinikum Köln, Kerpener Str. 62, 50937 Köln

Dr. med. Konrad Koch, Zentrum für Augenheilkunde, Universitätsklinikum Köln, Kerpener Str. 62, 50937 Köln

Prof. Dr. med. Sandra Liakopoulos, Zentrum für Augenheilkunde, Universitätsklinikum Köln, Kerpener Str. 62, 50937 Köln

Prof. Dr. med. Thomas Neß, Universitäts-Augenklinik Freiburg, Killianstr. 5, 79106 Freiburg

Dr. med. Alexander C. Rokohl, Zentrum für Augenheilkunde, Universitätsklinikum Köln, Kerpener Str. 62, 50937 Köln

PD Dr. med. Marc Schargus, Asklepios Klinik Nord-Heidberg, Tangstedter Landstraße 400, 22417 Hamburg

PD. Dr. med. Sebastian Siebelmann, Zentrum für Augenheilkunde, Universitätsklinikum Köln, Kerpener Str. 62, 50937 Köln

Prof. Dr. med. Heimo Steffen, Ophthalmologie, Hôpitaux Universitaires Genève, Rue Gabrielle-Perret-Gentil 4, 1205 Genève

Prof. Dr. med. Jan D. Unterlauft, Klinik und Poliklinik für Augenheilkunde, Universitätsklinikum Leipzig, Liebigstraße 10–14, 04103 Leipzig

Prof. Dr. med. Arne Viestenz, Universitätsklinik und Poliklinik für Augenheilkunde, Universitätsklinikum Halle (Saale), Ernst-Grube-Straße 40, 06120 Halle (Saale)

Prof. Dr. med. Frank Wilhelm, Überörtliche augenärzliche Gemeinschaftspraxis „Augen im Zentrum", Anklamer Straße 84, 17489 Greifswald

Abkürzungen

AAV	Arterienastverschluss
ACE	Angiotensin Converting Enzyme
ADOA	autosomal-dominant vererbte Optikusatrophie
AIBSE	Acute Idiopathic Blind Spot Enlargement
AION	Anterior Ischemic Optic Neuropathy, vordere ischämische Optikusneuropathie
AKC	atopische Keratokonjunktivitis
AL	Achslänge
AMD	altersabhängige Makuladegeneration
AMN	Acute Macular Neuroretinopathy
ANA	antinukleäre Antikörper
APMPPE	Acute Posterior Multifocal Placoid Pigment Epitheliopathy, akute posteriore multifokale plakoide Pigmentepitheliopathie
ARN	akute Retinanekrose
AS-OCT	Anterior Segment Optical Coherence Tomography
ASPPC	akute syphilitische posteriore plakoide Chorioretinitis
AT	Augentropfen
AZOOR	Acute Zonal Occult Outer Retinopathy
BDUMP	bilaterale diffuse uveale melanozytäre Proliferation
BETT	Birmingham Eye Trauma Terminology
BSG	bestes sphärisches Glas
CAR	karzinomassoziierte Retinopathie
CBS	Capsular Block Syndrome
CDCR	Conjunctivodacryocystorhinostomy, Konjunktivodakryozystorhinostomie
CFF	Critical Fusion Frequency
CGL	Corpus geniculatum laterale
CHED	kongenitale hereditäre endotheliale Hornhautdystrophie
CIN	konjunktivale intraepitheliale Neoplasie
CMV	Cytomegalievirus
CMVR	Zytomegalie-Retinitis
CNV	chorioidale Neovaskularisationen
CP	Cyclophotokoagulation
CSCD	kongenitale stromale korneale Dystrophie
cSLO	confocal Scanning Laser Ophthalmoscopy
CSME	klinisch signifikantes Makulaödem
DALK	Deep Anterior Lamellar Keratoplasty, anteriore lamelläre Keratoplastik
DCR	Dacryocystorhinostomy, Dakryozystorhinostomie
DLK	diffuse lamelläre Keratitis
DMEK	Descement Membrane Endothelial Keratoplasty
DRIL	Disorganization of the Retinal Inner Layers
DSAEK	Descemet Stripping Automated Endothelial Keratoplasty
dSSc	diffuse kutane Sklerodermie
DUSN	Diffuse Unilateral Subacute Neuroretinitis
EBMD	Epithel-Basalmembran Dystrophie
EBV	Epstein-Barr-Virus
ELM	externe limitierende Membran
EMA	Epithelial Membrane Antigen
EO	endokrine Orbitopathie
EOG	Elektrookulogramm
EpCAM	Epithelial Cell Adhesion Molecule
ERG	Elektroretinogramm
FA	Fluoreszenzangiografie
FLEX	Femtosekunden-Lentikelextraktion
FUS	Fuchs-Uveitis-Syndrom
GCL	Ganglion Cell Layer
GF	Gesichtsfeld
GK	Glaskörper
GvHD	Graft-versus-Host-Disease
HDL	High-density lipoprotein
HLA	humanes Leukozyten-Antigen
HSA	Hornhautscheitelabstand
HSV	Herpes-simplex-Virus

HZV	Herpes-Zoster-Virus
ICG	Indocyaningrün
IFIS	intraoperatives Floppy-Iris-Syndrom
ILM	Inner Limiting Membrane
IOL	Intraokularlinse
IPL	Inner Plexiform Layer
IRMA	intraretinale mikrovaskuläre Anomalien
IRU	Immune Recovery Uveitis
IRVAN	idiopathische retinale Vaskulitis mit Aneurysmen und Neuroretinitis
JIA	juvenile idiopathische Arthritis
KG	Körpergewicht
KL	Kontaktlinsen
LASEK	Laser-assisted Epithelial Keratomileusis
LASIK	Laser-in-situ-Keratomileusis
LHON	Lebersche hereditäre Optikusneuropathie
lSSc	limitierte systemische Sklerodermie
LT	Laser-Trabekuloplastik
MAR	melanomassoziierte Retinopathie
MEWDS	Multiple Evanescent White Dot Syndrome
MIGS	minimal-invasive Glaukomchirurgie
MLF	medialer longitudinaler Fasciculus
MNV	makuläre Neovaskularisation
NAION	Non-arteritic Anterior Ischemic Optic Neuropathy – nicht-arteriitische vordere ischämische Optikusneuropathie
NNO	Neuritis nervi optici
NTG	Normaldruckglaukom
OCT	Optical Coherence Tomography, optische Kohärenztomografie
OHS	okuläres Histoplasmose-Syndrom
OLM	Outer Limiting Membrane
ONL	Outer Nuclear Layer
OPL	Outer Plexiform Layer
OSDI	Ocular Surface Disease Index
p. o.	per os
PAM	primary acquired melanosis, primär erworbene Melanose
PCR	Polymerase-Kettenreaktion
PCV	polypoidale chorioidale Vaskulopathie
PDT	photodynamische Therapie
PED	Pigmentepithelabhebung
PEDF	Pigment Epithelium-derived Factor
PHPV	persistierender hyperplastischer primärer Vitreus
PIC	Punctate Inner Choriopathy
PISK	Pressure Induced Stromal Keratopathy
PKP	penetrierende Keratoplastik
pKPL	perforierende Keratoplastik
POHS	Presumed Ocular Histoplasmosis Syndrome
PORN	Progressive Outer Retinal Necrosis
PORT	Punctate Outer Retinal Toxoplasmosis
POWG	primäres Offenwinkelglaukom
PPCD	posteriore polymorphe Hornhautdystrophie
PPV	Pars-plana-Vitrektomie
PRK	phototherapeutische Keratektomie
PRP	panretinale Photokoagulation
PRR	Pattern Recognition Receptors
PTK	phototherapeutische Keratektomie
PUK	periphere ulzerative Keratitis
RAP	retinale angiomatöse Proliferationen
RAPD	relatives afferentes Pupillendefizit
ReLEx	refraktive Linsenextraktion
RF	rezeptives Feld
RNFL	Retinal Nerve Fiber Layer, retinale Nervenfaserschicht
ROP	Retinopathy of Prematurity, retrolentale Fibroplasie
RPE	retinales Pigmentepithel
s. c.	subkutan
SAZ	Sphäre, Achse, Zylinder
SD-OCT	Spectral Domain Optical Coherence Tomography
SHRM	subretinales hyperreflektives Material
SINS	Surgically Induced Necrotizing Scleritis
SLK	superiore Limbuskeratokonjunktivitis

SL-OCT	Slit-lamp Adapted Optical Coherence Tomography
SLT	selektive Laser-Trabekuloplastik
SMILE	Small Incision Lenticule Extraction
SPPC	syphilitische posteriore plakoide Chorioretinitis
SSc	systemische Sklerose
SSPE	subakute sklerosierende Panenzephalitis
SUN	Standardization of Uveitis Nomenclature
TASS	Toxic Anterior Segment Syndrome
TGFBI	transforming-growth-factor-β-induziert
TINU	Tubulointerstitielle Nephritis mit Uveitis
UBM	Ultraschallbiomikroskopie
UTP	unteres Tränenpünktchen
UWA	Ultra-Widefield-Angiografie
UZS	Urrets-Zavalia-Syndrom
VAV	Venenastverschluss
VEGF	vascular endothelial growth factor
VKC	vernale Keratokonjunktivitis
VKH-Syndrom	Vogt-Koyanagi-Harada-Syndrom
VLDL	Very low density lipoprotein
VOR	vestibulo-okulärer Reflex
VZV	Varizella-Zoster-Virus
ZAV	Zentralarterienverschluss
ZVV	Zentralvenenverschluss

Abbildungsnachweis

Der Verweis auf die jeweilige Abbildungsquelle befindet sich bei allen Abbildungen im Werk am Ende des Legendentextes in eckigen Klammern.

G975	Neil Friedman/Peter Kaiser William Trattler: Review of Ophthalmology, 3rd ed. Elsevier, 2017
G976	Carl Zeiss/Dr. Helmut Goersch: Handbuch für Augenoptik 3.A., Carl Zeiss Oberkochen 1987
G977	Friedman et al. The Massachusetts Eye and Ear Infirmary Illustrated Manual of Ophthalmology. 2nd ed. Philadelphia: WB Saunders, 2004
G978	Yanoff M/Fine BS. Ocular pathology. 5th ed. St. Louis: Mosby, 2002
H163–001	Staurenghi et al.: Proposed lexicon for anatomic landmarks in normal posterior segment spectral-domain optical coherence tomography: the IN•OCT consensus. In: Ophthalmology. Volume 121 Issue 8, Pages 1572–8. Elsevier, 2014
L106	Henriette Rintelen, Velbert
L126	Dr. med. Katja Dalkowski, Erlangen
L143	Heike Hübner, Berlin
L231	Stefan Dangl, München
P853	Prof. Dr. med. Jan D. Unterlauft, Leipzig
P854	Prof. Dr. med. Hans-Jürgen Grein, Lübeck
P855	PD Dr. med. Marc Schargus, Hamburg
P856	Prof. Dr. med. habil. Frank Wilhelm, Greifswald
P857	PD Dr. med. Jens Heichel, Halle
P866	Prof. Dr. med. Arne Viestenz, Halle
P867	PD Dr. med. Rafael S. Grajewski, Zentrum für Augenheilkunde, Universitätsklinikum Köln
P868	Prof. Dr. med. Sandra Liakopoulos, Zentrum für Augenheilkunde, Universitätsklinikum Köln
P869	Dr. med. Konrad Koch, Zentrum für Augenheilkunde, Universitätsklinikum Köln
P870	Prof. Dr. med. Claus Cursiefen, Zentrum für Augenheilkunde, Universitätsklinikum Köln
R392	Bowling: Kanskis Klinische Ophthalmologie, 8. Deutsche Auflage. Elsevier, 2017
R429	Drenckhahn, D./Waschke, J.: Taschenbuch Anatomie. Elsevier, 3. Aufl. 2020
V919	Heidelberg Engineering GmbH, Heidelberg

Fehler gefunden?

https://else4.de/978-3-437-15385-3

An unsere Inhalte haben wir sehr hohe Ansprüche. Trotz aller Sorgfalt kann es jedoch passieren, dass sich ein Fehler einschleicht oder fachlich-inhaltliche Aktualisierungen notwendig geworden sind.

Sobald ein relevanter Fehler entdeckt wird, stellen wir eine Korrektur zur Verfügung. Mit diesem QR-Code gelingt der schnelle Zugriff.

Wir sind dankbar für jeden Hinweis, der uns hilft, dieses Werk zu verbessern. Bitte richten Sie Ihre Anregungen, Lob und Kritik an folgende E-Mail-Adresse: kundendienst@elsevier.com

Inhaltsverzeichnis

Das Wichtigste zuerst – Daran müssen Sie immer denken

Man sieht oft etwas hundert Mal, tausend Mal, ehe man es zum allerersten Mal wirklich sieht.

Christian Morgenstern (1871–1914)

1. Hinterfragen Sie gewohnheitsmäßig übernommene und „feststehende“ Diagnosen und die Compliance der Patientin/des Patienten!
2. Führen Sie immer eine beidseitige Visusbestimmung durch, auch wenn gerade „nicht viel Zeit“ ist (z. B. bei schwerem Trauma).
3. Versuchen Sie immer den ermittelten Visus zu erklären (warum „nur“ 0,8?) und brechen Sie keinesfalls die Brillenglasbestimmung beim Erreichen des Visus 1,0 ab.
4. Orbitainfektionen entspringen am häufigsten den Nasennebenhöhlen.
5. Der Orbitaboden und die mediale Orbitawand (Lamina papyracea) sind am häufigsten durch traumatische Frakturen betroffen.
6. Bei schnell progredientem kindlichen Exophthalmus muss umgehend ein Rhabdomyosarkom ausgeschlossen werden.
7. Häufigstes Masquerade-Syndrom im Kindesalter ist das Retinoblastom.
8. Rauchen ist der wichtigste beeinflussbare Risikofaktor für eine endokrine Orbitopathie.
9. Bei rezidivierendem Chalazion differenzialdiagnostisch an ein Talgdrüsenkarzinom denken.
10. Hauptsymptom einer Skleritis (nicht Episkleritis) ist ein starker und bis hinter das Ohr ausstrahlender Schmerz, der häufig am Schlaf hindert.
11. Infektiöse Hornhautinfiltrate liegen bevorzugt zentral, rheumatische bzw. autoimmune sterile Infiltrate liegen dagegen typischerweise peripher/limbusnah. Für infektiöse Infiltrate sind darüber hinaus Schmerzen, epitheliale Defekte und purulentes Sekret typischer als für sterile Infiltrate.
12. Schließen Sie bei jedem roten Auge eines Kontaktlinsenträgers sorgfältig eine infektiöse Keratitis aus! Bei hochgradiger Schmerzhaftigkeit auch an Akanthamöben-Keratitis denken.
13. Bei epithelialer herpetischer Keratitis sind lokale Glukokortikoide kontraindiziert.
14. Die sofortige Spülung hat bei Augenverätzungen Vorrang vor allen anderen ophthalmologischen Maßnahmen.
15. Allergien können auch Jahre nach begonnener Lokaltherapie auftreten.
16. Keine Augentropfengabe vor einem konjunktivalen oder kornealen mikrobiologischen Abstrich (u. a. wegen des antibakteriellen Effekts von Konservierungsmitteln)
17. Für die anatomische Einteilung der Uveitisform (anterior, intermedia, posterior oder Panuveitis) ist die Lokalisation der Entzündung maßgeblich und nicht die Lokalisation der Komplikationen (z. B.Makulaödem).

18. Bei älteren Patienten mit Uveitis (v. a. Uveitis intermedia und/oder subretinalen Infiltraten) immer an ein intravitreales/ZNS-Lymphom denken!
19. Bei Patienten mit Uveitis intermedia (Assoziation mit multipler Sklerose) und Visusminderung, immer auch an die Möglichkeit einer zusätzlichen Neuritis nervi optici (NNO) denken.
20. Eine Retinitis ist bis zum Beweis des Gegenteils als infektiös einzustufen (v. a. durch Viren der Herpesgruppe und Toxoplasma gondii).
21. Bei jeder ätiologisch unklaren okulären Entzündung auch an eine Lues denken.
22. Eine positive Borrelien-Serologie ohne passende Anamnese und Klinik (frühe Manifestation: Erythema migrans; späte Manifestationen: neurologische Auffälligkeiten, intermittierende Arthritis, Karditis, Akrodermatitis atrophicans), hat nur eine sehr begrenzte Aussagekraft (kreuzreaktive oder falsch-positive Resultate sind häufig).
23. Eine Katarakt-Operation nur dann empfehlen, wenn sich der Patient durch die Linsentrübung tatsächlich gestört fühlt oder wenn sekundäre Schäden durch eine extrem fortgeschrittene Katarakt drohen (Linsenauflösung mit sekundärer Entzündung, fehlende Beurteilbarkeit der Netzhaut).
24. Die häufigste Ursache für eine Visusminderung bei diabetischer Retinopathie ist das Makulaödem.
25. Hochrisikokriterien für einen Visusverlust durch proliferative diabetische Retinopathie (PDR) in den folgenden 3 Jahren sind: Neovaskularisation der Papille (NVD) von mindestens ¼ der Papillenfläche, NVD < ¼ der Papillenfläche mit Glaskörperblutungen und Neovaskularisation an anderer Stelle der Netzhaut (NVE) mit Glaskörperblutung.
26. Patienten mit Diabetes mellitus Typ 1 sollten sich ab dem 11. Lebensjahr oder erstmals 5 Jahre nach der Diagnose einer ophthalmologischen Untersuchung unterziehen. Patienten mit Diabetes mellitus Typ 2 im Erwachsenenalter sollten bereits bei Erstdiagnose ophthalmologisch untersucht werden.
27. Große Drusen (> 125 µm) und damit assoziierte Pigmentveränderungen erhöhen das Risiko eine (geografische oder neovaskuläre) Spätform der altersabhängigen Makuladegeneration (AMD) zu entwickeln erheblich.
28. Bei retinalen Blutungen, Cotton-wool-Herden, Papillenschwellungen und Exsudaten immer den arteriellen Blutdruck messen!
29. Ein Verschluss der A. centralis retinae oder ein Astarterienverschluss werden als Äquivalent eines Schlaganfalls gewertet → umgehende Überweisung an eine Stroke Unit veranlassen.
30. Wiederholt gemessene Augeninnendruckwerte > 21 mmHg ohne pathologische Veränderungen am Sehnervenkopf werden als okuläre Hypertension (und nicht als Glaukom) bezeichnet.
31. Falsch-negative Fehler lassen ein Gesichtsfeld schlechter erscheinen als es ist, falsch-positive Fehler besser.
32. Läsionen mit monokularen Gesichtsfelddefekten liegen immer vor dem Chiasma opticum, Läsionen mit bitemporalen Ausfällen im Chiasmabereich und mit homonymen Ausfällen stets hinter dem Chiasma.

33. Bei der Differenzialdiagnose einer Papillenschwellung immer das Gesichtsfeld beachten!
34. Bei klinischem Verdacht auf Arteriitis temporalis Horton (Riesenzellarteriitis) ist eine Biopsie der Arteria temporalis auch nach tagelanger hochdosierter Glukokortikoidgabe noch aussagekräftig (sofortigen Therapiebeginn nicht durch ausstehende Diagnostik verzögern!).
35. Bei Strabismus immer sekundäre Formen durch okuläre (immer Fundus in Mydriasis!) oder neurologische Ursachen ausschließen.
36. Bei Doppelbildern stets überprüfen, ob mon- oder binokulare Doppelbilder vorliegen: Strabismus und Paresen verursachen keine monokularen Doppelbilder.
37. Bei stumpfem Bulbustrauma kann eine Bulbushypotonie, insbesondere mit Verziehung der Pupille und Vertiefung der Vorderkammer (Seitenvergleich!), auf eine gedeckte Ruptur hinweisen.
38. Jedes offene Bulbustrauma sollte systemisch antibiotisch behandelt werden. Tetanusimpfschutz sicherstellen!
39. Zu den wichtigsten okulären Nebenwirkungen der Glukokortikoide gehören die Ausbildung einer Katarakt und ein Augeninnendruckanstieg (steroid response) mit sekundärem Steroidglaukom.
40. Das maligne Melanom der Uvea metastasiert (hämatogen) bevorzugt in die Leber. Die häufigsten Primärtumoren von uvealen Metastasen sind beim Mann das Bronchialkarzinom (gefolgt von gastrointestinalen Tumoren und Nierenkarzinomen) und bei der Frau das Mammakarzinom (gefolgt von Bronchialkarzinom und anderen Tumoren).

PD Dr. med. Rafael S. Grajewski

1 Anatomie des Auges und seiner Adnexe

Rafael S. Grajewski, Alexander C. Rokohl und Ludwig M. Heindl

Orbita

1.1 Welche Schädelknochen begrenzen die knöcherne Orbita und wo ist sie am anfälligsten für Frakturen?

Die Orbita wird von sieben Schädelknochen begrenzt:

- Os zygomaticum (Jochbein)
- Os frontale (Stirnbein)
- Os lacrimale (Tränenbein)
- Maxilla (Oberkiefer)
- Os ethmoidale (Siebbein)
- Os palatinum (Gaumenbein)
- Os sphenoidale (Keilbein)

Diese beteiligen sich wie folgt an

- **Orbitaboden:** Maxilla, Os zygomaticum und Os palatinum
- **Orbitadach:** Os frontale und Os sphenoidale (Ala minor)
- **Laterale Orbitawand:** Os zygomaticum und Os sphenoidale (Ala major)
- **Mediale Orbitawand:** Os sphenoidale, Os ethmoidale, Os lacrimale und Maxilla (Processus frontalis)

Der Orbitaboden (v.a. posteromedial) wird am häufigsten bei einem Trauma geschädigt Etwas seltener ist auch die mediale Orbitawand (Os ethmoidale) im Bereich der dünnsten Knochenstelle der Orbita, die deshalb auch als Lamina papyracea bezeichnet wird, von Frakturen betroffen.

MERKE

Der Orbitaboden und die mediale Orbitawand im Bereich der Lamina papyracea sind am häufigsten durch traumatische Frakturen betroffen.

1.2 In welche Kompartimente wird die Orbita unterteilt und welche Nerven und Gefäße ziehen durch die Fissura orbitalis superior?

Die Orbita wird in drei Kompartimente unterteilt (Details ▶ Abb. 1.1).:

- **Oberes Kompartiment** (1 in ▶ Abb. 1.1a): oberhalb des M. rectus superior und M. levator palpebrae superioris gelegen.
- **Mittleres Kompartiment** (2 in ▶ Abb. 1.1a): Das retrobulbäre Kompartiment, das von den Mm. recti begrenzt wird.

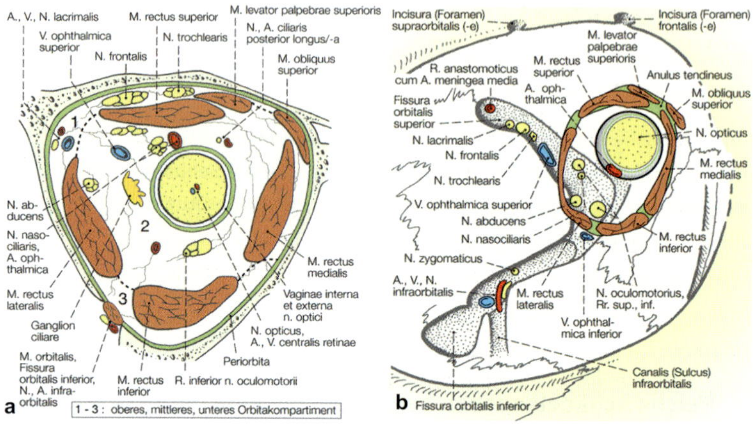

Abb. 1.1 Topografie der Leitungsbahnen der rechten Orbita. **a** Frontalschnitt der Orbita mit Kompartimenten. **b** Fissura orbitalis superior. [R429]

- **Unteres Kompartiment** (3 in ▶ Abb. 1.1a): unterhalb des M. obliquus inferior.

Die Fissura orbitalis superior (siehe ▶ Abb. 1.1b) ist beim erwachsenen Menschen eine etwa 20 mm lange und bis zu 6 mm breite spaltförmige Öffnung, die die Orbita mit der mittleren Schädelgrube verbindet. Durch sie ziehen

- die Vena ophthalmica superior
- der N. ophthalmicus (V1, erster Hauptast des V. Hirnnerven) mit seinen Aufzweigungen
  - N. frontalis
  - N. lacrimalis
  - N. nasociliaris
- der N. trochlearis (IV. Hirnnerv)
- der N. oculomotorius (III. Hirnnerv) und
- der N. abducens (VI. Hirnnerv)

PRAXISTIPP

Die genaue Kenntnis der Anatomie der Orbita ist notwendig, um die zahlreichen Befunde bei pathologischen Prozessen in dieser Region ableiten zu können, z. B. beim Orbitaspitzensyndrom.

1.3 Was ist der Zinn-Sehnenring?

Als Zinn-Sehnenring (Anulus tendineus communis) wird ein Ring aus Sehnen im hinteren Teil der Orbita bezeichnet (▶ Abb. 1.1b), von dem bis auf den unteren schrägen alle äußeren Augenmuskeln und auch der Oberlidhebermuskel (M. levator palpebrae) entspringen.

PRAXISTIPP

Pathologische Prozesse innerhalb des Muskelkonus, der vom Zinn-Sehnenring ausgeht, führen i. d. R. zu einer Protrusio bulbi. Extrakonale pathologische Raumforderungen führen neben einer Protrusio meistens auch zu einer Bulbusverlagerung.

1.4 Was sind die Äste der A. ophthalmica? Über- oder unterkreuzt die A. ophthalmica den N. opticus?

Die A. ophthalmica gelangt als erster Ast der A. carotis interna durch den Canalis opticus in die Orbita, wo sie sich verzweigt in die:

- A. centralis retinae: Endarterie, tritt ca. 7–15 mm hinter dem Bulbus in den N. opticus ein und zieht weiter in den Bulbus, wo sie die inneren ⅔ der Retina versorgt
- Aa. ciliares posteriores longae et breves: Eintritt in den hinteren Bulbus zur Versorgung der Aderhaut und äußerem ⅓ der Retina
- A. lacrimalis: zieht entlang des M. rectus lateralis zur Tränendrüse, zu den geraden Augenmuskeln in diesem Bereich, zum lateralen Anteil der Lider und über Aa. ciliares anteriores zum Bulbus
- Aa. musculares: zu den extraokulären Muskeln
- A. supraorbitalis: tritt durch das Foramen supraorbitale und zieht zur Stirn
- A. ethmoidalis posterior: tritt durch das Foramen ethmoidale posterius der medialen Orbitawand und zieht zu den hinteren Siebbeinzellen und oberer Nasenhöhle
- A. ethmoidalis anterior: tritt durch das Foramen ethmoidale anterius der medialen Orbitawand und zieht zu den vorderen Siebbeinzellen und vorderer Nasenhöhle, oberem Nasenseptum; gibt einen R. meningeus anterior an die Dura ab
- Aa. palpebrales mediales: zum medialen Anteil der Lider, anastomosieren mit den Aa. palpebrales laterales
- A. supratrochlearis: Endast, tritt durch das Foramen frontalis und verlässt die Orbita mit dem N. supratrochlearis
- A. dorsalis nasi: Endast zum Nasenrücken

Die A. ophthalmica überkreuzt den N. optikus in den meisten Fällen (ca. 81 %), in ca. 19 % unterkreuzt sie den Optikus. Von diesem Verlauf hängt auch die Astfolge ab: Beim Überkreuzen ist die Zentralarterie der erste Ast, beim Unterkreuzen zweigen in der Regel zuerst die Ziliararterien ab. Gelegentlich entspringt die Zentralarterie auch einem gemeinsamen Ast mit den Ziliararterien oder (seltener) mit der A. lacrimalis.

1.5 Was sind die chirurgischen Orientierungspunkte zur Lokalisation der A. temporalis superficialis?

Die oberflächliche Temporalarterie liegt unterhalb der Haut und unterhalb des subkutanen Gewebes, aber oberhalb der Fascia temporalis. Sie ist der letzte Abgang der A. carotis externa, zieht vor dem Ohr über die Schläfe und versorgt die obere Kopfhälfte. Oberhalb des Jochbogens vor dem Ohr kann der Puls palpiert werden. Die Arterie wird vom N. auriculotemporalis und der V. temporalis superficialis begleitet.

PRAXISTIPP

Der Verlauf der A. temporalis superficialis lässt sich am besten ausgehend von der Pulsation direkt vor dem Ohr ertasten. Eine Kompression dieser Stelle kann auch Blutungen im Rahmen eine Probebiopsie der A. temporalis superficialis reduzieren.

1.6 Sie planen eine Probebiopsie der A. temporalis superficialis bei Verdacht auf Arteriitis temporalis Horton. Warum muss vorher eine sogenannte „Strömungsumkehr“ ausgeschlossen werden?

Bei hochgradigen Stenosen der A. carotis interna erfolgt eine periorbitale Stömungsumkehr mit inverser zerebraler Versorgung durch Äste der A. carotis externa, zu denen auch die A. temporalis gehört. Die A. temporalis wäre in dieser klinischen Situation zudem über Anastomosen zur A. supraorbitalis auch an der orbitalen Versorgung beteiligt. Daher muss eine Strömungsumkehr vor der „Probebiopsie“ (= Durchtrennung der A. temporalis superficialis an zwei Stellen mit Entfernung eines mehrere Zentimeter langen Arterienzwischenstücks ohne anschließende Re-Anastomosierung) duplexsonografisch ausgeschlossen werden.

In diesem Sinne kann bei einem Verschluss der A. ophthalmica der Bulbus auch aus der A. carotis externa über die A. angularis der A. facialis und Anastomosen zu Ästen der A. maxilaris (zwischen Ramus anastomoticus der A. lacrimalis mit der A. meningea media und A. infraorbitalis) versorgt werden.

MERKE

Vor einer Probebiopsie der A. temporalis superficialis muss immer eine Strömungsumkehr duplexsonografisch ausgeschlossen werden.

1.7 Beschreiben Sie die Anatomie des orbitalen Septums.

Das orbitale Septum ist ein dünnes, faserreiches Bindegewebsblatt, das die **vordere Begrenzung der Orbita** bildet und die Orbita wie eine zirkuläre Membran, die um den Augapfel herumläuft, verschließt. Im Oberlid erstreckt es sich vom Periost des oberen Orbitarands bis zur Aponeurose des M. levator palpebrae und inseriert etwas oberhalb des superioren Tarsus. Das Septum des unteren Augenlids erstreckt sich vom Periost des unteren Orbitarands und inseriert direkt am inferioren Tarsus.

1.8 Beschreiben Sie die knöchernen Befestigungen des Whitnall-Ligaments.

Das Whitnall-Ligament, auch Lig. transversum superius, ist eine wichtige Struktur des Lidhalteapparats, das medial am Periost der Trochlea befestigt ist. Lateral ist der Hauptansatz das Periost der frontozygomatischen Knochensutur. Kleinere Anteile ziehen auch an das laterale Orbita-Tuberkel. Das Whitnall-Ligament ist ein wichtiger Orientierungspunkt in der Lidchirurgie (makroskopisch weißliche horizontale Linie), weil hier der M. levator palpebrae in seine fibröse Aponeurose übergeht, die dann zum Tarsus zieht (▶ Abb. 1.2).

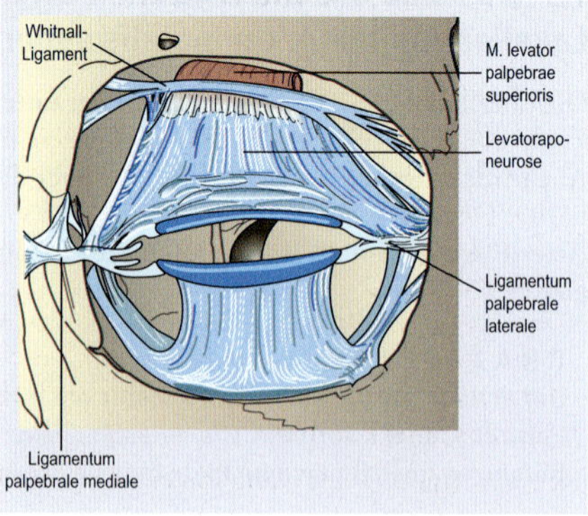

Abb. 1.2 Die Levator-Aponeurose sowie das laterale und mediale Ligamentum palpebrale [G975]

1.9 Benennen Sie die drei Schwachstellen des knöchernen Orbitarands.

- Frontozygomatische Knochensutur
- Zygomaticomaxillare Knochensutur
- Frontomaxillare Knochensutur

1.10 Inwiefern können Furunkel von Oberlippe und Nase gefährlich werden? Begründen Sie anatomisch.

Die Haut der Oberlippe und Nase drainiert über die V. angularis in den Sinus cavernosus, wo es dann durch Keimverschleppung (oft *Staphylococcus aureus*) zu einer Sinus-cavernosus-Thrombose kommen kann. Im Sinus cavernosus verlaufen zahlreiche für die Augen wichtige Gefäße und Nerven:

- N. ophthalmicus (V1) und N. maxillaris (V2) vom N. trigeminus (V)
- N. oculomotorius (III)
- N. trochlearis (IV)
- N. abducens (VI)
- A. carotis interna
- Einmündung der V. ophthalmicae

Entsprechend zahlreich sind die Symptome und Befunde des Sinus-cavernosus-Syndroms: Häufig sind Augen- und Gesichtsschmerzen, Exophthalmus und Chemosis (durch Verschluss ophthalmischer Venen), okulomotorische und trigeminale Neuropathie. Eine schnelle Therapieeinleitung mit Breitspektrumantibiotika und ggf. Abszessdrainage sind für den Therapieerfolg entscheidend, zumal sich der Prozess auch auf beide Seiten des Sinus cavernosus ausdehnen kann.

MERKE

Furunkel im Abflussgebiet der Vena angularis können zu einer lebensgefährlichen Sinus-cavernosus-Thrombose führen.

1.11 Aus welchen drei Wurzeln stammen die Fasern des Ganglion ciliare? Was sind die Befunde bei einer Ganglionitis ciliaris?

Das parasympathische Ganglion ciliare liegt lateral des N. opticus, ca. 2 cm hinter dem Bulbus. Die Fasern aus drei Wurzeln ziehen hier durch:

- **Radix oculomotoria (brevis):** Parasympathische Fasern aus dem Ramus inferior des N. oculomotorius werden im Ganglion ciliare auf das postganglionäre Neuron umgeschaltet und ziehen weiter zum M. ciliaris und M. sphincter pupillae.
- **Radix sensoria:** sensible Fasern aus dem Ramus communicans cum N. nasociliaris.
- **Radix sympathica:** aus dem Ganglion cervicale superius stammende und dort bereits umgeschaltete sympathische Fasern, die ohne weitere Umschaltung durch das Ganglion ciliare ziehen. Sie versorgen über die Nn. ciliares breves den M. dilatator pupillae.

Eine Entzündung des Ganglion ciliare (**Ganglionitis ciliaris**) führt zu einer isolierten Lähmung der Pupille und Akkomodation (**innere Okulomotoriusparese**) mit weiter lichtstarrer Pupille. Im weiteren Verlauf entwickelt sich daraus eine Pupillotonie.

1.12 Was ist die häufigste Ursache für eine Proptosis beim Erwachsenen? Welche äußeren Augenmuskeln sind bei dieser Erkrankung bevorzugt betroffen?

Die endokrine Orbitopathie ist die häufigste Ursache für eine Proptosis, sowohl für den uni- wie auch den bilateralen Exophthalmus. Die extraokulare Muskelbeteiligung bei der endokrinen Orbitopathie stellt sich wie folgt dar: Am häufigsten ist der M. rectus inferior betroffen, gefolgt vom M. rectus medialis und rectus lateralis. Am seltensten ist der M. rectus superior betroffen.

PRAXISTIPP

Die Verdickung des M. rectus inferior im Rahmen einer endokrinen Orbitopathie macht sich häufig durch einen Anstieg des intraokularen Drucks im leichten Aufblick oder sogar Geradeausblick bemerkbar (Messung im leichten Abblick vs. Aufblick vergleichen). Dies ist durch die Kompression des Bulbus durch den Zug des M. rectus superior gegen den verkürzten und verdickten M. rectus inferior bedingt. Da die Patienten meist eine passive leichte Blicksenkung einnehmen, handelt es sich bei den Druckwerten im leichten Abblick auch um die „realen" Druckwerte.

1.13 Beschreiben Sie die Insertionsstellen der vier geraden Augenmuskeln relativ zum Limbus.

Die vier geraden Augenmuskeln, M. rectus medialis, M. rectus inferior, M. rectus lateralis und M. rectus superior, inserieren jeweils 5,5 mm, 6,5 mm, 6,9 mm und 7,7 mm vom Limbus entfernt. Die imaginäre Verbindungslinie ihrer Ansätze, die sogenannte Spirale von Tillaux, projiziert sich dabei auf die Ora serrata eines nicht myopen Auges.

1.14 Wie wirken die einzelnen äußeren Augenmuskeln?

Die sechs äußeren Augenmuskeln steuern die Bewegungen des Augapfels: Adduktion, Abduktion, Elevation, Depression sowie Außen- und Innenrotation (Details in ▶ Abb. 1.3 und ▶ Abb. 1.4).

PRAXISTIPP

Bei der klinischen Überprüfung der Motilität wird in den sechs diagnostischen Blickrichtungen getestet: rechts oben, rechts, rechts unten, links unten, links und links oben. Gerade nach oben und unten gehören nicht dazu. Die sechs diagnostischen Blickrichtungen entsprechen der jeweils stärksten Wirkung der einzelnen äußeren Augenmuskeln. So wirkt der M. rectus superior z. B. am stärksten beim Blick nach rechts oben.

1.15 Warum sollten bei Schieloperationen nicht mehr als zwei gerade Augenmuskeln operiert werden?

Weil Äste der Aa. ciliares anteriores im Bereich der Ansätze der geraden Muskeln durch die Sklera hindurch in den Bulbus ziehen. Bei Durchtrennung von mehr als zwei geraden Augenmuskeln wäre mit einer sekundären okulären Ischämie zu rechnen.

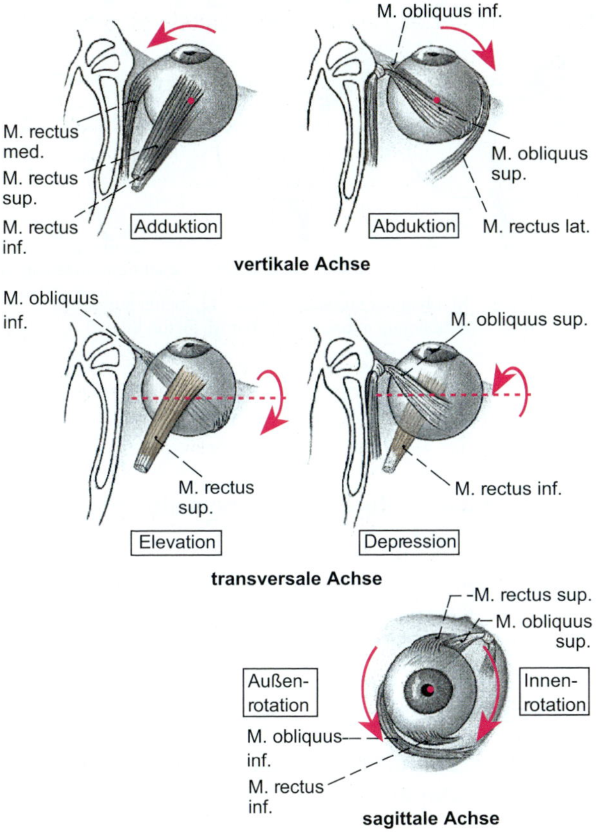

Abb. 1.3 Wirkungsweise der äußeren Augenmuskeln um die drei Hauptachsen [R429]

1.16 Welche Schichten der Sklera sind Ihnen bekannt? An welcher Stelle ist sie jeweils am dicksten und am dünnsten?

Von außen nach innen werden 3 Schichten unterschieden:

- **Episklera:** vaskularisierte Bindegewebeschicht, die neben elastischen Fasern und Melanozyten auch Immunzellen wie Makrophagen und Lymphozyten enthält.
- **Stroma:** Diese dickste Schicht besteht vorwiegend aus Kollagenfasern der Typen I, III und V.
- **Lamina fusca:** Diese dünne, aufgrund von Melanozyten bräunliche (lat. fusca) Schicht aus kollagenen Lamellen liegt direkt der Chorioidea an (suprachorioidal), anterior auch dem Ziliarkörper (supraziliar).

Die Sklera ist am Limbus mit 0,8 mm am dicksten und im Bereich der Ansatzstellen der geraden Augenmuskeln am dünnsten (0,3 mm).

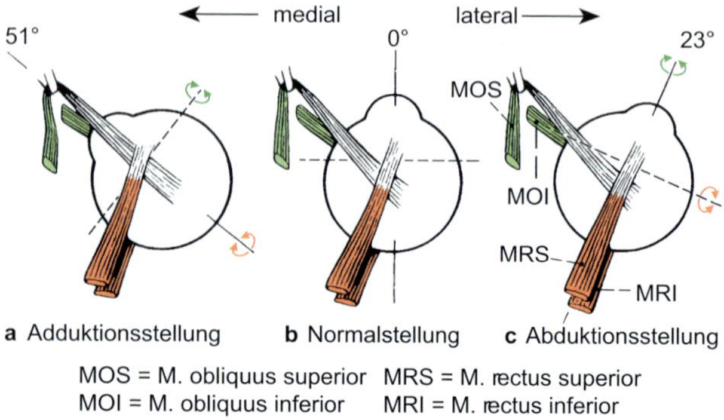

Abb. 1.4 Veränderte Funktion der Mm. recti superior und inferior und der Mm. obliqui superior und inferior in Abhängigkeit der Augenstellung. Der M. obliquus superior ist der einzige Senker in Adduktionsstellung. [R429]

1.17 Wo treten Bulbusrupturen nach einem stumpfen Trauma am wahrscheinlichsten auf?

Normalerweise tritt eine Skleraruptur gegenüber dem Aufprallort und in einem Bogen parallel zum Limbus an den Insertionsstellen der Augenmuskeln oder am Äquator auf. Die häufigste Rupturstelle ist in der Nähe des superonasalen Limbus.

Lider und Tränenwege

1.18 Welche Struktur läuft zwischen dem medialen und dem zentralen (präkapsulopalpebralen) Fettpolster am unteren Augenlid?

Hinter dem Septum orbitale verlaufen Fettpolster (drei am Unterlid, zwei am Oberlid). Sie sind wichtige Orientierungsstrukturen, weil dahinter die Lidmuskeln verlaufen. Zwischen dem medialen und dem zentralen Fettpolster des Unterlids verläuft der M. obliquus inferior. Das ist bei chirurgischen Eingriffen am Unterlid zu beachten. In ähnlicher Weise verlaufen Faserzüge zwischen dem präaponeurotischen zentralen und medialen Fettpolster des Oberlids, die in die Trochlea übergehen.

1.19 In welche Anteile gliedert sich der M. orbicularis oculi anatomisch?

Der M. orbicularis oculi gliedert sich in einen orbitalen, in einen präseptalen und einen prätarsalen Anteil.

1.20 Welche Anteile des M. orbicularis oculi sind für den lakrimalen Pumpmechanismus („Tränenpumpe“) wichtig?

Einige separate Anteile des prätarsalen M. orbicularis oculi verlaufen mit kurzen Fasern entlang der Canaliculi. Sie gehören zum Riolan-Muskel, dessen Fasern entlang des Lidrands die Graue Linie bilden, die das Lid in vordere und hintere Lidlamelle unterteilt (wichtiger anatomischer Orientierungspunkt in der Lidchirurgie). Einige Schlingen des prätarsalen M. orbicularis oculi inserieren am und um den Tränensack herum und werden im Bereich des hinteren Schenkels des Lig. canthale mediale auch als Horner-Muskel bezeichnet, der somit neben der Stabilisierung des inneren Lidwinkels vermutlich auch zur Tränenpumpe beiträgt. Zusätzlich münden auch einzelne Fasern des Riolan-Muskels in den Horner-Muskel. Während des Lidschlusses kontrahiert sich der Orbikularis von lateral nach medial, während der Horner-Muskel am Offenhalten des Tränensacks beteiligt ist, um so den Tränenabfluss zu ermöglichen.

1.21 Beschreiben Sie den physiologischen Tränenabflussweg.

▶ Abb. 1.5. Die Tränenflüssigkeit fließt über die Hornhaut und die Bindehaut zum medialen Kanthus. Dort läuft die Tränenflüssigkeit über die Puncta lacrimalia in die beiden Canaliculi, zwei ca. 10 mm lange, mit Mucosa ausgekleidete Gänge. Diese münden dann in den Saccus lacrimalis, der in einer knöchernen Fossa der medialen Orbitalwand liegt, die von der Maxilla und dem Os lacrimale gebildet wird. Der Saccus lacrimalis setzt sich in den Ductus nasolacrimalis fort. Dieser mündet in der Concha nasalis inferior.

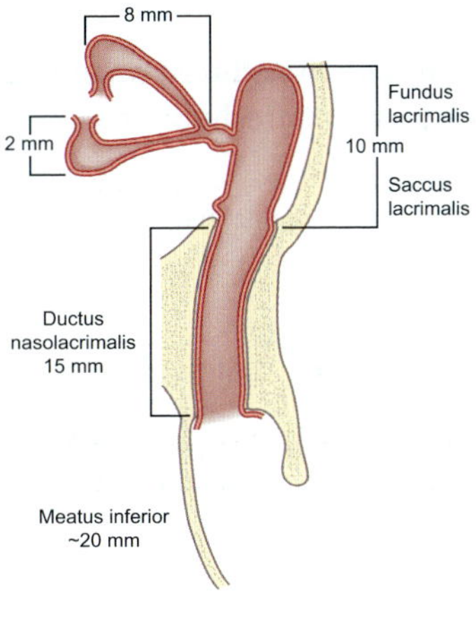

Abb. 1.5 Anatomie der ableitenden Tränenwege [G975]

FALLBEISPIEL

Ein Patient beklagt nach einer Blepharoplastik-Operation Epiphora und Augenreizungen. Klinisch zeigt sich eine Keratopathia punctata superficialis im Bereich der Lidspalte. Der Patient hat einen normalen Tränensee und einen regelrechten Schirmertest.

1.22 Wie könnte die Symptomatik mit der Lid-OP zusammenhängen?

Die Beschwerden im Sinne eines Trockenen Auges beruhen höchstwahrscheinlich auf einem unvollständiger Lidschluss (Lagophthalmus) nach Überkorrektur im Rahmen der Blepharoplastik-OP. Um das zu vermeiden, sollte der Hautabschnitt zwischen unterem Brauenansatz und Oberlidkante postoperativ mindestens 2 cm betragen.

1.23 Während einer Orbitaoperation wird die Tränendrüse des Patienten entfernt. Der Patient leidet danach jedoch nicht unter einem absoluten Tränenmangel. Warum nicht?

Die Tränenproduktion erfolgt nicht allein durch die Tränendrüse (Glandula lacrimalis), sondern auch durch die akzessorischen Tränendrüsen (Krause- und Wolfring-Tränendrüsen). Die Krause-Tränendrüsen befinden sich dabei vor allem im oberen Fornix conjunctivae, die Wolfring-Drüsen befinden sich verstreut an der oberen Tarsusgrenze. Die akzessorischen Tränendrüsen sind zytologisch identisch mit der Glandula lacrimalis.

1.24 Welche Strukturen würden bei einem durchgreifenden Schnitt 2 mm unterhalb des unteren Tarsus durchtrennt werden?

- Haut (dünnste Haut des Körpers fast ohne subkutanes Fett)
- Präseptaler Anteil des M. orbicularis oculi
- Conjoint-Sehne (verschmolzenes Orbitaseptum und Unterlidretraktor)
- Palpebrale Konjunktiva

1.25 Welche Strukturen würden bei einem durchgreifenden Schnitt 6 mm unterhalb des unteren Tarsus durchtrennt werden?

- Haut
- Präseptaler Anteil des M. orbicularis oculi
- Orbitaseptum
- Fett
- Unterlidretraktoren
- Konjunktiva

1.26 Welche Strukturen würden Sie bei einer durchgreifenden transversalen Blepharotomie 3 mm über dem oberen Augenlidrand durchtrennen?

- Haut
- Prätarsaler Anteil des M. orbicularis oculi
- Tarsus
- Palpebrale Konjunktiva

1.27 Was versteht man unter dem Begriff Unterlidretraktor?

Die Unterlidretraktoren bestehen aus der Kapsulopalpebralfaszie und dem unteren Tarsalmuskel. Die Kapsulopalpebralfaszie des Unterlids ist anatomisch ein Analogon zum Levatorkomplex des Oberlids, der untere Tarsalmuskel des Unterlids ist dagegen ein Analogon zum Müller-Muskel (ein sympathisch innervierter Muskel aus glatten Muskelzellen) des Oberlids.

1.28 Nennen Sie Risikofaktoren, die für das involutionale Entropium verantwortlich sind.

- Erhöhte Unterlidlaxizität
- Dehiszenz/Desinsertion der Unterlidretraktoren
- Atrophie der orbitalen Fettpolster
- Alter

1.29 Beschreiben Sie die sensorische Innervation der oberen und unteren Augenlider.

Der N. ophthalmicus (V1) innerviert sensorisch das Oberlid, der N. maxillaris (V2) das Unterlid.

1.30 Ein 70-jähriger Patient stellt sich mit einer Herpes-Zoster-Infektion im Bereich des N. ophthalmicus vor. Läsionen an der Nasenspitze erhöhen das Risiko für eine okuläre Beteiligung. Warum?

Eine herpetische Läsion an der Nasespitze wird auch **Hutchinson-Zeichen** genannt und resultiert aus einer Beteiligung des N. infratrochlearis. Dieser Nerv ist eine Abzweigung des N. nasociliaris, der auch in die langen Ziliarnerven (Nn. ciliares longi) übergeht. Die Nn. ciliares longi treten in den Augapfel (Bulbus oculi) ein und versorgen sensorisch die Uvea, die Kornea und die Konjunktiva. Da sich die Herpesviren entlang der Nerven ausbreiten, ist daher das Risiko für eine okuläre Beteiligung erhöht.

MERKE
Herpetische Läsionen der Nasenspitze beim Zoster ophthalmicus (Hutchinson-Zeichen) erhöhen das Risiko einer okulären Beteiligung.

Bindehaut und Hornhaut

1.31 Wie verlaufen die Lymphbahnen der Lider und der Bindehaut?

▶ Abb. 1.6. Die lateralen zwei Drittel des Oberlids und das laterale Drittel des Unterlids drainieren zusammen mit der temporalen Bindehaut in die präaurikulären Lymphknoten, während das mediale Drittel des Oberlids und die medialen beiden Drittel des Unterlids zusammen mit der nasalen Bindehaut in die submandibulären Lymphknoten drainieren. Aus die-

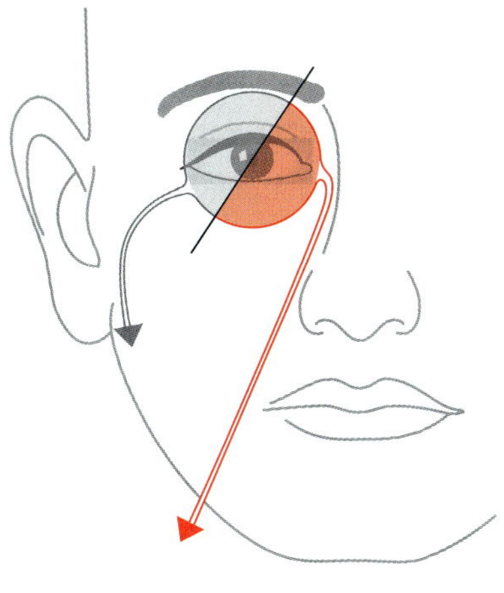

Abb. 1.6 Lymphbahnen von Lid und Bindehaut [L231]

sem Grund ist bei einer Konjunktivitis durch Viren oder Chlamydien (selten durch Bakterien) häufig auch eine Schwellung der präaurikulären und submandibulären Lymphknoten zu beobachten.

PRAXISTIPP

Bei einer Konjunktivitis immer die submandibulären und präaurikulären Lymphknoten tasten. Eine Schwellung deutet auf eine virale oder Chlamydien-bedingte Genese.

1.32 Benennen Sie die einzelnen Hornhautschichten von außen nach innen.

- **Epithel:** 5–6 Schichten, nicht-verhornendes Plattenepithel, Oberflächenzellen, Stachelzellen und Basalzellen; letztere werden kontinuierlich aus Stammzellen vom Limbus ersetzt, v.a. von oben und unten.
- **Bowman-Membran:** Lamina limitans anterior.
- **Stroma:** Kollagen Typ I und III.
- **Descemet-Membran:** Lamina limitans posterior, besonders widerstandsfähig und stabil, elastische Fasern (Kollagen Typ VIII und Laminin).
- **Endothel:** normalerweise ca. 3.500 Zellen/mm^2. Bei Abfall der Endothelzelldichte unter 800 Zellen/mm^2 entwickelt sich ein Hornhautödem, da die Endothelzellen nicht mehr ausreichend Wasser aus der Hornhaut in die Vorderkammer pumpen; vgl. ▶ 2.3.

MERKE

Die Endothelzelldichte nimmt jährlich um ca. 0,6 % ab.

1.33 Beschreiben Sie die Innervation der Hornhaut.

Die langen posterioren Ziliarnerven zweigen vom ophthalmischen Ast des Trigeminusnervs ab und versorgen die Hornhaut. Peripher dringen 70–80 Äste in die Hornhaut und Sklera ein. Sie verlieren ihre Myelinscheiden 1–2 mm vom Limbus entfernt. Hinter der Bowmann-Lamelle werden die Äste nach vorne in das Epithel eingeführt.

1.34 Ein Neugeborenes präsentiert sich mit einer Trübung in der linken Hornhaut. Nennen Sie Differenzialdiagnosen.

Neonatale Hornhauttrübungen gehören normalerweise in eine der folgenden Kategorien, die man sich sehr gut mithilfe des Akronyms „STUMPED“ merken kann: **S**klerokornea, **T**rauma, **U**lzera, **m**etabolische/endokrine Störungen, **P**eters-Anomalie, **E**ndotheldystrophie und **D**ermoid.

1.35 Beschreiben Sie den chirurgischen Limbus und die Schwalbe-Linie.

Der chirurgische Limbus kann in eine anteriore und posteriore Zone unterteilt werden (▶ Abb. 1.7). Die anteriore bläuliche Zone erstreckt sich von der Bowman-Membran bis zur Schwalbe-Linie, die die Begrenzung der Descemet-Membran darstellt. Die posteriore weiße Zone liegt über dem Trabekelmaschenwerk und reicht von der Schwalbe-Linie bis zum Sklerasporn.

Vorderkammer, Iris und Linse

1.36 Beschreiben Sie das gonioskopische Erscheinungsbild des Kammerwinkels.

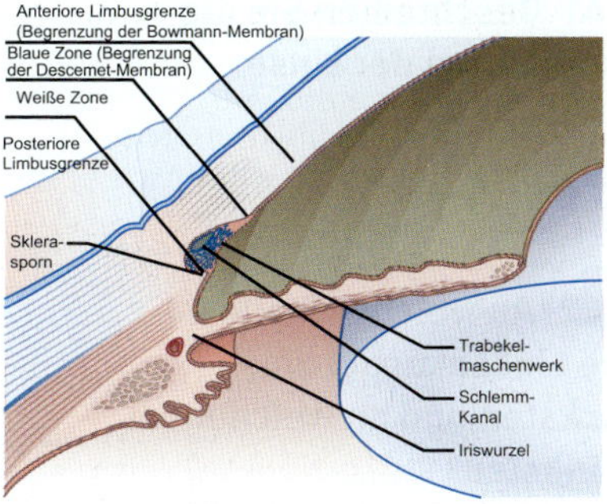

Abb. 1.7 Anatomie des chirurgischen Limbus [G975]

Der Kammerwinkel (Angulus iridocornealis) wird in der vorderen Augenkammer von Kornea und Iris begrenzt. Im Kammerwinkel lassen sich mehrere Strukturen erkennen (von anterior nach posterior):

Die Schwalbe-Linie befindet dabei vor dem unpigmentierten und dem pigmentierten Trabekelmaschenwerk, unter dem wiederum der Schlemm-Kanal liegt. Dahinter ist der Skleralsporn als weiße Linie vor dem Ziliarkörperband und der Iriswurzel sichtbar.

1.37 Von welchem Epithel ist die Vorderseite der Iris überzogen?

Von gar keinem. Die Irisvorderseite wird lückenhaft von Fibroblasten und Melanozyten bedeckt. Das zweischichtige Irisepithel befindet sich auf der Irisrückseite. Dabei bildet die vordere Schicht den M. dilatator pupillae, der sympathisch innerviert wird. Das hintere Epithel bildet eine pigmentierte und glatte Oberfläche, die reibungsfrei über die Linse gleitet.

1.38 Wovon hängt die Augenfarbe ab?

Die Augenfarbe hängt von der Anzahl und dem Pigmentgehalt von Melanozyten im Irisstroma ab. Bei hohem Pigmentgehalt des Stromas erscheint die Iris braun, bei niedrigen Gehalt blau. Das Pigmentblatt des hinteren Irisepithels ist physiologisch immer braun.

1.39 Was sind Brushfield-Spots der Iris? Bei welchen Patienten kommen diese gehäuft vor?

Bei den Brushfield-Spots handelt es sich um fokale, stromale Irishyperplasien umgeben von relativen Hypoplasien. Sie zeigen sich als 10–20 weiß-graue Punkte und treten vor allem bei Patienten mit Down-Syndrom auf. Während 85 % der Down-Patienten Brushfield-Spots haben, treten diese nur sehr selten auch bei Gesunden auf und werden dann Kunkmann-Wolffian-Körper genannt.

1.40 Beschreiben Sie die Lisch-Knötchen der Iris. Bei welchen Krankheitsentitäten treten diese vor allem auf?

Lisch-Knötchen sind neurale Hamartome der Iris und meist inferior lokalisiert. Sie sind vor allem mit der Neurofibromatose Typ 1 assoziiert. Die Anzahl der Knötchen nimmt dabei mit dem Alter zu.

1

1.41 Beschreiben Sie die Innervation der Linse.

Die Linse ist anatomisch insofern einzigartig, als dass sie selbst nach der Geburt nicht innerviert ist.

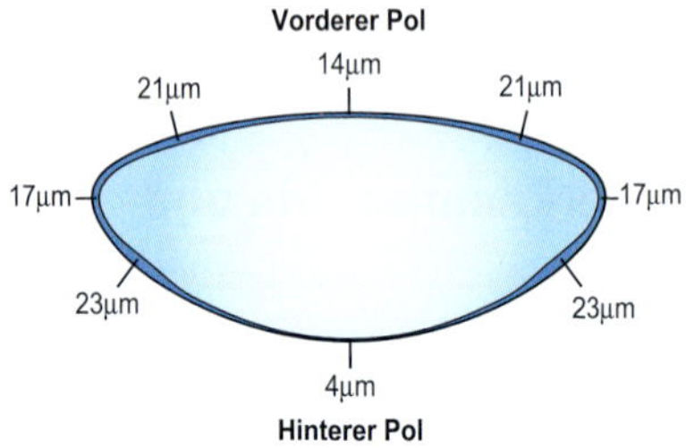

Abb. 1.8 Dicke der Linsenkapsel [G975]

1.42 An welcher Stelle ist die Linsenkapsel am dicksten und an welcher am dünnsten?

Die Linsenkapsel ist am hinteren Pol mit 4 µm am dünnsten, und seitlich an der Hinterkapsel mit 23 µm am dicksten (▶ Abb. 1.8).

PRAXISTIPP

Bei einer Kataraktoperation ist besondere Vorsicht im Bereich der sehr dünnen hinteren Linsenkapsel geboten, da es hier leicht zu Kapselrupturen kommen kann.

Glaskörper und Netzhaut

1.43 Welche Anheftungsstellen der Glaskörpergrenzmembran sind Ihnen bekannt?

Die Glaskörpergrenzmembran (Membrana hyaloidea) haftet vorne nur leicht an der Linse (Lig. hyaloideocapsulare) und fest an der Ora serrata (Salzmann-Glaskörperbasis; wichtiger Risikofaktor für eine rhegmatogene Amotio retinae bei hinterer Glaskörperabhebung). Hinten haftet sie an den Papillenrändern (Martegiani-Ring). Von der Papille bis zur Linse wird der Glaskörper vom Cloquet-Kanal durchzogen, in dem sich in der Embryonalentwicklung die A. hyaloidea befand (siehe ▶ 12.64 und ▶ 12.65).

1.44 Nach einem filtrierenden Operationsverfahren mit anschließender Hypotonie entwickelt Ihr Patient eine Aderhautabhebung. Erklären Sie die Verteilung der Flüssigkeitsansammlungen bei einer Aderhautabhebung aufgrund der anatomischen Ansätze der Choroidea an der Sklera. Was ist der Unterschied zur Amotio retinae?

Die Choroidea ist an der Sklera über den Skleralsporn, sowie am Sehnerv und an den Austrittsstellen der Vortexvenen befestigt. Die Flüssigkeit hebt die Choroidea von der darunterliegenden Sklera ab, jedoch bleibt die Choroidea an den genannten Punkten fest mit ihr verbunden. Im Gegensatz zur Amotio retinae, die maximal bis zur Ora serrata fortschreiten kann, ist bei der Aderhautabhebung eine Ausdehnung bis unter den Ziliarkörper möglich, was die Hypotonie noch weiter begünstigt.

1.45 Beschreiben Sie die Struktur der Bruch-Membran. Nennen Sie zwei Ursachen, durch die spontane Defekte dieser Struktur auftreten.

Die Bruch-Membran ist eine Grenzmembran zwischen der Aderhaut (Choroidea) und dem retinalen Pigmentepithel (RPE) des Auges. Die Bruch-Membran besteht insgesamt aus fünf Schichten von außen nach innen:

- Basalmembran der Gefäße der Choriocapillaris
- Äußere Kollagenfaserschicht
- Schicht aus elastischen Fasern
- Innere Kollagenfaserschicht
- Basalmembran der retinalen Pigmentepithelzellen

Spontane Defekte der Bruch-Membran treten bei einem Pseudoxanthoma elasticum oder bei einer hohen Myopie auf, was das Risiko für eine sekundäre Neovaskularisation erhöht.

1.46 Wodurch wir die Pigmentierung des Fundus determiniert?

Die ophthalmoskopisch erkennbare Pigmentierung des Fundus wird durch die Anzahl von Melanosomen in der Aderhaut und den Pigmentgehalt des retinalen Pigmentepithels (RPE) bestimmt. Hieraus ergeben sich vier Haupttypen (mit weiteren unzähligen Graduierungen):

- Wenig Pigment in Choroidea und RPE: heller Fundus mit sehr gut sichtbaren Aderhautgefäßen und teilweise durchscheinender Sklera, z. B. bei hoher Myopie oder Albinismus
- Wenig Pigment im RPE, viel Pigment in der Choroidea: Aderhautgefäße sichtbar mit deutlich pigmentierten Zwischenräumen → **Fundus tabulatus**
- Viel Pigment in RPE und Choroidea: dunkler Fundus, Aderhautgefäße nicht zu erkennen
- Moderater Pigmentgrad in RPE und Choroidea: typischer kaukasischer Fundus, orangefarben, Aderhautgefäße nicht sichtbar

1.47 Was sind die anatomischen Unterschiede im histologischen Aufbau zwischen der zentralen Netzhautarterie und den Netzhaut-Arteriolen?

Die zentrale Netzhautarterie besitzt eine innere elastische Lamina (Lamina elastica interna) und eine äußere Schicht aus glatten Muskelzellen, umgeben von einer Basalmembran. Hingegen weisen die retinalen Arteriolen keine Lamina elastica interna auf und verlieren die glatten Muskelzellen nach dem Eintritt in die Netzhaut. Daher verfügt das retinale Gefäßsystem über keine Autoregulation.

1.48 Was ist die Blut-Retina-Schranke?

Die innere Blut-Retina-Schranke besteht aus dem retinalen vaskulären Endothel, das nicht fenestriert ist und Tight Junctions enthält. Die äußere Blut-Retina-Barriere wird durch das retinale Pigmentepithel gebildet. Die Bruch-Membran ist dabei für kleine Moleküle durchlässig.

1.49 Benennen Sie die zehn anatomischen Schichten der Pars optica retinae.

Der Pars optica retinae kleidet den Augenhintergrund (Fundus oculi) aus und liegt von innen der Choroidea an. Sie kann in zehn Schichten eingeteilt werden (▶ Abb. 1.9):

1. Pigmentepithelschicht (Stratum pigmentosum retinae, RPE)
2. Photorezeptorenschicht (Stratum neuroepitheliale retinae) mit:
   a. Außensegment (Outer Segment, OS)
   b. Innensegment (Inner Segment, IS)
3. Äußere Grenzmembran (Membrana limitans externa, Outer Limiting Membrane, OLM)
4. Äußere Körnerschicht (Stratum nucleare externum, Outer Nuclear Layer, ONL)
5. Äußere plexiforme Schicht (Stratum plexiforme externum, Outer Plexiform Layer, OPL)
6. Innere Körnerschicht (Stratum nucleare internum, Inner Nuclear Layer, INL)
7. Innere plexiforme Schicht (Stratum plexiforme internum, Inner Plexiform Layer, IPL)
8. Ganglienzellschicht (Stratum ganglionare fasciculi optici, Ganglion Cell Layer, GCL)

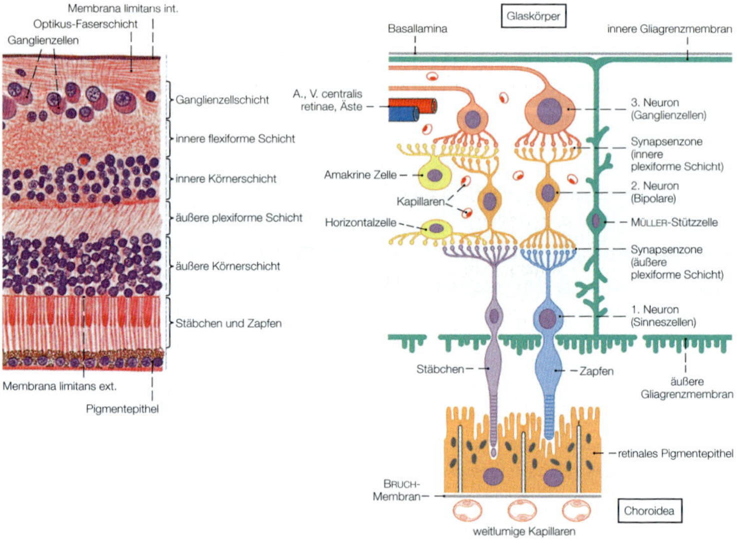

Abb. 1.9 Schichten der Retina [R429]

9. Nervenfaserschicht (Stratum neurofibrarum, Retinal Nerve Fiber Layer, RNFL)
10. Innere Grenzmembran (Membrana limitans interna, Inner Limiting Membrane, ILM)

1.50 Wie viele Neurone sind jeweils am Zapfen-Signalweg und am Stäbchen-Signalweg beteiligt?

- 3 Neurone am Zapfen-Signalweg: Zapfenzelle, Zapfen-Bipolarzelle und Ganglienzelle
- 5 Neurone am Stäbchen-Signalweg: Stäbchenzelle, Stäbchen-Bipolarzelle, Amakrinzelle, Zapfen-Bipolarzelle und Ganglienzelle

1.51 Beschreiben Sie den Übergang der neuronalen Retina an der Ora serrata in die nicht-neuronale Retina.

An der Ora serrata geht die neuroretinale Schicht in eine nicht-pigmentierte Epithelschicht über, die über der pigmentierten Epithelschicht liegt (▶ Abb. 1.10).

1.52 Ein Patient stellt sich mit einem Verschluss der zentralen Netzhautarterie und einer Sehschärfe in der Ferne von 0,8 vor. Wie erklären Sie sich diesen guten Visus?

15 % der Menschen haben eine A. cilioretinalis, die die Makularegion versorgt. 30 % aller Augen haben eine zilioretinale Arterie, die einen anderen Teil der Netzhaut versorgt. Diese zilioretinalen Arterien entspringen den kurzen hinteren Ziliararterien der A. ophthalmica und sind daher bei einem Verschluss der A. centralis retinae nicht betroffen.

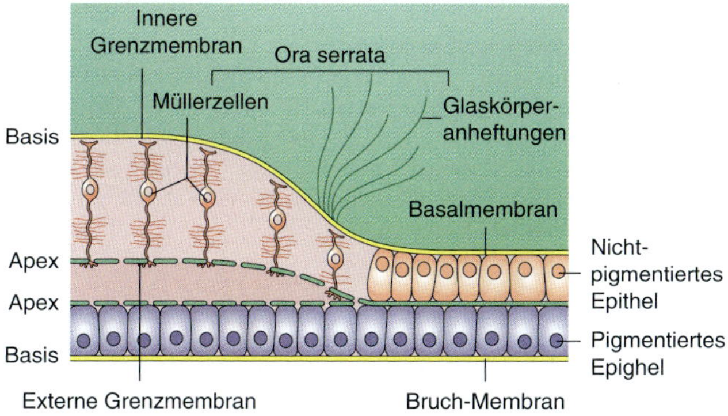

Abb. 1.10 Übergang der neuronalen Retina in nicht-pigmentiertes Epithel an der Ora serrata [G975]

1.53 Wo treten retinale Venenverschlüsse meist auf? Welcher Quadrant der Netzhaut ist am häufigsten betroffen?

Die retinalen Venenverschlüsse treten meist an arteriovenösen Kreuzungen auf. Der superotemporale Netzhautquadrant ist dabei am häufigsten betroffen, da er im Durchschnitt die größte Anzahl arteriovenöser Kreuzungen aufweist.

1.54 In der Fluoreszenzangiografie zeigt sich die Durchblutung der Aderhaut und der zilioretinalen Arterien typischerweise ca. 1 Sekunde vor den retinalen Gefäßen. Warum?

Das Fluoreszein erreicht den Bulbus zuerst über die kurzen hinteren Ziliararterien, weil die A. centralis retinae eine etwas längere „gewundenere“ Verlaufsstrecke bis zum Bulbus aufweist (obwohl sie häufig als erste von der A. ophthalmica abzweigt).

1.55 Beschreiben Sie die Phasen der Makulaforamen-Bildung nach Gass und beschreiben Sie auch das veränderte anatomische Verständnis der Erkrankung seit der Entwicklung der optischen Kohärenztomografie (OCT).

Die Theorie von Gass besagt, dass dem ursächliche Mechanismus der zentripetale und tangentiale Zug durch den kortikalen Glaskörper auf die Fovea zugrunde liegt. Er beschrieb folgende Phasen:

- **1a:** zugbedingte Erhöhung der Foveola mit einem sichtbarem gelbem Punkt.
- **1b:** Verstärkung des Zuges mit vergrößerter fovealer Erhebung. Ein gelber Ring wird sichtbar.
- **2:** Netzhautdefekt aller Schichten unter 400 µm.
- **3:** Netzhautdefekt aller Schichten größer als 400 µm.
- **4:** Netzhautdefekt aller Schichten größer als 400 µm mit vollständiger hinterer Glaskörperabhebung.

Die OCT-Analyse hat gezeigt, dass es bei einigen Patienten zu einer perifovealen Glaskörperabhebung mit einer verbleibenden Anhaftung der Fovea kommt. Gelegentlich entwickelt sich dann ein intraretinaler Riss, der die Bildung einer fovealen Zyste begünstigt. Diese Zyste kann sich zu einem durchgreifenden Foramen entwickeln, wobei die Zyste eröffnet wird. Diese Ergebnisse deuten auf ein komplexes Spektrum von anterior-posteriorer als auch tangentialer Vektorkräfte als Ätiologie für die Bildung eines Makulaforamens hin.

N. opticus und Sehbahn

1.56 Beschreiben Sie die Einteilung der Papille in vier Zonen in Relation zur Lamina cribrosa und ihre Gefäßversorgung.

Die Papille stellt den intraokularen Anteil des N. opticus dar und kann im Verhältnis zur Lamina cribrosa (der perforierten „siebartigen“ Durchtrittsstelle für den Sehnerven) in vier Zonen eingeteilt werden:

- **Zone 1** (retinale Nervenfaserschicht, Retinal Nerve Fiber Layer, RNFL): besteht aus ca. 1,2 Millionen unmyelinisierten Axonen der retinalen Ganglienzellen.

Nicht-myelinisierte Axone haben einen deutlich höheren Energiebedarf als myelinisierte Axone, was in der Pathogenese des Glaukoms eine wichtige Rolle spielen könnte.

- **Zone 2** (prälaminare Zone): In dieser Zone ändern die flach einlaufenden Axone ihre Richtung um 90° und bilden den N. opticus. Die Anordnung der Fasern spiegelt auch die Verteilung in der Retina wider: Axone der peripheren Netzhaut verlaufen außen und solche der Optikus-nahen Bereiche entsprechend weiter innen. Astrozyten mit großen Mitochondrien bilden die Glia in diesem Bereich und tragen vermutlich zur Energieversorgung der Axone bei.
- **Zone 3** (laminare Zone): Die Lamina cribrosa bildet über zahlreiche perforierte Durchtrittsstellen für die retinalen Axone und Blutgefäße eine runde „siebartige" Struktur. Sie wird als Hauptort von glaukomatösen Schädigungen angesehen. Hier beginnt auch die Durascheide des N. opticus als Fortsetzung der äußeren Sklera.
- **Zone 4** (retrolaminare Zone): In der retrolaminaren Zone beginnt die Myelinisierung der Axone.

Die Papille wird hauptsächlich von Ästen der kurzen hinteren Ziliararterien versorgt, deren Äste die Sklera neben der Lamina cribrosa penetrieren und untereinander Anastomosen ausbilden, die innerhalb der Sklera im Zinn-Haller-Kreis zirkulär den Sehnerven umgeben.

1.57 Beschreiben Sie den Verlauf der Nervenfasern der Nn. optici im Chiasma opticum. Bei welcher genetisch bedingten Erkrankung kreuzen vermehrt temporale Nervenfasern?

Inferonasale extramakuläre Fasern kreuzen im vorderen Chiasma und wölben sich im kontralateralen N. opticus vor (**Willebrand-Knie**). Superonasale extramakuläre Fasern kreuzen sich und ziehen direkt in den kontralateralen N. opticus. Die makulären Nervenfasern befinden sich im Zentrum des Sehnervs. Temporale Makulafasern ziehen ungekreuzt durch das Chiasma, während sich die nasalen Makulafasern im hinteren Chiasma kreuzen. Bei Patienten mit Albinismus kreuzen sich vermehrt auch temporale Nervenfasern.

1.58 Welche okulären Befunde erwarten Sie bei Schädigungen am zervikomedullären Übergang im Bereich des Foramen magnum?

Bei diesen Patienten findet sich häufig ein Downbeat-Nystagmus. Hiebei handelt es sich um einen vertikalen Nystagmus mit der schnellen Komponente nach unten. Häufige Ursachen sind Arnold-Chiari-Fehlbildungen, ein Apoplex, Multiple Sklerose oder eine Platybasie, aber auch Medikamente wie Lithium und Phenytoin. Alle Patienten mit diesem Befund benötigen eine umgehende kranielle Bildgebung.

1.59 Wie äußern sich Läsionen des MLF?

Läsionen des medialen longitudinalen Fasciculus (MLF) führen zum klinischen Bild der internukleären Ophthalmoplegie (Ursachen sind z. B. Multiple Sklerose, Apoplex und Tumoren). Der MLF verbindet jeweils den Abduzenskern mit dem

Okulomotoriuskern der Gegenseite (▶ Abb. 1.11). Durch diese Verbindung werden physiologische konjugierte horizontale Augenbewegung ermöglicht (d.h. Rechtsblick und Linksblick). Bei einer Läsion des MLF ist eine Abduktion der betroffenen Seite möglich, aber nicht die gleichzeitige Adduktion des kontralateralen Auges.

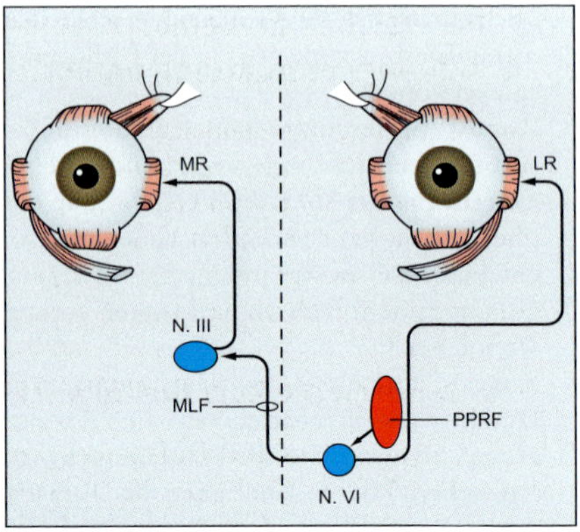

Abb. 1.11 Anatomische Bahnen der horizontalen Augenbewegungen [R392]
PPRF = paramediane pontine Formatio reticularis, MLF = Fasciculus medialis longitudinalis, MR = M. rectus medialis, LR = M. rectus lateralis

1.60 Beschreiben Sie die anatomische Lokalisation des primären visuellen Kortex.

Der visuelle Kortex befindet sich entlang des Sulcus calcarinus im Okzipitallappen (Area striata = Area 17). Dieser Bereich wird wegen des makroskopisch und histologisch markanten Aufbaus auch Gennari-Streifen genannt, nach seinem Entdecker. Der helle Gennari-Streifen ist das makroskopische Korrelat einer besonders ausgeprägten Lamina IV des Isokortex in der primären Sehrinde. An dieser Stelle enden die dicht gepackten myelinisierten Fasern aus dem Corpus geniculatum laterale des Thalamus in der Lamina IV, wodurch diese nochmals in drei Bereiche aufgeteilt werden kann: Lamina IVa, b und c. Dabei stellt die Lamina IVb den Gennari-Streifen dar.

1.61 Wo ist die Makula im visuellen Kortex vertreten?

Die Makulafunktion ist im hintersten Bereich an der Spitze des Hinterhauptlappens dargestellt. Es kann jedoch eine gewisse Verteilung einiger Makulafasern entlang der Fissura calcarina geben. Aufgrund ihrer hohen Ganglienzelldichte ist die Makula im Hinterhauptlappen stärker repräsentiert, als aufgrund ihres kleinen Netzhautareals zu erwarten wäre. Die Fissura calcarina entspricht der horizontalen, die Falx cerebri der vertikalen Trennlinie der beiden Gesichtsfelder.

Embryologie des Auges

1.62 Welche Gene sind für die Augenentwicklung maßgeblich?

Am wichtigsten scheint das **paired box 6 Gen** *(Pax6)* zu sein, das eine Art Hauptschalter für die Augenentwicklung darstellt. Seine ektope Expression kann zu ektoper Augenanlage, Kolobomen, Mikrophthalmie und Peters-Anomalie führen. Weitere wichtige Gene (in Klammern resultierende Anomalien bei Funktionsstörungen) sind *PAX2* (renales Kolobomsyndrom), *RAX* (z.B. Mikrophthalmie), und *PITX2* (Peters-Anomalie, Axenfeld-Rieger-Syndrom).

1.63 Aus welchen drei embryologischen Quellen gehen die einzelnen Augenstrukturen hervor?

- **Neuralrohr:** innere Augenhaut (Pars optica und Pars caeca der Retina, pigmentiertes und nicht pigmentiertes Epithel des Ziliarkörpers, vorderes und hinteres Epithel der Iris und die Irismuskeln)
- **Oberflächenektoderm:** Bindehaut- und Hornhautepithel, Linse
- **Kopfmesenchym:** Choroidea, Stroma des Ziliarkörpers und Iris, Stroma und Endothel der Hornhaut, Sklera und Glaskörper

1.64 Skizzieren Sie kurz die Entwicklung des Augenbechers.

Bereits vor dem Schluss des Neuralrohrs verdickt sich das Ektoderm und sinkt auf beiden Seiten zu einer Grube ein, der **Augengrube** (22. Entwicklungstag). In der 4. Entwicklungswoche erfolgt eine weitere Ausbuchtung und die Bildung eines **Augenbläschens.** Dieses bleibt über den **Augenstiel,** den späteren N. opticus, mit dem Zwischenhirn verbunden. In der 5. Woche erfolgt die Einstülpung des Augenbläschens zum doppelwandigen **Augenbecher,** der initial noch nicht zirkulär geschlossen ist, sondern eine unten gelegene **Augenbecherspalte** aufweist, die sich erst am Anfang des 2. Entwicklungsmonats schließt, nachdem Blutgefäße zur und Axone von der Netzhaut in sie eingewachsen sind. Ein unvollständiger Schluss der Augenbecherspalte hat Kolobome der Iris und Aderhaut zur Folge, wobei die **Kolobome** entsprechend der Lage der Augenbecherspalte nach nasal unten zeigen.

MERKE

Iris- und Netzhaut-Aderhautkolobome betreffen meistens den nasal unteren Quadranten.

1.65 Nennen Sie drei klinische Überreste der fetalen A. hyaloidea.

Die A. hyaloidea geht während der Embryonalzeit von der Papille aus und versorgt während dieser Zeit Glaskörper und Linse (Tunica vasculosa). Anschließend bildet sie sich physiologischerweise zurück, es können aber Gewebereste zurückbleiben. Je nach Lokalisation dieser Reste unterscheidet man:

- **Mittendorf-Fleck (Hyaloidea-Körperchen):** kleine Trübung im Bereich der hinteren Linsenkapsel. Meist ca. 0,5 mm nasal des Zentrums und symptomlos.
- **Bergmeister-Papille:** Reste meist auf der nasalen Seite der Papille. Bei membranartiger Überspannung der ganzen Papille auch als Membrana epipapillaris bezeichnet. Meist symptomlos. **Cave:** nicht als Randunschärfe der Papille fehldeuten!
- **Pupillarmembran und Gefäßschleifen** (95 % davon sind arteriell), die als Fäden an der Linsenvorderfläche ansetzen. **Cave:** pigmentierte Reste der Pupillarmembran auf der Linsenvorderfläche nicht mit einem Pigmentabklatsch nach anteriorer Uveitis verwechseln!

PRAXISTIPP

Reste der fetalen A. hyaloidea auf der Linsenvorderfläche dürfen nicht mit einem Pigmentabklatsch nach anteriorer Uveitis und im Bereich der Papille nicht als Randunschärfe fehlgedeutet werden!

1.66 Worin begründet sich die zeitliche Abhängigkeit von kindlichen Linsentrübungen bei manchen intrauterinen Infektionen anatomisch? Erklären Sie es am Beispiel der Rötelninfektion.

Bei der Infektion einer Schwangeren mit dem Rötelnvirus entsteht als Folge eine konnatale sekundäre Cataracta rubeolaris nur dann, wenn die Infektion zwischen der 5. und 6. Fetalwoche erfolgt. Dies hängt mit zwei Faktoren in diesem Zeitraum zusammen:

- Ausbildung der Tunica vasculosa (siehe auch ▶ 1.42), also der Gefäße, die die Linse während der embryonalen Entwicklung versorgen: dadurch Zutritt der Viren über die Blutbahn möglich!
- Entwicklung einer hyalinen Linsenkapsel Anfang der 7. Woche: Durch diese Barriere wird der Zutritt der Viren wieder verhindert (und dementsprechend auch ihr Austritt aus der Linse: dies erklärt das Fortschreiten mancher infektiöser Katarakte auch nach der Geburt). So können Rötelnviren noch drei Jahre post partum in extrahiertem Linsenmaterial nachgewiesen werden.

1.67 Welche Entwicklungsvorgänge am Auge sind mit der Geburt noch nicht abgeschlossen?

In der postnatalen Periode setzt sich die Entwicklung zahlreicher Strukturen des Auges fort, z. B.:

- **Hornhaut:** Kurvatur nimmt zu, Verdickung von Bowman-Lamelle und Descemet-Membran.
- **Linse:** lebenslanges apositionelles Wachstum.
- **Iris und Ziliarkörper:** Die Melaninsynthese in den Melaningranula des Irisstromas setzt erst nach der Geburt ein. Daher ist die Iris bei den meisten Neugeborenen blau. Die Entwicklung der Ziliarkörpermuskeln und der Akkomodationsfähigkeit ist erst nach dem 1. Lebensjahr abgeschlossen. Die Ausdifferenzierung des Trabekelmaschenwerks ist erst zwischen dem 2.–4. Lebensjahr komplettiert.
- **Netzhaut:** Die Netzhautgefäße erreichen ihre volle Ausdehnung erst ca. 3 Monate nach Geburt, die Photorezeptoren unter Lichteinfluss erst nach 4 Monaten. Die Funduspigmentierung benötigt etwa 6 Monate bis zum Abschluss. Noch länger benötigt die Ausreifung der Photorezeptoren der Makula, mit vollständiger Ausreifung ihrer Außensegmente nach 11–15 Monaten.
- **N. opticus:** Abschluss der Myelinisierung nach ca. 10 Monaten postnatal.

Literatur

American Academy of Ophthalmology (AAO). 2019–2020 Basic and Clinical Science Course: Section 2: Fundamentals and Principles of Ophthalmology. 2019.

Augustin AJ. Augenheilkunde. 4. Aufl. Heidelberg: Kaden Verlag, 2019.

Bye LA, Modi NC, Stanford M. Basic Sciences for Ophthalmology. 1st ed. Oxford: Oxford University Press, 2013.

Drenckhahn D, Waschke J (Hrsg.). Taschenbuch Anatomie. 3. Aufl. München: Elsevier GmbH, 2020.

Forrester JV, Dick AD, McMenamin PG, Roberts F, Pearlman E. The Eye: Basic Sciences in Practice. 5th ed. Elsevier, 2020.
Freddo TF, Chaum E (Hrsg.). Anatomy of the Eye and Orbit: The Clinical Essentials. 1st ed. Elsevier, 2017.
Friedman NJ, Kaiser PK, Trattler WB. Review of Ophthalmology. 3rd edition, Elsevier, 2017.
Kanski JJ. Klinische Ophthalmologie. 8. Aufl. München: Elsevier GmbH, 2016.
Naumann GOH, Holbach L, Kruse FE. Applied Pathology for Ophthalmic Microsurgeons. Heidelberg: Springer, 2008.

2 Physiologie, Biochemie und Immunologie des Auges

Rafael S. Grajewski

Physiologie des Auges

2.1 Beschreiben Sie die Zusammensetzung des Tränenfilms und die Herkunft der einzelnen Komponenten.

Der Tränenfilm gliedert sich in drei Schichten oder Phasen, nämlich die Lipidschicht (ca. 0,1 μm), die wässrige Schicht (ca. 10 μm) und die Muzinschicht (ca. 0,2–0,5 μm).

Die **Lipidschicht** ist die äußerste Schicht des Tränenfilms und wird primär von den tarsalen **Meibom-Drüsen** gebildet. Die Lipidschicht schützt den Tränenfilm vor Evaporation (Verdunstung) und ist darüber hinaus für das Gleiten der Lider wichtig. Die Lipide im Bereich der Lidkante verhindern ferner das Überlaufen der Tränen nach außen und bilden eine Barriere zu den Lipiden der Lidhaut. Eine Dysfunktion der Meibom-Drüsen resultiert in einem evaporativen Trockenen Auge.

Die mittlere **wässrige Phase** wird von der Tränendrüse (Glandula lacrimalis) und den akzessorischen Tränendrüsen, den Krause- und Wolfring-Drüsen, gebildet. Die wässrige Phase besteht zu 98 % aus Wasser und zu 2 % aus Proteinen und besitzt einen pH-Wert von 7,2–7,6. Der Proteinanteil der wässrigen Phase umfasst u. a. Lysozym (ca. 30 % des Gesamtproteins), Laktoferrin sowie IgA und z. T. IgG, die alle eine wichtige Rolle bei der Immunabwehr spielen. Die wässrige Schicht enthält auch Elektrolyte und andere gelöste Substanzen, einschließlich Glukose, Sauerstoff und Aminosäuren.

Die innerste Schicht des Tränenfilms, die **Muzinschicht,** enthält Muzine, die in membrangebundene und sekretorische Muzine eingeteilt werden. Membrangebundene Muzine (MUC1, 4 und 16) werden durch die Epithelzellen der Kornea und Konjunktiva gebildet und über eine kurze zytoplasmatische Domäne direkt an deren Oberfläche verankert. Ihre lange extrazelluläre Domäne ist seitlich stark durch kurze Polysaccharidketten glykolysiert, wodurch eine Flaschenbürsten-ähnliche Struktur zustande kommt. Neben der Fixierung des Tränenfilms an der Augenoberfläche reduzieren sich auch die beim Lidschluss auftretenden Scherkräfte und verhindern eine Verklebung von tarsaler Bindehaut und Kornea im Schlaf. Die sekretorischen Muzine wiederum werden in gelbildende (MUC5AC) und lösliche (MUC7) Muzine unterteilt. Die gelbildenden Muzine werden von in der Bindehaut liegenden **Becherzellen** gebildet. Die Gelbildung wird durch die Vernetzung der zunächst monomeren Muzine über sogenannte **Kleeblatt-(Trefoil Factor Family, TFF-)Peptide** gefördert. Die Muzine sind Glykoproteine und reduzieren, im Zusammenwirken mit Surfactant-Proteinen, durch ihre Ladung auch die Oberflächenspannung, was die gleichmäßige Ausbreitung des Tränenfilms auf der Augenoberfläche ermöglicht. Hierzu blinzelt ein durchschnittlicher Erwachsener ca. 12-mal pro Minute. Interessanterweise ist die Blinzelfrequenz bei Säuglingen und Kleinkindern deutlich niedriger (2- bis 6-mal pro Minute).

MERKE

Der Tränenfilm besteht aus drei Schichten (von außen nach innen): Lipidschicht, wässrige Schicht und Muzinschicht.

2.2 Wie hoch sind die basale Sekretionsrate der Tränendrüse und das Gesamtvolumen der Tränenflüssigkeit?

Die basale Sekretion der Tränendrüsen beträgt ca. 1–2 µl/min (die Angaben hierzu schwanken jedoch, neue Ergebnisse gehen von nur 0,15 µl/min aus). Sie kann beträchtlich (bis zu 100-fach) gesteigert werden, z. B. durch Fremdkörper, Entzündungen oder einen Trigeminusreiz. Das Gesamtvolumen der Tränenflüssigkeit beträgt ca. 10 µl, wobei nur ca. 0,6–2 µl zum sichtbaren präokulären Tränenfilm zwischen des Lidern beitragen.

2.3 Durch welche Mechanismen erhält das korneale Endothel den dehydrierten Zustand der Hornhaut?

Das Hornhautendothel erhält den dehydrierten Zustand der Hornhaut hauptsächlich durch zwei Mechanismen:

- Durch Tight Junctions zwischen den Endothelzellen wird eine wirksame Barriere zwischen Kammerwasser und Hornhautstroma gebildet.
- Zahlreiche Proteinpumpen befördern Ionen, vor allem Natriumionen (Na^+) und Bikarbonat (HCO_3^-), aus dem Stroma in das Kammerwasser. Das Wasser folgt den Ionen entlang des osmotischen Gradienten. Jede einzelne endotheliale Zelle verfügt über 3 Millionen dieser molekularen Pumpen (entsprechend ca. 4,4 Trillionen pro Quadratmillimeter!), die ihre Energie über das Adenosintriphosphat (ATP) beziehen. Das Hornhautendothel gehört damit zu den stoffwechselaktivsten Geweben des Körpers.

2.4 Welche physiologischen Funktionen hat der Glaskörper?

- Statische Funktion: Der Glaskörper (GK) stabilisiert durch seine Ausdehnung den Augapfel.
- Optische Funktion: Durch seine Transparenz werden Lichtstrahlen nicht auf ihrem Weg zur Netzhaut behindert.
- Barrierefunktion: Die Diffusion von Substanzen aus dem vorderen in den hinteren Augenabschnitt wird durch den Glaskörper deutlich reduziert.
- Metabolische und Pufferfunktion: Der GK versorgt Teile von Ziliarkörper, Linse und innerer Retina mit Nährstoffen.

2.5 Wieviele Photonen werden für einen Sehreiz benötigt?

Die Photorezeptoren der Netzhaut sind so empfindlich, dass bereits ein einzelnes Lichtquant detektiert wird. Für die Wahrnehmung eines definierten Lichtreizes ist jedoch die Absorption von etwa 6–10 Quanten pro Sekunde auf einer möglichst kleinen umschriebenen Netzhautfläche erforderlich. Reize unterhalb dieser Schwelle gehen im sogenannten **Eigengrau** bzw. Hintergrundflimmern unter, denn in ganz wenigen Rhodopsinmolekülen wandelt sich 11-cis-Retinal spontan in all-trans-Retinal um. Dies ist auch der Grund, warum wir nie eine komplette Schwärze wahrnehmen, selbst in einem absolut abgedunkelten Raum.

2.6 Wie viele Zapfen sind mindestens notwendig, um zwei Objekte getrennt wahrzunehmen?

Unter idealen Bedingungen zwei, d. h. die Abbildung der Objekte auf der Netzhaut wird von einem dritten unerregten Zapfen dazwischen unterbrochen. Dies würde einem Visus von 2,0 entsprechen und einer Auflösung von einer halben Winkelminute (1/60 Grad entspricht einer Winkelminute). Bei einem Landolt-Ring zur Bestimmung der Sehschärfe wird unter standardisierten Bedingungen die Lücke im Kreis unter einem Blickwinkel von einer Winkelminute gesehen. Sie wird auf zwei Zapfen der Fovea abgebildet (jeder Zapfen hat einen Durchmesser von ca. 2,5 µm). Es entspricht dann einem Visus von 1,0, wenn die Lücke erkannt wird.

2.7 Inwiefern reagieren Stäbchen und Zapfen auf einen adäquaten Reiz anders als die meisten erregbaren Zellen?

Stäbchen und Zapfen reagieren nicht wie üblich mit einer Depolarisation (= Änderung des Membranpotentials in positive Richtung), sondern mit einer Hyperpolarisation (d. h. die Membranspannung wird noch negativer). Dies wird auch als „umgekehrte" Lichtantwort bezeichnet. In der Dunkelheit setzen die Photorezeptoren kontinuierlich den Neurotransmitter Glutamat frei. Ein Lichtreiz verringert die Membranspannung der Stäbchen und Zapfen und die Glutamatfreisetzung wird reduziert. Dies führt wiederum zu einer Änderung der Membranspannung nachgeschalteter Zellen (Bipolar- und Horizontalzellen).

2.8 Was sind die physiologischen Hauptfunktionen des retinalen Pigmentepithels (RPE)?

- Regeneration der Sehpigmente (siehe ▶ 12.44)
- Phagozytose der Außensegmentscheibchen der Photorezeptoren
- Transport und Abtransport von Nährstoffen und Ionen zu und von den Photorezeptoren
- Absorption von Streulicht
- Adhäsion der Retina (durch Pumpfunktion von Wasser in Richtung intravitreal nach chorioidal)

2.9 Welche Mechanismen der Lichtadaptation sind Ihnen bekannt?

- Änderung der Pupillenweite
- Chemische Anpassung der Lichtempfindlichkeit der Photorezeptoren
- Vergrößerung der rezeptiven Felder (räumliche Summation)
- Verlängerung des Reizes („längeres Hinschauen", zeitliche Summation)

2.10 Um welchen Faktor kann sich das Auge an unterschiedliche Lichtmengen anpassen und welche Rolle spielt dabei die Pupille?

Die Pupille kann den Lichteinfall lediglich um einen Faktor von ca. 16 regulieren (Pupillendurchmesser zwischen ca. 2–8 mm). Dies kann durch Berechnung der Pupillenfläche A bestimmt werden ($A = \pi \times r^2$), wobei A linear mit dem Einfall der Lichtmenge durch die Pupille zusammenhängt und der Radius r quadratisch. Bei der Pupillenreaktion ist aber die Schnelligkeit der Anpassung bei plötzlichem Helligkeitswechsel ausschlaggebend. Die Pupillenkonstriktion beginnt bereits ca. 0,2–0,5 Sekunden nach Lichteinfall. Den bei Weitem größten Anteil an der Anpassung nimmt die retinale Adaptation ein, die über eine Änderung der Empfindlichkeit der Photorezeptoren reguliert wird. Hier ist eine Anpassung an die Leuchtdichte theoretisch in einem Bereich von bis zu $1:10^{12}$ möglich.

2.11 Welcher Muskel ist maßgeblich an der Pupillenerweiterung bei abnehmender Lichtmenge verantwortlich?

Der parasympathisch innervierte M. sphincter pupillae trägt über seine Erschlaffung (zentrale Hemmung des parasympathischen Okulomotoriuskerns) am meisten zur Pupillenerweiterung in der Dunkelheit bei. Der M. dilatator pupillae reguliert dagegen sympathisch und lichtunabhängig den Grundtonus der Pupille.

2.12 Nach wie vielen Minuten Dunkeladaptation schaltet die Zapfenadaptation auf die Stäbchenadaptation um? Wie wird dieser Zeitpunkt genannt?

Nach ca. 10 Minuten. Es handelt sich um den sogenannten Kohlrausch-Knick in der Adaptationskurve. Er beruht darauf, dass nach Abschluss der Zapfenadaptation die weitere (langsamere) Adaptation nur noch von den Stäbchen abhängt. Die vollständige Dunkeladaptation ist nach ca. 30 Minuten abgeschlossen.

2.13 Welche visuellen Funktionen werden in den beiden plexiformen Schichten kodiert und wie unterscheidet sich die neuronale Kodierung?

In der äußeren plexiformen Schicht empfangen die Bipolarzellen die Signale von den Photorezeptoren, modifiziert von Horizontalzellen. Hier werden vor allem Form und Farbe kodiert. In der inneren plexiformen Schicht werden Signale von den bipolaren auf die Ganglienzellen übertragen, modifiziert von den amakrinen Zellen. Die horizontalen und die amakrinen Zellen haben zur Überbrückung größerer Distanzen horizontal weit verzweigte Ausläufer. In der inneren plexiformen Schicht wird unter anderem die Bewegung von Objekten kodiert. Im Gegensatz dazu sind die Photorezeptoren ihren zugehörigen Bipolarzellen häufig direkt benachbart. Die Kodierung der Signale erfolgt hier nicht durch Aktionspotenziale, sondern durch eine **graduierte Modulation der Signalstärke,** d. h. je stärker das Lichtsignal, desto größer die Amplitude des neuronalen Signals. Die Ganglienzellen dagegen leiten ihre Signale an das Gehirn über **Aktionspotenziale** weiter, d. h., eine Zunahme der Signalstärke wird über eine höhere Frequenz der Aktionspotenziale verschlüsselt, um möglichst schnell noch größere Distanzen zu überbrücken als innerhalb der Retina.

MERKE

Aktionspotenziale werden in der Netzhaut erst auf Ebene der Ganglienzellen generiert (Signalstärke mit Frequenz zunehmend) und davor werden Signale über eine graduierte Modulation neuronal kodiert (Signalstärke mit Amplitude zunehmend).

2.14 Welche Neurotransmitter spielen in der Retina eine Rolle?

- **Glutamat:** wichtigster **erregender** Neurotransmitter, wird benutzt von Photorezeptoren, bipolaren und den meisten Ganglienzellen. Die Öffnung glutamaterger Ionenkanäle führt zu einem Einstrom positiv geladener Natriumionen und einer Depolarisation (das Zellinnere wird positiver).
- **GABA (Gamma-Aminobuttersäure) und Glycin:** wichtigster **hemmender** Neurotransmitter, GABA wird in horizontalen und einem Teil der amakrinen Zellen benutzt, Glycin z. T. in amakrinen Zellen. Die Öffnung GABAerger oder glycinerger Ionenkanäle führt zu einem Einstrom negativ geladener Chloridionen und einer Hyperpolarisation (das Zellinnere wird negativer).
- **Dopamin:** modulierender Neurotransmitter, v. a. an der Umschaltung vom skotopischen auf das photopische Sehen beteiligt.
- **Acetylcholin:** exzitatorischer Neurotransmitter, wird von manchen amakrinen Zellen zur Modulation der Ganglienzellen freigesetzt.
- **Stickstoffmonoxid (NO):** schnell diffundierendes Gas mit neuromodulatorischen Eigenschaften. Hohe intrazelluläre Kalziumspiegel aktivieren die NO-Synthase mit nachfolgender NO-Produktion. NO wiederum erhöht intrazelluläres cGMP, was die Lichtadaptation beschleunigt.
- **Neuropeptide:** Beispiele sind in der Retina die Substanz P, Neurotensin und Somatostatin. Diese Neuropeptide scheinen die Funktion von Ionenkanälen im Zusammenwirken mit anderen Neurotransmittern zu beeinflussen.

MERKE

Glutamat ist der wichtigste erregende, GABA und Glycin sind die wichtigsten hemmenden Neurotransmitter der Retina.

2.15 Wieso erzeugen ON- und OFF-Bipolarzellen auf denselben Lichtreiz hin entgegengesetzte Potenziale, obwohl beide auf Glutamat reagieren?

Die ON- und OFF-Bipolarzellen unterscheiden sich durch ihre postsynaptischen Rezeptoren, an die das Glutamat bindet. Grundsätzlich werden metabotrope und ionotrope postsynaptische Rezeptoren unterschieden. Dabei wirken metabotrope Rezeptoren indirekt auf den postsynaptischen Ionenstrom, indem sie über Zwischenschritte die Öffnung von entsprechenden Ionenkanälen induzieren (Depolarisation: Membranpotenzial wird positiver. Umgekehrt bei Hyperpolarisation). Meistens handelt es sich um G-Protein-gekoppelte Rezeptoren. Ionotrope Rezeptoren sind zugleich auch Ionenkanäle und leiten die Erregung viel schneller weiter.

Bei den OFF-Bipolarzellen aktiviert das Glutamat der Photorezeptoren sogenannte AMPA-Rezeptoren (benannt nach einem spezifisch bindendem synthetischen Agonisten: **A**mino-hydroxy-**m**ethyl-isoxazol**p**ropionsäure bzw. engl. **a**cid), die über eine Erhöhung des Natriumeinstroms zu einer Depolarisation führen, analog zur

Depolarisation des Photorezeptors (bei Dunkelheit!), weswegen auch von einer Signalkonservierung gesprochen wird. Die nachgeschaltete OFF-Ganglienzelle wird dadurch erregt. Bei den ON-Bipolarzellen schließt das Glutamat über einen metabotropen Glutamatrezeptor (mGluR6) bestimmte Kationenkanäle (vom Typ TRPM1), was zu vermindertem Ionenstrom und damit (im Gegensatz zur Depolarisation der Photorezeptoren) zu einer Hyperpolarisation (mit entsprechend wenig Glutamatfreisetzung in der nachgeschalteten Synapse mit der ON-Ganglienzelle) führt, was deshalb auch als Signalinvertierung (=Signalumkehr) bezeichnet wird.

MERKE

Depolarisation führt bei Photorezeptoren und sowohl bei ON- als auch OFF-Bipolarzellen zu einer erhöhten Glutamatfreisetzung (Hyperpolariation entsprechend zu verringerter Glutamatfreisetzung). Bei Lichteinwirkung reagieren Photorezeptoren und daraufhin OFF-Bipolarzellen gleichsinnig mit einer Hyperpolarisation (weniger Glutamat), die ON-Bipolarzellen gegensinnig mit Depolarisation (mehr Glutamat).

2.16 Inwiefern unterscheidet sich die retinale Verschaltung der Stäbchen von den Zapfen? Welche Zellen übermitteln bei den Stäbchen die ON- und OFF-Signale an die Ganglienzellen?

▶ Abb. 2.1. Die Stäbchen-Bipolarzellen, von denen es vermutlich nur eine Sorte gibt, sind nicht direkt mit den Ganglienzellen verbunden, sondern mit Amakrinzellen vom Typ AII. Diese AII-Zelle kann Signale im ON-Signalweg über einen glutamatergen AMPA-Rezeptor empfangen und leitet diese dann über eine elektrische Synapse (Gap junctions aus Connexin 36) an eine ON-Bipolarzelle des Zapfensystems (!) weiter. Die Stäbchen-Bipolarzellen speisen ihre Signale also interessanterweise in den Signalweg der Zapfen ein, d. h., sie benutzen über eine Amakrinzelle dieselben ON- (und auch OFF-)Bipolarzellen wie die Zapfen! Im OFF-Signalweg leitet

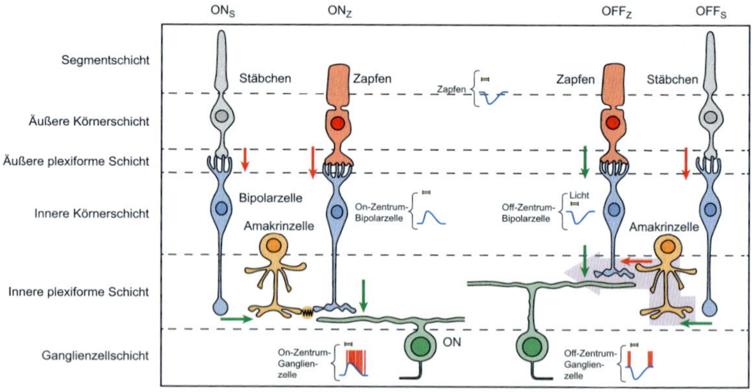

Abb. 2.1 Verschaltung in der Retina. ON_Z und OFF_Z zeigen den Signalweg der Zapfen, ON_S und OFF_S den der Stäbchen. Grüne Pfeile: erregende Synapse. Rote Pfeile: invertierende Synapse. Die Bipolarzellen übertragen die Signale über glutamaterge Synapsen an Ganglienzellen. Weitere Erläuterungen im Text. [L143]

die Amakrinzelle das Signal analog über eine inhibitorische glycinerge (d.h. über den hemmenden Neurotransmitter Glycin) Synapse an eine OFF-Bipolarzelle der Zapfen weiter. Von den Zapfen-Bipolarzellen werden die Signale dann an die entsprechenden ON- und OFF-Ganglienzellen weitergeleitet.

2.17 Warum blockieren sich Stäbchen und Zapfen trotz gemeinsamer Nutzung der Zapfen-Bipolaren nicht gegenseitig? Kennen Sie eine Art zellulären „Lichtschalter", der das Stäbchensystem bei Tageslicht hemmt und bei zunehmender Dunkelheit wieder einschaltet?

Beim photopischen Sehen werden die Stäbchenzellen über spezielle dopaminerge Amakrinzellen („Lichtschalter") gehemmt, die ihre Signale von den Zapfen bekommen. Bei abnehmender Helligkeit nimmt auch das Signal der Zapfen an diese Amakrinzelle ab und somit deren (über Synapsen zur Amakrinzelle AII vermittelte) hemmende Wirkung auf die Stäbchen, die dadurch bei zunehmender Dunkelheit aktiver werden.

2.18 Welche Klassen retinaler Ganglienzellen sind Ihnen bekannt?

- **Magnozelluläre Ganglienzellen** (M-Zellen, ca. 10 %): Bewegungs- und kontrastempfindlich. Keine Farberkennung. Große rezeptive Felder.
- **Parvozelluläre Ganglienzellen** (P-Zellen, ca. 80 %): Form- und Farbwahrnehmung (Rot-Grün). Keine Bewegungssensitivität. Kleine rezeptive Felder.

Restliche 10 % setzen sich u.a. zusammen aus:

- **Koniozelluläre Ganglienzellen** (K-Zellen): Bilden einen speziellen Kanal für die Blauzapfen.
- **Bewegungsspezifische Ganglienzellen:** Projizieren zu den Colliculi superiores zur unbewussten Bewegungsdetektion.
- **Melanopsin-positive photosensitive retinale Ganglienzellen (pRGC):** kleine Gruppe (1 %) intrinsisch photosensitiver Zellen (3. Typ des retinalen Photorezeptors neben Stäbchen und Zapfen), die in die prätektale Region (Pupillenreflexbahn) und den Hypothalamus (zirkadiane Rhythmik) projizieren. Sie werden über Licht im blauen Bereich erregt und sind vermutlich an der Regulation des Schlaf-Wach-Rhythmus beteiligt. Aus diesem Grund wird vor dem Schlafengehen auch häufig ein Blaufilter in Handyanzeigen empfohlen.

2.19 Auf welche Weise erzeugt die Retina rezeptive Felder?

Der Bereich der Netzhaut, der eine einzelne Ganglienzelle versorgt, wird als rezeptives Feld (RF) bezeichnet. RF sind konzentrisch und antagonistisch organisiert, d.h., dass ein maximaler Reiz im Zentrum (z.B. Licht) und ein gegensinniger Reiz in der Peripherie (z.B. Dunkelheit) die stärkste Aktivierung der zugehörigen Ganglienzelle hervorrufen (und umgekehrt). Die Retina erzeugt diese Kontrastverstärkung durch laterale Hemmung, d.h. Zapfen in der Peripherie des RF beeinflussen gegensinnig die Signale der Zapfen im Zentrum des RF, was über Horizontalzellen vermittelt wird.

2.20 Welche Vorteile bringt die Organisation der Retina in rezeptive Felder?

Aus evolutionsbiologischer Sicht ist die wichtigste Aufgabe des Sehsystems die Unterscheidung von Objekten, auch bei großer Ähnlichkeit. In der Wildnis muss ein Tier Beute- oder Raubtiere möglichst gut von der Umgebung abgrenzen können, um zu überleben (z. B. ein Tier mit ähnlicher Fellfarbe wie der Baumstamm, neben dem es lauert).

Durch laterale Hemmung werden Unterschiede im Grenzbereich von Objekten (Kanten) hervorgehoben. Hiermit hängen die Vorteile der retinalen Organisation in retinale Felder zusammen:

- Kontrastverschärfung: Hervorhebung von Kanten und Begrenzungen von verschiedenen Objekten.
- Begrenzung der Informationsflut: Zur Kodierung von gleichmäßig hellen Flächen werden z. B. nur die Informationen an den Kanten übermittelt und die Fläche als Ganzes wahrgenommen, d. h., es müssen nicht alle Einzelinformationen sämtlicher vollständig in der Fläche liegender Photorezeptoren verarbeitet werden (Beispiel: Ein weißes Blatt Papier kann durch die Information der rechteckigen Form und der Farbe Weiß kodiert werden; es muss nicht jedes Pixel separat und unabhängig kodiert werden!).
- Unabhängigkeit von der Beleuchtung: z. B. werden Farben auch bei unterschiedlicher Beleuchtung erkannt.

2.21 Wie ändert sich die Frequenz der Aktionspotenziale, wenn ein rezeptives Feld komplett beleuchtet wird?

Sie ändert sich fast gar nicht. Eine wesentliche Funktion der rezeptiven Felder ist die Detektion von Kontrasten. Dies ist wichtig, um Gegenstände unterscheiden zu können, vor allem wenn sie die gleiche Farbe haben wie der Hintergrund (siehe ▶ 12.20). Hierzu ist eine Wahrnehmung der Kanten und der Form entscheidend, die anhand der rezeptiven Felder im Übergangsbereich der Gegenstände stattfindet.

2.22 Welche der drei Zapfenarten (Rot-, Grün-, und Blauzapfen) fehlt in der Fovea?

In der Fovea fehlen die Blauzapfen. Hierdurch wird die chromatische Aberration reduziert (Abbildungsfehler durch die unterschiedliche Brechung in Abhängigkeit von der Wellenlänge: kurzwelliges blaues Licht wird im Vergleich zu Grün und Rot vor der Netzhautebene fokussiert). Die parafovealen Blauzapfen sind über große rezeptive Felder farb-antagonistisch mit den Rot- und Grünzapfen verbunden. Ein ON-Zentrum Blauzapfen ist hierbei konzentrisch von einem OFF-Bereich umgeben, in dem Rot- und Grünzapfen bei Erregung durch rotes oder grünes Licht ein inhibitorisches Signal an die Blauzapfen vermitteln (es existieren keine separaten Gelbzapfen; die spektrale additive Mischung von Rot und Grün ergibt jedoch die Farbwahrnehmung Gelb. Die Verschaltung des rezeptiven Feldes entspricht also einem Blau-Gelb-Antagonismus). Weitere Besonderheiten der Blauzapfen liegen im Fehlen von OFF-Zentrum-Blauzapfen und in einem eigenen Signalweg über koniozelluläre Ganglienzellen bis hin zu zentralen Verschaltungen in der Sehrinde. Die Ganglienzellen der Blauzapfen scheinen auch besonders empfindlich hinsichtlich glaukomatöser Schäden zu sein. Deshalb wird gelegentlich eine Blau-auf-Gelb-Perimetrie (Short Wave Automated Perimetry, SWAP) zur Testung der Blauzapfenfunktion durchgeführt (blaue Lichtpunkte auf gelbem Hintergrund), um Glaukomschäden schon sehr frühzeitig zu entdecken. Dies funktioniert allerdings nicht bei Patienten mit Katarakt, da die Gelbfärbung der Linse als Blaufilter wirkt.

MERKE
Blauzapfen fehlen in der Fovea.

2.23 Welche Gliazellen der Netzhaut sind Ihnen bekannt und welche Funktionen üben diese aus?

Müllerzellen: wichtigste und größte Gruppe. Stütz- und Lichtleiterfunktion, extrazelluläre Kalium-Homöostase, Transmitterrecycling (GABA und Glutamat), Energiestoffwechsel. Bilden durch Ihre Endfüßchen die innere Blut-Retina-Schranke (Membrana limitans externa).

Microglia: gewebsständige spezialisierte Makrophagenpopulation (noch überwiegend aus dem Dottersack der frühen Embryonalentwicklung stammend). Sie überwachen in drei Netzhautschichten (Übergang Nervenfaser-/Ganglienzellschicht, innere nukleäre und äußere plexiforme Schicht) über ihre stark verzweigten netzwerkbildenden Zellausläufer ihre direkte Umgebung immunologisch. Nach Aktivierung können sie Motilität und phagozytierende Abwehrfunktionen entwickeln und Zytokine sezernieren.

Astrozyten: beteiligt an der Regulation des extrazellulären Milieus. Zusätzliche stützende und v.a. isolierende Funktionen für neuronale (und vaskuläre) Zellen. Dabei bilden die Astrozyten eine honigwabenförmige, überwiegend perpendikulär zu den Müllerzellen angeordnete Gerüststruktur. Sie sind in den inneren Retinaschichten (Nervenfaser-, Ganglienzell- und innere plexiforme Schicht) lokalisiert.

2.24 Warum ist bei Vitamin-A-Mangel vor allem das Nachtsehen betroffen, obwohl alle Sehpigmente auf Retinal angewiesen sind?

Ein Vitamin-A-Mangel schränkt die Sehpigmente sowohl von Zapfen (Opsine mit jeweils maximaler Empfindlichkeit für Blau, Rot und Grün) als auch Stäbchen (Rhodopsin) in ihrer Lichtempfindlichkeit ein, da alle Farbpigmente 11-Cis-Retinal als Chromophor (Lichtenergie-absorbierendes Molekül) enthalten. Da die Stäbchen aber bei deutlich geringeren Lichtmengen aktiv sind, fällt dieser Abfall zuerst und viel deutlicher beim skotopischen Sehen auf.

2.25 Warum sind Funktionsstörungen der Rot- und Grünzapfen viel häufiger als die der Blauzapfen und wie verteilen sich die Defekte jeweils relativ auf die Geschlechter?

Die Opsine der Rot- und Grünzapfen werden X-chromosomal vererbt. Daher sind Funktionsstörungen für Rot-Grün bei Männern viel häufiger als Blaustörungen, bei denen das autosomal vererbte Gen für das Blau-Opsin auf Chromosom 7 bei beiden

Geschlechtern durch ein zweites homologes Gen ausgeglichen werden kann. Die Blau-Störungen sind bei Frauen und Männern daher gleich häufig anzutreffen und insgesamt viel seltener.

2.26 Warum ergibt die Mischung von rotem, grünem und blauem Licht die Farbe Weiß, aber die Mischung von den entsprechenden Malerfarben einen bräunlich-schwarzen Farbton?

Malerfarbe wird durch Mischung von kleinen Pigmentkörnchen hergestellt, wobei die Pigmente einzelne Wellenlängen mehr oder wenig stark absorbieren und reflektieren. Dadurch kommt es zur gegenseitigen Beeinflussung und Überlagerung, wenn z. B. ein Pigment einen Teil der Wellenlängen absorbiert, welche ein anderes Pigment reflektieren würde. Da diese Wellenlänge dem jeweils anderen Pigment entzogen wird, spricht man auch von **subtraktiver Mischung.** Der resultierende Farbton ist dunkler als die originalen Ausgangsfarben der jeweiligen Pigmente, z. B. bräunlich. Davon unterscheidet sich die Mischung definierter Wellenlängen, die sich additiv zur neuen Farbwahrnehmung ergänzen, die deswegen auch **additive Farbmischung** genannt wird (Rot, Grün und Blau ergeben z. B. Weiß, Rot und Grün ergeben Gelb).

2.27 Bei welcher Untersuchungsmethode macht man sich das Prinzip der additiven Farbmischung zunutze?

Bei der Quantifizierung von Rot-Grün-Farbsehstörungen mittels **Anomaloskop nach Nagel.** Hierbei handelt es sich um ein Mischgerät für Spektralfarben, bei dem der Patient im oberen Testfeld aus den Farben Rot und Grün das Vergleichs-Gelb des unteren Testfeldes mischen soll. Patienten mit Rot- oder Grün-Störung mischen entsprechend höhere Anteile der schwächer wahrgenommenen Farbe.

2.28 Warum erscheint der Himmel tagsüber blau und bei Sonnenuntergang rot?

Da die Atmosphäre blaues Licht am stärksten streut, nehmen wir ihn blau wahr. Bei Sonnenuntergang muss das Licht der Sonne bedingt durch den schrägeren Eintritt eine längere Strecke durch die Atmosphäre zurücklegen als tagsüber. Hierbei penetrieren rote und gelbe Photonen die Atmosphäre besser. Der Blauanteil wird durch die verlängerte Wegstrecke aufgrund der stärkeren Streuung stärker reduziert. Somit erscheinen Teile des Himmels (v. a. im Bereich der Streuung an Wolken) und die Sonne rötlich.

FALLBEISPIEL

Sie schauen in den blauen Himmel und bemerken im zentralen und parazentralen Gesichtsfeld helle Pünktchen (einige mit dunklem Zentrum) und Stäbchen, die sich schnell auf einer geschwungenen Bahn bewegen. Beim Versuch diesen Strukturen nachzuschauen, verschwinden sie sofort.

2.29 Sollten Sie sich von einem Kollegen untersuchen lassen? Erklären Sie die Beobachtungen.

Eine kollegiale augenärztliche Mitbeurteilung ist bei diesem physiologischen Phänomen zunächst nicht erforderlich. Es handelt sich bei diesen sogenannten **Luminous spots** um entoptisch sichtbare Bewegungen der Leukozyten in den retinalen Kapillaren (Geschwindigkeit: ca. 0,5 mm/s). Beim Fixationsversuch verschwinden diese sofort, da die Fovea gefäßfrei ist.

Das Phänomen wird vor allem mit blauem Licht wahrgenommen. Dies beruht darauf, dass Erythrozyten in den Kapillaren blaues Licht über das Hämoglobin absorbieren. Hierdurch kann keine Netzhauterregung durch das blaue Licht in den Kappilaren stattfinden und die zahlreichen Erythrozyten bleiben „unsichtbar". Die selteneren weißen Leukozyten absorbieren hingegen kein blaues Licht und die kapillären Netzhautareale, an denen die Leukozyten gerade passiert sind, leuchten hinter dem Leukozyten blitzartig auf (was durch einen starken Beleuchtungsstärkesprung vor den Rezeptoren erklärt wird).

PRAXISTIPP

Entoptische Phänomene (also reelle Wahrnehmungen von Schattenbildern durch anatomische Strukturen) können Sie auch diagnostisch nutzen. Bei ausgeprägten Medientrübungen kann die retinale Aderfigur zur orientierenden Abschätzung dienen, ob größere Netzhautareale ausgefallen sind. Hierbei erzeugen Sie durch gleichmäßige Bewegungen einer hellen punktförmigen Lichtquelle (z. B. Visitenlampe oder Bonoskop) direkt über den vier Quadranten der Sklera einen Schattenwurf der retinalen Gefäße, den der Patient bei vorhandener Netzhautfunktion wahrnehmen kann und häufig als Adern eines herbstlichen Blatts beschreibt (die Struktur entspricht der retinalen Aderfigur in der Fluoreszenzangiografie). Ein fehlendes Areal oder größere Ausfälle des normalen Gefäßmusters deuten auf eine eingeschränkte Visusprognose, z. B. nach Entfernung einer dichten Katarakt.

2.30 Erläutern Sie den Verlauf der Sehbahn und zu erwartende Gesichtsfelddefekte in Abhängigkeit vom Läsionsort.

N. opticus → Chiasma → Thalamus/Corpus geniculatum laterale → Sehrinde

Die Axone der retinalen Ganglienzellen verlaufen im N. opticus zum Chiasma opticum (vor dem Hypophysenstiel gelegen). Dort kreuzen die nasalen Fasern nach kontralateral, die temporalen Fasern verlaufen weiter ipsilateral. Die Fasern jeder Seite lagern sich zum Tractus opticus zusammen. Somit verlaufen in der rechten Gehirnhälfte die Fasern der beiden rechten Netzhauthälften (entsprechend den linken Gesichtsfeldern) und genau umgekehrt auf der linken Seite.

MERKE

Die rechte Gehirnhälfte sieht die linke Welt (und umgekehrt).

Der Tractus opticus verläuft weiter zum Corpus geniculatum laterale (CGL) im Thalamus mit Umschaltung der Axone auf das 4. bzw. 5 Neuron. Das CGL besteht aus sechs Schichten, wobei M-Ganglienzellen in die Schichten 1 und 2 führen, wo sie auf magnozelluläre Neurone umgeschaltet werden. Die Schichten 3 bis 6 enthalten kleinere, parvozelluläre Neurone, in die analog auch die parvozellulären Ganglienzellen projizieren. Die einzelnen Schichten werden wechselseitig von beiden Augen innerviert, d.h. die Schichten 1, 4 und 6 vom kontralateralen und die Schichten 2, 3 und 6 vom ipsilateralen Auge. Die koniozellulären Ganglienzellen projizieren auf einen ventralen Bereich jeder Schicht mit ebenfalls kleinen Neuronen. Vom GCL ziehen die Fasern fächerförmig weiter in die Sehrinde, zunächst zum primären visuellen Kortex (V1), von wo die weitere Verarbeitung der Seheindrücke erfolgt. Eine Übersicht über die Gesichtsfeldausfälle bei verschiedenen Läsionsorten gibt ▶ Abb. 2.2 und ▶ Tab. 2.1.

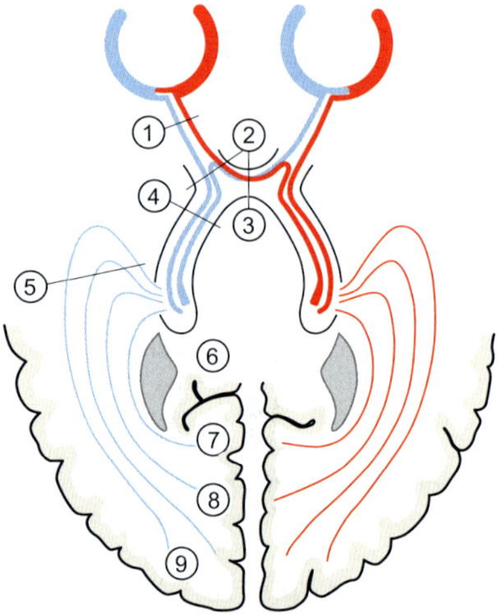

Abb. 2.2 Läsionsorte der Sehbahn (Zuordnung der Ziffern in ▶ Tab. 2.1) [L143]

MERKE

Monokulare Gesichtsfelddefekte werden immer durch Läsionen vor dem Chiasma opticum verursacht, bitemporale Ausfälle durch Läsionen im Chiasmabereich. Die Läsionsorte für homonyme Ausfälle (auf der gleichen Seite des Gesichtsfelds gelegen, z.B. beidseits rechte Seite) liegen stets hinter dem Chiasma.

2.31 Welche Fasern des Sehnervs ziehen nicht zum Corpus geniculatum laterale?

Etwas 10 % der Fasern ziehen zu den Colliculi superiores im Tectum des Mittelhirns, wo reflektorische Augenbewegungen gesteuert werden. Weitere Fasern ziehen ins Prätectum, wo der Pupillenreflex reguliert wird. Andere Fasern von den Melanopsin-positiven photosensitiven retinalen Ganglienzellen (pRGC) ziehen zum Nucleus supraopticus des Hypothalamus, wo sie den zirkadianen Rhythmus durch Tageslicht vermitteln.

MERKE

Homonyme Ausfälle des Gesichtsfelds ohne Beteiligung des Pupillenreflexes zeigen einen Läsionsort hinter den Abzweigungen der entsprechenden Fasern zum Mittelhirn an.

Tab. 2.1 Gesichtsfeldausfälle bei Störungen der Sehbahn [L143]			
Nr in ▶ Abb. 2.2	**Ausfallmuster**	**Ausfall**	**Ort der Schädigung**
1	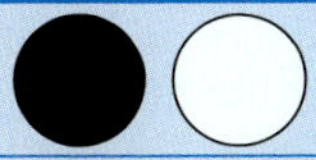	Vollständige Blindheit (Amaurose) links	N. opticus links
2	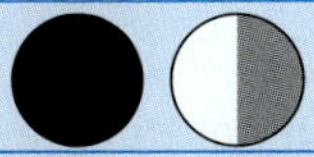	Temporale Hemianopsie rechts	N. opticus nahe dem Chiasma links
3	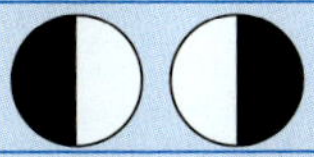	Bitemporale Hemianopsie	Chiasma medial
4	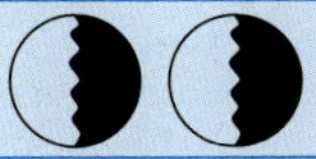	Homonyme Hemianopsie rechts	Tractus opticus links
5	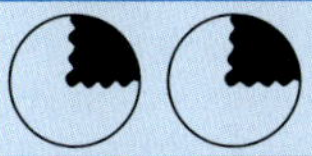	Ausfall der oberen rechten Quadranten	Vordere Schleife der Radiatio optica
6	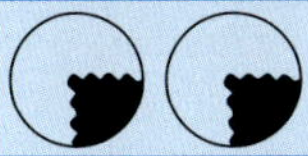	Ausfall der unteren rechten Quadranten	Innerer Teil der Radiatio optica links
7	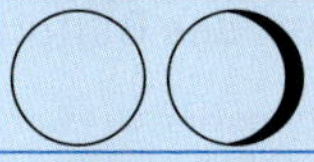	Ausfall der temporalen Gesichtsfeldsichel rechts	Vorderer Teil des visuellen Kortex
8	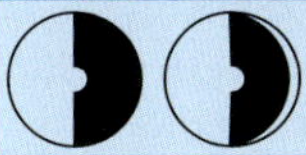	Hemianospie rechts mit Aussparung der Fovea centralis	Mittlerer Teil des visuellen Kortex
9	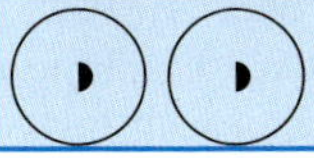	Hemianopes Zentralskotom	Okzipitalpol links

Biochemie des Auges

2.32 Wie wirkt sich das Tragen von Kontaktlinsen auf die Biochemie der Hornhaut aus?

Das Hornhautepithel bezieht den Sauerstoff primär aus dem Tränenfilm. Durch die Kontaktlinse wird der Zutritt von Sauerstoff zum Tränenfilm reduziert. Die Folge ist eine Zunahme anaerober metabolischer Mechanismen mit einer Verdoppelung der Laktatproduktion und Zunahme des Kohlendioxidgehalts. Diese Effekte sind von der Sauerstoffdurchlässigkeit der Kontaktlinse abhängig. Harte (formstabile) Kontaktlinsen aus Polymethylmethacrylat (PMMA) sind weniger durchlässig als weiche Kontaktlinsen aus Hydroxyethylmethacrylat (HEMA). Weiche Kontaktlinsen sind aber viel größer als formstabile Linsen und bedecken die gesamte Hornhautfläche über den Limbus hinweg. Der hierdurch bewirkte Sauerstoffmangel kann zur Einsprossung von Gefäßen aus dem Randschlingennetz in die Hornhaut führen. Die Kontaktlinsen sollten dann nicht weiter getragen werden. Neuere Hydrogel- und Silikon-basierte Kontaktlinsen haben eine verbesserte Sauerstoffdurchlässigkeit.

PRAXISTIPP

Die Sauerstoffdurchlässigkeit von Kontaktlinsen wird durch den sogenannten Dk/t-Wert angegeben. Dabei steht D für die Diffusionsfähigkeit des Linsenmaterials und k für die Löslichkeit des Gases im Material. Beide sind auch von der Linsendicke t (für thickness) abhängig (standardisiert auf –3,0 Dioptrien bezogen). Dk/t-Werte über 100 gelten als gut sauerstoffdurchlässig.

2.33 Wie schätzen Sie den Stoffumsatz in der Hornhaut ein? Woher bezieht die Hornhaut Glukose?

Aufgrund der vollständigen Regeneration des Epithels innerhalb weniger Tage und der endothelialen Pumpenfunktionen zur Dehydratation (siehe ▶ 12.3) liegt ein sehr hoher Stoffumsatz in diesen Bereichen vor. Das Stroma ist dagegen weniger stoffwechselaktiv (bradytroph). Die Glukose diffundiert überwiegend über das Kammerwasser in die Hornhaut und aufgrund der langen Diffusionsstrecke nur sehr wenig über die Limbusgefäße. In der Tränenflüssigkeit befindet sich dagegen relativ wenig Glukose. Dem entspricht auch der Glukosegradient in der Hornhaut mit abnehmender Gewebekonzentration vom Endothel bis zum Epithel.

2.34 Ist das Kammerwasser ein Ultrafiltrat des Blutplasmas?

Das Kammerwasser entstammt dem wenig pigmentierten Anteil des doppelreihigen Ziliarkörperepithels. Da die Gefäße im Ziliarkörperstroma stark fenestriert sind, erfolgt eine Ultrafiltration des Blutplasmas in das Ziliarkörperstroma und von dort eine Sekretion über das Ziliarkörperepithel in die hintere Augenkammer. Die Zusammensetzung von Blutplasma und Kammerwasser müsste bei reiner Ultrafiltration gleich sein. Da aber neben der Ultrafiltration noch zahlreiche aktive Transportprozesse die Kammerwasserzusammensetzung bestimmen, unterscheiden sich Blutplasma und Kammerwasser z. T. erheblich (▶ Tab. 2.2). Unter physiologischen Bedingungen macht die aktive Sekretion durch das Ziliarepithel 80–90 % der Kammerwasserproduktion aus. Dies wird durch verschiedene Proteinpumpen bewirkt:

Zunächst erfolgt eine Depletion von intrazellulären Natriumionen über eine Na^+/K^+-ATPase in beiden Epithelschichten (pigmentierte Schicht an Ziliarkörperstroma grenzend, nicht pigmentierte sezernierende Schicht an Hinterkammer grenzend).

Tab. 2.2 Vergleich einiger Komponenten in Blutplasma und Kammerwasser

Bestandteil	Blutplasma (mmol/kg H_2O)	Kammerwasser (mmol/kg H_2O)
Na^+	146	163
Cl^-	109	134
HCO_3^-	28	20
Ascorbat	0,04	1,06
Glukose	6	3

Nach Macknight AD et al., Formation of the aqueous humor. Clin Exp Pharmacol Physiol. 2000;27 (1–2):10–106

Intrazelluläre Carboanhydrase katalysiert die chemische Reaktion von Wasser und Kohlendioxid zu Wasserstoff- und Hydrogencarbonationen, die wiederum in das Ziliarkörperstroma transportiert werden (über Na^+/H^+- und Cl^-/HCO_3^--Austauscher des pigmentierten Epithels). Dadurch reichern sich Chloridionen intrazellulär stark an und werden über einen $Na^+/K^+/Cl^-$-Kotransporter der nicht pigmentierten Epithelzellen in die Hinterkammer transportiert. Zum Ladungsausgleich **fließt Wasser** zusammen mit Na^+ und Cl^- parazellulär **in die Hinterkammer.** Hinzu kommen Stoffwechselprodukte des Ziliarkörperepithels wie z. B. Laktat, das aufgrund des vorwiegend anaerob-glykolytischen Stoffwechsels des Ziliarkörpers anfällt.

Die **pharmakologische Blockade der Carboanhydrase** führt zur Minderung der Kammerwassersekretion und wird therapeutisch zur intraokularen **Augendrucksenkung** genutzt.

2.35 Was sind Crystalline und welche Rolle spielen sie in der Linse?

Die Linse stellt das proteinreichste Gewebe des Körpers dar. Die Crystalline sind eine Gruppe von Proteinen (α-, β-, und γ-Crystalline) mit dem höchsten Gewichtsanteil an der Linse (ca. 40 %). Die Proteine der Linse werden bereits in der Embryonalentwicklung angelegt und im Laufe des Lebens nicht erneuert. Um die Transparenz zu erhalten, muss eine Aggregation der in der Linse gelösten Proteine verhindert werden. Die α-Crystalline gehören zur Gruppe der Hitzeschockproteine, molekularen Chaperonen, die andere Proteine vor einer Denaturierung und Aggregation bewahren, v. a. bei zellulärem Stress oder Hitze. Sie halten die Proteine der Linse dadurch in Lösung und ermöglichen so die Transparenz. Die genaue Funktion der β- (als Polymer vorliegend) und γ-Crystalline (monomer) ist noch nicht bekannt, wobei die γ-Crystalline vor allem in der frühen Linsenentwicklung exprimiert werden und somit im Kernbereich der Linse konzentriert sind.

MERKE

Die Linse ist das proteinreichste Gewebe des Körpers. Crystalline schützen vor einer Ausfällung dieser Proteine und damit vor einer Linsentrübung.

2.36 Welche biochemischen Reaktionen sind die Grundlage einer diabetogenen Kataraktentwicklung?

Ein erhöhter Blutglukosespiegel führt sekundär auch in der Linse zu einer erhöhten Glukosekonzentration. Hierdurch steigt der Anteil an Glukose, die über den sogenannten Polyolweg zu Fruktose umgebaut wird. Hierbei reagiert Glukose zunächst über das Enzym **Aldose-Reduktase** zu **Sorbitol** (dabei wird NADPH verbraucht, das nun nicht mehr für die Regeneration von Glutathion zur Verfügung steht, das als Antioxidans wiederum freie Sauerstoffradikale deaktivieren kann). Das Sorbitol wird durch Sorbitol-Dehydrogenase weiter zu Fruktose abgebaut, die, im Gegensatz zum Sorbitol, durch die Linsenkapsel in das Kammerwasser übertreten und abfließen kann. Wenn durch zu hohe Glukosespiegel vermehrt Sorbitol anfällt und die Kapazität der Sorbitol-Dehydrogenase übersteigt, reichert es sich in der Linse an. Dies führt über einen osmotischen Effekt zum Wassereinstrom und nachfolgender Trübung der Linse. Auch die reduzierte Glutathion-Aktivität trägt zur Linsentrübung bei. Unabhängig davon, führt beim Diabetes auch eine Glykosylierung von Proteinen (Advanced Glycation Endproducts, AGE) zu erhöhter Aggregatbildung mit nachfolgender Trübung der Linse.

MERKE
Bei der diabetogenen Katarakt führt Sorbitol zu osmotisch bedingtem Wassereinstrom in die Linse.

2.37 Welche pathobiochemischen Vorgänge führen zu einer Katarakt bei Galactosämie?

Bei dieser seltenen Stoffwechselstörung kann die beim Abbau von Lactose (Milchzucker) anfallende Galactose durch Enzymdefekte (z. B. der Uridyltransferase) nicht weiter zu Glucose-1-Phosphat, das ansonsten in die Glykolyse eingeschleust werden würde, abgebaut werden. Dadurch kommt es zu einer Anhäufung von freier Galactose in der Linse. Aus Galactose entsteht durch die wenig spezifische **Aldose-Reduktase** (die auch den Glukoseabbau zu Sorbitol katalysiert, siehe ▶ 12.36) das Endprodukt **Dulcit,** dass nicht weiter abgebaut werden kann und einen osmotischen Wassereinstrom in die Linse verursacht.

2.38 Ein Wassereinstrom in die Linse führt zur Linsentrübung. Kann auch ein Wasserverlust der Linse die Kataraktentwicklung begünstigen?

Ja. Mit zunehmendem Alter kommt es zu einer Reduktion des Wassergehalts der Linse. Infolgedessen steigt die Konzentration zahlreicher Elektrolyte, v. a. Ca^{2+}, Na^{+} und K^{+}. Die Kalziumerhöhung führt zu einer vermehrten Proteinaggregation mit nachfolgender Linsentrübung.

2.39 Woraus besteht der Glaskörper chemisch? Wie kommt es zu Glaskörpertrübungen?

Der Glaskörper besteht zu 98 % aus Wasser, zu 1 % aus Makromolekülen wie Hyaluronsäure und Kollagen sowie zu 1 % aus weiteren Substanzen und Elektrolyten. Das Kollagen vom Typ II bildet den Hauptanteil der Fibrillen, die aus einer Tripelhelix aus 3 gleichen α-Ketten bestehen. An der Außenseite lagert sich zur Stabilisierung Kollagen vom Typ IX an. Im Zentrum der Fibrillen befinden sich wiederum Kollagenfasern vom Typ V/XI, die vermutlich an der Initiierung der Fibrillenbildung beteiligt sind. Die Kollagene des Glaskörpers sind eng verwandt mit dem Kollagen des hyalinen Knorpels. Mit zunehmendem Alter nimmt die Fibrillendicke weiter zu, was in verstärkter Aggregatbildung und Trübungen resultiert.

Als weitere Hauptkomponente ist das Hyaluron zu nennen. Wie alle Glykosaminoglykane, GAG, handelt es sich um lange unverzweigte Polysaccharidketten mit sich wiederholenden Disaccharid-Einheiten, hier aus Glucuronsäure und N-Acetylglucosamin. Unter physiologischen pH-Bedingungen liegen die Hyaluronmoleküle in einer schwach anionischen Form vor, die durch die zahlreichen ionisierten Carboxylreste bedingt ist. Diese Anionen ziehen positiv geladene Natriumionen an und mit ihnen osmotisch große Mengen Wasser, die die Matrix aus Fibrillen ausfüllen. Ein weiteres GAG im Glaskörper ist das Chondroitinsulfat, das hauptsächlich in der Form von Versican vorliegt. Es spielt durch Interaktion mit Hyaluron ebenfalls eine wichtige Rolle in der Aufrechterhaltung der vitrealen Ultrastruktur. Mutationen im *VCAN*-Gen, das Versican kodiert, sind in Verbindung mit dem Wagner-Syndrom gebracht worden, einer Erkrankung, bei der ein optisch leerer Glaskörperraum mit peripheren Kondensaten und degenerativen Netzhautveränderungen assoziiert ist.

2.40 Was wissen Sie über den molekularen Aufbau der vitreoretinalen Grenzfläche? Welche medikamentösen Therapiemöglichkeiten wurden daraus abgeleitet?

Die Kollagenfasern des peripheren Glaskörpers sind verdichtet und mit der Membrana limitans posterior über Laminin, Fibronectin und dem Proteoglykan Chondroitinsulfat verbunden. Am stärksten ist diese Verbindung im Bereich der Glaskörperbasis und relativ schwach am hinteren Pol, mit Ausnahme der peripapillären Adhäsion. Im Laufe des Lebens ist eine hintere Glaskörperabhebung recht verbreitet. Bei unvollständiger Abhebung kann es zu Traktionen im Bereich der Netzhaut kommen, u. a. auch in der Makula mit Ausbildung von Löchern. Orciplasmin (Jetrea®) ist ein Medikament zur intravitrealen Injektion, das eine proteolytische Aktivität gegen Fibronektin und Laminin aufweist und somit entsprechende Adhärenzen lösen kann.

2.41 Wie ändert sich die Sauerstoffkonzentration im Glaskörperraum nach operativer Entfernung des Glaskörpers und welche Folgen kann das haben?

Durch den Wegfall der Barrierefunktion des Glaskörpers, kann Sauerstoff leichter aus den Netzhautgefäßen in den GK-Raum diffundieren. Als Folge davon steht nicht mehr genügend Ascorbat (= Vitamin C) zur Verfügung, um den Sauerstoff zu Wasser zu reduzieren (Ascorbat + O_2 → Dehydroascorbat + H_2O). Der Sauerstoffanstieg geht dadurch z. T. auch mit vermehrter Bildung reaktiver Sauerstoffspezies einher. Der resultierende oxidative Stress kann dann zu einer schnelleren Eintrübung der Linse führen.

2.42 Wie unterscheidet sich Retinal strukturell vom Vitamin A (Retinol)?

Wie bereits in der chemischen Bezeichnung enthalten, unterscheidet sich das Vitamin A vom Retinal lediglich durch eine Alkoholgruppe (Endung *-ol*) statt einer Aldehydgruppe (Endung *-al*).

2.43 Was passiert bei der Phototransduktion?

Die Umwandlung des Lichtsignals in elektrische Energie wird als Phototransduktion bezeichnet. Ausgangspunkt ist am Photorezeptor die Lichtabsorption, die über eine G-Protein-gekoppelte Signalkette zu verringerter (!) Glutamatausschüttung führt.

Im Einzelnen:

- In der Diskmembran: Das **gewinkelte** 11-cis-Retinal (ein Aldehyd vom Vitamin A) absorbiert Lichtquant und **wird zu gestrecktem** all-trans-Retinal. Hierdurch Aktivierung von Rhodopsin (der Photorezeptor, bestehend aus Retinal und Opsin=Rhodopsin).
- Rhodopsin wird über Zwischenstufen in Metarhodopsin II (auch als aktiviertes Rhodopsin bezeichnet) umgewandelt.
- Metarhodopsin II aktiviert Transducin (G-Protein).
- Transducin zerfällt in mehrere Einheiten, davon aktiviert die α-Untereinheit die Phosphordiesterase (PDE).
- PDE spaltet cGMP (Second Messenger, der über die Bindung an den CNG-Kanal der Plasmamembran im Dunkeln den Einstrom von Natrium- und Kalziumionen in das Zellinnere ermöglicht).

Ohne cGMP **schließt sich der CNG-Kanal,** somit kein Einstrom von Natrium- und Kalziumionen und dadurch **Hyperpolarisation** (Zunahme der negativen Spannung) mit **Hemmung der Glutamatfreisetzung** an die nachgeschalteten Bipolarzellen, für die diese Änderung ein aktivierendes oder hemmendes Signal darstellen kann (ON-Zentrum vs. OFF-Zentrum Zelle).

2.44 Wie groß schätzen Sie die Verstärkerfunktion von aktiviertem Rhodopsin (Metarhodopsin II) für die nachfolgenden Reaktionsschritte der Phototransduktion ein?

Das aktivierte Rhodopsin aktiviert pro Sekunde rund 400 Moleküle Tranducin. Jedes Molekül Transducin kann wiederum ca. 2.000 cGMP-Moleküle hydrolysieren, die jeweils 2–3 CNG-Kanäle offen halten. Die daraus folgende mehrmillionenfache Verstärkerfunktion erreicht allerdings in der Praxis „nur“ den ca. 10.000-fachen Wert, weil sich die Zwischenschritte extrem schnell wieder abschalten.

2.45 Was sind die molekularen Grundlagen der Adaptation der Photorezeptoren?

Der Adaptationsstatus beruht letzten Endes auf dem Verhältnis von aktiviertem zu nicht aktiviertem Rhodopsin. Der Regenerationsprozess des Rhodopsins wird vor allem über die intrazelluläre Kalziumkonzentration gesteuert. Eine große Lichtmenge senkt die intrazytosolische Kalziumkonzentration in den Photorezeptoren. Dies verringert wiederum die Verfügbarkeit von Rhodopsin und Transducin. Bei geringer Leuchtdichte sind die Photorezeptoren wiederum durch höhere Konzentrationen von Rhodopsin und Transducin lichtempfindlicher.

2.46 Wo findet die Regeneration von all-trans-Retinal nach abgelaufener Lichtreaktion statt und wie beeinflusst eine Amotio retinae diesen Vorgang?

Das 11-cis-Retinal muss am Ende der Phototransduktion (siehe ▶ 12.42) für neue Seheindrücke wieder regeneriert werden. Bei dieser Rückumwandlung von gestrecktem all-trans-Retinal zum gewinkelten 11-cis-Retinal wird das nach Belichtung entstandene all-trans-Retinal zunächst zu all-trans-Retinol reduziert. Dieses wird über spezielle Transportproteine in das retinale Pigmentepithel (RPE) transportiert, wo es wieder in 11-cis-Retinal umgewandelt wird. Das 11-cis-Retinal wird dann in die Photorezeptoren zurück transportiert. Das RPE ist also für die 11-cis-Retinal-Regeneration essenziell, die nach einer Amotio retinae aufgrund der räumlichen Trennung von Retina und RPE somit nicht mehr ausreichend funktioniert.

MERKE

Bei der Amotio retinae findet keine ausreichende Regeneration von 11-cis-Retinal statt.

2.47 Wie ist die diurnale Abhängigkeit der Regeneration der Rezeptoraußenglieder?

Die Photorezeptoraußenglieder werden fortwährend erneuert. Dabei werden jeweils die äußersten Scheibchen (Stäbchen) oder Einfaltungen (Zapfen) abgestoßen und anschließend vom retinalen Pigmentepithel phagozytiert. Die Phagozytoseaktivität unterliegt dabei tageszeitlichen Schwankungen. Die Phagozytose der Stäbchenscheibchen beginnt dabei morgens nach erstem Lichteinfall und für die Zapfen erst bei Dunkelheit am Abend.

Bei der Retinopathia pigmentosa kommt es durch einer Störung der Phagozytosefähigkeit des RPE zu Pigmentablagerungen und Degeneration der Photorezeptoren.

MERKE

Tagsüber werden die äußersten Stäbchenscheiben, nachts die Zapfeneinfaltungen phagozytiert.

Immunologie des Auges

2.48 Definieren Sie die folgenden immunologischen Begriffe: Antigen, Epitop, Hapten, Adjuvans und Autoantigen.

- **Antigen:** jede Substanz, die eine **Immunantwort** auslöst.
- **Epitop** bzw. antigene Determinante: struktureller Bereich eines Antigens, der spezifisch von Antikörpern oder T-Zell-Rezeptoren erkannt wird.
- **Haptene** sind kleine Moleküle, die trotz Bindung durch Antikörper keine Immunantwort auslösen können.
- **Adjuvanzien** sind Substanzen, die Zellen des angeborenen Immunsystems antigenunspezifisch stimulieren (z. B. abgetötete Bakterien) oder Emulgatoren, die eine langsame Freisetzung des Antigens garantieren (z. B. Aluminiumhydroxid). Verwendung bei Impfungen und in Tiermodellen zur Steigerung der Immunantwort (z. B. experimentelle Uveitis).
- **Autoantigene** sind Antigene aus körpereigenen Strukturen. Bekannte Autoantigene im Auge sind z. B. retinales S-Antigen (Arrestin) und Interphotorezeptor-Retinoid-bindendes Protein (IRBP), die mit einer Uveitis assoziiert sein können.

2.49 Wie wird das Immunsystem grundsätzlich eingeteilt?

Das Immunsystem wird klassischerweise in zwei Äste, nämlich ein angeborenes (unspezifisches, aber sofort wirksames) und ein erworbenes Immunsystem (spezifisch, aber erst nach einigen Tagen wirksam) eingeteilt. Zum angeborenen System, das sofort aktiv wird, wenn natürliche Barrieren des Körpers wie Haut und Schleimhäute durchbrochen werden, gehören diverse „Fresszellen“, v. a. die Makrophagen (siehe ▶ 12.48) und die neutrophilen Granulozyten (kurz Neutrophile). Die Neutrophilen werden im Knochenmark produziert und wandern aufgrund entzündlicher Signale durch Botenstoffe ins Gewebe ein. Sie wirken über verschiedene Abwehrmechanismen wie Phagozytose mit nachfolgender Tötung der Erreger und die im Rahmen des eigenen Zerfalls bei Eiterbildung freigesetzten „Netze“ aus DNA, die Erreger festsetzen und neutralisieren. Dieser letztere Vorgang wird deshalb auch als NETosis (Neutrophil Extracellular Trap) bezeichnet.

Das spezifische Immunsystem basiert auf den Wirkungen der Lymphozyten, zu denen in erster Linie die B-Zellen (Bildung antigenspezifischer Antikörper) und die T-Zellen (Koordination der Immunabwehr über Zytokine und direkte antigenspezifische Zerstörung infizierter Körperzellen) gehören.

In den letzten Jahren hat sich gezeigt, dass beide Systeme eng miteinander verzahnt sind und sich gegenseitig verstärken. Nur in seiner Gesamtheit ist eine effektive Abwehr sämtlicher Erregerklassen möglich (Bakterien, Viren, Pilze und Parasiten). Eine stark vereinfachte Übersicht zeigt ▶ Abb. 2.3.

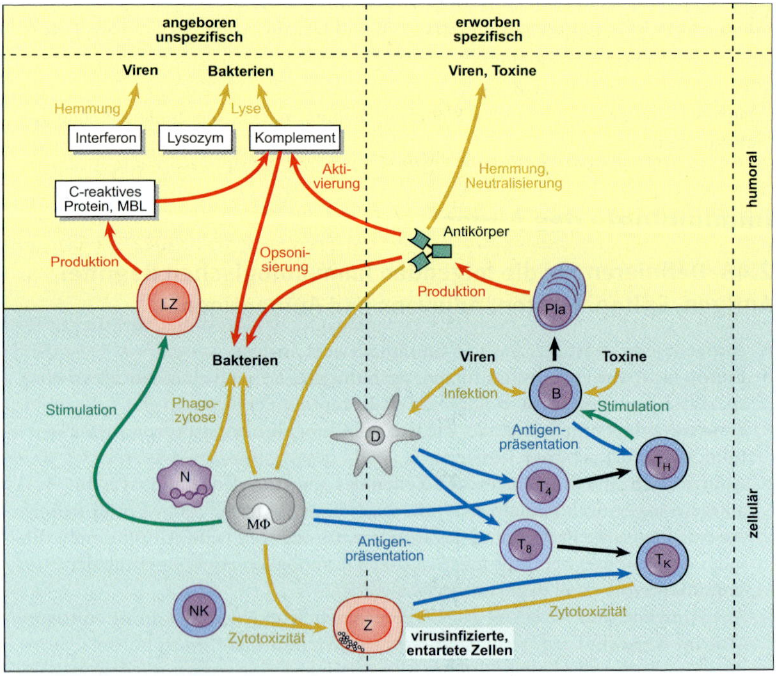

Abb. 2.3 Komponenten des angeborenen und erworbenen Immunsystems und ihr Zusammenwirken bei der Bekämpfung von Infektionen [L106]
LZ = Leberzelle, N = neutrophiler Granulozyt, Mϕ = Makrophage, NK = natürliche Killerzelle, Z = infizierte oder entartete Zelle, D = dentritische Zelle, T4 und T8 = CD4- bzw. CD8-positive T-Zelle, TH = T-Helferzelle, TK = zytotoxische T-Zelle (Killerzelle), B = B-Zelle, Pla = Plasmazelle, MBL = mannanbindendes Lektin

2.50 Beschreiben Sie einen typischen Entzündungsvorgang bei einer Infektion.

- Unmittelbar wirksame Abwehrmechanismen: Gewebemakrophagen (Wächterzellen; Sentinel Cells) erkennen über PRR (Pattern Recognition Receptors, molekulare Gefahrensensoren, „Mustererkennungsrezeptoren", siehe ▶ 2.51) den Erreger als Fremdmaterial (im Serum zusätzliche Aktivierung von Makrophagen durch Komplement-vermittelte Markierung von Erregern: Opsonisierung):
- Phagozytose und interne Zerstörung durch Sauerstoffradikale und Stickoxide.
- Freisetzung von proinflammatorischen Zytokinen (v. a. IL-1, TNF-a und IL-6) und Chemokinen, dadurch Rekrutierung und Aktivierung umliegender Zellen, sich an der Immunantwort zu beteiligen, wie z. B. die Endothelzellen.
- Vasodilatation: Einstrom von Zellen, Proteinen und Flüssigkeit aus dem Blut in das Gewebe: Rötung, Schmerzen, Wärme, Schwellung und Funktionseinschränkung (klassische Entzündungszeichen).
- Parallel aktivieren dendritische Zellen die adaptive Immunantwort: Aufnahme von Antigen im Gewebe. Wanderung zum regionalen Lymphknoten (LK) über die Lymphe. Dort Aktivierung von T-Zellen.
- Antigenspezifische T-Zellen verlassen LK und wandern ins Gewebe. Dort gezielte Freisetzung von Mediatoren und weitere Aktivierung von Makrophagen (über CD4+-T-Zellen) oder direkte Tötung infizierter Zellen (z. B. von virusinfizerten Zellen durch zytotoxische CD8+-T-Zellen, CTL).

2.51 Welche „Gefahrensensoren" des Immunsystems sind Ihnen bekannt?

Die Gefahrensensoren des Immunsystems werden unter dem Begriff **PRR** (engl. Pattern Recognition Receptors; „Mustererkennungsrezeptoren") zusammengefasst. Diese erkennen sogenannte **PAMP** (Pathogen-associated Molecular Patterns). Hierbei können die unterschiedlichsten biochemischen Substanzklassen eine Rolle spielen, wie Proteine, Kohlenhydrate, Lipide und Nukleinsäuren von Pathogenen. Die Diversität dieser Substanzen ist durch die großen Unterschiede zwischen den Pathogenen bedingt. Je nach Art des Pathogens führt das bereits auf dieser Ebene der angeborenen Immunität zu unterschiedlichen Gefahrensignalen und somit zu einer auf den Erreger abgestimmten Reaktion des Immunsystems. Zu den bekanntesten PRR gehören **Toll-ähnliche Rezeptoren** (TLR: auf Zellmembranen und im Zellkern) und **NOD-ähnliche Rezeptoren** (NLR: im Zytosol; u. a. Bildung entzündungsfördernder Proteinkomplexe: Inflammasomen: Produktion von IL-1, einem wesentlichen proinflammatorischen Zytokin). PRR werden v. a. auf dendritischen Zellen, Makrophagen und Lymphozyten exprimiert.

2.52 Wie sind Antikörper aufgebaut und was ist der Unterschied zwischen Isotyp und Idiotyp?

Antikörper (AK) werden von Plasmazellen, d. h. aktivierten und differenzierten B-Zellen, gebildet. Es handelt sich um Glykoproteine der Immunglobulin-(Ig-) Superfamilie. Charakteristisch ist eine **Y-förmige Grundstruktur,** die sich aus zwei schweren (H = heavy) und zwei leichten Ketten (L = light) zusammensetzt

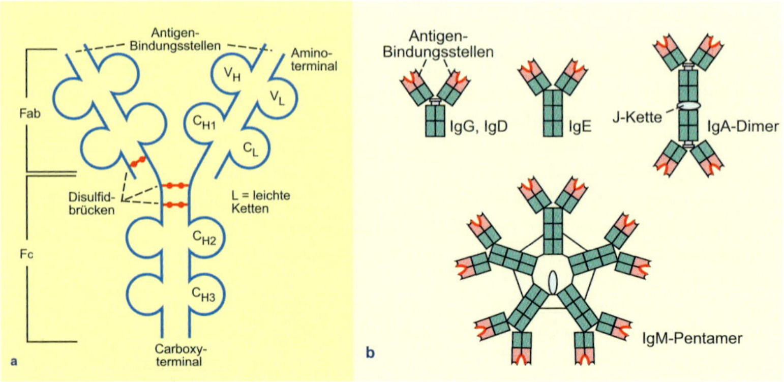

Abb. 2.4 Antikörper. **a** Prinzipieller Aufbau. **b** Antikörperklassen. [L106]

(▶ Abb. 2.4a), die über Disulfidbrücken kovalent miteinander verbunden sind. Innerhalb der Antikörpergrundeinheit werden zwei Hauptbereiche unterschieden: Ein variabler Anteil mit zwei identischen spezifischen Antigenbindungsstellen (Fab) bildet zwei Arme (bivalent) am Ende der Y-förmigen Struktur. Ein konstanter Anteil (Fc) ist für die Grundstruktur und weitere Antigen-unabhängige Antikörperfunktionen verantwortlich. Hier befinden sich z. B. Bindungsstellen für Komplementfaktoren und für Leukozyten wie Makrophagen, Mastzellen und Granulozyten, die Antikörper über ihre Fc-Rezeptoren binden können. Es werden fünf Hauptklassen oder **Isotypen** der Antikörper unterschieden (▶ Abb. 2.4b):

- IgM: durch die pentamere Struktur mit zahlreichen Fc-Abschnitten stärkster Komplementaktivator. Erstes Immunglobulin, das während einer Immunreaktion sezerniert wird.
- IgD: wird primär auf der Zelloberfläche von B-Zellen exprimiert (als B-Zellrezeptor) und kaum sezerniert. Seine komplette Funktion ist unbekannt, beinhaltet aber zelluläre Signalfunktionen.
- IgG (Subklassen IgG1, IgG2, IgG3, IgG4): ca. 75 % der Serumimmunglobuline. Vorkommen in Blut und Interstitium. Nur IgG kann die Plazenta passieren und führt dadurch zu einer passiven Immunisierung des Fetus („Leihimmunität", pathologische Reaktionen hierdurch aber bei Rhesusinkompatibilität). Längste Halbwertszeit im Serum von allen Antikörperklassen (ca. 3 Wochen), daher besonders geeignet zur Substitutionstherapie, z. B. bei Antikörpermangel.
- IgA (Subklassen IgA1, IgA2): Dimer (Monomere über J-Kette verbunden, J für engl. joining), das primär in Schleimhäuten sezerniert wird. Haupt-Ig der Tränen.
- IgE: sind physiologisch an der Parasitenabwehr beteiligt, indem sie Erreger für eosinophile Granulozyten markieren, die IgE-spezifische Fc-Rezeptoren binden können. Klinisch relevant ist auch ihre pathologische Rolle im Rahmen von Allergien und anaphylaktischen Reaktionen (siehe ▶ 12.65).

Im Gegensatz zu diesen **Isotypen** (IgM, IgD, IgG, IgA und IgE), die auf den Unterschieden der Fc-Strukturen beruhen, unterscheiden sich die **Idiotypen** einer Antikörperklasse durch die antigenspezifischen Abschnitte (CRD, Complementary Determining Regions), die ein Antigen komplementär binden können, ihren sogenannten Idiotyp. Diese hypervariablen Abschnitte sind nach dem Zufallsprinzip durch somatische Rekombination entstanden und in diesem Sinne eine „körperfremde“ Struktur. Somit finden sich auch Antikörper, die an diese Rezeptorstrukturen binden können, und dann als anti-idiotypische Antikörper bezeichnet werden. Auf diese Weise entstehen Immunkomplexe, die durch Phagozytose beseitigt werden. Dieser Mechanismus kann bei der Abschwächung von therapeutischen Antikörpern eine große Rolle spielen. Aus diesem Grund ist bei der Therapie von Autoimmunerkrankungen wie der nicht-infektiösen Uveitis z. B. die Kombination von Methotrexat (MTX) und dem TNF-α-AK Adalimumab vorteilhaft, da MTX die Bildung solcher anti-idiotypischen AK (hier gegen die Antigenbindungsstellen von Adalimumab) reduziert.

2.53 Auf welche Arten sind Antikörper an der Immunabwehr beteiligt?

Antikörper werden von Plasmazellen sezerniert, die aus B-Zellen hervorgehen. Sie können sich im Wesentlichen auf drei Arten an der Immunabwehr beteiligen:

- **Neutralisierung:** Hierbei werden Fremdsubstanzen, z. B. bakterielle Toxine, direkt durch die Antikörper gebunden und vernetzt. Durch diese Strukturänderung können Toxine nicht mehr an ihren Rezeptor andocken und werden dadurch neutralisiert. Diese Antigen-Antikörper-Komplexe können dann von Makrophagen aufgenommen und zerstört werden.
- **Opsonisierung:** Pathogene im extrazellulären Raum werden durch die Antikörper markiert und dadurch für die Makrophagen „schmackhaft“ gemacht. Hier erfolgt ebenfalls eine Aufnahme und ein Abbau durch Makrophagen.
- **Aktivierung des Komplementsystems:** Pathogene im Blutplasma können durch Komplement-vermittelte Lyse zerstört werden. Die Komplementaktivierung erfolgt beim klassischen Reaktionsweg des Komplementsystems über Antikörper. Auch hier werden die verbliebenen Zellfragmente von Makrophagen aufgenommen und „entsorgt“.

2.54 Wie funktioniert das Komplementsystem und welche Rolle spielt es bei der altersabhängigen Makuladegeneration?

- Es funktioniert als Frühwarnsystem zur Erkennung von zuckerhaltigen Oberflächenstrukturen auf Pathogenen.
- Besteht aus 25 Serumproteinen.
- Drei Reaktionswege: klassisch (+ Antikörper), Lektin (+ Mannose) und alternativ (spontanes C3b: physiologisch inhibiert, z. B. durch Faktoren H und I).
- Kaskadenartige Reaktion auf der Zelloberfläche mit Formation von Poren und nachfolgender Lyse von Bakterien.
- Freigesetzte Komplementspaltprodukte (C5a >> C3a > C4a) initiieren lokale Entzündungsreaktionen (Chemotaxis und Zellaktivierung).
- Verbindung von angeborener und adaptiver Immunabwehr (C1q bindet an konstante Fc-Teile von Antigen-gebundenem IgG oder IgM).

Bei der altersabhängigen Makuladegeneration (AMD) wurde ein Zusammenhang der Erkrankung mit Polymorphismen des Komplementregulators Komplement Faktor H gefunden. Dies scheint im Rahmen der AMD zu einer Aktivierung des Komplementsystems und damit einer entzündlichen Komponente der Erkrankung beizutragen.

2

MERKE

Polymorphismen des Komplementregulators Faktor H (alternativer Reaktionsweg) sind mit der altersabhängigen Makuladegeneration assoziiert.

2.55 Welche Moleküle zur Antigenpräsentation sind Ihnen bekannt?

Am wichtigsten und bekanntesten sind die **MHC-Moleküle** (Major Histocompatibility Complex = Hauptgewebekompatibilitätskomplex; beim Menschen HLA, humane Leukozyten-Antigene, genannt), die in zwei Klassen vorliegen. **HLA-Klasse I (HLA-A, HLA-B und HLA-C)** werden auf allen kernhaltigen Zellen des Menschen exprimiert und präsentieren **Peptide** aus dem Zellinneren auf der Zelloberfläche. Körperfremde Peptide, z. B. von intrazellulären Erregern wie Viren, werden in Verbindung mit dem HLA-I-Molekül von CD8-positiven T-Zellen erkannt. Die hierdurch aktivierten T-Zellen töten daraufhin die entsprechende Körperzelle durch zytotoxische Substanzen wie Perforin und Granzyme. Sie werden deshalb auch als CTL (Cytotoxic T-Cell) bezeichnet. **HLA-Klasse-II (HLA-DR, DQ und DP)** wiederum werden nur auf spezialisierten sogenannten Antigen-präsentierenden Zellen (APC, Antigen-presenting Cells) exprimiert, zu denen dentritische Zellen (DC), Makrophagen und B-Zellen gehören. Aus dem Extrazellularraum stammende Antigene werden z. B. über Pinozytose von APC aufgenommen. Die APC wandern dann zum nächstgelegenen Lymphknoten, wo das Antigen anschließend an der Zelloberfläche im Verbund mit HLA-Klasse-II von CD4-positiven T-Zellen erkannt wird, die weitere Immunantworten über Botenstoffe, die Zytokine, koordinieren. Sie werden auch als T-Helferzellen bezeichnet.

Neben der zentralen Bedeutung in der Immunabwehr, sind manche HLA-Moleküle vor allem auch durch ihre Assoziationen mit immunologischen Erkrankungen bekannt (z. B. **HLA-B27**, ein Klasse-I MHC-Molekül, bei den seronegativen Spondyloarthritiden).

Neben der vorrangigen Präsentation von Peptiden, können z. B. auch Lipidantigene über weitere Antigen-präsentierende Moleküle an spezialisierte Lymphozytenpopulationen präsentiert werden. Hierzu gehören **CD1-Moleküle,** die Lipidantigene an sogenannte invariante natürliche Killer-T-Zellen (iNKT-Zellen) präsentieren, und **MR1** (engl. MHC-related protein 1), das bakterielle Metaboliten der Folsäure und des Vitamin B2 an eine spezielle Population epithelialer T-Zellen präsentiert: die Mukosa-assoziierten T-Zellen (MAIT-Zellen). Eine weitere T-Zellpopulation, die vorwiegend an den Grenzflächen des Körpers angereichert vorkommt und fast 5 % der T-Zellen im Blut ausmacht, sind die γδ-(Gamma-Delta)-T-Zellen, die Phosphoantigene unabhängig von den klassischen MHC-Molekülen erkennen. Hierbei werden diese Phosphoantigene im Verbund mit **Butyrophilin 3** erkannt, einem Zelloberflächenrezeptor, der u. a. von Epithelzellen exprimiert wird. Eine Subpopulation der γδ-T-Zellen erkennt auch über CD1-präsentierte Antigene. γδ-T-Zellen unterscheiden sich von den klassischen αβ-T-Zellen neben dem Spektrum der erkannten Antigene auch durch ihre besonders schnelle Reaktion mit Zytokinausschüttung.

MERKE

Die physiologische Funktion der sogenannten „Transplantationsantigene" des HLA-Systems besteht in der Antigenpräsentation an T-Zellen. Sie sind ein unverzichtbarer Bestandteil eines normal funktionierenden Immunsystems.

2.56 Was versteht man unter regionaler Immunität und welche Besonderheiten bestehen diesbezüglich am Auge?

Die einzelnen Gewebe des Körpers weisen regionale Unterschiede bezüglich der Immunkomponenten und Zellen auf. So werden Immunzellen in so unterschiedlichen Geweben, wie z. B. der Haut, der Leber oder dem Auge einer unterschiedlichen Mikroumgebung (engl. „microenvironment") durch diverse Botenstoffe und Rezeptoren ausgesetzt. Selbst innerhalb eines einzigen kleinen Organs wie dem Auge verhält sich das Immunsystem in den einzelnen Kompartimenten variabel:

Konjunktiva: Sie ist reichlich vaskularisiert mit Blut- und Lymphgefäßen. Im Stroma finden sich Makrophagen, dendritische Zellen, neutrophile Granulozyten, Mastzellen und Lymphozyten. Das lymphatische Gewebe ist im Conjunctiva-associated Lymphoid Tissue (**CALT**) organisiert, das zu einem Netzwerk aus immunologisch spezialisierten lymphoiden Strukturen des Körpers gehört (**MALT** = Mucosa-associated Lymphoid Tissue), die miteinander wechselwirken können (die Aktivierung von T- und B-Zellen in einem Abschnitt des MALT führt z. B. zu einem „homing" dieser Zellen in alle anderen Abschnitte). Besonders bedeutsam ist das **GALT** (Gut-associated Lymphoid Tissue). Im MALT werden Immunantworten generiert und reguliert, ohne dass ein direkter Kontakt zu sekundären Immunorganen wie Lymphknoten und Milz erforderlich wäre. Antigene werden dabei über spezialisierte Zellen im Epithel aufgenommen, die sogenannten M-Zellen (M steht für „microfold", d. h. mikrogefaltete Oberfläche dieser Zellen), und dann innerhalb von kleinen Organisationseinheiten, die wie Lymphfollikel aufgebaut sind (funktionelle „Mini-Lymphknoten" ohne Kapsel: im Darm als Peyer-Plaques bezeichnet), an antigenpräsentierende Zellen übermittelt, die dann T- und B-Zellen antigenspezifisch aktivieren können.

Kornea: Sie enthält weder Blut- noch Lymphgefäße, was u. a. über antiangiogene Faktoren wie Angiostatin und Thrombospondin-1 im Epithel und Endothel der Hornhaut aufrecht erhalten wird. Diese Avaskularität minimiert den Zutritt proinflammatorischer Zellen. Das Hornhautendothel exprimiert darüber hinaus den FAS-Liganden (FAS-L). Durch die Bindung von FAS-L an FAS von aktivierten T-Zellen, die es vermehrt exprimieren, wird eine Apoptose dieser T-Zellen ausgelöst. Dieser Mechanismus ist ein wichtiger Bestandteil des okulären Immunprivilegs (▶ 2.57).

Sklera: Sie enthält ein oberflächliches und ein tiefes episklerales Netzwerk von Blutgefäßen, die Ausgangspunkt einer Skleritis sein können. Hierbei lagern sich Immunkomplexe an den Gefäßwänden ab oder Entzündungszellen wandern über die Gefäße in die Sklera ein. Es werden Immunreaktionen gegen eine Substanz der extrazellulären Matrix, z. B. Typ-I-Kollagen oder Proteoglykan, als Ursache einer Skleritis vermutet.

Vorderkammer und Iris sowie Retina und Uvea: Sie sind maßgeblich am Immunprivileg des Auges beteiligt (▶ 2.57).

2.57 Was ist das Immunprivileg des Auges?

Das Auge gehört, wie auch Gehirn, Leber und Reproduktionsorgane, zu den immunprivilegierten Organen. Dies bedeutet, dass diese Strukturen im besonderen Maße vor einer entzündungsbedingten Schädigung im Rahmen von infektiologischen oder immunologischen Prozessen geschützt sind. Es gibt am Auge passive und aktive Mechanismen, die hierzu beitragen.

Das Augeninnere ist durch spezielle Gefäße vom übrigen Körper sequestriert (Blut-Retina-Schranke). Hierdurch können schädliche Substanzen oder Keime weniger leicht ins Auge gelangen.

Durch fehlenden intraokularen Lymphabfluss wird eine Auslösung von Immunreaktionen reduziert.

Bereits in das Auge gelangte Antigene werden vom Immunsystem sehr abgestuft bekämpft, ohne überschießende Entzündungsreaktionen, die eine irreversible Zerstörung intraokularer Strukturen zur Folge haben könnten. Dies wird durch aktive immunologische Mechanismen erreicht, am bedeutsamsten hiervon **ACAID** („anterior chamber associated immune deviation“).

ACAID beruht maßgeblich auf dem Vorhandensein von immunsuppressiven Faktoren im Kammerwasser. Durch den transformierenden Wachstumsfaktor β2 (engl.: transforming growth factor β2, TGF-β2) werden ortsständige Makrophagen (F4/80+) der Iris moduliert. Diese Makrophagen lösen sich nach Antigenaufnahme aus der Iris und gelangen über das Kammerwasser in den Blutkreislauf. Einige dieser Makrophagen gelangen jeweils in die Milz und in den Thymus. Dort werden weitere Zelltypen aktiviert, insbesondere T-Helferzellen und spezielle immunsuppressiv wirksame Natürliche Killer-T-Zellen (NKT), die über den Blutweg wieder ins Auge zurückgelangen können. Ein ähnlicher Mechanismus scheint auch im subretinalen Raum wirksam zu sein. Eine weiterer ACAID-Mechanismus wird über die Expression von FAS-Ligand (FASL) am Hornhautendothel realisiert. Aktivierte T-Zellen, die in das Kammerwasser des Auges gelangen, exprimieren FAS auf ihrer Oberfläche und binden dadurch an FASL der Hornhaut; eine Wechselwirkung, die zur Apoptose der T-Zellen führt.

2.58 Was ist das immunologische Gedächtnis?

Das immunologische Gedächtnis beinhaltet eine schnellere und stärkere Immunantwort bei erneuter Exposition mit einem Krankheitserreger. Es beruht auf dem Überleben eines speziellen Teils der antigenspezifischen Lymphozyten (den Gedächtnis- bzw. Memoryzellen) und stellt somit die Grundlage für die Immunität nach vorangegangener Infektion oder nach Impfung dar. Memoryzellen sind um den Faktor 10–300 zahlreicher, als die ursprünglichen antigenspezifischen naiven T-Zellen und reagieren bei erneutem Antigenkontakt schneller und effizienter als diese. Folgende Gedächtniszellen mit jeweiligen Spezialfunktionen werden auf T-Zell-Niveau unterschieden:

- **Zentrale T-Memoryzellen** (T_{CM}) exprimieren den Chemokinrezeptor CCR7 und zirkulieren dadurch zwischen peripheren lymphatischen Organen.
- **T-Effektor-Memoryzellen** (T_{EM}) exprimieren kein CCR7 und zirkulieren vorwiegend durch das Gewebe.
- **Gewebeständige T-Memoryzellen** (T_{RM} von engl. „tissue resident memory cells“) halten sich in Geweben auf und zirkulieren nicht im Blut.

Auf B-Zell-Niveau wird ein immunologisches Gedächtnis durch langlebige Plasmazellen und durch spezielle B-Memoryzellen aufrecht erhalten. Dabei werden durch die langlebigen Plasmazellen, die primär ins Knochenmark wandern, häufig über viele Jahre hinweg kontinuierlich geringe Mengen des antigenspezifischen Antikörpers sezerniert. Hierauf beruhen auch die Effekte von Impfungen.

2.59 Welche Signale benötigt eine naive T-Zelle zur Aktivierung?

Eine naive (d. h. bisher ohne vorangegangenen Antigenkontakt befindliche) T-Zelle benötigt drei Arten von Signalen zur Aktivierung:

1. **Aktivierungssignal** wird über den Kontakt des T-Zell-Rezeptors mit dem Antigen in Verbindung mit HLA-Molekül und Co-Rezeptor (CD4 oder CD8) vermittelt.
2. **Überlebenssignal** über die Bindung von CD28 der T-Zellen an co-stimulatorische Moleküle der dendritischen Zelle, insbesondere B7.1 und B7.2. Ein inhibierender Rezeptor für diesen Schritt ist das cytotoxic T-lymphocyte antigen-4, CTLA-4, das auf aktivierten T-Zellen exprimiert wird und mit höherer Affinität an B7 bindet als CD28. Es dient im Verlauf einer Immunreaktion der „Abschaltung" der aktivierten T-Zellen und deren Rückführung in einen Ruhezustand nach erfolgter Erregerbeseitigung und
3. **Differenzierungssignal,** das neben der Aktivierung die genaue Zellinie und spezifische Funktion der T-Zelle festlegt. Es wird über Zytokine und ihre Rezeptoren vermittelt, vor allem die Interleukine.

2.60 Wie unterscheiden sich die Immunantworten qualitativ gegen verschiedene Erregerklassen, z. B. Bakterien, Viren, Pilze und Parasiten?

Die Immunantworten gegen verschiedene Erregerklassen lassen sich in drei Grundtypen oder Effektormodule einteilen: Typ-1-Immunantworten richten sich gegen intrazelluläre Erreger und Viren, Typ 2 gegen Parasiten und Typ 3 gegen extrazelluläre Erreger und Pilze.

Bereits in der Frühphase der angeborenen Immunabwehr induzieren Antigene der verschiedenen Erreger über spezielle Gefahrensensoren (siehe ▶ 2.51) die Aktivierung von den Immunzellen, die zur Bekämpfung der „Eindringlinge" am besten geeignet sind. Die weitere Koordination der Immunantwort obliegt spezialisierten Subpopulationen von CD4-positiven T-Helferzellen:

- **Typ 1:** Th1-Zellen produzieren z. B. große Mengen an Interferon-γ (IFN-γ) und TNF-α. IFN-γ ist ein sehr potenter Aktivator von Makrophagen, die daraufhin ihre antimikrobielle Aktivität erhöhen. Auch CD8-positive zytotoxische T-Zellen und NK-Zellen werden über IFN-γ aktiviert.
- **Typ 2:** Th2-Zellen produzieren die Interleukine IL-4, IL-5 und IL-13 und fördern die Rekrutierung von Eosinophilen, Basophilen und Mastzellen zur Abwehr von Parasiten und Würmern. IL-4 verstärkt auch die Antikörpervermittelte Immunantwort einschließlich eines Immunglobulin-Klassenwechsels zu IgE. Fehlregulationen der Typ-2-Immunantwort können zu Allergien führen.
- **Typ 3:** Th17-Zellen (und nicht Th3-Zellen!) wiederum produzieren nach Aktivierung hauptsächlich die Zytokine IL-17 (daher der Name!) und IL-22 und bewirken v. a. eine Rekrutierung von Neutrophilen, die gegen extrazelluläre Bakterien und gegen Pilze wirksam sind.

Manche Autoren rechnen noch einen **Typ 4** zu den Immunreaktionen, der über antiinflammatorische sogenannte regulatorische T-Zellen (Treg) vermittelt wird (cave: die Effektormodule Typ 1–4 dürfen nicht mit den Hypersensitivitäts- oder Überempfindlichkeitsreaktionen nach Gell und Coombs verwechselt werden, siehe ▶ 2.66). Sie bewirken, nach Beendigung der Erregerabwehr, über die tolerogenen Zytokine

IL-10 und TGF-β eine Rückkehr des Immunsystems zum homöostatischen Ruhezustand und schützen vor überschießenden Immunreaktionen. Weiterhin sind sie am tolerogenen Milieu im Darm und auf den Schleimhäuten beteiligt, um eine friedliche Koexistenz mit dem Mikrobiom zu ermöglichen (▶ 2.62). Treg Unter- oder Fehlfunktionen werden mit Autoimmunerkrankungen in Verbindung gebracht (ebenso wie Überfunktionen von Th1- und Th17-Zellen). In letzter Zeit wurden Populationen von Lymphozyten charakterisiert, die nicht über spezifische Antigenrezeptoren getriggert werden, sondern direkt durch Zytokine. Daraufhin produzieren diese „innate lymphoid cells" (ILC) ebenfalls Zytokine (in größeren Mengen) und verstärken hierdurch Immunantworten, die sich analog in die drei obigen Effektormodule eingruppieren lassen (ILC Typ 1–3 mit entsprechender Zytokinsekretion, s. o.).

MERKE

Das Immunsystem bekämpft pathogene Erreger in drei verschiedenen Effektormodulen: Typ 1 gegen intrazelluläre Erreger und Viren, Typ 2 gegen Parasiten und Typ 3 gegen extrazelluläre Erreger und Pilze.

2.61 Wie unterscheidet sich Autoimmunität von Autoinflammation? Kennen Sie Beispiele aus der Augenheilkunde?

Unter dem Begriff **Autoimmunität** werden Immunantworten gegen Bestandteile des physiologischen Selbst (Autoantigene) zusammengefasst. Eine Autoimmunität mit pathologischen Folgen wie Gewebeschäden/Funktionseinschränkung wird als Autoimmunerkrankung bezeichnet. Sie kann sich organspezifisch oder generalisiert manifestieren. Betroffen sind häufig endokrine Organe, ZNS, Gelenke, Gefäße und die Augen. Autoimmunität beruht im Prinzip auf einer fehlerhaften Unterscheidung zwischen Selbst und Fremd und somit auf einer Fehlregulation des erworbenen spezifischen Immunsystems.

Im Gegensatz dazu, bezeichnet der Begriff **Autoinflammation** abnorm erhöhte Entzündungsreaktionen, die antigenunspezifisch durch das angeborene Immunsystem vermittelt werden. Im Unterschied zu Autoimmunerkrankungen liegen also meist keine Autoantikörper oder autoreaktive T-Zellen vor, zumindest nicht primär. Deswegen besteht auch keine Assoziation mit MHC-Haplotypen. Ursächlich liegen der Autoinflammation häufig Mutationen in sogenannten Inflammasomen zugrunde, großen Multi-Proteinkomplexen, die an der Steuerung der Produktion und Regulation der Aktivierung maßgeblicher pro-inflammatorischer Zytokine, v. a. Interleukin-1 (IL-1) beteiligt sind.

Da auch im Augengewebe (v. a. Uvea) Rezeptoren und Zellen des angeborenen Immunsystems vorliegen (z. B. Makrophagen), kommt es bei autoinflammatorischen Syndromen (z. B. Blau-Syndrom und Cryopyrin-associated periodic syndromes [CAPS]) häufig auch zu einer entzündlichen Beteiligung der Augen.

2.62 Was ist das Mikrobiom und welche Rolle spielt es bei Augenerkrankungen?

Unter dem **Mikrobiom** versteht man die Gesamtheit der Genome fremder Mikroorganismenarten auf den körpereigenen inneren und äußeren Oberflächen. Die Gesamtheit dieser Mikroorganismen wird als Mikrobiota bezeichnet. Hierzu gehören vorwiegend Bakterien, aber auch Viren und Hefen. Das Mikrobiom ist hauptsächlich im Darm lokalisiert, daneben im Bereich Mund, Haut, Lunge, Konjunktiva, Vagina, Plazenta, Harnblase (früher als steril eingestuft). **Es wird überwiegend als nützlich bewertet, manche Keime sind jedoch fakultativ pathogen.**

Nützliche Funktionen sind z. B. im Darm („Darmflora"): Verhinderung der Ansiedlung schädlicher Mikroorganismen („colonization resistance"), Bildung einiger Vitamine (Vitamin K und Biotin; Gesamtheit der Metaboliten: „Metabolom"), Verwertung von Gallensäuren: verhindert Auskeimen von Clostridium difficile, Bildung von kurzkettigen Fettsäuren (short-chain fatty acids; SFCAs): Butyrat, Propionat und Acetat. Die Rolle der SFCAs besteht z. T. in der Ernährung der Darmepithelzellen und der Stärkung der lokalen Immunabwehr. Z. B. produziert das Faecalibacterium, das vor chronischen Darmentzündungen schützt, viele SFCAs.

Das Mikrobiom kann vermutlich zahlreiche Erkrankungen beeinflussen:

- Uveitis: Daten überwiegend aus experimenteller Autoimmunuveitis: Bestandteile der Darmflora können eine experimentelle Autoimmunuveitis induzieren.
- Zusammenhang zu **HLA-B27 assoziierten Erkrankungen:**
- Dysbiosis kann zur Störung der intestinalen Integrität führen, woraufhin
- mikrobielle Antigene in das Blut- und Lymphgefäßsystem gelangen können.
- Dadurch kann ein Transport dieser Antigene auch in entfernte Organe, z. B. das Auge, erfolgen und dort eine Induktion von Immunantworten bewirken (Uveitis).
- Zusammenhang zur (sterilen?!) Endophthalmitis: Bei Patienten mit (vermeintlich?) steriler Endophthalmitis wurde signifikant häufiger das **Torque Teno Virus** (**TTV**) in der Bindehaut und im Glaskörper nachgewiesen.
- Potenzielle therapeutische Ansatzpunkte: Spezifische Diäten? Mikrobiom-Transplantationen?

2.63 Was ist das Konzept der oralen Toleranzinduktion? Gibt es hierzu Erfahrungen in der Augenheilkunde?

Über die Nahrung nimmt der Mensch eine Vielzahl an körperfremden Substanzen auf, darunter diverse Nukleinsäuren und Proteine. Die meisten dieser potenziellen Antigene lösen keine Immunantworten aus, weil im Darm ein spezielles auf Antiinflammation geschaltetes Mikromilieu vorliegt (Typ 4, siehe ▶ 2.60). Während hohe oral aufgenommene Dosen eines Antigens zu einer direkten Deletion oder Anergie spezifischer T-Zell-Klone führen, induzieren niedrige Dosen antigenspezifische antiinflammatorische regulatorische T-Zellen (v. a. CD4+ CD25+ FoxP3 + T-Zellen), die Immunantworten über Oberflächenmoleküle wie CTLA-4 oder über lösliche antiinflammatorische Zytokine wie Interleukin-10 und TGF-β unterdrücken können. Dieser physiologische Mechanismus wurde zunächst in tierexperimentellen Studien als möglicher Therapieansatz bei antigen-spezifischen Autoimmunerkrankungen untersucht (z. B. experimentelle M. S. und Uveitis bei Versuchsmäusen). Aufgrund reproduzierbarer experimenteller Erfolge sind auch **humane Studien, z. B. an Uveitis-Patienten** (mit dem potenziellen Autoantigen retinales S-Antigen/Arrestin), gestartet worden. Trotz tendenziell vielversprechender Resultate konnte aber bisher noch kein Durchbruch erzielt werden, was vermutlich an zahlreichen Faktoren liegt (Korrektes Antigen? Korrekte Dosis und Frequenz der Applikation? Galenik? u. s. w.). Die genauen Mechanismen sowohl der oralen Toleranzinduktion als auch der potenziell damit zu behandelnden Autoimmunerkrankungen müssen vor weiteren Anwendungen noch genauer untersucht werden.

MERKE

Oral zugeführte Antigene können die systemische Immunantwort gegen diese Antigene unterdrücken.

2.64 Wie funktionieren moderne Immuntherapien mit sogenannten Checkpoint-Inhibitoren in der Onkologie? Welche Nebenwirkungen an den Augen können dabei auftreten?

Onkologische Immuntherapien zielen meistens auf eine möglichst tumorspezifische Verstärkung der Immunantwort. Bei der Behandlung mit sogenannten „Checkpoint"-Inhibitoren werden die Oberflächenmoleküle aktivierter T-Zellen, v. a. PD-1 (programmed death protein) und CTLA-4 (cytotoxic T-lymphocyte antigen-4) durch therapeutische Antikörper neutralisiert (z. B. Ipilimumab gegen CTLA-4 und Nevolizumab oder Pembrolizumab gegen PD-1). Diese Moleküle wirken beim Gesunden über eine „Abschaltung" von T-Zellen, als eine physiologische „Bremse" gegen überschießende Immunantworten (siehe auch ▶ 2.59). Ihre Neutralisierung durch therapeutische Antikörper löst diese „Bremsen" und kurbelt Immunantworten durch verstärkte T-Zell-Aktivierung an. Neben einer erwünschten gesteigerten Anti-Tumor-Immunität kann diese Erhöhung der Immunreaktivität, insbesondere bei entsprechender Disposition, auch unerwünschte Nebenwirkungen zur Folge haben, vor allem Autoimmunität. Am Auge kann sich dies als Uveitis manifestieren, die sowohl anteriore als auch posteriore Manifestationen beinhaltet, gelegentlich ein Vogt-Koyanagi-Harada-ähnliches Syndrom (siehe auch ▶ 11.99). Weitere okuläre Nebenwirkungen können aber u. a. auch Trockene Augen, inflammatorische Orbitopathien, Keratitis, seröse Amotio und Optikopathien beinhalten. Auf internistischer Ebene können diese Nebenwirkungen z. B. sekundären Diabetes mellitus, Kolitis, Hepatitis, Nephritis und Pneumonitis beinhalten.

PRAXISTIPP

Bei onkologischen Patienten mit Augenbeschwerden stets an potenzielle Nebenwirkungen einer systemischen Immuntherapie denken. Gerade bei ganz neu zugelassenen Therapien in diesem sich schnell entwickelnden Feld, ist häufig eine Literaturrecherche sinnvoll. Grundsätzlich sollte bei allen Patienten eine sorgfältige Arzneimittelanamnese erfolgen.

2.65 Welche Rolle spielen Makrophagen beim phakolytischen Glaukom?

Da Linsenproteine früh in der Entwicklung vom übrigen Auge und Körper separiert werden, erkennt das Immunsystem sie bei einer Freisetzung durch Operation oder Trauma nicht als körpereigen und formiert eine Immunantwort dagegen. Hierbei werden auch Linsenfragmente von Makrophagen aufgenommen, die ins Kammerwasser freigesetzt wurden. Durch die Zunahme der Makrophagen an Anzahl und Größe wird das Trabekelmaschenwerk zum Teil verlegt. Als Folge steigen Abflusswiderstand und nachfolgend der intraokulare Druck.

PRAXISTIPP

Bei der Kataraktoperation ist die möglichst vollständige Entfernung von Linsenfragmenten anzustreben.

2.66 Welche Hypersensitivitätsreaktionen des Immunsystems sind Ihnen bekannt? Benennen Sie bitte den Mechanismus und Beispiele aus der Augenheilkunde!

Die Hypersensitivitäts- oder Überempfindlichkeitsreaktionen werden nach Gell und Coombs in **vier Typen** eingeteilt. Dabei sind die Typen I–III primär Antikörper-vermittelt und Typ IV durch zelluläre Effektoren bedingt:

- **Hypersensitivität Typ I: Sofortreaktion** (vermittelt durch IgE-Antikörper): auf der Oberfläche von Mastzellen gebundene spezifische (in einer asymptomatischen Sensibilisierungsphase entstandene) IgE-Antikörper werden durch Bindung eines spezifischen Antigens (hier ein Allergen) quervernetzt und lösen eine degranulierende Exozytose von Entzündungsmediatoren wie Histamin aus. Dies führt zu einem sofortigen massiven Anstieg der Gefäßpermeabilität. Die physiologische Funktion besteht vermutlich primär in der Immunabwehr gegen Parasiten. Bei einer Allergie wird die Reaktion durch an sich harmlose Antigene ausgelöst. Das schwerwiegendste bekannte Beispiel ist der anaphylaktische Schock. Ein typisches Beispiel aus der Augenheilkunde ist die allergische Konjunktivitis.
- **Hypersensitivität Typ II: Zytotoxische Reaktion** (vermittelt durch IgG-Antikörper): Antigen, dass sich an der Oberfläche von Zellen (z. B. Erythrozyten) bindet, wird von spezifischen IgG-Antikörpern gebunden, die eine Komplementaktivierung mit nachfolgender Zellyse auslösen. Bekannte Beispiele sind Transfusionsreaktionen, Goodpasture-Syndrom, hämolytische Anämie und Myasthenia gravis. Vermutlich ist diese Reaktion auch bei der Pathogenese der endokrinen Orbitopathie, des okulären vernarbenden Pemphigoids und des Ulcus Mooren beteiligt.
- **Hypersensitivität Typ III: Immunkomplexreaktion** (vermittelt durch IgG-Antikörper): Bei einer Antigen-Antikörper-Reaktion entstandene Immunkomplexe, können sich an Gefäßwänden ablagern und sekundär zu einer Gewebeschädigung führen. Dies kommt vor allem bei einem Antigen-Überschuss vor, der nicht mehr durch Makrophagen beseitigt werden kann. Bekannte Erkrankungen sind der systemische Lupus erythematodes, die Polyarthritis nodosa und die Serumkrankheit. Im Zusammenhang mit solchen systemischen Erkrankungen oder auch isoliert, kann es zu entzündlichen Augenmanifestationen wie Skleritis und okklusiver Vaskulitis kommen.
- **Hypersensitivität Typ IV: „verzögerter Typ"** (vermittelt durch zelluläre Effektoren, v. a. T-Zellen): Hier wandern zelluläre Effektoren in das Gewebe ein und verursachen eine lokale Entzündung. Beispiele aus der Augenheilkunde sind viele Formen der Uveitis, wie z. B. im Rahmen von Sarkoidose, Vogt-Koyanagi-Harada-Syndrom und sympathischer Ophthalmie.

2.67 Welche Arten von Abstoßungsreaktionen nach Transplantationen, allgemein und auf die Hornhaut bezogen, sind Ihnen bekannt?

Es werden grundsätzlich **drei Formen** unterschieden:

- **Hyperakute Abstoßung:** Tritt innerhalb von Minuten nach Transplantation auf, und ist durch eine Thrombose der Transplantatgefäße mit nachfolgender Nekrose charakterisiert. Hierbei reagieren präformierte Antikörper mit Antigenen auf dem Gefäßendothel. Ein Beispiel sind Blutgruppenantigene. Diese werden nicht nur auf Erythrozyten, sondern teilweise auf Gefäßendothelien exprimiert.

- **Akute Abstoßung:** Tritt innerhalb von Tagen oder Wochen nach Transplantation auf, und ist durch alloreaktive T-Zellen (vorwiegend gegen Transplantat-Gewebe gerichtet) und alloantigenspezifische Antikörper (vorwiegend gegen Transplantat-Gefäße gerichtet) bedingt.
- **Chronische Abstoßung:** entwickelt sich häufig langfristig und ist durch Aktivierung von alloreaktiven T-Zellen und Fibroblasten mit nachfolgender Fibrosierung von Gefäßen und Gewebe bedingt.

Bei der Hornhauttransplantation sind Abstoßungsreaktionen aufgrund des immunprivilegierten Milieus relativ selten und treten in Form einer akuten und chronischen Abstoßung auf. Am häufigsten sind sie im ersten Jahr, es wurden aber auch Fälle bis zu 20 Jahre später beschrieben. Man unterscheidet vier Formen der kornealen Abstoßung:

- **Epithelial:** betrifft ca. 10 % der Keratoplastiken (KPL) nach durchschnittlich ca. 3 Monaten
- **Subepithelial:** betrifft ca. 15 % der KPL nach durchschnittlich ca. 10 Monaten
- **Stromal:** ist extrem selten
- **Endothelial:** Auftreten sehr variabel, abhängig von Risikofaktoren und Nachbeobachtungszeitraum, werden Zahlen von 0–60 % angegeben

Die ersten beiden Formen verlaufen häufig subklinisch, besonders gefährlich für das Transplantatüberleben ist dabei die endotheliale Abstoßung.

Literatur

Augustin A. J. Augenheilkunde, 4. Auflage, Kaden Verlag, Heidelberg, 2019.

Brar VS. 2019–2020 Basic and Clinical Science Course: Section 2: Fundamentals and Principles of Ophthalmology, American Academy of Ophthalmology (AAO), 2019.

Bröker B, Schütt C, Fleischer B. Grundwissen Immunologie, Springer Spektrum, 4. A, 2019.

Bye LA, Modi NC, Stanford M. Basic Sciences for Ophthalmology. 1 A., Oxford University Press, 2013.

Dartt DA et al. (Hrsg.). Immunology, Inflammation and Diseases of the Eye, 1. A., Academic Press, 2011.

Forrester JV, Dick AD, McMenamin PG, Roberts F, Pearlman E. The Eye, 5th ed., Elsevier, 2020.

Grajewski RS, Bosch JJ, Bruns H, Cursiefen C, Heindl LM. The Trojan Horse Tale Revisited: An Eye on Metastatic Spread of Carcinoma Cells. Cancer Immunol Res. 2016 Feb;4(2):92–4.

Grajewski RS, Silver PB, Agarwal RK, Su SB, Chan CC, Liou GI, Caspi RR. Endogenous IRBP can be dispensable for generation of natural CD4+CD25+ regulatory T cells that protect from IRBP-induced retinal autoimmunity. J Exp Med. 2006;203(4):851–6.

Gründer S, Schlüter K-D. (Hrsg.). Physiologie hoch2, Elsevier, U&F, 2020.

Heiligenhaus A, Kasper M, Grajewski RS. HLA-B27 Positive Acute Anterior Uveitis – A Translational Perspective. Klin Monbl Augenheilkd. 2017 May;234(5):652-656. doi: 10.1055/s-0043-105139. Epub 2017 May 15.

Hockwin O. (Hrsg.). Biochemie des Auges, Enke Verlag, 1985.

Murphy K, Weaver C, Janeway Immunologie, 9. A., Springer Spektrum, 2018.

Nussenblatt RB, Whitcup SM. Uveitis. Fundamentals and Clinical Practice, 4. A., Mosby, 2010.

Skalicky SE. Ocular and Visual Physiology, Springer-Verlag, 1.A, 2016.

Speckmann EJ, Hescheler J, Köhling R. (Hrsg.). Physiologie, das Lehrbuch, Elsevier, U&F, 7. Auflage, 2020.

3 Optik und Refraktion

Hans-Jürgen Grein

Geometrische und physiologische Optik

3.1 Einige wichtige Einheiten

- **Dioptrie [dpt]:** Maßeinheit für den Brechwert (Brechkraft) einer optischen Linse. Es ist allgemein der Kehrwert einer Strecke, die in Metern gemessen wird (1/m). Je größer die Strecke, desto kleiner die Maßzahl.
- **Winkelminute:** sechzigster Teil eines Winkelgrads. Eine Winkelminute lässt sich weiter in 60 Winkelsekunden unterteilen. Schreibweise: 3'20" bedeutet 3 Winkelminuten und 20 Winkelsekunden.
- **Visus:** Kehrwert des in Winkelminuten gemessenen Winkels, unter dem zwei gerade noch getrennt wahrnehmbarer Details erscheinen. Beispiel: Bei Visus 0,5 werden die kritischen Details unter einem Winkel von 2 Winkelminuten gesehen (vgl. ▶ 3.6).
- **Nanometer [nm]:** der milliardste Teil eines Meters (10^{-9} m). Gängige Einheit für die Wellenlänge des sichtbaren Lichts.
- **Prismatische Ablenkung [cm/m]:** Ablenkung eines Lichtstrahls durch ein optisches Prisma. Ein Prisma der Stärke 1 cm/m lenkt den Lichtstrahl in 1 m um 1 cm ab. Veraltete Einheit: Prismendioptrie [pdpt], 1 cm/m = 1 pdpt = 1^{Δ} (vgl. ▶ 3.43).

3.2 Was sind die wichtigsten Merkmale optischer Linsen?

Optische Linsen lassen sich einteilen in

- Sammellinsen (Pluslinsen)
- Zerstreuungslinsen (Minuslinsen)
- Astigmatische Linsen (Zylinderlinsen)
- Prismatische Linsen

Die wichtigsten Punkte und Strecken zur Kennzeichnung optischer Linsen oder von optischen Systemen sind

- **Objektseitiger Brennpunkt** ($\bar{F}$): Ein Objekt auf diesem Punkt der optischen Achse erzeugt parallele Strahlen hinter der Linse. Bei der Sammellinse liegt der objektseitige Brennpunkt vor der Linse (entgegen der Lichtrichtung). Bei der Zerstreuungslinse liegt er hinter der Linse (mit der Lichtrichtung). Ein Objekt kann dort real nicht stehen, um abgebildet zu werden, es kann aber dorthin abgebildet werden (virtuelles Objekt).
- **Bildseitiger Brennpunkt** (F'): der Punkt auf der optischen Achse, in dem parallel einfallende Strahlen fokussiert werden. Er liegt auf der gegenüberliegenden Seite des objektseitigen Brennpunkts und ist gleich weit von den Hauptebenen

entfernt, wenn sich vor und hinter der Linse das gleiche optische Medium befindet.

- **Hauptpunkte:** für die Bildkonstruktion wichtige Punkte senkrecht zur optischen Achse. Es gibt einen objektseitigen (H) und einen bildseitigen Hauptpunkt (H'). Die darauf senkrecht stehenden Ebenen heißen Hauptebenen. Steht ein Objekt in H, wird es gleich groß und gleich gerichtet in H' abgebildet. Bei der Strahlenkonstruktion werden die Lichtstrahlen an diesen Ebenen gebrochen und von hier die Brennweiten gemessen. An realen Linsen ist deren Lage aber nicht sichtbar.
- **Knotenpunkte:** Ein Objektstrahl, der durch den objektseitigen Knotenpunkt K verläuft, verlässt das optische System vom bildseitigen Knotenpunkt aus parallel zum Objektstrahl. Objekt und Bildstrahl haben gleiche Winkel zur optischen Achse. Befindet sich beiderseits einer Linse das gleiche optische Medium, so fallen H und H' sowie K und K' zusammen. Sind die Medien nicht gleich, verschieben sich K und K' in Richtung des optisch dichteren Mediums.

3.3 Was unterscheidet den Brechwert vom Scheitelbrechwert?

Der Brechwert ist der Kehrwert der Brennweite eines optischen Systems, gemessen von den Hauptebenen. Da die Lage der Hauptebenen aber in der Realität nicht bekannt ist, und diese insbesondere bei Brillengläsern außerhalb des Glases liegen, sind sie einer direkten Messung nicht zugänglich. Deshalb wird beim Brillenglas der Scheitelbrechwert angegeben, also der Kehrwert der Strecke vom hinteren Brillenglasscheitel bis zum bildseitigen Brennpunkt.

3.4 Was sind die wichtigsten Punkte und Strecken am Auge?

Viele optische Zusammenhänge am Auge lassen sich gut mithilfe des vereinfachten Modellauges nach Gullstrand (Normalauge) darstellen: ▶ Abb. 3.1. Neben den Haupt- und Knotenpunkten sind die objekt und bildseitigen Brennpunkte des Auges (*F* und F') und die zugehörigen Brennweiten ($\bar{f}$ und f') eingezeichnet. Weitere wichtige Punkte und Strecken sind:

- Mechanischer Augendrehpunkt **M:** Punkt, der seine Lage bei Augenbewegungen am wenigsten ändert.
- Optischer Augendrehpunkt **Z':** Fußpunkt des Lots vom mechanische Augendrehpunkt M auf die verlängerte Fixierlinie beim Blick geradeaus ins Unendliche.
- Hornhautscheitel **S:** An diesem Punkt durchdringt die optische Achse die Hornhautvorderfläche.
- Eintrittspupille **EP:** objektseitiges Bild der Pupille.
- Austrittspupille **AP:** bildseitiges Bild der Pupille.

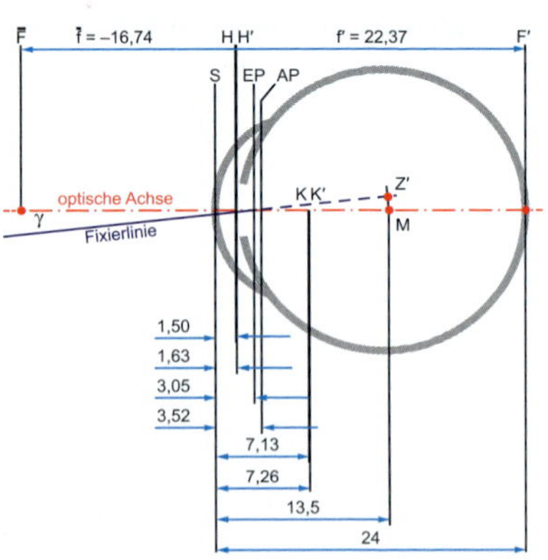

Abb. 3.1 Vereinfachtes Modellauge nach Gullstrand mit allen wichtigen Punkten und Strecken [L231]

- Fixierlinie: Verbindungslinie zwischen dem fixierten Objektpunkt (O_{Fix}) und der Mitte der Eintrittspupille des Auges. Ihre Verlängerung zielt auf den optischen Augendrehpunkt Z'.

In der Realität sind Hornhaut, Pupille, Augenlinse und Netzhautmitte als optisches System schlecht zentriert. Deshalb weichen die optische Achse und die Fixierlinie um den Winkel γ voneinander ab.

3.5 Was sind reelle bzw. virtuelle Objekte oder Bilder?

- **Reelle Objekte** stehen vor einer Linse, also von der Linse aus entgegen der Lichtrichtung.
- **Reelle Bilder** entstehen dort, wo sich die Lichtstrahlen hinter einer Linse kreuzen und z. B. auf einer Mattscheibe abgebildet werden können.
- **Virtuelle Objekte** befinden sich hinter der Linse. Sie stehen dort nicht wirklich, sondern wurden dorthin von einem anderen optischen System abgebildet.
- **Virtuelle Bilder** entstehen vor der Linse. Sie können nicht auf einer Mattscheibe aufgefangen, aber beim Blick von hinten durch die Linse lokalisiert werden.

Sehschärfe und Visus

3.6 Was ist Sehschärfe bzw. Visus?

Sehschärfe ist die Fähigkeit des visuellen Systems, in einem gegebenen Objekt möglichst viele Einzelheiten zu erkennen. Die Art und der Kontrast des Sehzeichens spielen dabei eine wichtige Rolle. Das sogenannte kritische Detail des Sehzeichens erscheint dem Auge unter einem bestimmten Winkel. Die angulare Sehschärfe ist der kleinste Winkel, unter dem zwei Objektpunkte bzw. das kritische Detail von der Mitte der Eintrittspupille des Auges erscheinen dürfen, damit sie gerade noch getrennt wahrgenommen werden. Menschen mit hoher Sehschärfe erkennen kritische Details unter sehr kleinen Winkeln. Intuitiver ist es, einer hohen Sehschärfe einen großen Zahlenwert zuzuordnen. Als Kehrwert der in Winkelminuten gemessenen angularen Sehschärfe ist der Visus damit das wichtigste Maß für die Sehleistung.

Je nach Sehaufgabe werden unterschieden:

- Punktsehschärfe (minimum visibile): Ist ein Objekt vorhanden oder nicht?
- Auflösungssehschärfe (minimum separabile): Sind Details eines Objektes (z. B. Streifenmuster) erkennbar?
- Lokalisationssehschärfe (Noniussehschärfe): Sind zwei Linien gegeneinander versetzt?
- Erkennungssehschärfe (minimum cognoscibile): Wie ist die Eigenschaft eines Objekts (Landoltring, Buchstaben, Zahlen)?
- Lesesehschärfe (minimum legibile): Ist ein Fließtext lesbar?

3.7 Mit welchen Sehzeichen wird der Visus gemessen?

Das Normsehzeichen (DIN EN ISO 8596) ist der schwarze Landoltring auf weißem Grund. Strichstärke und Lückengröße sind in einem 5×5-Raster definiert ▶ Abb. 3.2. Die Lücke des Landoltringes kann in acht unterschiedlichen Richtungen dargeboten werden. Das kritische Detail ist die Lücke des Rings. Bei Visus 1,0 erscheint die Lücke unter einem Winkel von einer Winkelminute.

Werden Zahlen oder Buchstaben für die Visusmessung benutzt, müssen diese eine ähnliche Erkennbarkeit haben wie der entsprechende Landoltring. Deshalb sind nicht alle Buchstaben und Zahlen geeignet. Gleiches gilt für Symbole auf Sehprobentafeln für Kinder. Die Sehzeichen müssen ausreichend großen Abstand besitzen (ca. doppelter Sehzeichenabstand), da es sonst zu Kontureninteraktion (crowding) kommen kann.

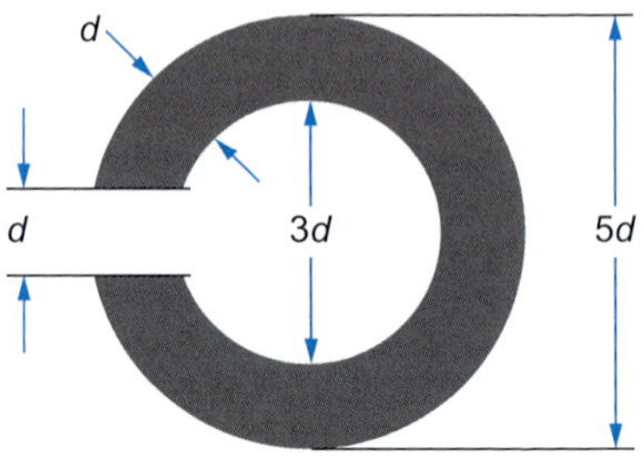

Abb. 3.2 Konstruktionsvorschrift für den Landoltring [L231]

Auch Linien- oder Schachbrettmuster können als Sehzeichen dienen. Wegen unterschiedlicher Anforderungen an das Sehsystem sind die Ergebnisse aber nur eingeschränkt vergleichbar.

Bei der Messung des Lesevisus (minimum legibile) wird Fließtext als Visusprobe verwendet. Bei dieser Messung spielen Schrifttyp, Worterkennung und Formensinn eine wichtige Rolle.

3.8 Was ist bei der Visusmessung zu beachten?

Typischerweise werden für jede Visusstufe fünf Sehzeichen (z. B. Landoltringe) in fünf bis sechs Meter Abstand angeboten. Auflichtsehproben gut beleuchten. Die Größe der Sehzeichen ändert sich von Zeile zu Zeile um den Faktor 1,26 (zehnte Wurzel aus zehn). Eine Visuszeile gilt als gelesen, wenn mindestens drei von fünf (oder sechs von zehn) Optotypen richtig erkannt wurden. Wichtig bei der Messung: Der Proband muss bei Unsicherheit raten (forced choice). Die Ratewahrscheinlichkeit ist in die Messung einkalkuliert. Die Wiederholgenauigkeit der Visusmessung liegt etwa bei ± 1 Visuszeile.

3.9 Was bedeutet LogMAR?

LogMAR ist eine Einheit für die Sehschärfe, die insbesondere im wissenschaftlichen Bereich Anwendung findet. MAR (minimum angle of resolution) entspricht der angularen Sehschärfe bzw. dem Kehrwert des Visus. Logarithmiert [$\log_{10}$(MAR)] ist dieser Wert für statistische Berechnungen (arithmetischer Mittelwert und Standardabweichung) geeignet. Visus 1,0 entspricht LogMAR 0,0. Steigende LogMAR-Werte bedeuten niedrigere Visuswerte (vgl. LogMAR 0,1 ≙ Visus 0,8; LogMAR –0,1 ≙ Visus 1,25), was die Einheit intuitiv schwerer zugänglich macht. Ein LogMAR-Schritt von 0,1 entspricht immer einer Visusstufe auf logarithmisch eingeteilten Visustafeln.

3.10 Was bedeutet „volle Sehschärfe"?

Der Visus 1,0 wird häufig irreführend als „volle Sehschärfe" bezeichnet. Tatsächlich haben viele Menschen einen deutlich höheren bestkorrigierten Visus. Bei jungen Menschen sind Visuswerte um 1,6 häufig zu finden. In Einzelfällen werden Visuswerte bis 3,0 erreicht. Unter anderem deshalb ist eine Angabe des Visus in Prozent irreführend, da 100 % das Maximum der Sehschärfe suggeriert.

MERKE
Keinesfalls die Brillenglasbestimmung beim Erreichen des Visus 1,0 abbrechen!

Fehlsichtigkeiten

3.11 Was ist Myopie bzw. Hyperopie?

Bei einem rechtsichtigen Auge werden Objekte aus dem Unendlichen scharf auf die Netzhaut abgebildet. Der bildseitige Brennpunkt des Auges liegt also direkt auf der Netzhaut. Ist der Augapfel zu lang oder der Brechwert des Auges zu hoch, liegt der Brennpunkt vor der Netzhaut (Myopie, Kurzsichtigkeit). Ist der Augapfel zu kurz oder der Brechwert zu gering, liegt der Brennpunkt hinter der Netzhaut (Hyperopie, Weitsichtigkeit). Durch zerstreuende bzw. sammelnde Brillengläser kann der Fehler korrigiert werden.

3.12 Was ist der Fernpunkt, der Einstellpunkt und der Nahpunkt?

Fernpunkt: Ein Objekt in diesem Punkt wird ohne Akkommodation scharf auf der Netzhaut abgebildet.

- **Kurzsichtige:** Fernpunkt liegt **im Endlichen vor dem Auge.** Der Abstand des Fernpunkts zum Auge ist das Maß für die Fehlsichtigkeit. Liegt der Fernpunkt beispielsweise –50 cm vor dem Auge (exakt: vor dem objektseitigen Hauptpunkt), beträgt die Fehlsichtigkeit 1/–0,5 m = –2,0 dpt (negatives Vorzeichen, da entgegen der Lichtrichtung gemessen).
- **Weitsichtige:** Fernpunkt liegt **hinter dem Auge.** Dort können sich nur virtuelle Objekte befinden.
- **Rechtsichtige:** Fernpunkt liegt im Unendlichen.

Vollkorrigierende Brillengläser bilden ein unendlich weit entferntes Objekt in den Fernpunkt des Auges ab. Dieses Zwischenbild kann vom Auge scharf auf die Netzhaut abgebildet werden.

Nahpunkt: Objekt in diesem Punkt wird bei maximaler Akkommodation scharf auf die Netzhaut abgebildet. Bei Rechtsichtigen und Kurzsichtigen liegt der Nahpunkt vor dem Auge. Bei Weitsichtigen kann der Nahpunkt virtuell hinter dem Auge liegen, wenn der maximale Akkommodationserfolg nicht ausreicht, die Fehlsichtigkeit zu kompensieren.

Einstellpunkte: alle Punkte zwischen dem Fernpunkt und dem Nahpunkt. Die Summe aller Einstellpunkte (inklusive des Fern- und Nahpunkts) bilden das **Akkommodationsgebiet.**

3.13 Was ist die Fernpunktrefraktion?

Kehrwert der in Metern gemessenen Fernpunktweite (des Abstands des Fernpunktes vom objektseitigen Hauptpunkt des Auges). Die Einheit ist Dioptrien (dpt). Bei schwächeren Verordnungen entspricht die Fernpunktrefraktion der Brillenglasstärke für Vollkorrektion. Bei stärkeren Fernpunktrefraktionen ist der Hornhautscheitelabstand zu berücksichtigen (vgl. ▶ 3.40).

3.14 Wie wirkt sich Fehlsichtigkeit auf den Visus aus?

- **Myopie:** Es gilt die Faustformel –0,5 dpt halbiert den Visus. Beispiel: Bei einem maximalen Visus von 1,2 und einer Myopie von 1,0 dpt ist ein Visus von 0,3 zu erwarten.
- **Hyperopie:** Wegen des möglichen Ausgleichs durch Akkommodation lässt sich keine Faustformel anwenden.
- **Astigmatismus:** 1,0 dpt halbiert den Visus (schwächerer Zusammenhang!).

3.15 Wo liegt das Akkommodationsgebiet bei Fehlsichtigen?

- **Emmetropie:** Das Akkommodationsgebiet reicht vom Fernpunkt im Unendlichen bis zum nahesten Punkt, der durch Akkommodation scharf eingestellt werden kann, dem Nahpunkt. Die absolute Größe ist von der Akkommodationsfähigkeit abhängig.
- **Myopie:** Der Fernpunkt liegt im Endlichen vor dem Auge. Das Akkommodationsgebiet ist folglich ein in der Ausdehnung begrenztes Gebiet vor dem Auge.
- **Hyperopie:** Der Fernpunkt liegt hinter dem Auge. Mit zunehmender Akkommodation entfernt sich der Einstellpunkt nach hinten und erreicht ggf. unendlich. Lässt sich die Akkommodation weiter steigern, springt der Einstellpunkt quasi auf die andere Seite des Auges und nähert sich vom Unendlichen dem Auge an.

3.16 Was ist Astigmatismus?

Beim typischen astigmatischen Augen sind die Krümmungen der Hornhaut nicht in allen Richtungen gleich.

- **Astigmatimus mit der Regel** (Astigmatismus rectus): häufigster Fall. Der senkrechte Hauptschnitt ist stärker gekrümmt als der waagerechte.
- **Astigmatismus gegen die Regel** (Astigmatismus inversus): Der waagerechte Hauptschnitt ist stärker gekrümmt als der senkrechte.
- **Schiefer Astigmatismus** (Astigmatismus obliquus): seltenster Fall. Die beiden Hauptschnitte liegen schief.

Sturm-Konoid: Jeder der beiden Hauptschnitte besitzt einen eigenen Brennpunkt. Im Auge entsteht eine Lichtfigur mit zwei Brennlinien, die senkrecht zueinander angeordnet sind (▶ Abb. 3.3). Die näher an der Netzhaut liegende Brennlinie bestimmt, welche Objektrichtung schärfer gesehen wird. Zwischen den Brennlinien liegt der Kreis kleinster Verwirrung (Kreis kleinster Einschnürung). Hier hat das Sturm-Konoid einen kreisförmigen Querschnitt und die Abbildung ist gleichmäßig unscharf.

Neben der Hornhaut kann auch die Augenlinse eine Ursache für Astigmatismus sein.

3.17 Wie werden Astigmatismen bezeichnet?

Die Lage der Brennlinien relativ zur Netzhaut bestimmen die Bezeichnung des Astigmatismus (▶ Tab. 3.1).

Durch die Zusätze rectus, obliquus oder inversus kann die Ausrichtung der Brennlinien gekennzeichnet werden. Beim Astigmatismus rectus steht die hintere Brenn-

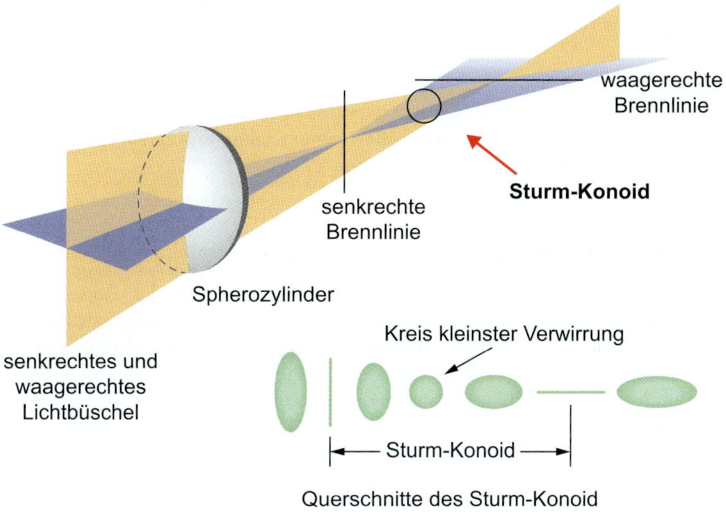

Abb. 3.3 Brennlinien und Sturm-Konoid bei Astigmatismus [L231]

Tab. 3.1 Einteilung des Astigmatismus nach Lage der Brennlinien

Bezeichnung	Lage der Brennlinien
Astigmatismus myopicus compositus	Beide Brennlinien vor der Netzhaut
Astigmatismus myopicus simplex	Eine Brennlinie vor der Netzhaut, eine auf der Netzhaut
Astigmatismus mixtus	Eine Brennlinie vor der Netzhaut, die andere dahinter
Astigmatismus hyperopicus simplex	Eine Brennlinie auf der Netzhaut, die andere dahinter
Astigmatismus hyperopicus compositus	Beide Brennlinien hinter der Netzhaut

linie senkrecht, beim Astigmatismus inversus waagerecht, beim Astigmatismus obliquus schräg.

3.18 Was ist eine funktionelle Myopie?

Akkommodiert das Auge beim Blick in die Ferne, führt das zu Kurzsichtigkeit bzw. wird eine vorhandene Kurzsichtigkeit verstärkt. In bestimmten Situationen tritt dieser Effekt gehäuft auf und wird als funktionelle Myopie bezeichnet. Dazu zählen:

- **Instrumentenmyopie:** beim Blick in optische Instrumente, durch das Gefühl, in die Nähe zu schauen.
- **Myopie des leeren Raumes:** Fehlen klare Fixationsreize in der Ferne (z. B. beim Fahren im Nebel), stellt sich das Auge auf die Akkommodationsruhelage (0,5–3 m) ein.
- **Nachtmyopie:** Bei geringer Helligkeit kann sich die Fernakkommodation in Richtung Akkommodationsruhelage verschieben. Zusammen mit der weiteren Pupille und der Verschiebung des spektralen Empfindlichkeitsmaximums der

Augen zu kürzeren Wellenlängen können sich beim nächtlichen Autofahren Myopien bis ca. –1,5 dpt ergeben.

PRAXISTIPP

Bei etwa 20 % aller Menschen liegt eine relevante Nachtmyopie vor, die im Straßenverkehr stört. Lässt sich durch Refraktionsbestimmung unter Dämmerungsbedingungen aufdecken und mit Nachtfahrbrille korrigieren.

3.19 Was ist Presbyopie?

Mit zunehmendem Alter entsteht durch Elastizitätsverlust der Augenlinse ein Mangel an Akkommodationsflexibilität. Im Alter um Mitte 40 Jahre wird der Nahpunktabstand so groß, dass der Akkommodationserfolg nicht mehr ausreicht, um Lesetexte in der Nähe deutlich zu sehen. Der Mangel an Akkommodationsfähigkeit muss durch eine Lesebrille oder eine Mehrstärkenbrille/-kontaktlinse ausgeglichen werden. Myope Brillenträger brauchen aufgrund des Zusammenwirkens von Zertreuungslinsen mit dem optischen System des Auges (vgl. ▶ 3.36) etwas später eine Leseunterstützung als Hyperope.

Refraktionsbestimmung

3.20 Was ist ein Refraktionsdefizit?

Mangel oder Überschuss an Brechwert im Auge. Gedachte, zusätzliche Linse am Ort des objektseitigen Hauptpunkts, die die Fehlsichtigkeit in einem ansonsten rechtsichtigen Auge verursacht. Eine Sammellinse würde z. B. eine Myopie erzeugen und müsste (näherungsweise) durch ein gleich starkes zerstreuendes Brillenglas kompensiert werden. Analog würde eine Zerstreuungslinse im rechtsichtigen Auge eine Hyperopie erzeugen, was durch eine Sammellinse als Brillenglas kompensiert werden müsste. Das Refraktionsdefizit hat den gleichen Betrag, aber das umgekehrte Vorzeichen wie die Fernpunktrefraktion.

3.21 Was ist das „beste sphärische Glas" (BSG)?

Das schwächstes Minusglas bzw. das stärkstes Plusglas, mit dem der maximale Visus erreicht wird. Ziel ist immer die maximale Fernakkommodation (geringster Brechwert des Auges)! Bei Astigmatismus ergibt sich das BSG, wenn der Kreis kleinster Verwirrung auf der Netzhaut liegt. Dann befindet sich eine Brennlinie vor der Netzhaut und eine dahinter. Das BSG ist die Voraussetzung für die Zylinderrefraktion mit dem Kreuzzylinder.

3.22 In welcher Stufung werden sphärische Gläser verwendet?

Bei der subjektiven Refraktionsbestimmung muss der Proband beim Vorhalten von Messgläsern Visusunterschiede mit und ohne Messglas erkennen und beurteilen. Abhängig vom Ausgangsvisus können die zu beurteilenden Unterschiede zu klein sein, wenn das vorgehaltene Glas zu schwach ist. Folgende Stufungstabelle hat sich bewährt: ▶ Tab. 3.2.

Tab. 3.2 Stufungstabelle für sphärische Vorschaltgläser

Visus	Glasabstufung
Unter 0,05	2,0 dpt
0,05 bis unter 0,2	1,0 dpt
0,2 bis unter 0,5	0,5 dpt
Ab 0,5	0,25 dpt

Missachtung der Stufungstabelle führt zu größerem Zeitaufwand bei der Refraktionsbestimmung und zu unsicheren Angaben des Probanden.

3.23 Welche Fragetechnik ist bei sphärischen Gläsern sinnvoll?

Beim Vorhalten von Minusgläsern lautet die Frage: „Wird es besser?", bei Plusgläsern: „Wird es schlechter?". Plusgläser werden gegeben, wenn der Visus dadurch nicht schlechter oder gar besser wird. Die Akkommodation wird entspannt, der Brennpunkt bleibt auf der Netzhaut. Die Frage „Wird es schlechter?" ist bei Plusgläsern unzweideutig mit ja oder nein zu beantworten. So können zusätzliche Nachfragen gespart werden.

MERKE

Bei der Refraktionsbestimmung gilt grundsätzlich: erst fragen, dann neues Glas vorhalten!

3.24 Wie ist das Vorgehen bei Myopie bzw. Hyperopie?

Bei Myopie werden Minusgläser nach Stufungstabelle vorgehalten. Wird die Frage „Wird es besser?" mit „Ja" beantwortet, so wird das Glas gegeben. Das Glas, das nicht mehr zu einer Visusbesserung führt, wird nicht mehr gegeben.

Hyperope können (ohne Zykloplegie) ihre Fehlsichtigkeit durch Akkommodation ganz oder teilweise kompensieren. Trotz erheblicher Hyperopie kann der Visus hoch sein. Ein vorgehaltenes Plusglas kann die Akkommodation entspannen, ohne eine Visusänderung zu erzeugen. Deshalb ergibt die Stufungstabelle evtl. kleine Abstufungen von z. B. 0,25 dpt bei noch erheblichem Refraktionsdefizit. Das Auffinden des BSG kann recht lange dauern. Alternativ kann der Proband mit stärkeren Plusgläsern (z. B. sph +3,0 dpt) genebelt (überkorrigiert) werden, um eine künstliche Myopie zu erzeugen. Diese lässt sich dann nach den Regeln der Myopiekorrektion abbauen.

PRAXISTIPP

Durch Akkommodation können Hyperopien kaschiert und Myopien verstärkt werden. Eine Refraktionsbestimmung in Zykloplegie ist insbesondere bei Hyperopie zu empfehlen, kann aber auch bei der Abklärung asthenopischer Beschwerden bei Myopie sinnvoll sein.

3.25 Welche subjektiven Refraktionsmethoden zur Zylinderglasbestimmung gibt es?

Am häufigsten wird die Kreuzzylindermethode mit einem Stielkreuzzylinder oder am Phoropter durchgeführt. Alternativ kann die Zylindernebelmethode verwendet werden. Kriterium ist der Schwärzungsvergleich an einer Strahlenfigur. Seltener wird die Pfeilschattenmethode (Raubitschek-Pascal) mit einer drehbaren Testfigur aus Parabelkurven durchgeführt.

PRAXISTIPP

Refraktionsbestimmung mit Phoropter ist schnell und komfortabel. Zentrierung und Hornhautscheitelabstand sind aber nicht so gut kontrollierbar wie bei der Messbrille. Bei höheren Fehlsichtigkeiten Messbrille benutzen.

3.26 Was ist das SAZ-Prinzip bei der Refraktionsbestimmung?

Es gilt zwingend die Reihenfolge: Sphäre, Achse, Zylinder (SAZ). Nur in dieser Reihenfolge lässt sich die Refraktionsbestimmung mit der Kreuzzylindermethode korrekt und zielsicher durchführen! Zunächst muss bei Astigmatismus mit sphärischen Gläsern der Kreis kleinster Verwirrung auf die Netzhaut gebracht werden. Der Zylinderbetrag lässt sich erst ermitteln, wenn die Achslage des Zylinders bestimmt wurde. Die Messung kann iterativ verfeinert werden, aber stets in der Reihenfolge „SAZ“.

MERKE

Bei der Refraktionsbestimmung mit der Kreuzzylindermethode muss zwingend die Reihenfolge „SAZ“ befolgt werden!

3.27 Was ist ein Kreuzzylinder?

Werden zwei Planzylinder mit gleichem Betrag und entgegengesetztem Vorzeichen übereinander gelegt, entsteht ein Kreuzzylinder (▶ Abb. 3.4). Achse und Wirkung eines Planzylinders stehen senkrecht zueinander. In Achsrichtung hat ein Planzylinder keine Wirkung.

Zur Refraktionsbestimmung mit einer Messbrille wird ein Stielkreuzzylinder eingesetzt (▶ Abb. 3.5). Der Stiel liegt genau 45 Grad zu den beiden Achsen des Kreuzzylinders. Das Wenden des Kreuzzylinders vor dem Auge vertauscht die Plus- und Minuszylinderachse bei gleichbleibender Achslage. Der Nennbetrag des Kreuzzylinders gibt die Beträge des Plus- bzw. Minuszylinders an.

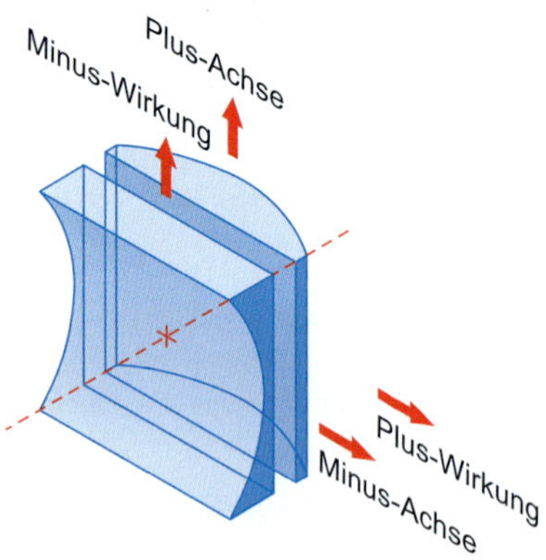

Abb. 3.4 Kreuzzylinder aus einem Minuszylinder und einem Pluszylinder [L231]

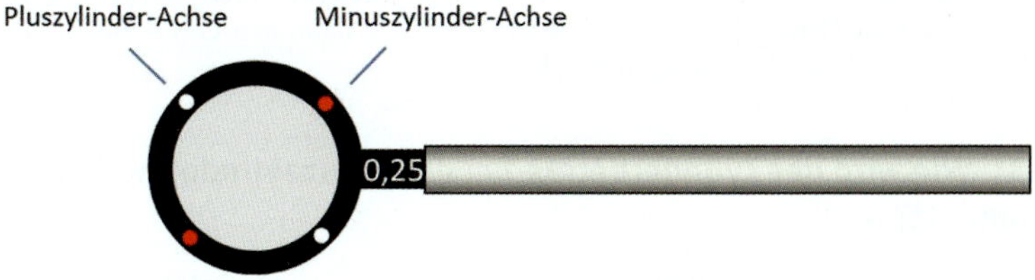

Abb. 3.5 Stielkreuzzylinder mit Kennzeichnung der Plus- und Minuszylinderachse [P854]

Beispiel: Ein Kreuzzylinder 0,25 dpt besteht aus cyl +0,25 dpt und cyl –0,25 dpt mit um 90 Grad zueinander gedrehter Achslage. Die Wirkung kann auch in sphärozylindrischer Schreibweise dargestellt werden: sph +0,25 dpt cyl –0,5 dpt.

Kreuzzylinder sind in mechanischen Phoroptern fest eingebaut oder werden in elektronischen Phoroptern durch schnelle Glaswechsel simuliert.

3.28 Wie wirkt ein Kreuzzylinder bei Astigmatismus?

Nur die Brennlinien des Sturm-Konoids (▶ 12.3.6) werden in ihrer Lage verändert. Sie rücken entweder näher zusammen oder weiter auseinander. Liegen die Achsen des Kreuzzylinders nicht parallel zu den Achsen des astigmatischen Auges, so besitzt der resultierende Zylinder abweichende Achslagen. **Der Kreis kleinster Verwirrung bleibt immer an seinem Ort.**

3.29 Welche Fragetechniken gibt es mit dem Kreuzzylinder?

- **Vorhaltebefragung:** Der Proband vergleicht den Visus ohne bzw. mit vorgehaltenem Kreuzzylinder. Wird zum groben Abgleich der Zylinderstärke eingesetzt. Dabei liegen die Achsen des Kreuzzylinders und die Achse des Korrektionsglases parallel oder sind gekreuzt (90 Grad zueinander).
- **Wendebefragung:** Kreuzzylinder wird vor dem Auge gewendet. Der Proband vergleicht beide Wendelagen. Wird zur Bestimmung der Zylinderachse (Stiel auf Achse) und zum Zylinderfeinabgleich (Achse parallel oder gekreuzt) eingesetzt.

Beide Methoden können auch genutzt werden, um festzustellen, ob überhaupt ein Zylinder benötigt wird.

PRAXISTIPP

Klare Fragetechnik ist bei der Refraktionsbestimmung wichtig! Beim Vergleich von zwei Seheindrücken immer von „Glas 1" und „Glas 2" sprechen (schlechte Fragetechnik: Ist es „so" oder „so" besser).

3.30 Wie geht ein Achsabgleich mit Kreuzzylinder?

Vorläufiger Zylinder wurde bereits ermittelt. Zum Achsabgleich Stiel des Kreuzzylinders parallel zur Achse in der Messbrille halten. Wendebefragung mit runden Sehzeichen, zwei Stufen größer als der aktuelle Visus. Achse in Richtung der Minuszylinderachse der besser gesehenen Wendelage drehen, zunächst in 10-Grad-Schritten bis die Drehrichtung geändert werden muss, dann in 5-Grad- und 2-Grad-Schritten. Ziel: beide Wendelagen gleich.

3.31 Wie wird der Zylinderbetrag bei der Kreuzzylindermethode geändert?

Der Kreis kleinster Verwirrung soll bei Änderung des Zylinderbetrags stets an der gleichen Position (auf der Netzhaut) bleiben. Deshalb muss die Hälfte des Betrags der Zylinderänderung mit umgekehrtem Vorzeichen in der Sphäre nachgezogen werden. Besipiel: Zylinder um –0,5 dpt verstärken, Sphäre um +0,25 dpt anpassen. Umgekehrt beim Abschwächen. Bei Zylinderänderungen um 0,25 dpt kann die Sphäre zunächst nicht nachgezogen werden, da keine sphärischen Gläser in Achtel-dpt-Schritten vorhanden sind. Bei weiterer Änderung berücksichtigen.

MERKE

Bei Änderung des Zylinderbetrags immer die Sphäre um den halben Betrag mit umgekehrtem Vorzeichen anpassen.

3.32 Wie ist der Ablauf einer monokularen Refraktionsbestimmung mit Kreuzzylinder?

1. **Bestimmung des besten sphärischen Glases (BSG):** Kann das BSG nur mit geringer Genauigkeit bestimmt werden, kann an jeder Stelle der Kreuzzylindermethode ein sphärischer Abgleich eingeschoben werden.
2. **Bestimmung des Visus mit BSG**
3. **Astigmatismusprüfung:** Vorhalten oder Wendebefragung.
4. **Zylinder einsetzen:** Betrag abhängig vom Visus mit BSG.
5. **Achsabgleich:** Wendebefragung: Stiel auf Achse.
6. **Grobabgleich der Zylinderstärke:** Vorhaltebefragung: Achse auf Achse. Zylinder jeweils um den doppelten Nennbetrag des Kreuzzylinders ändern.
7. **Feinabgleich der Zylinderstärke:** Wendebefragung: Achse auf Achse. Zylinder jeweils um den einfachen Nennbetrag des Kreuzzylinders ändern.
8. **Eventuell Kontrolle der Achslage:** Bei Änderung erneuter Durchlauf nach dem SAZ-Prinzip (▶ 3.26).
9. **Feinabgleich der Sphäre:** Simultan- oder Sukzessivverfahren.

3.33 Was ist ein Binokularabgleich?

Nach der monokularen Refraktionsbestimmung beider Augen muss das Refraktionsgleichgewicht im binokularen Sehen geprüft werden. Sehzeichen mit Polarisationstrennung verwenden. Beispiel: Zwei-Zeilen-Test. Ein Auge sieht nur die obere Zeile, das andere die untere. Dann sphärischen Feinabgleich für jedes Auge separat unter binokularen Bedingungen durchführen. Wird die Korrektion eines Auges geändert, muss immer das Gegenauge erneut geprüft werden.

MERKE

Der binokulare Feinabgleich ist wichtig für die Verträglichkeit der Brille.

3.34 Wie genau ist die subjektive Refraktionsbestimmung?

Es gibt viele Einflussfaktoren beim Probanden und beim Refraktionisten: Konzentration, Tagesform, Beobachtungsfähigkeit, Anspruch an das Sehen etc. Die Wiederholgenauigkeit (95 %-Bereich) bei Mehrfachmessungen liegt sowohl im sphärischen Wert als auch beim Zylinderwert im Mittel um ±0,4 dpt. Individuelle Werte liegen zwischen ±0,3 dpt und ±0,7 dpt. Die Frage der „Fehlrefraktion" ist nur zu beantworten, wenn das individuelle Intervall bekannt ist.

MERKE

Die Reproduzierbarkeit der Werte bei einer Refraktionsbestimmung ist individuell sehr unterschiedlich.

3.35 Was ist eine objektive Refraktionsbestimmung?

Messung der Fernpunktrefraktion ohne aktive Mitwirkung des Prüflings. Bei automatisierten Verfahren wird zur Messung ein Objekt auf die Netzhaut projiziert (Infrarot, damit für den Probanden sichtbar) und mithilfe vorgeschalteter Optik scharfgestellt oder in Koinzidenz gebracht. Moderne Autorefraktometer führen diese Messung weitgehend selbstständig, rasch und mit guter Qualität aus. Geräte mit Wellenfrontsensoren erfassen zusätzlich Aberrationen höherer Ordnung, die mit Brillen oder Kontaktlinsen jedoch nicht korrigierbar sind.

Bei der Skiaskopie bewegt der Untersucher ein Lichtband mithilfe des Skiaskops über die Pupille. Richtung und Geschwindigkeit des Lichtreflexes erlauben Rückschlüsse auf die Fernpunktrefraktion. Durch Vorhalten entsprechender Linsen wird der sogenannte Flackerpunkt ermittelt. Das zugrunde liegende Prinzip ist das Foucault-Schneideverfahren, das auch in der technischen Optik Anwendung findet. Mit ausreichender Übung und Erfahrung erreicht die Skiaskopie eine hohe Messgenauigkeit und wird insbesondere bei Kindern eingesetzt. In Form der Videoskiaskopie existieren auch automatisierte Verfahren.

3.36 Wie wird der Nahzusatz für die Lesebrille bestimmt?

Die im Laufe des Lebens nachlassende Flexibilität der Augenlinse führt zu einer reduzierten Akkommodationsfähigkeit der Augen. Typischerweise ab etwa dem fünfundvierzigsten Lebensjahr wird ein Nahzusatz (Plusglas) für das Sehen in nahen Entfernungen zusätzlich zur Fernbrillenstärke benötigt. Es gibt unterschiedliche Methoden zur Nahglasbestimmung. Folgendes ist wichtig:

- **Maximaler Akkomodationserfolg (ΔA_{max}):** Mit Fernkorrektion ein geeignetes Sehobjekt (z. B. Strichfigur nach Douane oder kleine Schrift) langsam an das Augenpaar des Probanden annähern. Gemessen wird der geringste Abstand, unter dem das Sehobjekt gerade noch scharf erkannt wird. Kehrwert dieses Abstands in Metern berechnen. Beispiel: Minimaler Abstand beträgt 25 cm; maximaler Akkommodationserfolg = 4 dpt.
  Der maximale Akkommodationserfolg ist stark altersabhängig und unterliegt individuellen Schwankungen (Duane-Kurve). Eine grobe Schätzung ist mit der Formel nach Hofstetter möglich: $\Delta A_{max} = 15 - \text{Lebensalter}/4$.
  Beispiel 48-Jähriger: $\Delta A_{max} = 15–48/4 = 3$ dpt.

- **Bevorzugter Lese- oder Arbeitsabstand (AE):** Dieser ist individuell zu erfragen und hängt u. a. vom Beruf, den Sehanforderungen, aber auch der Körpergröße ab. Am besten die Arbeitssituation simulieren und die Abstände messen. Schätzungen liegen oft daneben.

$$Addition = \frac{1}{AE} - \frac{\Delta A_{mas}}{2}$$

- **Bestimmung des Nahzusatzes (Addition):** Auf Dauer kann nur etwa die Hälfte bis zwei Drittel des maximalen Akkommodationserfolgs beschwerdefrei aufgebracht werden. Es gilt:
  Beispiel: AE = 0,4 m; ΔA_{max} = 3 dpt; Addition = 2,5 dpt – 1,5 dpt = 1,0 dpt.
- **Überprüfung mit der Messbrille:** Der berechnete Additionswert wird in die Messbrille zusammen mit der Fernrefraktion eingesteckt. Der Phoropter erlaubt keine Simulation der natürlichen Arbeitssituation! Jetzt den Seherfolg in der gewünschten Sehentfernung überprüfen. Durch Annähern und Entfernen der Sehprobe das Akkommodationsgebiet austesten und mit den Anforderungen des Probanden abgleichen. Achtung: Je höher die Addition, desto schmaler das Akkommodationsgebiet!

MERKE

Praxisnahe Nahglasbestimmung geht nur mit Messbrille!

PRAXISTIPP

Addition nicht höher geben als erforderlich. Bei gutem Visus sind Additionen über +2,5 dpt nur selten erforderlich. Höhere Nahzusätze sind insbesondere bei Verordnung von Gleitsichtbrillen zu vermieden.

Bei Menschen mit Sehbehinderung sind hohe Additionen (binokular ab +4,0 dpt bis etwa +12 dpt, monokular noch deutlich höher) und die damit zusammenhängende starke Annäherung des Leseguts oft eine gute Lösung. Hohe Additionen binokular mit Konvergenzausgleichsprismen.

Bei der Nahglasbestimmung auf gute Beleuchtung der Leseprobe achten!

Auge und Brille

3.37 Wie korrigieren Brillengläser Fehlsichtigkeiten?

Objekte im Fernpunkt des Auges werden ohne Akkommodation scharf auf die Netzhaut abgebildet. Brillengläser bilden unendlich weit entfernte Objekte in den Fernpunkt des Auges ab. Dieses Zwischenbild wird vom Brillenträger betrachtet. Der bildseitige Brennpunkt des vollkorrigierenden Brillenglases fällt folglich mit dem Fernpunkt des Auges zusammen.

3.38 Warum vergrößern oder verkleiner Brillengläser?

Das korrigierende Brillenglas und das Refraktionsdefizit im Auge (vgl. ▶ 3.20) bilden ein Kepler-Fernrohrsystem (Okular = Zerstreuungslinse, Objektiv = Sammellinse). Wie beim Fernrohr wirkt es je nach Durchblickrichtung vergrößernd oder verkleinernd. Beim Hyperopen wirkt das Refraktionsdefizit im Auge (Zerstreuungslinse) als Okular und das Brillenglas (Pluslinse) als Objektiv: Das System vergrößert. Beim Myopen ist die Situation umgekehrt, das System verkleinert. Bei Korrektion mit Kontaktlinse entfällt der Abstand zwischen Korrektionsmittel und Refraktionsdefizit und damit der vergrößernde bzw. verkleinernde Effekt.

3.39 Welche Rolle spielen Anisometropie und Aniseikonie für die Korrektion?

Anisometropie: unterschiedliche Fernpunktrefraktion auf beiden Augen. Relevant ab ca. 2,0 dpt Unterschied.

Aniseikonie: unterschiedliche Netzhautbildgrößen auf beiden Augen. Ab etwa 4 % Größenunterschied häufiger Probleme, wie Doppelbilder, asthenopische Beschwerden oder Verzeichnungen. Kompensatorisch kann Suppression auftreten.

Zu unterscheiden sind:

- **Längenanisometropie:** beide Augen unterschiedlich lang. Besser Brillenkorrektion, da die unterschiedliche Systemvergrößerung auf beiden Seiten den Netzhautbildgrößenunterschied kompensieren kann.
- **Brechwertanisometropie:** unterschiedliche Brechwerte auf beiden Augen bei gleicher Länge. Besser Kontaktlinsenkorrektion, da das Refraktionsdefizit am Ort der Entstehung ausgeglichen und damit Iseikonie (Bildgrößengleichheit) hergestellt wird.
- **Mischformen:** Korrektion muss individuell erprobt werden.

3.40 Welche Bedeutung hat eine Änderung des Hornhautscheitelabstandes (HSA) bei Brillengläsern?

Vollkorrektion wird nur erreicht, wenn der bildseitige Brennpunkt des Brillenglases mit dem Fernpunkt des Auges zusammenfällt. Ändert sich der HSA (Abstand Hornhautscheitel bis hinterer Brillenglasscheitel), muss die Brillenglasstärke angepasst werden. Beispiel: HSA 16 mm statt 12 mm; Minusglas muss verstärkt, Plusglas abgeschwächt werden. Relevant erst ab Brillenglasstärken über 6,0 dpt, beim Wechsel von Brille auf Kontaktlinse über 4,0 dpt. Merke: Bei Brillenverordnungen mit stärkeren Werten HSA in der Messsituation angeben!

PRAXISTIPP

Der HSA lässt sich beim Phoropter nur schwer kontrollieren, da es keine feste Verbindung zum Probandenkopf gibt. Bei höheren Fehlsichtigkeiten besser mit Messbrille refraktionieren!

3.41 Was ist ein TABO-Schema (Gradbogenschema)?

Verordnungen mit einer Achsrichtung (Zylindergläser, prismatische Brillengläser) werden im TABO-Schema (TABO: technischer Ausschuss für Brillenoptik) angegeben. Das TABO-Schema wird von vorne auf das Augenpaar projiziert. Die Nullpunkte liegen auf der Waagerechten (▶ Abb. 3.6). Angabe von Zylinderachsrichtungen bis 180 Grad (obere Hälfte des TABO-Schemas). Basislagen von prismatischen Brillengläsern bis 360 Grad. TABO-Schemata sind auf Brillenrezepten zum Einzeichnen von Achslagen zu finden.

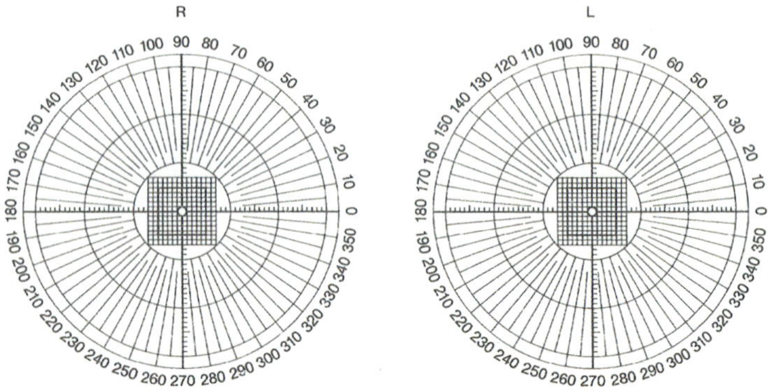

Abb. 3.6 TABO-Schema [G976]

3.42 Wie wird Pluszylinder in Minuszylinder umgerechnet?

Astigmatische Korrektion können in Plus- oder Minuszylinderschreibweise angegeben werden. Beispiel: Die Brillenkorrektion sph +3,0 dpt cyl –1.0 dpt A0° soll in Pluszylinderschreibweise umgerechnet werden.

1. Sphärischen und zylindrischen Wert mathematisch addieren: +3.0 + (–1,0) = +2,0 → ergibt die neue Sphäre (+2,0)
2. Vorzeichen vor dem Zylinderwert umdrehen: +1,0 statt –1,0
3. Achse um 90 Grad drehen: 90° statt 0°

Ergebnis: sph +2.0 cyl +1,0 A90°. Die gleichen Schritte funktionieren auch für die Rückumrechnung.

3.43 Was sind prismatische Brillengläser?

Rein prismatische Brillengläser sorgen für einen seitlichen Versatz der Abbildung. Sie werden zur Korrektion von Heterophorien oder Heterotropien eingesetzt. Im Prinzip wirken sie wie ein Prismenkeil mit einer dickeren Seite (Basis) und einer dünneren Seite. Für die Brillenkorrektion Lage der Prismenbasis angegeben: oben, unten, innen oder außen. Alternativ TABO-Gradbogenschema einsetzen, zwingend bei schiefen Basislagen. Prismen können aus kosmetischen und Gewichtsgründen auf beide Augen verteilt werden. Basislage auf dem Gegenauge um 180° drehen. Die Einheit für die prismatische Ablenkung ist cm/m. Gelegentlich wird noch die veraltete Einheit Prismendioptrie [pdpt] verwendet. Es gilt: 1 cm/m = 1 pdpt = 1^{Δ}.

3.44 Was ist bei der Verordnung von Gleitsichtgläsern zu beachten?

Gleitsichtgläser bestehen aus einem Fernteil, einer Übergangszone (Progressionszone) und einem Nahteil. Die Übergangszone ist beidseits von unvermeidlichen Unschärfebereichen umgeben → Gewöhnungsprobleme möglich. Je höher der Nahzusatz und je kürzer der Progressionskanal, desto schmaler die nutzbare Übergangszone und desto größer die umgebenden Abbildungsfehler (Satz von Minkwitz).

Astigmatismen müssen bei der Refraktionsbestimmung sorgfältig und vollständig korrigiert werden. Überlagerungen von unkorrigierten Astigmatismen und Abbildungsfehlern im Gleitsichtglas können zu scheinbarer Verlagerung der Progressionskanäle führen.

PRAXISTIPP

Additionen bei Gleitsichtgläsern nicht höher als erforderlich verordnen! Unverträglichkeiten sind sonst wahrscheinlich.

Bei Gleitsichtgläsern keine flachen Brillenglasformen empfehlen, da durch kurze Progressionszonen die Abbildungsfehler im Randbereich stärker werden.

3.45 Welche wichtigen Arten von Filtergläsern gibt es?

Filtergläser werden in fünf Filterkategorien (▶ Tab. 3.3) eingeteilt (DIN EN 1836/07).

- **Neutralfilter:** grau oder braun; keine Verfälschung der Farbwahrnehmung.
- **Blaudämpfer:** reduzieren das blaue Licht; sehen eher orangefarben aus; kontraststeigernde Wirkung; Einsatz z.B. im Sport; nicht alle straßenverkehrstauglich wegen Signallichterkennbarkeit.
- **Kantenfilter:** schneiden einen ganzen Teil des Spektrums komplett ab, meist den Blaubereich; Einsatz bei sehbehinderten Menschen zur Kontraststeigerung; nicht straßenverkehrstauglich.
- **Phototrope Filter:** verändern die Tönung je nach Sonneneinstrahlung.
- **Polarisierende Filter:** reduzieren Spiegelungen auf Wasser und nassen Oberflächen.
- **UV-Filter:** blockieren UV-Strahlung bis 400 nm.

Kontaktlinsen

3.46 Wann eine weiche, wann eine formstabile Kontaktlinse?

Weiche Kontaktlinsen sind spontan angenehm zu tragen. Korrektion von sphärischen und astigmatischen Fehlsichtigkeiten ist möglich. Durch moderne Materialien mit hoher Sauerstoffdurchlässigkeit (Silikonhydrogele) besteht eine gute Langzeitverträglichkeit. Als Wegwerflinsen ohne Pflegeaufwand.

Formstabile Kontaktlinsen brauchen mehr Eingewöhnung. Sie können Unregelmäßigkeiten der Hornhautoberfläche überbrücken (z.B. bei Keratokonus). Die Rückfläche muss aufwendiger an die Hornhautform angepasst werden. Sehr gute Langzeitverträglichkeit, geringeres Infektionsrisiko. Schlechter verträglich in staubiger Umgebung.

Tab. 3.3 Filterkategorien (DIN EN 1836/07)

Transmission [%]	Kategorie	Beschreibung
3–8	4	Sehr dunkel, nicht im Straßenverkehr zugelassen
8–18	3	Dunkel; hoher Sonnenschutz
18–43	2	Mittel; für viele Situationen geeignet
43–80	1	Hell; für wechselhaftes Wetter
80–100	0	Sehr hell; kein Sonnenschutz, nachtfahrtauglich

3.47 Was ist bei Astigmatismuskorrektion mit Kontaktlinsen zu beachten?

Weiche Kontaktlinsen schmiegen sich der Augenoberfläche an. Astigmatismen der Hornhaut übertragen sich auf die Vorderfläche. Für die Astigmatismuskorrektion werden torische Weichlinsen eingesetzt. Durch die Lidmechanik beim Blinzeln neigen die Linsen zum Verdrehen, was zu schlechterem Visus führt. Spezielle Geometrien der Oberfläche sollen das verhindern.

Sphärische formstabile Kontaktlinsen können schwache Astigmatismen durch den Überbrückungseffekt korrigieren. Bei größeren Radiendifferenzen der zentralen Hornhautradien (mehr als ca. 4/10 mm) müssen die Rückflächen der Linsen torisch gefertigt werden, um besseren Sitz zu gewährleisten. Durch die Radiendifferenz der Kontaktlinsenrückseite wird ein Astigmatismus induziert, der ggf. auf der Vorderseite kompensiert werden muss (bitorisch kompensierte Kontaktlinsen).

3.48 Was ist Orthokeratologie (Ortho-K)?

Gezielte Veränderung der Hornhautform durch formstabile Kontaktlinsen mit spezieller Rückflächengeometrie. Die Linsen werden nachts getragen. Die Formänderung der Hornhaut hält tagsüber auch ohne Kontaktlinse ausreichend stabil an. Damit können Fehlsichtigkeiten, insbesondere Myopie und Astigmatismus korrigiert werden.

3.49 Wieviel Keratometrie ist bei der Kontaktlinsenanpassung erforderlich?

Für die Anpassung weicher KL genügt die Messung der zentralen Hornhautradien. Bei formstabilen KL sind zusätzlich Daten über die Abflachung der Hornhaut am Rand erforderlich (numerische Exzentrizität). Bei irregulären Hornhäuten, z. B. bei Keratokonus, ist eine Erfassung der Topografie mit einem Videokeratometer angezeigt. Aus Datenbanken können bestpassende Rückflächengeometrien formstabiler Kontaktlinsen ermittelt werden. Kontaktlinsenhersteller können die Höhendaten der Hornhaut zur Fertigung individueller Geometrien (z. B. quadrantenspezifische KL) nutzen.

3.50 Was tun bei plötzlicher Kontaktlinsenunverträglichkeit?

Ursachenforschung:
- Fremdkörper oder Oberflächenverletzung
- Okuläre Pathologien, z. B. Trockenes Auge, Allergien, Infektion, Sjögren-Syndrom
- Veränderung des Tränenfilms, evtl. durch Einfluss von Medikamenten (z. B. Betablocker), Meibom-Drüsendysfunktion, Blepharitis
- Bildschirmarbeit (Blinzelfrequenz sinkt)
- Hormonelle Veränderungen, z. B. Schwangerschaft
- Mangelhafte Hygienemaßnahmen
- Zu lange Tragezeiten
- Austauschrhythmen der KL nicht eingehalten
- Ungeeignetes Material → Sauerstoffmangel (z. B. bei Selbstversorgung aus dem Internet)

Maßnahmen ursachenabhängig: Therapie, Tragepause, Instruktion des KL-Trägers, Wechsel des Pflegesystems, Lidrandhygiene, Nachbenetzung, Materialänderung.

Low Vision

3.51 Was ist Low Vision?

Eingeschränktes Sehvermögen, das trotz einer Korrektion durch herkömmliche optische Hilfsmittel, wie Brillen und Kontaktlinsen zu einer visuellen Beeinträchtigung führt. Minderungen der Einschränkungen lassen sich erzielen durch Einsatz optischer bzw. elektronischer oder ergonomischer Hilfsmittel, Veränderungen in der Umwelt oder Erlernen spezieller Techniken und Vorgehensweisen. Ein wichtiges Kriterium für ein selbständiges Leben ist die Lesefähigkeit, für die ein Visus von mindestens etwa 0,4 erforderlich ist.

Verschiedene Grade der Sehbehinderung können aufgrund eines reduzierten Visus mit bester Korrektion bzw. anderer Störungen des Sehvermögens von entsprechendem Schweregrad vorliegen:

- **Sehbehinderung:** Visus ≤ 0,3 auf dem besseren Auge oder beidäugig
- **Hochgradige Sehbehinderung:** Visus ≤ 0,05 auf dem besseren Auge bzw. beidäugig
- **Erblindung im Sinne des Gesetzes:** Visus ≤ 0,02 auf dem besseren Auge bzw. beidäugig

3.52 Wie läuft eine Low-Vision-Versorgung ab?

- **Anamnese/Bedarfserhebung:** In welchen Situationen gibt es Versorgungsbedarf (z. B. Lesen, Schreiben, Haushalt, Fernsehen etc)?
- **Visuelle Funktionsprüfung:** Perimetrie, Refraktionsbestimmung, Kontrastsehen, Blendempfindlichkeit, evtl. Adaptationsfähigkeit, Farbsinnstörungen.
- **Lesefähigkeit und Vergrößerungsbedarf ermitteln:** anhand spezieller Sehprobentafeln mit Fließtexten unterschiedlicher Größe.
- **Auswahl und Erprobung von Sehhilfen** (vgl. ▶ 3.54): Bedarf, Erfahrung, Einfühlungsvermögen und Geduld.
- **Evtl. psychosoziale Beratung einschalten:** Kontakt zu Selbsthilfegruppen und Beratungsstellen.
- **Erfolgskontrolle:** Effizienz, Tauglichkeit und Handling der Sehhilfen ca. 6–8 Wochen nach der Versorgung kontrollieren.

3.53 Welche Maßnahmen helfen bei mäßiger Sehbeeinträchtigung?

Auch bei Visuswerten zwischen 0,4 und 0,8 können erhebliche Sehprobleme im Alltag bestehen. Zwei wichtige Maßnahmen zur Verbesserung des Sehens in der Nähe sind:

- Gute Beleuchtung; moderne LED-Leuchten ggf. mit wählbarer Lichttemperatur einsetzen. Visusgewinn über mehrere Zeilen möglich.
- Verstärkte Nahzusätze probieren; Additionen über +3,0 dpt bis etwa +6,0 dpt verbessern die Lesefähigkeit durch starke Annährung an das Lesegut.

3.54 Was sind die wichtigsten visuellen Hilfsmittel für Menschen mit Sehbehinderung?

Die wichtigsten Ziele bei der Versorgung sind: Vergrößerung, Kontrastverbesserung und Blendreduktion.

- **Lupen:** handgehalten oder zum Aufsetzen; auch mit Beleuchtung, universelle Sehhilfe; Vergrößerung bis ca. 6-fach.
- **Visolettlupe** (Hellfeldlupe, Lesestein): halbkugelförmige Aufsetzlupe, häufig bei Kindern eingesetzt; durch gute Akkommodationsfähigkeit und entsprechende Annährung bis zu 4-fache Vergrößerung.
- **Lupenbrille:** starkes Plusglas in Brillenfassung montiert; bis +12,0 dpt (3-fach) binokular mit Konvergenzausgleichsprismen oder bis ca. +32,0 dpt (8-fach) monokular (sog. Hyperokular); starke Annäherung des Lesegutes auf wenige Zentimeter bei hohen Werten erforderlich.
- **Fernrohrbrille:** in die Brille eingebautes Fernrohr; Kepler- (bis 6-fach) oder Galilei-System (bis 2,5-fach). Einsetzbar für die Ferne oder mit Aufsteckglas als Fernrohrlupenbrille bis ca. 6-fach für die Nähe. Größerer freier Arbeitsabstand als bei Lupenbrillen.
- **Elektronische Lupen und Apps in Smartphones:** handgehaltene Geräte mit Monitor, Vergrößerung, Kontrastüberhöhung; Speichern von Bildern, Falschfarbendarstellung.
- **Bildschirmlesegeräte:** stationäre oder mobile Systeme; bis 30-fach. Kontrastüberhöhung; Falschfarben; in Kombination mit Tafelkamera zum Einsatz in der Schule, mit PC kombinierbar.
- **Elektronische Vorlesegeräte:** stationär zum Einscannen von Text oder als mobile Clipkamera an der Brille mit Gestensteuerung zum Lesen von Straßenschildern, Etiketten etc.

PRAXISTIPP

Die auf Lupen angegebene Normalvergrößerung (z. B. 4-fach) wird in der Praxis kaum erreicht. Meist nur zwei Drittel der angegebenen Vergrößerung nutzbar.

3.55 Welche weitere Unterstützung brauchen Menschen mit Sehbehinderung?

Sehbehinderte brauchen psychosoziale Beratung. Dabei unterstützen auch Selbsthilfegruppen, z. B. Deutscher Blinden- und Sehbehindertenverband e. V. (DBSV), PRO RETINA Deutschland e. V. Beratungsfelder sind u. a.:

- Rechtliche Situation: z. B. Nachteilsausgleiche durch Blindengeld/Blindenhilfe, Steuererleichterungen, Schwerbehindertenausweis
- Schulungsmöglichkeiten/Berufe für Sehbehinderte und blinde Menschen (Berufsförderungswerke)
- Orientierung und Mobilität (O & M): z. B. Orientierung im Straßenverkehr
- Lebenspraktische Fertigkeiten (LPF): z. B. Bewältigung häuslicher Tätigkeiten

Literatur

Diepes H. Refraktionsbestimmung. 3. Aufl. Heidelberg: DOZ-Verlag, 2004.

Diepes H, Krause K, Rohrschneider K. Sehbehinderung; Ursachen–Auswirkungen–Versorgung. 1. Aufl. Heidelberg: DOZ-Verlag, 2007.

Dietze H. Die optometrische Untersuchung. 2. Aufl. Stuttgart, Thieme Verlag, 2015.
Friedrich M, Degle S, Grein HJ (Hrsg.). Optometrische Funktionsprüfungen. 1. Aufl. Heidelberg: DOZ-Verlag, 2011.
Grein HJ, Schmidt O, Ritsche A. Zur Reproduzierbarkeit von Refraktionsbestimmungen. Ophthalmologe 2014; 111: 1057.
Methling D. Bestimmen von Sehhilfen. 3. Aufl. Stuttgart: Thieme-Verlag, 2012.
Lachenmayer B, Friedburg D, Buser A. Auge – Brille – Refraktion. Schober-Kurs: verstehen – lernen – anwenden. 5. Aufl. Stuttgart: Thieme Verlag, 2016.

4 Klinische Untersuchung und bildgebende Verfahren

Sandra Liakopoulos, Jan D. Unterlauft, Rafael S. Grajewski, Sebastian Siebelmann und Konrad Koch

Untersuchung der vorderen Augenabschnitte

Lider, Tränenwege, Orbita

4.1 Welche statischen Lid-Messparameter können zur Diagnose, Quantifizierung und ätiologischen Einordnung einer Blepharoptose erhoben werden?

Zu den statischen Parametern, die zur Diagnose einer Blepharoptose zu erheben sind, gehört der Abstand zwischen Pupillenreflex und Oberlidkante (engl. margin reflex distance-1 [MRD-1]: Normalwert 4–5 mm) und die vertikale Lidspaltenhöhe, letztere gemessen in Primärposition (Normalwert 9–10 mm), Abblick und Aufblick. Durch die genannten Untersuchungen lässt sich eine Ptose diagnostizieren und quantifizieren. Hinzu kommt noch der Abstand zwischen Oberlidkante und Deckfalte (engl. margin fold distance [MFD]: Normalwert bei Kaukasiern rund 8 mm). Eine erhöhte MFD deutet bei der erworbenen Ptose auf einen Defekt der Levatoraponeurose hin.

4.2 Welche dynamisch-funktionellen Liduntersuchungen und welche weiteren Tests sind essenziell für die Einstufung einer Blepharoptose und für die Wahl eines geeigneten OP-Verfahrens?

Der wichtigste dynamische Lidparameter bei der Untersuchung der Ptosis ist die Levatorfunktion. Hierbei legt man ein Lineal bei maximalem Abblick an die Oberlidkante an und bestimmt die Wegstrecke, welche die Lidkante bis hin zum maximalen Aufblick zurücklegt. Diese Wegstrecke entspricht der Levatorfunktion und beträgt im Normalfall ≥ 15 mm. Wichtig ist, dass bei der Untersuchung die Braue in Normalposition fixiert wird, um den unterstützenden Einfluss der Stirnmuskulkatur auf die Lidhebung zu eliminieren. Auch bei der Wahl des operativen Therapieverfahrens ist die Levatorfunktion von übergeordneter Bedeutung. Beträgt sie etwa ≤ 4 mm, ist eine Korrektur nur mittels Frontalissuspension zu erreichen. Bei Werten > 4 mm erfolgt die operative Korrektur hingegen in der Regel direkt an der Lidhebemuskulatur, mittels Levatorresektion, -faltung bzw. -reinsertion.

Für die Frage, ob eine Operation überhaupt indiziert ist, sind noch weitere dynamische Liduntersuchungen durchzuführen. Beim Simpsontest wird der Patient gebeten, für die Dauer einer Minute im maximalen Aufblick zu verharren. Ein unwillkürliches Absinken der Oberlidkante währenddessen deutet auf eine Myasthenie hin. Die Prüfung des Lidschlusses und des Bellphänomens ist von größter Wichtigkeit, um insbesondere das Risiko für ein korneales Ulcus e lagophthalmo nach etwaiger Ptosischirurgie einschätzen zu können.

Neben Lidstellung und Motilität sollte bei Abklärung einer Ptose auch immer ein orthoptischer Status erhoben werden. Beispielsweise kann allein eine Hypotropie eines Auges mit Schwäche des M. rectus superior begleitend ipsilateral eine dezente Ptose verursachen. Unter Umständen reicht in einem solchen Fall die Korrektur der Augenfehlstellung (Augenmuskelchirurgie), um die Ptosis zu beseitigen. Orthoptisch sollten ferner komplexe myogene Augenmuskelstörungen wie bei der chronisch-progressiven externen Ophthalmoplegie (CPEO) sowie auch eine neurogene Ursache wie bei Okulomotoriusparese ausgeschlossen werden. Hierbei sollte auch die Untersuchung der Pupillomotorik nicht fehlen. Die Kombination aus Miosis und Ptosis wäre verdächtig für ein Horner-Syndrom, die Kombination aus Mydriasis und Ptosis wiederum für eine Okulomotoriusparese.

4.3 Wie unterscheidet sich – vom Manifestationsalter abgesehen – der Lidbefund einer einseitigen kongenitalen Ptose typischerweise von einer einseitigen involutiven Ptose?

Während bei beiden Formen die Deckfalte im Extremfall fehlen kann, zeigt sich bei der kongenitalen Ptose im Abblick typischerweise ein Zurückbleiben der Oberlidkante („lid lag"). Die Lidspaltenweite ist somit im Abblick gegenüber der gesunden Gegenseite erweitert. Im Gegensatz dazu bleibt die involutive Ptosis im Abblick bestehen oder verstärkt sich sogar noch.

4.4 Welche Lidbefunde lassen sich typischerweise bei Vorliegen eines involutiven Unterlidektropiums erheben?

Das involutive Unterlidektropium entsteht vorrangig infolge einer horizontalen Liderschlaffung. Die horizontale Lidspannung wird getestet, indem mit Daumen und Zeigefinger die Unterlidhaut horizontal von der Augenoberfläche weggezogen und anschließend wieder losgelassen wird (Zurücksschnapptest, engl. snap back test). Im Normalfall ist das Lid nur rund 2–3 mm von der Augenoberfläche wegzuziehen und kehrt beim Loslassen unmittelbar wieder in seine Ausgangsposition zurück. Beim involutiven Ektropium lässt sich das Lid weiter vom Augapfel entfernen (6–15 mm) und es nimmt anschließend auch nur verzögert, im Extremfall nur bei forciertem Lidschluss wieder seine Ausgangsposition ein. Um weiter zu differenzieren, ob es sich eher um eine generalisierte Erschlaffung oder um eine umschriebene Erschlaffung des medialen oder lateralen Lidbändchens handelt, die ein unterschiedliches operatives Vorgehen erfordern, wird Zug am Unterlid nach nasal und temporal (lateraler bzw. medialer Distraktionstest) ausgeübt. Lässt sich das UTP (unteres Tränenpünktchen) erheblich nach lateral ziehen, liegt eine Erschlaffung des medialen Lidbändchens vor. Lässt sich der äußere Kanthus nach nasal verlagern, ist das äußere Lidbändchen erschlafft.

4.5 Durch welche Untersuchungen lassen sich das involutive und das narbige Unterlidektropium am besten unterscheiden?

Das Narbenektropium ist durch eine vertikale Verkürzung der vorderen Lidlamelle gekennzeichnet. Dies führt dazu, dass sich die Unterlidkante beim Greifen der Unterlidhaut zwischen Daumen und Zeigefinger nicht oder nur kaum kranialwärts ziehen lässt. Durch Mundöffnung des Patienten lässt sich dieser Effekt noch verstärken, da hierdurch die vertikale Spannung auf dem narbig verkürzten Unterlid noch zunimmt. Im Gegensatz dazu lässt sich beim involutiven Ektropium die Lidkante sogar überdurchschnittlich leicht und weit nach kranial ziehen, da hier neben der horizontalen Liderschlaffung in der Regel auch zusätzlich die Unterlidretraktoren geschwächt sind.

4.6 Was versteht man unter dem Begriff „Lid Lag"?

Hierunter versteht man das Zurückbleiben des Oberlids im Abblick. Dies tritt als Nebenerscheinung nach Ptosischirurgie auf. Es ist weiterhin typisch für die kongenitale Ptose. Im Kontext der endokrinen Orbitopathie wird das Phänomen auch als von-Graefe-Zeichen bezeichnet.

4.7 Aus welchen Teilschritten sollte sich eine umfassende standardisierte Orbitauntersuchung zusammensetzen?

Anders als bei den Pathologien des Augeninneren und der Augenlider lassen sich orbitale Pathologien nicht direkt visualisieren. Die optisch basierte augenärztliche Routineuntersuchung mit Refraktion, Spaltlampenbiomikroskopie und Funduskopie ist somit nicht ausreichend, auch wenn sie zweifelsohne wichtige indirekte Hinweise auf ein krankhaftes Geschehen in der Orbita liefern kann, wie beispielsweise eine Refraktionsänderung (Hyperopisierung) und Aderhautfalten bei Vorliegen einer intrakonalen orbitalen Raumforderung oder wie eine episklerale und/oder retinale Vasotortuositas bei Vorliegen einer orbitalen Gefäßmalformation. Zur vollständigen orbitalen Untersuchung gehören weiterhin folgende Untersuchungsschritte: Augenmotilitätsprüfung, Dokumentation der Augenstellung (Protrusio oder Seitverlagerung) einschließlich der Exophthalmometrie, Palpation, Auskultation, Echografie und ggf. radiologische Bildgebung (cMRT, cCT).

4.8 Wozu dient die Exophthalmometrie? Welche Untersuchungstechniken gibt es? Welche Werte sind als pathologisch einzustufen?

Die Exophthalmometrie dient dazu, ein Vorstehen bzw. eine Protrusion eines oder beider Augen zu detektieren und zu quantifizieren. Das bei Weitem gängigste Messinstrument ist das Exophthalmometer nach Hertel. Alle Exophthalmometer gleichen sich darin, dass sie den sagitalen Abstand zwischen kornealem Scheitel (Kornea) und knöcherner temporaler Orbitakante im Seitenvergleich messen, unter Minimierung parallaktischer Verschiebungen und der daraus resultierenden Ablesefehler. Messwerte von mehr als 20 mm sowie ein relativer Seitenunterschied von mehr als 2 mm sind bei der Exophthalmometrie zumindest als auffällig einzustufen und sollten weitere Diagnostik nach sich ziehen.

4.9 Welche Befunde können einen Exophthalmus imitieren?

Zu den möglichen Ursachen einer Pseudoproptosis, die also eine Proptosis nur simulieren, zählen bei ipsilateralem Vorliegen eine höhere Achsenmyopie (langes Auge), eine Lidretraktion, bei kontralateralem Vorliegen ein Mikrophthalmus (kurzes Auge), ein Enophthalmus (z. B. nach Orbitabodenfraktur), eine Ptosis. Darüber hinaus können mehr oder weniger ausgeprägte Asymmetrien des Gesichtsschädels eine Proptosis vortäuschen.

FALLBEISPIEL

Befundkonstellation

Tränensackschwellung transkutan palpabel, auf Massage wenig putrider Reflux über UTP und OTP; bei Sondierung und Spülen mit Bangerter-Kanüle über das UTP zunächst federnder Widerstand („soft-stop") mit Reflux über OTP, dann jedoch „hard-stop" im Bereich des Sakkuseingangs herstellbar; bei weiterem Spülen gelangt wenig Spülflüssigkeit in den Rachen, hingegen reichlich Reflux der Spülflüssigkeit über das OTP.

4.10 Welche Art der Tränenwegsstenose liegt bei dieser Befundkonstellation vor?

Der prall gefüllte Tränensack deutet auf einen Sekretstau durch eine distal des Sakkus gelegene, also postsakkale Engstelle hin. Zudem spricht der anfänglich federnde Widerstand bei Sondierung am Sakkuseingang für eine zusätzliche präsakkale Komponente. Der dezente putride Reflux bei Massage des Tränensacks sowie der Übergang von etwas Spülflüssigkeit in den Nasenrachen belegen, dass es sich jeweils um relative Engstellen handelt. Die Diagnose lautet somit: relative kombiniert prä- und postsakkale Tränenwegsstenose.

FALLBEISPIEL

Befundkonstellation

Keine Schwellung des Tränensacks; UTP mit konischer Sonde bougierbar; Einführen der Bangerterkanüle und Einschwenken in die Pars horizontalis canaliculi problemlos; Spülprobe negativ mit Reflux über das UTP; weiteres Vorschieben der Bangerterknüle nicht möglich, es besteht ein „soft-stop".

4.11 Welche Art der Tränenwegsstenose liegt bei dieser Befundkonstellation vor?

Absolute präsakkale Stenose noch vor dem Canaliculus communis.

Vorderabschnitts-Bildgebung

4.12 Welche Unterschiede bestehen in der Bildgebung des vorderen Augenabschnitts zwischen der SD-OCT und der SL-OCT?

Beide OCT-Geräte nutzen bei der Darstellung die Reflektivität von Licht im Gewebe, das in Verhältnis zu einer Referenz gesetzt wird. Aufgrund der unterschiedlichen Wellenlängen und der Anzahl der durchgeführten A-Scans/Sekunde unterscheidet sich die Bildgebung mit beiden Geräten jedoch deutlich. Die Spectral Domain OCT (SD-OCT) verwendet Wellenlängen von ca. 840 nm mit nur sehr geringer Eindringtiefe in das Gewebe, bietet jedoch eine sehr hohe Auflösung. Die Time-Domain-OCT (TD-OCT) kann durch die Verwendung einer Wellenlänge von ca. 1310 nm sehr tief in das Gewebe eindringen, hat aber nur eine sehr geringe Auflösung. Insofern eignet sich die TD-OCT z. B. bei Fragestellungen, bei denen es auf eine gute Übersicht ankommt (DMEK-Transplantat-Abhebungen, Evaluation von Vorderkammerlinsen). Sobald es auf eine hohe Auflösung ankommt (Beurteilung Epitheldicke, Tiefe von Narben), ist die SD-OCT der TD-OCT überlegen.

MERKE

Vorderabschnitts-OCT:

- SD-OCT: geringe Eindringtiefe, aber hohe Auflösung (z. B. für Beurteilung Epitheldicke, Narbentiefe)
- TD-OCT: gute Eindringtiefe, aber geringe Auflösung (z. B. für Beurteilung DMEK-Transplantat-Abhebungen oder Evaluation von Vorderkammerlinsen)

4.13 Bei welchen Hornhauterkrankungen- und operationen könnte die intraoperative optische Kohärenztomografie Vorteile bieten?

Die intraoperative OCT scheint insbesondere bei chirurgischen Prozeduren, bei denen transparente oder sehr dünne Strukturen dargestellt oder präpariert werden (z. B. bei lamellären Keratoplastiken), oder in Situationen, in denen präoperativ dargestellte Strukturen bei reduziertem Einblick in die vordere Augenkammer aufgesucht werden müssen, dem reinen Operationsmikroskop überlegen zu sein. Zudem bietet sie einen großen Vorteil bei der Narkoseuntersuchung und der Operation von Kindern oder Patienten, bei denen keine ambulante präoperative Bildgebung erfolgen kann, da diese im OP nachgeholt werden kann.

4.14 Wozu dient die Gonioskopie?

Bei der Gonioskopie wird mithilfe eines Kontaktglases der Kammerwinkel untersucht. Der Kammerwinkel liegt zwischen Iris und Hornhaut und ist vor allem wegen des sich hier befindenden Trabekelmaschenwerks wichtig. Man unterscheidet zwischen der indirekten und der direkten Gonioskopie. Die indirekte Gonioskopie erfolgt an der Spaltlampe von frontal am sitzenden Patienten und erlaubt eine Beurteilung der kompletten 360° des Kammerwinkels. Die direkte Gonioskopie erfolgt von der temporalen Seite am liegenden Patienten. Bei der direkten Gonioskopie können ebenfalls die kompletten 360° des Kammerwinkels dargestellt werden, was allerdings nicht ganz so einfach ist wie bei der indirekten Gonioskopie.

4.15 Welche Strukturen kann man bei der Gonioskopie erkennen?

Von anterior nach posterior betrachtet beginnt der Kammerwinkel mit der Schwalbe-Linie. Sie stellt die Begrenzung zwischen der Descemet-Membran und der Endothelschicht der Hornhaut und dem Kammerwinkel dar. An die Schwalbe-Linie schließt sich das Trabekelmaschenwerk an. Auf das Trabekelmaschenwerk folgen der Sklerasporn und das Ziliarkörperband.

4.16 Wie führt man die Gonioskopie an der Spaltlampe richtig durch?

Wichtig ist es, den Patienten im Vorfeld der Untersuchung über das geplante Vorgehen **aufzuklären.** Der Patient sollte an der Spaltlampe so platziert werden, dass er/sie entspannt sitzen kann. Die Augenoberfläche muss vor der Gonioskopie mit lokalanästhetisch wirksamen Augentropfen betäubt werden. Das Kontaktglas wird entsprechend des Typs mit Kontaktflüssigkeit vorbereitet, falls notwendig. Das Kontaktglas wird dann auf die Hornhaut des Patienten aufgesetzt. Der Kammerwinkel sollte in der **gesamten Zirkumferenz** untersucht werden, damit auch kleinere/lokale pathologische Veränderungen nicht übersehen werden. Am Ende der Untersuchung wird das Kontaktglas wieder abgenommen und alle Ergebnisse schriftlich festgehalten.

Bei engem Kammerwinkel kann man den Einblick verbessern, indem man den Patienten **in die Richtung** des Kontaktglasspiegels gucken lässt, mit dem gerade untersucht wird. Das ist dann der Spiegel, der dem zu untersuchenden Kammerwinkelareal gegenüberliegt. Der Kammerwinkel in der **unteren** Zirkumferenz ist meistens weiter geöffnet und stärker pigmentiert. Daher empfiehlt es sich, hier mit der Untersuchung zu beginnen. Bei der Gonioskopie sollte die Pupille medikamentös **nicht** beeinflusst sein, also weder weit noch eng gestellt werden, da sonst die Weite des Kammerwinkels beeinflusst wird. Bei der Untersuchung selbst sollte ein möglichst schmaler und kurzer Lichtspalt gewählt werden, damit die Pupille durch das einfallende Licht nicht stärker beeinflusst wird als notwendig.

4.17 Wie ist das strukturierte Vorgehen bei der Beschreibung des Kammerwinkels?

Bei der strukturierten Beschreibung des Kammerwinkels sollte man folgendermaßen vorgehen. Die vollen 360° des Kammerwinkels sollten in vier etwa gleich große Quadranten (superior, inferior, nasal und temporal) eingeteilt werden. Danach sollte jeder Quadrant mittels der Einteilungssysteme nach Scheie oder Shaffer (▶ 4.21) oder eines anderen Systems eingeteilt werden. Wichtig ist es zu beurteilen, ob und wie weit der Kammerwinkel offen ist, und welche Strukturen sichtbar oder eben nicht mehr sichtbar sind (siehe auch ▶ 1.36). Danach sollte beschrieben werden, wie stark das Trabekelmaschenwerk pigmentiert und wie die Iris an ihrer Basis konfiguriert ist (flach oder nach anterior/posterior gebogen). Danach können andere Auffälligkeiten des Kammerwinkels mit ihrer jeweiligen Lokalisation beschrieben werden (vordere Synechien, Neovaskularisationen, Rezessus, Tumoren u. a.). In komplexen Situationen kann es sich auch lohnen, eine Zeichnung anzufertigen.

4.18 Was versteht man unter Indentationsgonioskopie?

Zur **Indentationsgonioskopie** wird ein Gonioskop eingesetzt, bei dem der Durchmesser der Kontaktfläche **kleiner** als der Hornhautdurchmesser des Patienten ist. Durch eine Erhöhung des Anpressdrucks des Gonioskops auf das Auge wird Kammerwasser von der zentralen Vorderkammer in Richtung des Kammerwinkels gepresst. Durch das dann vermehrt im Kammerwinkel befindliche Kammerwasser wird die Iris in diesem Bereich nach posterior gedrückt, wodurch die Vorderkammer tiefer wird und ein weiterer Einblick in Richtung Kammerwinkel und der vorhandenen Kammerwinkelstrukturen möglich wird.

Mit der Indentationsgonioskopie ist es möglich herauszufinden, ob bei einem länger bestehenden Winkelverschluss eine Iridotomie/Iridektomie noch erfolgversprechend ist oder ob es durch eine schon länger bestehende Anlagerung der Iris an den Kammerwinkel bereits zur Ausbildung anteriorer Synechien gekommen ist. Die Anlage einer Iridotomie/Iridektomie ist dann nicht mehr erfolgversprechend.

PRAXISTIPP

Mittels Indentationsgonioskopie kann auch versucht werden, einen Winkelblock zu durchbrechen (in Ergänzung zu den übrigen Maßnahmen).

4.19 Wie kann man während der Gonioskopie die Schwalbe-Linie erkennen?

Die Schwalbe-Linie ist eine hell-weiße Linie, die die Begrenzung zwischen Hornhaut und Kammerwinkel darstellt. Sie lässt sich relativ sicher anhand des **doppelten Lichtband-Zeichens** erkennen. Dabei wird der Lichtstrahl der Spaltlampe möglichst schmal und so eingestellt, dass er leicht von der Seite in den Kammerwinkel einfällt. Wenn man richtig vorgeht, stellen sich zwei Lichtreflexe an der Hornhaut ein. Einer davon wird durch die **innere** und einer durch die **äußere** Hornhautgrenze gebildet. Verfolgt man beide auf diese Weise entstandenen Lichtbänder, treffen diese sich und bilden einen Keil an der Hornhautinnenseite. Dieser so entstandene Lichtkeil befindet sich an der Schwalbe-Linie.

4.20 Wie lassen sich die anderen Kammerwinkelstrukturen bei der Gonioskopie voneinander unterschieden?

Nach posterior schließt sich an die Schwalbe-Linie das Trabekelmaschenwerk an. Bei den meisten Menschen ist das Trabekelmaschenwerk leicht pigmentiert und dadurch gut zu erkennen. Meist ist der posteriore Anteil des Trabekelmaschenwerks **stärker** pigmentiert als der anteriore. Ist das Trabekelmaschenwerk nicht pigmentiert, so erscheint es im Vergleich zur Schwalbe-Linie oder zum sich daran anschließenden Sklerasporn eher gräulich bzw. etwas dunkler. Hinter dem Trabekelmaschenwerk befindet sich der Schlemm-Kanal, der in manchen Fällen auch mit Blut gefüllt sein kann und dann als rötliches Band erscheint.

Der Sklerasporn wiederum imponiert als schmales weißes Band und sitzt unterhalb, also posterior vom Trabekelmaschenwerk. Das Ziliarkörperband als posteriore Begrenzung des Kammerwinkels wiederum erscheint abhängig von der Irisfarbe als stärker oder schwächer pigmentiertes breites Band, welches fließend in die Irisbasis übergeht.

4.21 Welche Systeme werden zur Beschreibung des Kammerwinkels eingesetzt?

Die Einteilungen des Kammerwinkels richten sich nach den bei der Gonioskopie sichtbaren Strukturen. Meist wird hierzu das System nach **Scheie** (▶ Tab. 4.1) oder das nach **Shaffer** (▶ Tab. 4.2) eingesetzt.

Tab. 4.1 Klassifikationssystem nach Scheie

Einteilung	Bei Gonioskopie sichtbare Strukturen
Weit offen	Alle Strukturen des Kammerwinkels von Schwalbe-Linie bis Iriswurzel sichtbar
I	Kammerwinkel bis Sklerasporn einsehbar
II	Kammerwinkel bis zum posterioren Anteil des Trabekelmaschenwerks einsehbar
III	Kammerwinkel bis zum anterioren Anteil des Trabekelmaschenwerks einsehbar
IV	Keine Kammerwinkelstrukturen sichtbar

Tab. 4.2 Klassifikationssystem bei der Gonioskopie nach Shaffer

Grad	Winkel	Beschreibung	Risiko für Winkelblock
4	45–35°	Weit offen	Unwahrscheinlich
3	35–20°	Weit offen	Unwahrscheinlich
2	20°	Eng	Möglich
1	<10°	Sehr eng	Wahrscheinlich
Schlitz	Schlitz	Schlitzförmig	Wahrscheinlich
Verschluss	0°	Verschlossen	Verschlossen

4.22 Welches Kontaktglas benutzt man zur Gonioskopie?

Es gibt viele verschiedene Kontaktgläser, die man für die Gonioskopie einsetzen kann. Die beiden geläufigsten Kontaktgläser für die indirekte Gonioskopie an der Spaltlampe sind das Dreispiegel-Kontaktglas nach Goldmann und das Kontaktglas nach Sussmann. Die Auflagefläche des Kontaktglases nach Sussmann hat einen kleineren Durchmesser als die Hornhaut eines Erwachsenen und ist daher gut zur Indentationsgonioskopie geeignet (▶ 4.18). Für die indirekte Gonioskopie im Liegen wird meist ein Kontaktglas nach Koeppe, Hoskins-Barkan oder Swan-Jacobs eingesetzt.

4.23 Was sind die Vorteile der direkten gegenüber der indirekten Gonioskopie?

Bei der direkten Gonioskopie wird das Kontaktglas am liegenden Patienten auf das Auge aufgesetzt und der Untersucher betrachtet den Kammerwinkel von der Seite mit einer handgehaltenen Spaltlampe oder einem Operationsmikroskop. Der Kammerwinkel erscheint im vom Untersucher gesehenen Bild aufrecht und seitenrichtig. Das hat den Vorteil, dass Operationen am Kammerwinkel, wie z. B. das Einsetzen von Stents bei der minimal-invasiven Glaukomchirurgie (MIGS), einfach unter Einsatz der direkten Gonioskopie durchgeführt werden können. Bei der Untersuchung des Kammerwinkels in Narkose bei nicht kooperativen Patienten und Kindern kommt ebenfalls meist aufgrund der einfacheren Durchführbarkeit am liegenden Patienten die direkte Gonioskopie zum Einsatz.

4.24 Was sind die Vorteile der indirekten gegenüber der direkten Gonioskopie?

Bei der indirekten Gonioskopie wird das Kontaktglas auf das Auge des an der Spaltlampe sitzenden Patienten aufgesetzt. Im entsprechenden Spiegel des Kontaktglases wird dann ein umgedrehtes und seitenverkehrtes Bild des gegenüberliegenden Kammerwinkels gesehen. Die indirekte Gonioskopie an der Spaltlampe kommt in der klinischen Routine wesentlich häufiger zum Einsatz, da sie einfach an der Spaltlampe erfolgen kann. Laser-chirurgische Eingriffe am Kammerwinkel sind mittels indirekter Gonioskopie ebenfalls einfach durchführbar.

4.25 Muss man vor jeder Pupillenerweiterung eine Gonioskopie durchführen?

Um den Status der Kammerwasserabflusswege im Kammerwinkel korrekt beurteilen zu können, muss eine Gonioskopie durchgeführt werden, denn der Kammerwinkel ist aufgrund der **totalen inneren Reflexion** der Hornhaut gegenüber Licht, welches aus dem Kammerwinkel abgestrahlt wird, nicht ohne Weiteres von außen einsehbar. Allerdings kann die Tiefe der Vorderkammer an der Spaltlampe relativ einfach mittels des van-Herrick-Tests abgeschätzt werden.

4.26 Was ist der van-Herrick-Test und wozu dient er?

Geht es um die Frage, ob eine Vorderkammer so flach ist, dass bei einer Pupillenerweiterung ein akuter Winkelblock drohen könnte, reicht der **van-Herrick-Test** an der Spaltlampe in den allermeisten Fällen aus. Dazu wird der Lichtpalt an der Spaltlampe möglichst schmal gestellt. Der Einfallswinkel des Lichtstrahls wird koaxial eingestellt, sodass der Lichtweg durch Hornhaut, Vorderkammer, Iris und Linse beurteilt werden kann. Die Beurteilung erfolgt an einer Stelle möglichst weit peripher. Die Breite des Lichtwegs durch die Vorderkammer wird dann in Relation zur Breite des Lichtwegs durch die Hornhaut gesetzt (▶ Abb. 4.1). Ist die Vorderkammertiefe peripher kleiner oder gleich einem Viertel der Hornhautdicke in diesem Bereich, ist ein akuter Winkelblock zumindest wahrscheinlich. In diesen Fällen sollte ohne das Vorhandensein einer offenen Iridotomie oder Iridektomie keine medikamentöse Pupillenerweiterung durchgeführt werden.

4.27 Welche anderen Möglichkeiten gibt, es den Kammerwinkel darzustellen?

Der Kammerwinkel kann auch mithilfe verschiedener bildgebender Verfahren dargestellt werden. Dies kann mittels **Ultraschallbiomikroskopie** (UBM) erfolgen, bedarf allerdings einer guten Mitarbeit des Patienten. Für die Untersuchung mittels UBM ist eine Vorlaufstrecke notwendig. Hierzu wird beim liegenden Patienten ein mit Wasser gefüllter Trichter auf das Auge aufgesetzt. Der größte Vorteil der Untersuchung mittels UBM ist, dass auch hinter der Iris befindliche Strukturen wie Tumoren und Zysten dargestellt werden können.

Weitere Verfahren, mit deren Hilfe der Kammerwinkel dargestellt werden kann, sind die **optische Kohärenztomografie** (OCT) und Verfahren, welche auf dem Prinzip der **Scheimpflug-Photografie** beruhen. Bei der Scheimpflug-Photografie kann der Kammerwinkel selbst aufgrund der totalen inneren Reflexion der Hornhaut nicht direkt dargestellt werden, sondern nur der Eingang des Kammerwinkels, woraus dann die Weite des Kammerwinkels errechnet wird.

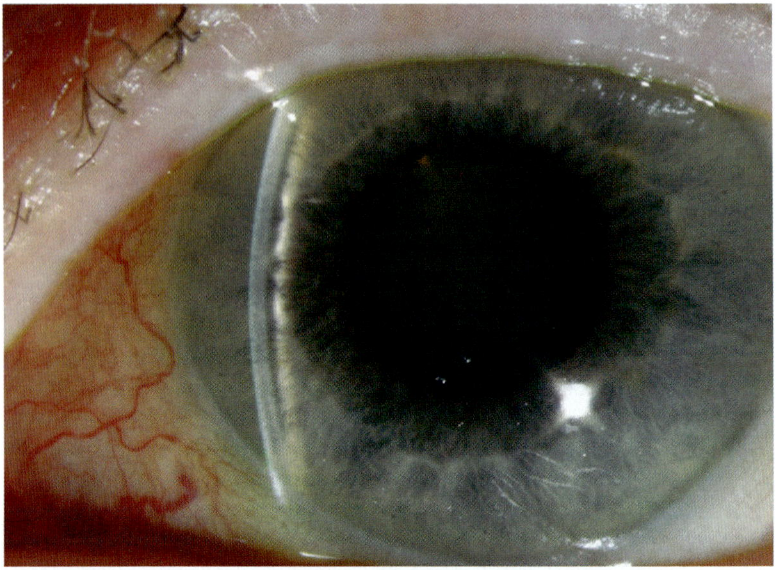

Abb. 4.1 Beispiel für die Durchführung des van-Herrick-Tests: Bei koaxial einfallendem schmalen Lichtbündel wird die periphere Vorderkammertiefe in Relation zur Hornhautdicke betrachtet. Im Bild sind zwei Lichtbündel zu sehen. Das rechte stellt den Lichtweg durch die Hornhaut, also die Hornhautdicke dar. Das rechte Lichtbündel fällt auf die Irisvorderfläche. Der Abstand zwischen beiden Lichtbündeln beschreibt die Vorderkammertiefe. [P853]

Bildgebende Diagnostik der Papille

4.28 Welche Methoden zur bildmorphologischen Ausmessung der Papille gibt es?

Die Vermessung der Papille, des Nervenfasersaumgewebes oder der Exkavation der Papille kommt immer dann ins Spiel, wenn ein Verdachtsbefund ausgeschlossen/erhärtet werden soll. Darüber hinaus kann die bildgestützte Untersuchung des Sehnervs dazu dienen, Veränderungen des Sehnervenkopfes im zeitlichen Verlauf zu beurteilen, z. B. wenn die Wirksamkeit einer Therapie kontrolliert werden soll. Trotz großer technischer Entwicklungen auf diesem Gebiet in den letzten Jahrzehnten bleibt die klassische Photodokumentation der Papille im **rotfreien** und im **Farbbild** weiterhin der Standard. Diese Untersuchung sollte beim Glaukompatienten in regelmäßigen Abständen erfolgen.

Neuere Modalitäten zur Dokumentation pathologischer Veränderungen der Papille sind die Untersuchung mittels okulärer Kohärenztomografie (OCT), mit dem Heidelberg Retina-Tomografen (HRT) und mittels Nervenfaser-Analyzer GDx. Es bleibt aber zu bedenken, dass unterschiedliche Geräte unterschiedliche Strukturen am Sehnervenkopf ausmessen. Eine **direkte Vergleichbarkeit** der mittels unterschiedlicher Methoden erhobenen Messwerte **ist ausgeschlossen.** Selbst wenn die Methode dieselbe, dass eingesetzte Messsystem aber von unterschiedlichen Herstellern ist, können die Messwerte nicht direkt miteinander verglichen werden und schon gar keine Verlaufsbeurteilung anhand der so erhobenen Messwerte erfolgen.

4.29 Sollte bei jedem Glaukompatienten eine solche bildgebende Zusatzuntersuchung erfolgen?

Zusatzuntersuchungen sollten nur dann durchgeführt werden, wenn daraus ein zusätzlicher Nutzen für den Patienten entsteht bzw. neue Erkenntnisse für den behandelnden Augenarzt gewonnen werden können. Eine entsprechende Fragestellung ergibt sich zum Beispiel, wenn bei einem Patienten eine auffällige Papillenexkavation vorliegt und es bei der Untersuchung an der Spaltlampe nicht sicher auszuschließen ist, ob ein beginnender glaukomtypischer Befund vorliegt. Vor allem auch Optikusatrophien nicht-glaukomatösen Ursprungs können ohne bildgebende Untersuchungen schwierig zu diagnostizieren oder auszuschließen sein. Hier kann eine der oben genannten Zusatzuntersuchungen sinnvoll sein, um einen Verdachtsfall zu erhärten oder auszuschließen.

4.30 Was wird beim Papillen-OCT ausgemessen?

Bei der Ausmessung der Papille mit dem OCT kann eine Vielzahl von verschiedenen Parametern bestimmt werden. Typischerweise wird beim Papillen-OCT ein Ringscan um die Papille gelegt und innerhalb dieses Rings die Dicke der retinalen Nervenfaserschicht (englisch: retinal nerve fiber layer, RNFL) ausgemessen.

Anhand dieses Ringscans können eine ganze Reihe an Untersuchungen durchgeführt werden. Viele der weiteren Analysen beruhen auf der Untersuchung des Dickenverlaufs des RNFL innerhalb des Ringscans (▶ Abb. 4.2). Beispielsweise kann der RNFL-Verlauf mit dem einer gesunden Population verglichen werden. So kann festgestellt werden, ob bei einem Patienten die RNFL-Dicke fokal oder insgesamt verdünnt ist oder ob ein Normalbefund vorliegt. Zusätzlich dazu kann die durchschnittliche RNFL-Dicke in den vier Quadranten und den sechs von Garway-Heath definierten Sektoren der Papille ausgewertet werden, um einen schnellen Überblick über die Form der Atrophie zu bekommen. Schließlich können mithilfe zeitlich zueinander versetzter Messungen Verlaufsbeurteilungen durchgeführt werden. Kommt es in der Zwischenzeit zu einer signifikanten Abnahme der RNFL-Dicke, so kann relativ sicher vom Vorliegen eines pathologischen Befunds ausgegangen werden. Ob es sich im vorliegenden Fall dann tatsächlich um ein Glaukom handelt, muss im Einzelfall anhand aller vorliegenden Befunde bestimmt werden.

Bei der Durchführung des Papillen-OCTs ist durch den Untersucher bei Durchführung und durch den Arzt bei Auswertung unbedingt auf eine korrekte Zentrierung des Scankreises zu achten. Denn anhand eines nicht korrekt zentrierten Scans können keine validen Aussagen über die Dicke des RNFLs getroffen werden.

4.31 Ist eine mittels Papillen-OCT verdünnt gemessene RNFL-Dicke mit dem Vorliegen eines Glaukoms gleichzusetzen?

Mit den Messergebnissen des Papillen-OCTs kann nur darüber eine Aussage getroffen werden, ob die **Dicke des peripapillären RNFL pathologisch verändert ist** oder nicht. Der Untersucher selbst muss anhand der vorliegenden Ergebnisse entscheiden, ob es sich um eine durch ein Glaukom verursachte Atrophie des RNFL handelt, oder ob eine andere Erkrankung für die Abnahme des RNFL verantwortlich ist (siehe auch **Optikusatrophien anderer Ursache**).

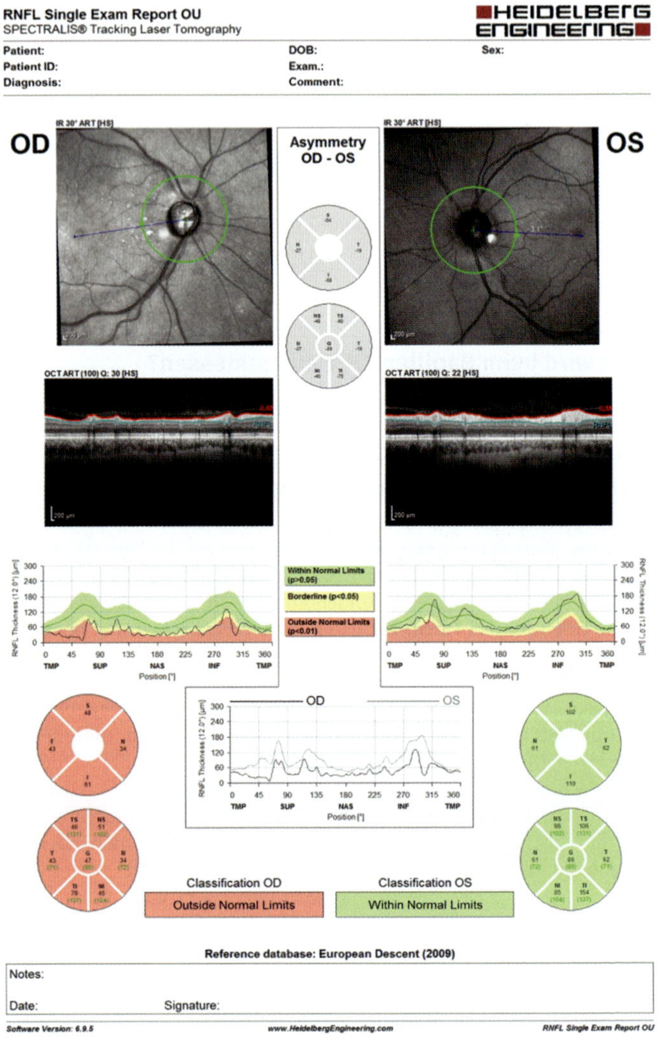

Abb. 4.2 Typische Darstellung der Ergebnisse einer Papillen-Untersuchung des rechten und linken Auges mit dem OCT. Im oberen Teil ist ein rotfreies Bild der Papille mit grün eingezeichnetem Scankreis zur Überprüfung dessen korrekter Zentrierung dargestellt. Mittig ist eine Darstellung der RNFL-Dicke in der 360°-Zirkumferenz abgebildet. Unten sieht man eine Darstellung der mittleren RNFL-Dicke in den vier Quadranten und in den sechs von Garway-Heath definierten Sektoren der Papille. Es ist klar zu erkennen, dass es sich beim rechten Auge um einen sehr vorangeschrittenen Befund bei Glaukom handelt. Am linken Auge sind kaum und deutlich weniger Defekte als rechts nachzuweisen. [P853; V919]

4.32 Worauf kann eine Dickenzunahme der RNFL hinweisen?

Sowohl fokal als auch global verdickte RNFL-Areale sollten kritisch hinterfragt werden. Ursachen für eine pathologische Zunahme der RNFL-Dicke können Gefäßverschlüsse, Papilleninfarkte, entzündliche Veränderungen, tumoröse Optikuskompressionen oder auch ein krankhaft erhöhter Hirndruck sein. Liegt ein solcher Verdachtsfall vor, so sollte diesem unbedingt, z. B. mittels Bildgebung der Sehbahn und Gehirn, nachgegangen werden.

Perimetrie

4.33 Wie können Gesichtsfelddefekte festgestellt werden?

Gesichtsfelddefekte (= Skotome) werden beim Augenarzt mittels Gesichtsfelduntersuchung (= Perimetrie) darstellbar gemacht. Große Gesichtsfelddefekte wie zum Beispiel bei einer homonymen Hemianopsie nach einem Hirninfarkt können im Notfall auch fingerperimetrisch (Konfrontationsgesichtsfeld) am Krankenbett festgestellt werden.

Bei der Perimetrie unterscheidet man ganz grob zwischen der statischen und der kinetischen Perimetrie, und ob die Untersuchung durch eine Person oder automatisch durch einen Computer gesteuert durchgeführt wird. Bei der Perimetrie wird der Patient dazu aufgefordert, auf eine zentrale Markierung eines gewölbten Schirms bzw. einer Halbfeldkugel zu blicken. In unterschiedlichen Abständen zu dieser zentralen Markierung werden dann Lichtpunkte verschiedener Größe und Helligkeit projiziert. Sobald der Patient diesen projizierten Lichtpunkt bemerkt, gibt er dieses durch Betätigung eines Signalgebers dem Untersucher bzw. dem Computer, welcher die Untersuchung steuert, an.

4.34 Welche unterschiedlichen Arten der Gesichtsfelduntersuchung gibt es?

Abhängig von der zugrundeliegenden Fragestellung kann die Perimetrie mithilfe einer Vielzahl verschiedener Teststrategien durchgeführt werden. Die notwendige Untersuchungszeit und der notwendige Aufwand können deutlich unterschiedlich ausfallen, je nachdem welche Teststrategie ausgesucht wird. Bei großflächigen Gesichtsfelddefekten, wie sie durch Hirninfarkte oder durch Tumoren der Sehbahn verursacht werden, reicht meist die Durchführung eines kurzen Übersichtsprogramms zur Diagnosefindung oder Verlaufskontrolle aus.

Bei Verlaufskontrollen von Glaukompatienten muss ein länger dauerndes und sensibleres Programm gewählt werden, mithilfe dessen auch feinere Veränderungen nachgewiesen werden können. Um die Zunahme bereits bestehender Skotome beim Glaukom mit Sicherheit auszuschließen und eine ausreichende Stärke der Behandlung nachzuweisen, müssen die Gesichtsfelduntersuchungen regelmäßig wiederholt werden.

4.35 Wie groß ist das normale Gesichtsfeld? Wo befinden sich normalerweise die Außengrenzen des Gesichtsfelds?

Die äußeren Grenzen des Gesichtsfelds eines Auges bei einem gesunden Patienten liegen temporal bei ca. 90–100°, nasal bei 50°, superior bei 70° und inferior bei ca. 80°. Beim binokularen Sehen vergrößert sich diese Grenze bitemporal auf 90–100°.

Die äußeren Grenzen des Gesichtsfelds werden durch den Nasenrücken, die Wange, den Brauenwulst und vor allem durch die Position des Augapfels in der Orbita beeinflusst, welche interindividuell sehr unterschiedlich sein kann.

MERKE

Gesichtsfeldgrenzen: temporal ca. 90–100°, nasal ca. 50°, superior ca. 70° und inferior ca. 80°.

4.36 Ist die Lichtwahrnehmung auf der Netzhaut überall gleich?

Die Sensitivität, Licht einer bestimmten Leuchtdichte wahrzunehmen, ist auf der gesamten Netzhaut nicht gleichmäßig verteilt. Dieses hängt unter anderem mit der neuronalen Verschaltung und der Dichteverteilung der Stäbchen und Zapfen in der Netzhaut zusammen. Generell ist die Sensitivität, Licht wahrzunehmen, in zentralen Bereichen der Netzhaut um ein vielfaches höher als in peripheren Bereichen.

4.37 Was ist der Unterschied zwischen einem absoluten und einem relativen Skotom?

Als Skotome oder Gesichtsfelddefekte werden solche Bereiche im Gesichtsfeld bezeichnet, in denen die Lichtwahrnehmung herabgesetzt ist. Man unterscheidet physiologische (blinder Fleck) und pathologische Skotome (krankheitsbedingt, durch ein Glaukom o. Ä.) sowie absolute und relative Skotome. In Bereichen absoluter Skotome wird keinerlei Lichtreiz (mehr) wahrgenommen. In Bereichen relativer Skotome wird der Leichtreiz nur wahrgenommen, wenn er heller angeboten wird, als dieses physiologischerweise in diesen Bereichen notwendig wäre.

4.38 Kann man von der Form und Lage eines Skotoms auf seinen Ursprung zurückschließen?

Form, Lage und Verteilung von Skotomen im Gesichtsfeld lassen durchaus klare Rückschlüsse auf ihren Ursprung innerhalb der Sehbahn zu. Bei Glaukomen finden sich zu Beginn typischerweise einzelne ausgeprägte, parazentral gelegene Skotome, welche sich im weiteren Verlauf bogenförmig zum blinden Fleck hin ausbreiten (Bjerrum-Skotom) und lange die Horizontale nicht überschreiten (Rönne-Sprung). Bei der Retinitis pigmentosa entwickelt sich im Krankheitsverlauf ein von peripher nach zentral voranschreitendes Ringskotom mit zentraler Restgesichtsfeldinsel. Eine Makuladegeneration geht mit einem sich langsam entwickelnden Zentralskotom einher, bei der LHON oder einer Retrobulbärneuritis entwickelt sich das Zentralskotom schnell innerhalb von Stunden bis Tagen. Homonyme (postchiasmal) oder heteronyme (prächiasmal) Gesichtsfeldausfälle sollten eher an eine Ursache im weiteren Verlauf der Sehbahn denken lassen.

4.39 Bemerkt jeder Patient die bei ihm/ihr vorliegenden Skotome selbst?

Auch große absolute Skotome werden nicht unbedingt von jedem Patienten sofort bemerkt. Damit ein Skotom, das nur an einem Auge vorliegt, überhaupt wahrgenommen wird, muss einäugig mit nur diesem Auge gesehen werden, was im Alltag nicht unbedingt häufig vorkommt. Anders ist es, wenn die Skotome homonym oder zumindest an beiden Augen überlappend vorliegen. Relative Skotome werden vom Patienten am ehesten als Bereiche unscharfen Sehens im Gesichtsfeld wahrgenommen. Bereiche absoluter Skotome werden durch höhere zerebrale Verarbeitungsebenen „aufgefüllt", indem Bildanteile aus noch gesehenen Gesichtsfeldbereichen in den Bereich des absoluten Skotoms hineingesetzt werden und so ein schlüssiges Bild beim Betrachter entstehen lassen. Physiologische Beispiele hierfür sind der blinde Fleck im Gesichtsfeld oder die Schatten, die von den großen epiretinal gelegenen Arterien und Venen bei Lichteinfall ins Auge auf die Netzhaut geworfen werden.

In manchen Fällen berichten Patienten auf indirekten Weg von ihren Skotomen, wenn zum Beispiel angegeben wird, dass Probleme beim Lesen und Treppensteigen neu aufgetreten sind oder dass Hindernisse erst spät oder gar nicht erkannt werden. Auch das Verhalten eines Patienten in einer unbekannten Umgebung kann Hinweise für das Vorliegen und die Art von Skotomen geben und sollte zur Durchführung einer Perimetrie ermuntern.

4.40 Wie ist das Vorgehen bei der dynamischen Perimetrie?

Bei der dynamischen Perimetrie bewegt sich die eingesetzte Prüfmarke (definierte Größe und Helligkeit) im Gesichtsfeld. Üblicherweise bewegt sich die Prüfmarke im Gesichtsfeld von der äußeren Grenze zum Gesichtsfeldzentrum hin. Sobald der Patient die sich bewegende Prüfmarke bemerkt, wird über die Betätigung eines akustischen Signals dies der prüfenden Person mitgeteilt. Die Richtung, aus der die Prüfmarke sich in das Sichtfeld des Patienten bewegt, muss unbedingt so abgewechselt werden, dass es dem Patienten nicht ersichtlich ist, nach welcher Reihenfolge geprüft wird, und die Aufmerksamkeit bereits vorher in die Richtung aus der die Prüfmarke als nächstes kommen könnte, gelenkt werden kann. Die Prüfung sollte aus allen Richtungen erfolgen. Die geprüften Grenzpunkte gleicher Größe und Leuchtdichte werden miteinander verbunden. Die so entstehende Linie wird auch als Isoptere bezeichnet. Die Größe der eingesetzten Prüfmarke wird mit einer römischen Zahl (I = 0,25 mm^2; III = 4 mm^2) und die eingesetzte Leuchtdichte mit einer arabischen Zahl und einem kleinen lateinischen Buchstaben (1a–4e) bezeichnet. Für bestimmte Gutachten, z. B. im sozialen Entschädigungsrecht, darf das Gesichtsfeld nur mit einer manuell-kinetischen Methode untersucht werden (relevant ist die Marke III/4).

Wenn die Konsistenz/Verlässlichkeit der Angaben des Patienten geprüft werden soll, beispielsweise bei vermuteter Aggravation, so kann man bei der dynamischen Perimetrie auch zusätzlich die Marke vom Zentrum in Richtung Außengrenze laufen lassen und vergleicht danach die Ergebnisse beider Prüfmodalitäten miteinander. Stimmen die beiden ausgetesteten Außengrenzen überein, so ist das Vorliegen einer Aggravation als unwahrscheinlich anzusehen, da das Vorspielen einer solchen Situation praktisch kaum möglich ist.

MERKE

Für bestimmte Gutachten, z. B. im sozialen Entschädigungsrecht, darf das Gesichtsfeld nur mit einer manuell-kinetischen Methode untersucht werden (relevant ist die Marke III/4).

4.41 Wie ist das Vorgehen bei der statischen Perimetrie?

Anders als bei der dynamischen Perimetrie bewegen sich die Prüfmarken bei der statischen Perimetrie nicht. Die Lokalisation der jeweiligen Prüfmarke bleibt während der Testung stationär, was sich verändert, ist die Helligkeit oder auch die Größe der Prüfmarke. Meist wird die statische Perimetrie mithilfe eines Computers durchgeführt und dann als statisch-automatische Perimetrie bezeichnet. Für jede Prüflokalisation wird derjenige Helligkeitswert der Prüfmarke gesucht, bei der in 50 % der Fälle die Prüfmarke gesehen wird. Verschiedene Teststrategien können dazu eingesetzt werden, den jeweiligen Helligkeitswert zu finden, für den das zutrifft.

In der klinischen Routine hat sich mittlerweile die statisch-automatische Perimetrie gegenüber der dynamischen Perimetrie durchgesetzt, da sie schnell durchführbar und außerdem auch an weniger geschultes Personal delegierbar ist. Es ist wichtig, die Prüfstrategien und die eingesetzten Prüfraster zu kennen, um die Fragestellung, welche mithilfe der Perimetrie beantwortet werden soll, effektiv beantworten zu können (Ausmaß der Gesichtsfeldeinschränkung nach A.-cerebri-posterior-Infarkt, Verlaufsuntersuchung bei primärem Offenwinkelglaukom, Gesichtsfeldeinschränkung einer zentralen Toxoplasmosenarbe u. v. a.)

4.42 Warum ist es für die statisch-automatische Perimetrie wichtig, das Patientenalter zu berücksichtigen?

Die mittlere Sensitivität bei der automatischen Perimetrie orientiert sich an einer altersentsprechenden gesunden Population. Die jeweiligen Messergebnisse in den einzelnen Prüflokalisationen werden mit dieser Normalpopulation in ein Verhältnis gesetzt.

4.43 Was versteht man unter dem Prüfraster bei der statisch-automatischen Perimetrie?

Bei der automatisierten statischen Perimetrie können verschiedene Bereiche des Gesichtsfelds auf ihre Funktion hin überprüft werden. Dabei ist es wichtig, die Größe und die Dichte der Prüfpunkte im eingesetzten Prüfraster zu kennen. Um eine schnelle Frustration des Patienten bei der recht anstrengenden Untersuchung zu vermeiden, sollte die jeweils eingesetzte Teststrategie bei jedem Patienten neu überdacht und an den Patienten und an die Fragestellung angepasst werden.

Handelt es sich um einen Patienten mit einer Makulopathie, einem sehr vorangeschritten Glaukom mit zentraler Restgesichtsfeldinsel oder um eine vorangeschrittene Retinitis pigmentosa, so kann es sinnvoll sein, nur die zentralen 10° des Gesichtsfelds mittels Perimetrie auf ihre Funktion hin zu überprüfen. Handelt es sich aber zum Beispiel um einen Patienten mit einer zerebralen Ischämie im Bereich der Sehbahn, so sollte ein Übersichtsgesichtsfeld mit möglichst weit peripher liegenden Außengrenzen, aber ohne exakte Bestimmung der jeweiligen Schwellen in jedem Prüfpunkt erfolgen.

4.44 Was bedeuten die einzelnen Indizes bei der statisch-automatischen Perimetrie: MD, MS, LV, PSD, Bebié-Kurve?

Die **MS** (mean sensitivity) ist die mittlere Sensitivität aller getesteten Prüfpunkte und abhängig vom jeweiligen Patientenalter. Die **MD** (mean deviation oder mean defect) wird berechnet, indem alle lokalen Defekte zusammenaddiert und durch die Anzahl der Testlokalisationen geteilt werden. Vereinfacht gesagt ist der MD die Abweichung der MS des untersuchten Patienten von der MS der altersentsprechenden gesunden Normalpopulation. Ab einer MD von > 2 dB geht man üblicherweise vom Vorliegen eines Verdachtsfalls aus und sollte weitere Kontrolluntersuchungen planen. Die **LV** (loss variance) und die PSD (pattern standard deviation) geben einen Aufschluss darüber, ob einzelne tiefe Defekte im Gesichtsfeld vorliegen (hoher Wert; typisch bei z. B. Glaukom) oder das gesamte Gesichtsfeld von einer Minderung der MS gleichermaßen betroffen ist (niedriger Wert von LV oder PSD). Bei der **Bebié-Kurve** handelt es sich um eine grafische Veranschaulichung der mittels statisch-automatischer Perimetrie erhobenen Ergebnisse. Hierbei werden die MD-Ergebnisse der einzelnen Prüfmarken vom kleinsten (links) zum größtem (rechts) Wert nebeneinander gelegt. Bricht die Kurve am rechten Ende steil nach unten ab, so kann man vom Vorliegen einzelner tiefer lokaler Defekte ausgehen (z. B. bei Glaukom). Ist die Kurve insgesamt horizontal nach unten verlagert, liegt eine im Gesichtsfeld gleichermaßen verteilte Minderung der MS vor (z. B. bei Katarakt).

4.45 Wie lassen sich die Ergebnisse der Perimetrie grafisch darstellen?

Mittels statisch-automatischer Perimetrie lassen sich wie oben dargestellt eine Vielzahl von Parametern überprüfen, die nicht nur, aber vor allem bei der Behandlung von Glaukompatienten wichtig sind zu überwachen. Die Ergebnisse werden meist in der einen oder anderen Form grafisch zusammen dargestellt. In ▶ Abb. 4.3 ist eine solche Darstellung beispielhaft wiedergegeben.

Bei der Begutachtung eines solchen Ausdrucks sollte zuerst überprüft werden, ob die Angaben zum Patienten, die Seite und die zur Testung eingesetzte Refraktion korrekt sind. Als nächstes sollte die korrekte Mitarbeit mittels der Anzahl der falsch-positiven und falsch-negativen Testpunkte überprüft werden. Erst danach sollten Testergebnisse wie MS, MD und LF sowie die ortsaufgelösten Untersuchungsergebnisse für MS und MD und die alterskorrigierten Ergebnisse beurteilt werden.

4.46 Was versteht man unter einer doppelt oder dreifach kreuzenden Eingabelung bei der statisch-automatischen Perimetrie?

Ziel bei der statischen Perimetrie ist es, den Helligkeitswert für jeden der eingesetzten Testpunkte zu ermitteln, bei der die Wahrscheinlichkeit 50 % ist, dass der Patient sie an diesem Punkt wahrnimmt. Damit der Perimeter nicht bei jedem Testpunkt alle möglichen Helligkeitswerte einzeln austesten muss, was zu einer sehr langen Untersuchungszeit und zu einer starken Beanspruchung des Patienten führen würde, wird die Helligkeitswahrnehmung zuerst an vier Messpunkten (Ankerpunkte) im Gesichtsfeld genau ausgemessen. Begonnen wird dabei mit einem Helligkeitswert, der leicht unterhalb des normalen alterskorrelierten Helligkeitswerts in diesem Testpunkt liegt. Wird dieser nicht erkannt, wird die Helligkeit in 4–8 dB großen Schritten weiter erhöht, bis der Patient durch Betätigung eines Signals angibt, den Testpunkt wahrgenommen zu haben. Hierbei wird die Grenze zwischen wahrgenommenem und nicht mehr wahrgenommenem Helligkeitswert das erste Mal überschritten. Danach wird in diesem Testpunkt wieder mit einem dunkleren Testpunkt getestet, wobei die Helligkeit weniger gesenkt wird, als sie im vorherigen Schritt erhöht wurde. Die Grenze zwischen wahrgenommener und nicht mehr wahrgenommener Helligkeit wird hierbei ein zweites Mal überschritten. Nimmt der Patient diesen Testpunkt nun, wie zu erwarten wäre, wieder nicht mehr wahr, so wird die Helligkeit wieder

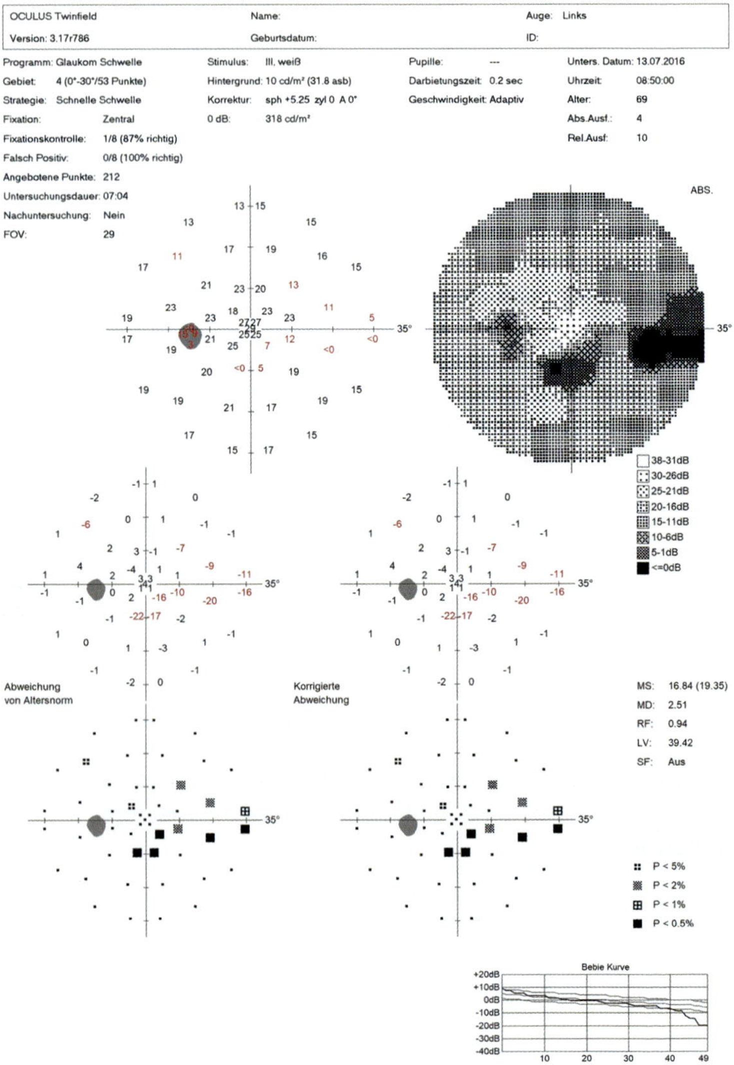

Abb. 4.3 Grafische Darstellung der Ergebnisse einer 30° statisch automatischen Perimetrie am Beispiel eines Glaukompatienten. Die Mitarbeit des Patienten war gut (Fixationskontrollen in 7 von 8 Fällen richtig beantwortet und 0 von 8 möglichen falsch-positiven Antworten). Die MD (mean deviation) ist mit 2,51 nicht besonders hoch, aber die LV (loss variance) von 39,4 und die Bebié-Kurve geben Hinweise für das Vorliegen von einzelnen ausgeprägten Skotomen. In den weiteren Darstellungen zeigen sich ein bogenförmiges Skotom in der unteren Gesichtsfeldhälfte (Bjerrum-Skotom), das die Horizontale nicht überschreitet (Rönne-Sprung). [P853]

um einen kleineren Schritt erhöht, als den um den er vorher verringert wurde, bis der Patient wieder angibt den Testpunkt gesehen zu haben. Die Grenze zwischen gesehenem und nicht mehr gesehenem Testpunkt wird hierbei ein drittes Mal überschritten. Die Grenze der Helligkeitswerte, für die mithilfe des dargestellten Vorgehens angenommen werden kann, dass der Patient sie in 50 % der Fälle wahrnimmt und in 50 % nicht, muss dann zwischen den letzten beiden Helligkeitswerten für die Testpunkte liegen, und wird dann entsprechend angegeben.

Auf der Grundlage der Grenzwerte der Ankerpunkte wird die Helligkeit festgelegt, mit der die Messungen in den anderen Testpunkten begonnen werden. Auch hier werden die Helligkeitswerte hinsichtlich der altersabhängigen Sensitivität für den jeweiligen Patienten nach unten oder nach oben korrigiert. Die übliche 4-2-1-Strategie in den übrigen Lokalisationen sieht eine Verringerung oder Steigerung der Helligkeit der Testpunkte in 4-dB-Schritten bis zur ersten Überkreuzung des Grenzwerts an und dann eine Verringerung oder Steigerung in 2-dB-Schritten bis zur zweiten Überkreuzung der Grenze.

4.47 Welche Gläser setzt man bei der Perimetrie vor das Auge und hat die Pupillenweite einen Einfluss auf die Perimetrieergebnisse?

Bei der Perimetrie ist es wichtig, dass der auf der Netzhaut abgebildete Prüfpunkt scharf abgebildet wird. Deshalb ist es wichtig, dass dem jeweiligen Auge bei der Prüfung das korrigierende Glas für die Nähe vorgesetzt wird. Dieses hat mit der auf der Netzhaut entstehenden Leuchtdichte des Prüfpunkts zu tun. Dies ist nicht nur, aber vor allem dann wichtig, wenn es sich um ältere Patienten handelt, die wegen der vorliegenden Presbyopie eine zusätzliche Korrektur für die Nähe brauchen.

Wird der Punkt jeweils unscharf abgebildet, fällt die Leuchtdichte des Punkts auf der Netzhaut rapide ab. Die Leuchtdichte der Prüfmarke muss in diesem Fall vom Perimeter erhöht und die Marke heller angeboten werden, als sie eigentlich müsste. In diesem Fall wird dann eine fälschlich zu hohe Grenze der Lichtunterschiedswahrnehmung für den jeweiligen Punkt angenommen, als eigentlich korrekt wäre. Wird das Auge nicht ausreichend korrigiert, so fällt die gemessene Sensitivität im gesamten Gesichtsfeld ab, ähnlich wie der Effekt bei einem Auge mit einer vorangeschrittenen Linsentrübung.

Die Pupille sollte bei der Gesichtsfelduntersuchung nicht weit getropft sein. Ist es im klinischen Alltag allerdings doch (durch Unachtsamkeit) zu einer pharmakologischen Beeinflussung der Pupille des Patienten gekommen, so sollte dies kein Hinderungsgrund dafür sein, die Perimetrie bei klinischer Relevanz doch durchzuführen. In diesem Fall sollte allerdings verstärkt auf die korrekte Anpassung der Refraktion für die Nähe geachtet werden, da diese sich bei pharmakologischer Beeinflussung stark von der bei spielender Pupille unterscheiden kann.

4.48 Wobei handelt es sich bei der Flickerperimetrie und der Blau-auf-gelb-Perimetrie?

Bei der Perimetrie wird in den meisten Fällen mit einem hellen weißen Stimulus vor einem dunkleren weißen Hintergrund geprüft. Bei der Blau-auf-gelb-Perimetrie wird ein blauer Stimulus vor einem hellen gelben Hintergrund angeboten und so hauptsächlich die S-Zapfen (S steht hier für short wavelength) gereizt, womit Skotome früher als mit der herkömmlichen Weiß-auf-weiß-Perimetrie nachgewiesen werden können. Allerdings ist dieser Test für den Patienten anstrengender, weil er länger dauert und der blaue Stimulus vor einem hell gelben Hintergrund anstrengender zu verfolgen ist. Außerdem sind die Testergebnisse anfällig für das Vorliegen einer senilen Katarakt, da diese vor allem kurzwelliges blaues Licht herausfiltert.

Bei der Flickerperimetrie wird die critical fusion frequency (CFF) an verschiedenen Orten im Gesichtsfeld gemessen. Die CFF ist diejenige Frequenz, bei der ein flickernder Lichtreiz als durchgängig dargebotener Lichtreiz wahrgenommen wird. Es konnte bereits gezeigt werden, dass Glaukomdefekte hierdurch früher als mit der Weiß-auf-weiß-Perimetrie gefunden werden können. Allerdings ist die Flickerperimetrie bei vorangeschrittenen Glaukomstadien deutlich weniger sensitiv als die herkömmliche Weiß-auf-weiß-Perimetrie.

Ist die Diagnose Glaukom unsicher oder der Glaukomschaden nur wenig ausgeprägt, so lohnt sich die Durchführung einer Blau-auf-gelb- oder Flickerperimetrie. Ist ein Glaukom bereits sicher diagnostiziert und in einem weiter vorangeschrittenen Stadium, sollte nur die Weiß-auf-weiß-Perimetrie zur Verlaufsuntersuchung herangezogen werden.

4.49 Wie oft sollten die Gesichtsfelduntersuchungen bei einem Glaukompatienten wiederholt werden?

Die Gesichtsfelduntersuchungen müssen beim Patienten relativ häufig wiederholt werden, um eine sichere Aussage über den vorliegenden Verlauf beim einzelnen Patienten treffen zu können. Ist die Glaukomdiagnose erst vor Kurzem gestellt worden, so sollten im ersten Jahr der Erkrankung mindestens drei Gesichtsfelduntersuchungen pro Auge durchgeführt werden. In den darauffolgenden Jahren sind weitere zwei Gesichtsfelduntersuchungen pro Jahr angezeigt. Vor allem sollte aber auch die **Häufigkeit der durchgeführten Untersuchungen** immer dann wieder **erhöht** werden, wenn eine **Änderung der Therapie** vorgenommen wurde oder eine **chirurgische Intervention** zur Augeninnendrucksenkung erfolgt ist.

4.50 Kann man sich auf die Ergebnisse der Gesichtsfelduntersuchung immer verlassen?

Bei der Gesichtsfelduntersuchung handelt es sich um eine sogenannte psycho-physische Untersuchung, welche stark von der untersuchten Person abhängig ist. Viele Faktoren, die die Untersuchung beinflussen können, spielen hierbei eine Rolle. Sehr wichtig sind zum Beispiel die Konzentrationsfähigkeit und der Wille zur Kooperation beim jeweiligen Patienten. Darüber hinaus handelt es sich um eine eher anstrengende und relativ lang dauernde Untersuchung. Deshalb muss die Gesichtsfelduntersuchung häufig zum Leidwesen der Patienten wiederholt werden.

4.51 Wie kann die Mitarbeit des Patienten bei der Gesichtsfelduntersuchung überprüft werden?

Die Mitarbeit des Patienten muss wegen der Länge und der Anstrengung der Untersuchung regelmäßig überprüft werden. Bei der statisch-automatischen Perimetrie wird dies anhand kleiner in das eigentliche Prüfprogramm eingestreuter Tests vorgenommen.

Bei der Darbietung eines Testpunkts wird meist ein akustisches Signal vom Gerät abgegeben. In einer definierten Anzahl von Fällen wird ein akustisches Signal ohne ein optisches Signal angeboten. Gibt der Prüfling dann durch Druck des Signalgebers an, einen Prüfpunkt gesehen zu haben, obwohl keiner angeboten wurde, wird dieses vom Gerät registriert. Es handelt sich dabei um ein **falsch-positives** Testergebnis.

Bei den durchgeführten **falsch-negativen** Tests wird ein bereits überprüfter Testpunkt nochmals mit verstärkter Helligkeit als die bereits für diesen Punkt gemessene Schwelle angeboten. Wird dieses durch den Prüfling nicht durch Druck des Signalgebers angegeben, wird dieses als falsch-negatives Testergebnis registriert.

Zeigen mehr als jeweils 10 % der durchgeführten falsch-positiven und falsch-negativen Tests eine inadäquate Mitarbeit des Patienten an, so sollte das Ergebnis der Gesichtsfelduntersuchung nicht zur weiteren Beurteilung herangezogen werden.

Tonometrie

4.52 Was wird bei der Tonometrie gemessen?

Bei der Tonometrie wird der Augeninnendruck gemessen. Der Augeninnendruck entsteht durch das Gleichgewicht zwischen gebildeten und abfließenden Kammerwassers. Gebildet wird das Kammerwasser vom Ziliarkörperepithel. Über den trabekulären und uveoskleralen Abflussweg verlässt das Kammerwasser das Auge wieder. Der Augeninnendruck dient primär dazu, das Auge in seiner Form stabil zu halten, und dass die Abstände zwischen den optisch wirksamen Strukturen wie kristalline Linse und Hornhaut und der Netzhaut konstant bleiben.

4.53 Welche Verfahren dienen zur Messung des Augendrucks?

Zur Messung des Augeninnendrucks können verschiedene Verfahren eingesetzt werden. Den meisten dieser Techniken ist gemeinsam, dass der Augendruck auf indirektem Weg über den zur Verformung des Auges notwendigen Anpressdruck gemessen wird.

Die heutzutage am häufigsten zur Bestimmung des Augendrucks eingesetzte Methode ist die **Applanationstonometrie nach Goldmann.** Hierzu wird ein konischer Messkopf, in den Prismen eingearbeitet sind, auf die Hornhaut aufgesetzt und der Anpressdruck solange gesteigert, bis die Hornhaut soweit abgeflacht ist, dass die gesamte Oberfläche des Messköpfchens (7,35 mm^2) auf der Hornhaut aufliegt. Ist die Hornhaut soweit applaniert, entspricht der Anpressdruck dem im Auge herrschenden Augeninnendruck. Das Messköpfchen wird zur Messung in eine Vorrichtung eingesetzt, die über eine Federwaage verfügt und an der Spaltlampe befestigt werden kann. Über die Federwaage kann der Anpressdruck des Messköpfchens verringert oder gesteigert werden. Die Vollständigkeit der Applanation wird durch den Untersucher an der Spaltlampe kontrolliert. Vor der Messung wird ein gelber Farbstoff in den Bindehautsack gegeben und der Patient dazu aufgefordert, mehrmals zu blinzeln, damit sich der Farbstoff auf der gesamten Hornhautoberfläche verteilt. Sobald der Messzylinder auf die Hornhaut aufgesetzt wird, verdrängt dieser den Farbstoff zu den Seiten hin. Man sieht an der Spaltlampe durch den Messzylinder hindurch zwei Halbkreise, die durch die eingebauten Prismen entstehen. Es handelt sich hierbei um die Grenze zwischen bereits applanierter und nicht applanierter Hornhaut, an der sich der gelbe Farbstoff sammelt. Zur besseren Sichtbarkeit des gelben Farbstoffs wird der Messzylinder und der Farbstoff an der Spaltlampe mit einem blauen Licht

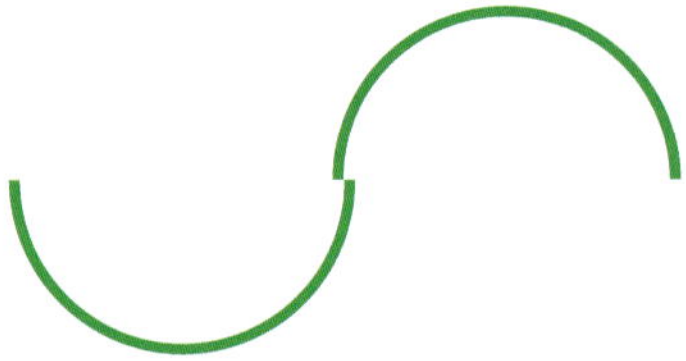

Abb. 4.4 Korrektes Bild der im Messkopf gesehenen Halbkreise bei der Applanationstonometrie nach Goldmann. Berühren sich die Innenflächen der beiden Halbkreise, entspricht der am Gerät eingestellte Anpressdruck dem Augeninnendruck. [L231]

beschienen, wodurch der Farbstoff grün leuchtet/fluoresziert. Der Durchmesser der beiden im Messzylinder sichtbaren Halbkreise kann durch den Untersucher beeinflusst werden, indem der Anpressdruck des Messzylinders gesteigert oder verringert wird. Ist die gesamte Hornhaut applaniert, so berühren sich die sichtbaren Halbkreise mit der jeweiligen inneren Grenze (▶ Abb. 4.4). Der am Gerät eingestellte Anpressdruck entspricht dann dem Augeninnendruck. Wird zu viel Farbstoff eingesetzt, sind die Halbkreise zu dick und der Augendruck wird falsch zu hoch gemessen. Wird zu wenig Farbstoff benutzt, sind die Halbkreis zu dünn und der Augendruck wird zu niedrig gemessen.

Zur Tonometrie beim liegenden Patienten können unter anderem die Tonometer nach Perkins oder das nach Schiøtz eingesetzt werden. Beim Perkins-Tonometer handelt es sich um ein Applanationstonometer, das dem nach Goldmann sehr ähnlich ist, wohingegen das Schiøtz-Tonometer gemäß der Impressionstonometrie funktioniert. Hierbei wird ein mit Gewichten beschwerter Metallstift mitsamt Messvorrichtung senkrecht auf die Hornhaut aufgesetzt und dann gemessen, wie stark die Hornhaut durch den Metallstift verformt wird bzw. wie weit dieser einsinkt. Dieses wird auf der integrierten Messskala abgelesen und wird dann anhand einer Tabelle einem Druckwert zugeordnet. Die Messung kann mit verschiedenen Gewichten vorgenommen werden.

Ein weiteres Verfahren zur Messung des Augendrucks stellt die **dynamische Konturtonometrie** (engl. dynamic contour tonometry, DCT) dar. Hierbei wird ebenfalls ein Messköpfchen auf die Hornhaut aufgesetzt, welches allerdings der entspannten Hornhautwölbung nachempfunden ist. Liegt die Hornhaut komplett an der Oberfläche des Messköpfchens an, so entspricht der Druck, welcher zwischen Messköpfchen und Hornhaut mittels einer Sonde gemessen wird, dem intraokularen herrschenden Druck. Mit der DCT kann außerdem die Pulsamplitude des Augeninnendrucks, welche durch den pulsierenden systemischen Blutdruck bedingt ist, bestimmt werden.

Bei der **transpalpebralen Tonometrie** wird der Augeninnendruck, wie es der Name bereits suggeriert, mittels eines Drucksensors durch das Lid hindurch gemessen. Bei dieser Methode muss die Messvorrichtung in 45° zur Sehachse des Auges gehalten werden. Bei Blick nach unten wird das Gerät von oben auf das Oberlid oder bei Blick nach oben von unten auf das Unterlid gehalten. Gemessen wird die zur Verformung des Bulbus aufgewendete Kraft, woraus dann der Augeninnendruck berechnet wird. Diese Messmethode kann sowohl in sitzender und in liegender Position durchgeführt werden.

Bei der **Rebound-Tonometrie** wird ein magnetisiertes Messköpfchen mehrmals gegen die Hornhaut geschossen und die Abbremsung des Messköpfchens auf der Augenoberfläche gemessen und in einen Augendruckwert umgerechnet. Nachteil dieser Methode ist, dass sie nur beim sitzenden Patienten angewendet werden kann und das Messköpfchen, da es die Augenoberfläche des Patienten berührt und nicht sterilisiert werden kann, nach jeder Messung verworfen werden muss. Außerdem wurden bereits auch Rebound-Tonometer entwickelt, mit deren Hilfe der Glaukompatient seinen Augendruck selbständig auch zu Hause bestimmen und überwachen kann.

Zur berührungsfreien Bestimmung des Augendrucks wurde außerdem das Non-contact- oder Air-puff-Tonometer entwickelt. Hierbei wird die Hornhaut mithilfe von Druckluft applaniert, während eine Kamera die Verformung der Hornhaut prüft. Aus dem zur Verformung der Hornhaut notwendigen Druck des Luftstoßes wird dann der Augendruck berechnet.

4.54 Wie kann der Augeninnendruck direkt gemessen werden?

Der im Augeninneren vorherrschende Druck kann nicht ohne Weiteres direkt gemessen werden. Hierzu müsste das Auge eröffnet werden und eine Druckmesssonde in das Auge eingeführt werden. Auf experimentellen Weg ist dieses bereits schon häufig durchgeführt worden, z.B. zur Untersuchung, ob die zentrale Hornhautdicke einen Einfluss auf die mittels Applanationstonometrie gemessenen Augendruckwerte hat.

In den letzten Jahren wurden auch Druckmesssonden entwickelt, die während einer Operation ins Augeninnere eingebracht werden und dort langfristig verbleiben. Seit Kurzem ist ein solches System auch kommerziell verfügbar. Die Druckmessvorrichtung wird während einer Kataraktoperation mit der Kunstlinse in den Kapselsack eingesetzt und verbleibt im Auge. Der Augeninnendruck wird durch die Sonde im Auge gemessen und kann durch ein in die Nähe des Auges gehaltenen Empfängers ausgelesen werden.

4.55 Welche Einflussfaktoren gibt es bei der Tonometrie?

Da viele Faktoren die Ergebnisse der Augeninnendruckmessung teilweise stark beeinflussen können, ist es wichtig, diese zu kennen und möglichst bei jeder Messung auszuschließen. Hierzu zählen unter anderen physiologische Faktoren wie die tageszeitabhängige Schwankung des Augeninnendrucks und die Körperposition des Patienten während der Messung. Denn in vielen Fällen steigt beim liegenden Patienten der Augendruck mit einer Latenz von einigen Stunden an und ist höher als in der sitzenden Position. Die zirkadiane physiologische Schwankung des Augendrucks und der Einfluss der Körperposition bei der Tonometrie sind auch die beiden wichtigsten Argumente für die stationäre Erstellung eines Tagesdruckprofils mit Nachtdruckmessung in liegender Position.

Neben zentraler Hornhautdicke und vorliegenden Hornhautpathologien wie Narben und Ektasien kann auch ein hoher Astigmatismus das Ergebnis der applanatorischen Augendruckmessung beeinflussen. Hier kann es sinnvoll sein, die Druckmessung zweimal hintereinander mit einem um 90° gedrehten Messköpfchen durchzuführen und den Mittelwert aus beiden Messungen zu errechnen.

Der Patient sollte bei der Tonometrie eine entspannte Körperhaltung einnehmen können. Das Tragen einer zu engen Krawatte, das Zukneifen der Augen und Durchführen eines Valsalva-Manövers während der Tonometrie lassen durch den vermehrten venösen Rückstau in den Halsgefäßen den Augendruck ansteigen. Der Patient sollte außerdem bei der Messung nicht blinzeln und geradeaus in die Richtung des Messköpfchens gucken, sodass dieser zentral auf der Hornhaut zum Liegen kommt. Auch muss jede Form von getragener Kontaktlinse vor der Augendruckmessung herausgenommen werden.

Schließlich ist durch den Untersucher darauf zu achten, dass bei der Tonometrie nicht zu viel oder zu wenig vom oben beschriebenen Farbstoff eingesetzt wird, da dessen Volumen die Dicke der im Messzylinder sichtbaren grünen Halbkreise beeinflusst und so zu fälschlich zu hohen oder zu niedrigen Ergebnissen führt. Ein letzter wichtiger Faktor ist die pharmakologische Beeinflussung der Pupille, da bekannt ist, dass eine Mydriase zu einem Anstieg des Augeninnendrucks führt.

4.56 Welchen Stellenwert hat die zentrale Hornhautdicke bei der Tonometrie?

Die zentrale Hornhautdicke beeinflusst die Höhe des mittels Applanationstonometrie bestimmten Augeninnendruckwerts. Wenn man von einer mittleren zentralen Hornhautdicke von 550 µm ausgeht, so muss pro 25 µm, die die Hornhaut zentral dicker ist, 1 mmHg vom Ergebnis der Tonometrie abgezogen werden, und pro 25 µm, die die zentrale Hornhaut des Patienten dünner ist, 1 mmHg zum Ergebnis hinzuaddiert werden. Allerdings wird diskutiert, ob diese Korrektur der gemessenen Augeninnendruckwerte im klinischen Alltag von Relevanz ist, vor allem vor dem Hintergrund eines für jeden Patienten einzeln festzulegenden Zieldrucks.

Untersuchung der hinteren Augenabschnitte

Retinale Bildgebung

4.57 Was ist der Unterschied zwischen einer konventionellen Funduskamera und einem konfokalen Scanning Laser (cSLO)?

Im Unterschied zur konventionellen Kamera wird bei einem cSLO-System nur ein Teil des sichtbaren Lichtspektrums für die Generierung der Fundusaufnahme verwendet. Laserstrahlen mit definierten Wellenlängen tasten die Netzhaut dabei simultan ab. Je größer die Zahl an unterschiedlichen Wellenlängen ist, die für die Aufnahme verwendet wird, desto natürlicher wirkt die Aufnahme. Durch das konfokale Prinzip wird Streulicht herausgefiltert und die Aufnahmen sind so auch bei trüben Medien klarer und kontrastreicher.

4.58 Welche pathologischen Veränderungen lassen sich mittels Infrarot-Reflexions-Aufnahmen darstellen?

Infrarot-Bildgebung nutzt langwelliges infrarotes Licht. Dieses dringt tief in das Gewebe ein und ermöglicht so insbesondere eine sensitive Darstellung intra- und subretinaler Veränderungen, z. B. einer Atrophie des retinalen Pigmentepithels oder von retikulären Pseudodrusen.

4.59 Welche pathologischen Veränderungen lassen sich mittels Rotfrei-Reflexions-Aufnahmen darstellen?

Rotfreie Aufnahmen werden mittels kurzwelligen blauen Lichts erstellt. Dieses wird insbesondere von weiter innen gelegenen Netzhautstrukturen reflektiert und ermöglicht so eine sensitive Darstellung epiretinaler Strukturen wie z. B. epiretinale Membrane oder retinale Neovaskularisationen.

4.60 Welche pathologischen Veränderungen lassen sich mittels Autofluoreszenz-Aufnahmen darstellen?

Die Darstellung von Autofluoreszenz-Aufnahmen hängt von der verwendeten Wellenlänge ab. Am häufigsten wird kurzwelliges blaues Licht verwendet. Ein Sperrfilter trennt hierbei zwischen Anregung und fluoreszentem Licht. Autofluoreszenz-Aufnahmen mit kurzwelligem blauen Licht stellen sensitiv Lipofuszin dar. Ein pathologisch vermindertes Autofluoreszenz-Signal entsteht z. B. durch eine Atrophie des RPE. Im Bereich der zentralen Makula bewirkt das Makulapigment physiologischerweise ein erniedrigtes Autofluoreszenz-Areal. Fehlt das Makulapigment wie beispielsweise bei einer Foveahypoplasie oder bei idiopathischen makulären Teleangiektasien, so ist das Autofluoreszenz-Signal im Bereich der Fovea nicht erniedrigt. Ein erhöhtes pathologisch Autofluoreszenz-Signal spricht für eine vermehrte Ansammlung von Lipofuszin, welche z. B. bei Morbus Best oder Morbus Stargardt zu beobachten ist.

4.61 Was ist die Blut-Retina-Schranke?

Die innere Blut-Retina-Schranke wird gebildet durch intakte retinale Gefäße, die äußere Blut-Retina-Schranke durch das retinale Pigmentepithel. Beide sind physiologischerweise für Flüssigkeiten nicht-permeabel. Gefäße der Choriocapillaris sowie die Bruch-Membran hingegen sind physiologischerweise permeabel.

4.62 Welche Farbstoffe werden für die angiografische Darstellung retinaler und chorioidaler Gefäße verwendet?

Fluoreszein- und Indocyaningrün-(ICG-)Farbstoffe können für die Angiografie verwendet werden. Fluoreszein-Farbstoff zeigt Fluoreszenz, wenn er mit sichtbarem Licht im kurzwelligen blauen Frequenzbereich stimuliert wird. ICG-Farbstoffen weisen eine Spitzenabsorption und -emission im langwelligen Infrarotbereich auf.

Bei der Fluoreszenzangiografie (FA) tritt der Farbstoff physiologischerweise aus der Choriocapillaris und verteilt sich innerhalb kürzester Zeit in der Aderhaut („Hintergrundfluoreszenz"). Intakte retinale Gefäße wie auch das retinale Pigmentepithel stellen als Blut-Retina-Schranke eine Barriere dar.

ICG-Moleküle formen einen makromolekularen Komplex mit großen Serumproteinen und strömen daher deutlich langsamer als der Fluoreszein-Farbstoff aus der Choriocapillaris aus. Die großen Aderhautgefäße sind daher noch einige Minuten nach Injektion des ICG-Farbstoffs gut abgrenzbar und auch pathologische Veränderungen im Bereich der Aderhaut oft besser erkennbar als mittels Fluoreszein-Farbstoff. Aufgrund des langwelligeren Lichts sind bei der ICG-Angiografie Veränderungen auch durch eine dünne Blutung hindurch erkennbar. Bei pathologisch gesteigerter Gefäßpermeabilität retinaler oder chorioidaler Neovaskularisationen oder bei Vaskulitis tritt Fluoreszein-Farbstoff einfacher und schneller aus und zeigt so meist deutlichere Leckagephänomene als ICG-Farbstoff.

4.63 Welche angiografischen Phänomene stellen sich hypofluoreszent dar?

Hypofluoreszent sind nicht-perfundierte Areale und Blockadephänomene. Nicht - perfundierte Areale treten z. B. bei retinaler Ischämie durch einen Gefäßverschluss oder bei diabetischer Retinopathie auf, sowie physiologischerweise in der fovealen avaskulären Zone. Blockadephänomene sind z. B. im Bereich dicker subretinaler Blutungen erkennbar.

MERKE
Hypofluoreszent sind nicht-perfundierte Areale und Blockadephänomene.

4.64 Welche angiografischen Phänomene stellen sich hyperfluoreszent dar?

Hyperfluoreszenzen treten auf bei einer Leckage, einem Staining, Pooling sowie Fensterdefekten. Diese Phänomene unterscheiden sich durch ihr zeitliches Auftreten während der Früh-, Mittel- und Spätphase der Angiografie sowie anhand typischer Muster.

Eine **Leckage** entsteht, wenn Farbstoff die Blut-Retina-Schranke passiert. Leckagephänomene sind daher typischerweise bereits in der Frühphase der Angiografie vorhanden und nehmen bis zur Spätphase zu (Beispiel: aktive chorioidale Neovaskularisation).

Staining entsteht, wenn sich ein Gewebe mit Farbstoff anfärbt, ohne dass dieses Gewebe selber Leckagephänomene zeigt. Typischerweise zeigt sich der Bereich in der Frühphase hypofluoreszent mit zunehmender, gut begrenzter Hyperfluoreszenz in der Spätphase (Beispiel: pseudovitelliformes Material).

Pooling entsteht, wenn Farbstoff in einen bereits vorhandenen und mit Flüssigkeit gefüllten Raum einströmt. Typischerweise zeigt sich dieser Bereich daher bereits in der Frühphase hyperfluoreszent bei gut begrenzten Rändern (Beispiel: rein seröse Pigmentepithelabhebung).

Fensterdefekte entstehen, wenn bedingt durch eine Verminderung von physiologischerweise vorhandenen Blockadephänomenen der Blick auf die Hintergrundfluoreszenz der Aderhaut freigegeben wird. Diese Bereiche sind typischerweise bereits in der Frühphase hyperfluoreszenz, wobei die Fluoreszenz mit zunehmendem Auswaschen des Farbstoffes aus der Aderhaut über die Zeit abnimmt (Beispiel: Atrophie des retinalen Pigmentepithels).

MERKE
Hyperfluoreszenzen treten auf bei einer Leckage, einem Staining, Pooling sowie Fensterdefekten.

4.65 Was ist der Unterschied zwischen Time Domain, Spectral Domain und Swept Source OCT?

Die optische Kohärenztomografie (OCT) nutzt Interferometrie, um Informationen über die Reflektivität unterschiedlich tief gelegener Gewebeschichten zu erhalten und so Querschnittsaufnahmen eines Gewebes zu erzeugen. Im Gegensatz zur Time

Domain OCT wird bei der Spectral Domain OCT sowie der Swept Source OCT die Interferenz spektral ausgewertet, der Referenzarm ist stationär und somit Geschwindigkeit und Auflösung deutlich höher. Dies ermöglicht, größere und dichtere Scans zu erzeugen und En-Face-Ansichten zu generieren. Unterschiede finden sich zudem in der Art der verwendeten Lichtquelle. Swept-Source-OCT-Technologie verwendet meist Licht höherer Wellenlänge, das tiefer in das Gewebe eindringt und so auch die Aderhaut in hoher Auflösung darstellt.

4.66 Wie werden die vier hyperreflektiven Banden bezeichnet, die auf hochauflösenden OCT-B-Scans in der äußeren Netzhaut erkennbar sind?

▶ Abb. 4.5. Von oben nach unten:
1. Äußere Grenzmembran
2. Ellipsoide Zone der Photorezeptoren
3. Interdigitationszone
4. RPE/Bruch-Membran-Komplex

4.67 Was ist die Follow-up-Funktion bei der OCT-Bildgebung?

Bedingt durch Veränderungen der Fixation oder auch Neigung des Kopfes bei der Aufnahme erfassen wiederholte OCT-Volumenscans oft nicht identische Bereiche des Augenhintergrunds. Bei aktivierter Follow-up-Funktion wird ein OCT-Scan an derselben Stelle aufgenommen wie der Scan der Referenzvisite. Dies erleichtert den Vergleich zwischen zwei Visiten und ermöglicht so eine akkuratere Verlaufsbeurteilung.

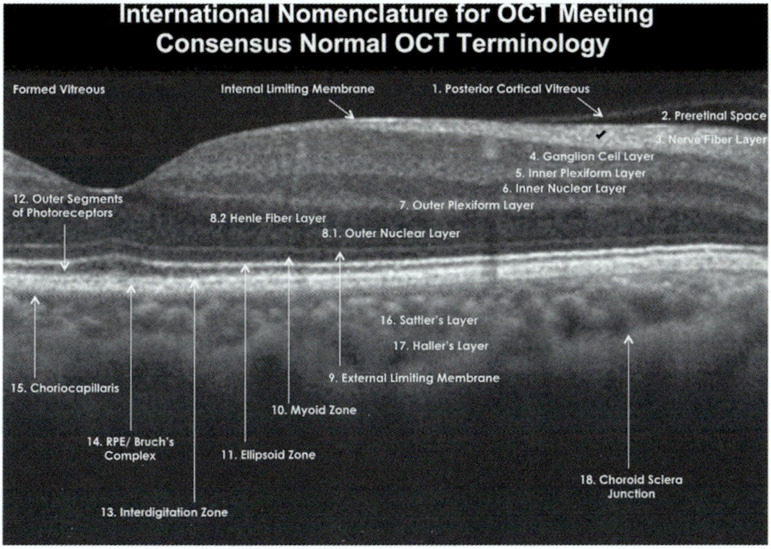

Abb. 4.5 Nomenklatur der OCT-Schichten [H163-001]

4.68 Welche pathologischen Veränderungen stellen sich auf OCT-Scans hyporeflektiv dar?

Intraretinale hyporeflektive zystoide Räume können durch pathologischen Flüssigkeitseinstrom in die Netzhaut entstehen wie z. B. bei Störungen der Blut-Retina-Schranke bei Mikroaneurysmen, Teleangiektasien oder retinalen oder chorioidalen Neovaskularisationen (CNV). Differenzialdiagnostisch können zystoide Räume bei neurodegenerativen Prozessen auftreten wie z. B. bei idiopathischen makulären Teleangiektasien, Optikusneuropathien oder seit langer Zeit bestehenden CNV. Bei chronisch degenerativ entstandenen zystoiden Räumen ist meist in der Fluoreszenzangiografie keine Leckage erkennbar, im Unterschied zu den durch pathologischen Flüssigkeitseinstrom entstandenen zystoiden Räumen.

Flüssigkeit kann sich auch im subretinalen Raum und unterhalb des RPE ausbreiten und hier als hyporeflektiver Spalt erkennbar sein.

Wird die Transmission des einfallenden Lichts durch stark hyperreflektive Strukturen unterbrochen, so entsteht unterhalb dieser Strukturen ein hyporeflektiver „Schatten" im OCT-Scan.

4.69 Welche pathologischen morphologischen Korrelate stellen sich auf OCT-Scans hyperreflektiv dar?

Im Bereich der Nervenfaserschicht sind z. B. Cotton-wool-Herde als hyperreflektive Auftreibungen erkennbar. Im intraretinalen Raum stellen sich insbesondere Blutungen und harte Exsudate sowie migrierende RPE-Zellen als hyperreflektive Punkte dar. Bei einer akuten retinalen Ischämie werden die nicht-perfundierten Netzhautschichten initial hyperreflektiv, bevor es zu einer Verdünnung der entsprechenden Schichten im Verlauf kommt. Hyperreflektives Material im subretinalen Raum oder unterhalb des retinalen Pigmentepithels kann mit einer Reihe pathologischer Veränderungen korrelieren wie z. B. einer Blutung, Fibrin, fibrovaskulärem Gewebe oder pseudovitelliformem Material. Multimodale Bildgebung (insbesondere Funduskopie, Angiografie, Autofluoreszenz) ist hier von besonderer Bedeutung, um das Korrelat zu identifizieren.

4.70 Was sind „Segmentierungsfehler" auf OCT-Scans?

Für die Berechnung quantitativer Parameter wie der Netzhautdicke werden Segmentierungslinien auf den OCT-B-Scans benötigt. Die Software berechnet den Abstand zwischen zwei Segmentierungslinien auf jedem OCT-B-Scan und kalkuliert so die mittlere Dicke oder das Volumen der gewünschten Struktur. Nicht selten entstehen bei automatisch gesetzten Segmentierungslinien Fehler, insbesondere bei ausgeprägten morphologischen Veränderungen durch Pathologien. Vor Verwendung von quantitativen Werten muss so unbedingt die korrekte Position der Segmentierungslinien geprüft und ggf. korrigiert werden.

4.71 Wie entstehen OCT-Angiografie-Aufnahmen?

Bei der OCT-Angiografie werden dichte Volumenscans aufgenommen, wobei mehrere OCT-B-Scans an derselben Stelle aufgenommen und verglichen werden. Im Gegensatz zu nicht bewegten Strukturen erzeugt Blutfluss in Gefäßen eine ständige Änderung des Reflexionsverhaltens. OCT-Angiografie-Software erfasst diese zeitlichen Unterschiede im Reflexionsverhalten und extrahiert so Information über den Blutfluss aus sämtlichen OCT-B-Scans. Die meisten Hersteller stellen den Blutfluss sowohl als En-Face-Bild sowie farblich auf OCT-B-Scans markiert dar. Eine invasive Injektion eines Farbstoffs ist nicht erforderlich.

4.72 Sind Segmentierungsfehler für die qualitative Beurteilung von En-Face-Aufnahmen bei der OCT-Angiografie relevant?

Ja! Im Gegensatz zu OCT-B-Scans ist ein En-Face-Bild bei OCT-Angiografie abhängig von der Position der Segmentierungslinien, da auf diesen Aufnahmen nur Flussinformation dargestellt wird, die sich zwischen den Segmentierungslinien befindet. Somit ist es auch bei rein qualitativer Befundung von OCT-Angiografie-Aufnahmen sehr wichtig, die Position der Segmentierungslinien zu prüfen.

4.73 Was sind Projektionsartefakte bei der OCT-Angiografie?

Projektionsartefakte entstehen, wenn sich die Reflektivität einer Struktur ohne Blutfluss dadurch verändert, dass sich das Reflexionsverhalten weiter innen gelegener Blutgefäße ändert und somit auch die Transmission des Lichts in die weiter außen gelegenen Strukturen. Beispielsweise wird Flussinformation der retinalen Gefäße oft als Projektionsartefakt auch auf Höhe des retinalen Pigmentepithels detektiert. Mittels der OCT-Angiografie detektierte Flussinformation ist somit nur dann sicher real, wenn sie nicht identisch ebenso in weiter innen gelegenen Schichten detektiert wird. Bei vielen OCT-Angiografie-Instrumenten lassen sich Projektionsartefakte durch Anwählen einer Funktion aus den Bildern herausrechnen.

4.74 Sind auf OCT-Angiografie-Aufnahmen Leckagephänomene erkennbar?

Nein. Leckagephänomene sind auf Fluoreszein- oder Indocyaningrün-(ICG-)Angiografien erkennbar. Leckage bezeichnet den Ausstrom von Flüssigkeit aus permeablen Gefäßen (▶ 4.62). Mittels OCT-Angiografie wird nicht-invasiv Flussinformation dargestellt, die anhand der zeitlichen Änderung des Reflexionsverhaltens auf OCT-B-Scans errechnet wurde. Blutfluss in Gefäßen kann somit dargestellt werden, eine Leckage von Flüssigkeit aus den Gefäßen in das umgebende Gewebe jedoch nicht.

4.75 Was ist En-Face-OCT?

▶ Abb. 4.6. Aus einem dichten OCT-Volumenscan lassen sich mithilfe der Software sowohl Querschnitte (OCT-B-Scans) als auch Aufsichten (En-Face-OCT) berechnen. Eine En-Face-Darstellung wird berechnet aus allen Pixeln, die sich zwischen zwei Segmentierungslinien befinden. Diese können auf Wunsch entweder nur eine sehr dünne Ebene darstellen (z. B. die Photorezeptorebene) oder aber die gesamte Netzhaut (wenn die Segmentierungslinien entsprechend weit auseinander positioniert werden).

4.76 Welches bildgebende Verfahren ist am besten geeignet für die Darstellung einer retinalen Vaskulitis?

Die Fluoreszenzangiografie stellt eine Vaskulitis sensitiv dar. Um periphere Veränderungen sicher zu erfassen, sind entweder Weitwinkel- oder periphere Aufnahmen erforderlich. Die OCT oder OCT-Angiografie sind nicht geeignet.

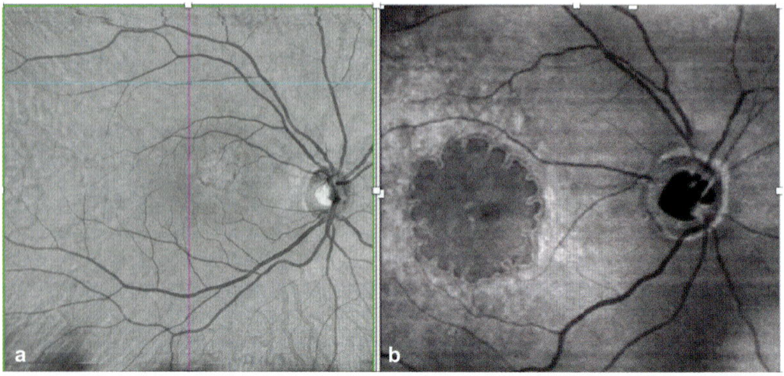

Abb. 4.6 En-Face-OCT. **a** Gesamte Retina. **b** Photorezeptorebene. [P868]

MERKE

Durch eine Fluoreszenzangiografie wird eine retinale Vaskulitis am sensitivsten dargestellt (Gefäßleckagen).

4.77 Welche retinale Bildgebung ist am besten geeignet für die Darstellung einer Atrophie des retinalen Pigmentepithels (RPE)?

Optische Kohärenztomografie (OCT) und Autofluoreszenzaufnahmen sind am besten geeignet für die Darstellung einer RPE-Atrophie. Auf OCT-Scans wird die RPE-Atrophie über eine vermehrte Transmission von Licht in weiter außen gelegene Strukturen wie die Aderhaut erkannt. Zusätzlich ist hier die meist vorhandene Verdünnung der äußeren Körnerschicht und Photorezeptorbanden im Bereich der RPE-Atrophie gut darstellbar. Die Autofluoreszenzaufnahmen sind im Bereich einer RPE-Atrophie aufgrund des verminderten Lipofuszins dunkler, jedoch kann dieses Phänomen auch auftreten, wenn die Autofluoreszenz des Lipofuszins durch weiter innen gelegene Strukturen wie eine Blutung oder Makulapigment blockiert wird.

4.78 Welche retinale Bildgebung ist am besten geeignet für die Darstellung der Aderhaut?

Indocyaningrün-(ICG-)Angiografien und En-Face-OCT-Darstellungen (Struktur-OCT oder OCT-Angiografie) sind sehr gut geeignet, um Veränderungen der Aderhaut wie z. B. Pachyvessel darzustellen. Leckagephänomene im Bereich der Aderhaut wie z. B. im Rahmen einer Retinopathia centralis serosa sind am besten mittels ICG-Angiografie erkennbar, während sie mittels Struktur-OCT oder OCT-Angiografie nicht erfasst werden. Minderperfusionen im Bereich der Aderhaut sind mittels ICG-Angiografie wie auch OCT-Angiografie darstellbar. Aderhauttumoren können gut mithilfe von Struktur-OCT-B-Scans dargestellt und quantifiziert werden, wobei entweder Swept-Source-OCT-Systeme verwendet werden können oder bei Spectral-Domain-OCT-Systemen die Darstellung der Aderhaut mittels einer EDI-Funktion (Enhanced Depth Imaging) verbessert werden kann.

4.79 Welche Bildgebung ist am besten geeignet, um eine retinale Blutung zu erfassen?

Retinale Blutungen sind am besten mittels Funduskopie/Fundusfarbaufnahmen darstellbar. Je größer die Blutung, desto leichter kann sie auch auf OCT-B-Scans als hyperreflektive Struktur erfasst werden. Eine dichte Blutung stellt sich auf Autofluoreszenzaufnahmen dunkel dar, erzeugt auf Fluoreszenzangiografie-Aufnahmen Blockadephänomene und kann bei der OCT-Angiografie die Erfassung von weiter außen gelegenem Blutfluss beeinflussen.

4.80 Wie stellt sich die Henle-Faserschicht im OCT dar?

Die Henle-Faserschicht stellt sich auf OCT-B-Scans meist hyporeflektiv dar und wird daher leicht mit der äußeren Körnerschicht verwechselt. Trifft das Licht des OCT-Scanners jedoch im rechtem Winkel auf die schräg verlaufenden Henle-Fasern, dann erscheint die Henle-Faserschicht auf dem OCT-B-Scan hyperreflektiv.

Elektrophysiologie des Auges

4.81 Was ist ein Elektroretinogramm und aus welchen Komponenten setzt es sich zusammen?

Beim Elektroretinogramm (ERG) werden Potenziale der Netzhaut durch gleichmäßige Beleuchtung aktiviert und als Summenantwort gemessen und aufgezeichnet (analog zu einem EKG). Dabei wird eine Ableitungselektrode über eine Kontaktlinse an der Hornhaut angebracht. Es werden folgende Hauptkomponenten unterschieden:

- **a-Welle:** erster negativer Ausschlag der ERG-Kurve, stammt von den Photorezeptoren.
- **b-Welle:** folgt der a-Welle als positiver Ausschlag und stammt von Müller-Zellen und Bipolarzellen der äußeren Retina.
- **Oszillatorische Potenziale:** kleine Wellen, die von der b-Welle überlagert sein können und von mittleren Netzhautschichten stammen.
- Im dunkeladaptierten Auge können zusätzliche Wellenformen aufgezeichnet werden, z. B. die c-Welle, die vom retinalen Pigmentepithel stammt.
- Das frühe Rezeptorpotenzial stellt eine rapide einsetzende transiente Wellenform dar, die sofort nach einem Lichtreiz einsetzt. Sie stammt von äußeren Segmenten der Photorezeptoren und ist durch den Bleichvorgang der Photopigmente bedingt.

4.82 Welche zwei Parameter werden zur Evaluation eines Elektroretinogramms gemessen?

Die zwei Hauptparameter sind die **Amplitude** und die **Latenz.** Die Amplitude der a-Welle wird von der Grundlinie bis zum Tal gemessen, die der b-Welle vom Tal der a-Welle bis zum Gipfel der b-Welle. Die Latenz wird jeweils vom Beginn des Stimulus bis zum Gipfel der Kurve gemessen.

4.83 Beschreiben Sie die unterschiedlichen Stimuli beim ERG und die entsprechenden Antworten der Photorezeptoren.

Durch Variation der Beleuchtungsbedingungen lassen sich die Antworten der Zapfen und Stäbchen messtechnisch weitgehend isolieren. Nach Dunkeladaptation (skotopische Bedingungen) und geringen Lichtreizen ist die Funktion der Stäbchen optimiert, nach Lichtadaptation (photopische Bedingungen) die Funktion der Zapfen optimal und die der Stäbchen weitgehend ausgeschaltet (▶ 2.17).

4.84 Welche fünf Antworten werden bei einem Standard-ERG bewertet?

- Stäbchenantwort (dunkeladaptiert)
- Maximale kombinierte Zapfen-Stäbchen-Antwort (dunkeladaptiert)
- Oszillatorische Potenziale
- Einzelblitz-Zapfenantwort
- 30-Hz-Flickerantwort der Zapfen

4.85 Was sind die drei Variationen eines Standard-ERGs?

Während das Ganzfeld-ERG die Netzhautfunktion in seiner Gesamtheit beurteilt, lassen sich Teilregionen oder -aspekte durch Variationen in der Durchführung ermitteln:

- **Fokales ERG:** wird von einem fokal gerichteten Lichtblitz induziert und misst die zentralen Photorezeptoren und die äußere Retina.
- **Muster(engl. pattern)-ERG (PERG):** misst die Antworten auf alternierende Muster mit gleicher Lichtintensität (z. B. Schachbrettmuster). Die Antworten scheinen auf die Ganglienzellschicht beschränkt zu sein. Durchtrennung des Optikus führt zur Auslöschung der PERG, nicht jedoch des ERG. Das PERG kann hilfreich sein bei der Diagnose und Verlaufskontrolle von Erkrankungen wie Glaukom, Neuritis nervi optici (NNO), Optikusatrophie und Amblyopie.
- **Multifokales ERG (mERG):** liefert ein objektives Äquivalent zum Gesichtsfeld durch simultane Erfassung der elektrischen retinalen Antworten an verschiedenen Lokalisationen. Die daraus resultierenden Antworten liefern ortsspezifische Informationen aller Netzhautebenen.

4.86 Wie kann das ERG bei der Unterscheidung einer Retinopathia pigmentosa von einem konnatalen Rubella-Syndrom helfen?

Die beiden Erkrankungen können klinisch sehr ähnlich erscheinen und verwechselt werden, da beide mit Visusminderung und ausgedehnten Pigmentepithelveränderungen einhergehen. Das ERG ist allerdings normal bei konnataler Rubella. Weitere Unterschiede beinhalten Taubheit und Katarakt bei Rubella (▶ 1.66).

4.87 Wann ist das ERG nützlich bei der Unterscheidung eines kongenitalen Visusverlusts?

Bei der Unterscheidung der drei nachfolgenden Erkrankungen, die alle durch eine kongenital reduzierte Sehschärfe mit Nystagmus bei normal erscheinender Funduskopie gekennzeichnet sind.

- **Achromatopsie:** autosomal rezessiv vererbtes, nahezu vollständiges Fehlen der Zapfen. Fehlende Zapfenantwort bei normaler Stäbchenfunktion.
- **Lebersche kongenitale Amaurose (LHON):** kongenitale autosomal rezessive Form der Retinopathia pigmentosa. Das ERG ist deutlich reduziert bis ausgelöscht. Erhebliche Visusreduktion.
- **Kongenitale stationäre Nachtblindheit:** hereditäre Netzhauterkrankung (autosomal dominant, X-chromosomal rezessiv oder autosomal rezessiv), die primär die Stäbchen betrifft. Im ERG findet sich meistens eine normale a-Welle bei fehlender b-Welle, was auf eine anormale Bipolarzellregion hinweist.

4.88 Wie kann sich eine Medientrübung, z. B. Katarakt, auf das ERG auswirken?

Ein Ganzfeld-ERG kann gelegentlich hilfreich sein, um die Netzhautfunktion bei ausgeprägten Medientrübungen einzuschätzen. Die Foveafunktion kann dabei allerdings nicht bewertet werden, da sie zu wenig zur Gesamtantwort beiträgt (in der Fovea befinden sich nur **ca. 1 % aller Zapfen**). Durch die verstärkte Streuung bei Medientrübung kann eine Katarakt das ERG gelegentlich sogar auf supranormale Ergebnisse verstärken.

4.89 Wie wird eine Neuritis nervi optici (NNO) elektrophysiologisch diagnostiziert und wie unterscheidet sich das Messergebnis von der anterioren ischämischen Optikopathie (AION)?

Durch eine **Zunahme der Latenz** (> **20 ms**) der visuell evozierten Potenziale (**VEP**). Nach Übereinkunft wird die Zeit bis zum ersten Gipfel eines Muster-VEPs gemessen (hierbei wird ein Schachbrettmuster dargeboten, bei dem sich die hellen und dunklen Felder zweimal pro Sekunde vertauschen: Musterumkehr), die typischerweise bei **100 ms liegt (P100)**. Bei einer AION, aber auch bei kompressionsbedingten Sehnervenschäden (z. B. aufgrund eines Tumors oder einer endokrinen Orbitopathie) zeigt sich dagegen eine Minderung der Amplitude im VEP (als Ausdruck einer reduzierten Anzahl funktionsfähiger Neurone). Hierbei ist zu beachten, das sich deutliche Medientrübungen auf die Beurteilbarkeit der VEP auswirken können.

4.90 Bitte zählen Sie einige Erkrankungen auf, die zu einer Auslöschung des ERG führen können.

- Retinopathia pigmentosa und verwandte Erkrankungen
- Verschluss der A. ophthalmica
- Diffuse unilaterale subakute Neuroretinitis (DUSN)
- Metallose
- Totale Amotio retinae
- Medikamente wie Phenothiazin und Chloroquin
- Karzinom-assoziierte Retinopathien

4.91 Bitte listen Sie Krankheiten auf, die eine reduzierte b-Wellen-Amplitude bei regelrechter a-Welle aufweisen können.

- Kongenitale stationäre Nachtblindheit
- X-chromosomale juvenile Retinoschisis
- Zentralvenenthrombose oder Zentralarterienverschluss
- Myotone Dystrophie
- Oguchi-Krankheit
- Quinin-Vergiftung
- Transsynaptische Degeneration zwischen Ganglien- und Bipolarzellen (sekundär nach Optikusatrophie oder Zentralarterienverschluss)

4.92 Bei welchen Erkrankungen kann ein pathologisches photopisches ERG mit einem normalen skotopischen ERG einhergehen?

- Achromatopsie
- Zapfendystrophie

4.93 Was ist eine Elektrookulogramm und wann wird es klinisch eingesetzt?

Das retinale Pigmentepithel versorgt die Außensegmente der Photorezeptoren und steht seinerseits über die Bruch-Membran hinweg über Ionenströmen der Choriocapillaris Choriocapillaris in Verbindung. Über die Bruch-Membran, die einen hohen elektrischen Widerstand aufweist, entsteht dadurch ein Potenzial von ca. 6 mV, gemessen zwischen Kornea und hinterem Augenpol: das sogenannte Bestandspotenzial. Beim Elektrookulogramm (EOG) wird dieses Bestandspotenzial des Auges indirekt gemessen. Es ist somit Ausdruck der Funktion des retinalen Pigmentepithels bzw. des Photorezeptor-Pigmentepithel-Komplexes. Die Elektroden werden beim EOG in die Nähe der inneren und äußeren Lidwinkel platziert und der Proband schaut mit den Augen horizontal in definierten Abständen hin und her, wodurch aus dem Bestandspotenzial eine wechselnde Potenzialdifferenz ableitbar wird, das EOG. Die hierbei erzeugte Amplitude ist bei Helligkeit (Hellgipfel) deutlich größer als bei Dunkelheit. Bei der Messung wird nach 15 Minuten Präadaptation an das Raumlicht zunächst 15 Minuten in Dunkelheit (Dunkelphase) und anschließend 15 Minuten in Helligkeit (Hellphase) gemessen. Die Amplituden der Hellphase und der vorangegangenen Dunkelphase werden geteilt und bilden den sogenannten **Arden-Quotienten,** der **normalerweise > als 1,80** sein sollte und bei < 1,65 als pathologisch anzusehen ist. Die wichtigste Erkrankung, die mittels EOG diagnostiziert werden kann, ist der **Morbus Best,** insbesondere zur Entdeckung klinisch gesunder Genträger.

4.94 Wie werden ERG und EOG durch die Einnahme von Chloroquin und Hydroxychloroquin beeinflusst?

Sowohl abnormale ERGs als auch EOGs wurden nach Einnahme beider Medikamente berichtet. Das multifokale ERG (mERG) eignet sich dabei besonders gut zur Früherkennung toxischer Makulaschäden.

Echografie des Auges

4.95 Was versteht man allgemein unter Ultraschall und welche Schallfrequenzen kommen in der Medizin diagnostisch zum Einsatz?

Als Ultraschall werden hochfrequente Schallwellen mit einer Frequenz jenseits des menschlichen Hörbereichs (≥ 20 kHz) bezeichnet. Die in der medizinischen Diagnostik eingesetzten Ultraschallwellen haben höhere Frequenzen im Megahertz -(MHz-)Bereich, in der Ophthalmologie typischerweise zwischen 8 und 50 MHz.

MERKE

Die in der Ophthalmologie eingesetzten Ultraschallwellen haben typischerweise Frequenzen im Bereich zwischen 8 und 50 MHz.

4.96 Basierend auf welchen physikalischen Prinzipien wird Ultraschall in der medizinischen Diagnostik erzeugt und genutzt?

Durch Anlegen eines elektrischen Impulses an eine Ultraschallsonde werden Kristalle im Schallkopf verformt und in Schwingung versetzt (sog. inverser Piezoeffekt). Diese Schwingung wird in Form von Ultraschallwellen an das angrenzende Gewebe übertragen. An der Grenze zwischen Medien, die dem Schall einen unterschiedlichen Widerstand, bezeichnet als akustische Impedanz (Materialkonstante, proportional zur Schallgeschwindigkeit und zur Dichte des jeweiligen Mediums), entgegensetzen, kommt es zu Brechung, Absorption, Transmission und Reflektion. Je größer der Impedanzunterschied zweier angrenzender Medien, desto mehr Ultraschall wird reflektiert. Der reflektierte Anteil der Schallenergie, der auch als Echo bezeichnet wird, trifft zurück auf die Kristalle im Schallkopf. Deren konsekutive Verformung erzeugt wiederum eine elektrische Spannung (direkter Piezoeffekt), die dann in Form eines Bildpunktes auf dem Monitor des Ultraschallgeräts dargestellt wird.

4.97 Auf welchen unterschiedlichen physikalischen Grundlagen basieren die mehrheitlich optischen Untersuchungsverfahren in der Ophthalmologie (Spaltlampenbiomikroskopie, Refraktometrie, OCT) einerseits und die Echografie andererseits? Welche Vorteile und welche Einsatzmöglichkeiten leiten sich hieraus für die Echografie ab?

Optische Untersuchungsverfahren beruhen auf der Transmission und Reflexion von Licht aus dem sichtbaren Spektrum (Wellenlängen von 380–750 nm) oder im Falle der optischen Kohärenztomografie (OCT) aus dem Nahinfrarotbereich (Wellenlänge um 850 nm). Eine Fortleitung der Transversalwellen ist nicht an Materie, jedoch an die optische Transparenz der durchstrahlten Medien gebunden. Mit diesen Verfahren lassen sich folglich nur solche (peri-)okulären Strukturen darstellen, die entweder oberflächlich oder hinter mehr oder weniger optisch transparenten Medien lokalisiert sind.

Die Echografie beruht hingegen auf akustischen Longitudinalwellen. Deren Fortleitung ist an das Vorhandensein von Materie, nicht jedoch an optische Transparenz geknüpft. Somit kann die Echografie auch Strukturen darstellen, welche hinter optisch intransparenten Medien lokalisiert sind. Hierzu zählen im Auge der Ziliarkörper, die Irisrückfläche, die Zonula und die posteriore Sklera sowie periokulär die Tränenwege, die Tränendrüse, Augenmuskeln und der Sehnerv.

Des Weiteren ist die Echografie auch dann alternativlos, wenn normalerweise optisch darstellbare Strukturen wie die Netzhaut von pathologischen Intransparenzen, z. B. einer massiven Lidschwellung, einer Hornhauttrübung, einer intrakameralen Blutung oder Katarakt, verdeckt werden.

4.98 Welche Darstellungsmodi kommen in der Ophthalmologie zum Einsatz?

Grundsätzlich wird zwischen dem A- und dem B-Modus unterschieden. Beim A-Modus werden in einem Diagramm die Echostärke bzw. Reflektivität gegen die Zeit aufgetragen. „A" steht für **amplitude modulation.** Je höher die Reflektivität einer akustischen Grenzfläche, desto höher die Zacke auf dem Monitor. Je weiter die Grenzfläche vom Schallkopf entfernt ist, desto weiter rechts befindet sich die Zacke im Diagramm. Das B-Bild ist dagegen eine Helligkeits-kodierte Darstellung („B" für **brightness modulation**), bei der – zumindest in konventionellen Sonden – die Schallkopfkristalle mechanisch in einer Ebene hin- und herbewegt werden. Die währenddessen in schneller Folge erzeugten A-Bilder werden zu einem zweidimensionalen räumlichen Bild zusammengefügt. Je höher die Reflektivität, desto heller ist im B-Modus der jeweilige Bildpunkt auf dem Monitor. Die UBM (Ultraschallbiomikroskopie) ist eine Sonderform des B-Modus, bei der Schallköpfe mit besonders hoher Schallfrequenz von ≥ 25 MHz zum Einsatz kommen.

4.99 Wie ist das Auflösungsvermögen der Echografie im Vergleich mit der OCT? Wodurch ist die Auflösung physikalisch limitiert?

A- und B-Modus-Schallköpfe, die zur Darstellung des hinteren Augenabschnitts und der Orbita eingesetzt werden, haben eine axiale Auflösung (in Richtung der Schallausbreitung) von rund 80–180 µm und eine laterale Auflösung zwischen 200 und 400 µm. Damit sind sie den heute gängigen SD-OCT-Geräten deutlich unterlegen, deren axiale Auflösung 3–5 µm beträgt. Voraussetzung ist natürlich, dass sich ein Befund mittels OCT überhaupt zur Darstellung bringen lässt.

Das Auflösungsvermögen von Ultraschallköpfen hängt maßgeblich von ihrer Frequenz (bei ophthalmologischen A-Modus-Sonden 8 MHz, bei B-Modus-Sonden 10–20 MHz) und der damit verknüpften Wellenlänge ab. Je höher die Frequenz und je kürzer die Wellenlänge, desto besser das Auflösungsvermögen. Theoretisch ließe sich durch eine erhebliche Frequenzerhöhung der Präzisionsnachteil gegenüber der OCT aufheben. Dem steht jedoch im Wege, dass das Ultraschallsignal mit der Länge der zurückgelegten Wegstrecke und mit zunehmender Frequenz exponenziell gedämpft bzw. abgeschwächt wird, die Eindringtiefe also abnimmt. Am Beispiel der UBM-Schallköpfe lässt sich dieses technische Dilemma verdeutlichen: Zwar haben diese bei einer Frequenz von 50 MHz eine sehr gute Auflösung von axial rund 35 µm und lateral 60 µm. Allerdings ist die Eindringtiefe auf 6 mm begrenzt, was die Darstellung der gesamten Vorderkammer erlaubt, jedoch schon die vollständige Visualisierung größerer Ziliarkörpertumoren verhindert. Aufgrund einer Eindringtiefe von rund 2 mm ist die Verwendung eines noch besser auflösenden

100-MHz-Schallkopfs (Auflösung < 20 µm) auf die Darstellung des Kammerwinkels und der Hornhaut limitiert.

4.100 Weshalb gelingt die echografische Bildgebung nur durch direkten Gewebekontakt oder Immersion des Schallkopfes? Warum ist es zudem essenziell, den Schallstrahl immer senkrecht auf die zu untersuchende (peri-)okuläre Struktur zu richten?

Aufgrund der extrem unterschiedlichen Impedanzen von Luft und Wasser kommt es an der Grenzfläche zu einer Totalreflexion. Die Echografie gelingt somit nur, wenn sich keine Luftschicht zwischen Schallkopf und Gewebe befindet. Aus demselben Grund ist eine echografische Darstellung des hinteren Augenpols in einem Gas-tamponierten Auge unmöglich.

Das senkrechte Beschallen des zu untersuchenden Gewebes ist dadurch erforderlich, dass Schallwellen bei schrägem Auftreffen auf eine akustische Grenzfläche gebrochen werden. In Analogie zur Optik ist auch bei Schallwellen der Einschallwinkel gleich dem Reflexionswinkel (Reflexionsgesetz). Je schräger der Ultraschallkopf auf die zu untersuchende Struktur gerichtet wird, desto stärker wird der reflektierte Schall gebrochen und desto weniger Schallenergie trifft als Echo zurück auf den Schallkopf. Ein maximales und diagnostisch verwertbares Echo kann demnach nur bei senkrechter Ausrichtung des Schallstrahls empfangen werden.

4.101 Was versteht man unter der standardisierten Echografie in der Augenheilkunde, wozu dient sie?

Unter den Begriff der Standardisierung fallen bestimmte Charakteristika der speziell für die Ophthalmologie entwickelten Schallköpfe und Ultraschallgeräte (u. a. Fokussierung des Schallstrahls, Verstärkung der reflektierten Echos), die Kalibrierung der Schallkopf-Ultraschallgerät-Kombinationen mithilfe von genormten Gewebsmodellen sowie eine festgelegte Untersuchungstechnik und -reihenfolge mit klar definierten Richtungsbezeichnungen. Die Standardisierung dient dazu, krankhafte (peri-)okuläre Befunde mit größtmöglicher Präzision detektieren, lokalisieren, vermessen, differenzieren und ihre Veränderungen im zeitlichen Verlauf dokumentieren zu können, unabhängig davon, an welchem Ort und durch welche Person die Untersuchung erfolgt.

4.102 Welche Ausrichtungen des B-Schallkopfes sind im Rahmen der standardisierten Untersuchungstechnik etabliert? Was ist auf den jeweiligen Schnittbildern zu sehen?

Es wird zwischen longitudinalen, transversalen und axialen Schnittbildern unterschieden. Zur Erzeugung longitudinaler Schnittbilder zeigt die Schallkopfmarkierung zur Hornhautmitte. Das resultierende Schnittbild zeigt einen Bulbusmeridian vom vorderen Pol, im Bild unten, bis zum hinteren Pol, im Bild oben dargestellt. Pathologische Befunde wie ein Tumor oder eine Amotio lassen sich in ihrer anteroposterioren Ausdehnung beurteilen. Peribulbär werden die geraden äußeren Augenmuskeln im Längsschnitt dargestellt.

Das transversale Schnittbild ist senkrecht zum longitudinalen Schnittbild orientiert. Der Schallkopf ist so aufzusetzen, dass die Schwingungsachse des Schallkopfs quer zu den Bulbusmeridianen bzw. tangential zum Limbus steht. Konventionsgemäß sollte dabei die Schallkopfmarkierung nach oben bzw. bei Untersuchung entlang des 12-Uhr- und des 6-Uhr-Meridians nach nasal zeigen.

Zuletzt sind zur Darstellung der Lagebeziehung posteriorer Läsionen zur Sehnervenpapille axiale Schnittbilder wertvoll. Hierbei wird der Schallkopf anders als bei den zuvor genannten Orientierungen nicht auf die Sklera, sondern auf die Hornhautmitte aufgesetzt und die Papille in der Bildmitte positioniert.

4.103 Wie funktioniert die Ultraschallbiometrie, woran lässt sich eine valide Messung erkennen?

Bei der echografischen Achslängenbestimmung wird der Schallstrahl einer A-Modus-Ultraschallsonde entlang der optischen Achse des Auges ausgerichtet. An den akkustischen Grenzflächen, namentlich Hornhautvorder- und -rückfläche, Linsenvorder- und -rückfläche und Netzhaut kommt es zur Reflektion. Die jeweiligen Echos werden am Schallkopf empfangen und in Form von Zacken auf dem Monitor dargestellt. Aus den Laufzeiten des Schalls zwischen den jeweiligen Echos und den bekannten Schallgeschwindigkeiten in okulären Geweben wird dann die Achslänge des Bulbus berechnet. Ein valides Echogramm zeichnet sich durch Vorhandensein, maximale Höhe und senkrechten Anstieg sämtlicher Zacken aus, die durch Schallreflexion an den akustischen Grenzflächen entlang der optischen Achse entstehen. Ein Fehlen von Zacken, eine geringe Zackenhöhe sowie sogenannte Hochfrequenzknoten am aufsteigenden Zackenschenkel deuten darauf hin, dass die Grenzflächen nicht senkrecht getroffen wurden und somit die Messung nicht entlang der optischen Achse erfolgt ist.

4.104 Warum ist die ultraschallbiometrische Immersionsmessung gegenüber der Kontaktmessung vorzuziehen?

Bei der Kontaktmessung gehen die von der kornealen Vorder- und Rückfläche reflektierten Echos im sogenannten gerätebedingten Initialecho der Schallkopfoberfläche unter, sie sind also auf dem Monitor nicht darstellbar. Bei der Berechnung der Achslänge wird deshalb unter der Annahme eines direkten Kontakts zwischen Schallkopfoberfläche und Hornhaut der Nullpunkt der x-Achse auf dem Monitor mit der Hornhautvorderfläche gleichgesetzt. Sobald aber ein Flüssigkeitsmeniskus zwischen Schallkopf und Kornea verbleibt, wird eine falsch hohe Achslänge berechnet. Eine noch häufigere Fehlerquelle ist die Kompression der Kornea durch den Untersucher, wodurch die Achslänge falsch niedrig bestimmt wird.

Der geringe Abstand zwischen Schallkopf und den beschallten akkustischen Grenzflächen und das Fehlen der kornealen Echos erschweren bei der Kontaktmessung ferner die exakte Ausrichtung des Schallstrahles entlang der optischen Achse. Dies lässt sich wie folgt erklären: Grundsätzlich führt die annähernde Kugelgeometrie des Bulbus dazu, dass die akkustischen Grenzflächen von Hornhaut, Linse und hinterem Augenpol nur entlang der optischen Achse parallel zueinander ausgerichtet sind. Somit entstehen an ihnen nur dann gleichzeitig maximale Echosignale, wenn der Schallstrahl entlang der optischen Achse ausgerichtet ist. Je stärker der Schallstrahl von der optischen Achse abweicht, sei es durch Parallelverschiebung oder Abwinkelung, desto weniger parallel stehen die genannten Grenzflächen zueinander, desto stärker wird der reflektierte Schallanteil jeweils gebrochen, und desto niedriger die jeweilige Zacke am Monitor.

Der Effekt einer Abweichung von der optischen Achse auf die empfangenen Echos am Schallkopf bzw. die Zackenhöhen am Monitor ist umso größer, je weiter der Schallkopf vom Auge entfernt ist. Im Umkehrschluss folgt hieraus: Wenn der Schallkopf wie bei der Immersionsmessung weiter von der Augenoberfläche entfernt ist, muss der Schallstrahl genauer entlang der optischen Achse ausgerichtet sein, um gleichzeitig hohe Echosignale aller akkustischen Grenzflächen am Schallkopf zu empfangen.

Die Immersionsmessung ist somit das deutlich präzisere Verfahren. Kontaktmessungen sollten den raren Ausnahmefällen vorbehalten bleiben, bei denen eine Immersion nicht möglich ist (z.B. schwere Symblephara, welche das Einsetzen des Immersionstrichters unmöglich machen).

4.105 Wie unterscheiden sich Schallgeschwindigkeiten in intraokularen Medien, Silikon und Acrylat? Inwiefern ist das relevant bei der Durchführung der Ultraschallbiometrie?

Aufgrund ihres hohen Wassergehalts sind die Schallgeschwindigkeiten der intraokularen Medien Kornea (1641 m/s), Kammerwasser (1532 m/s), Linse (1641 m/s) und Glaskörper (1532 m/s) ähnlich der Schallgeschwindigkeit von Wasser bei 37 °C (1540 m/s). Demgegenüber wird Schall in Silikon erheblich langsamer (rund 1000 m/s), in Acryl-Kunststoffen (rund 2000 m/s) schneller fortgeleitet.

Das Ultraschallgerät misst nur den zeitlichen Abstand, in dem die an den akkustischen Grenzflächen entstandenen Echos auf die Schallkopfmembran auftreffen. Eine korrekte Achslänge wird daraus nur ermittelt, sofern korrekte Schallgeschwindigkeiten für die jeweiligen Laufzeiten zwischen den Grenzflächen im Computer hinterlegt sind. In einem pseudophaken Auge mit Silikonlinse würde folglich unter Annahme einer Acryllinse eine falsch lange Achslänge ermittelt. Ein noch extremerer Messfehler würde entstehen, wenn für die Schalllaufzeit zwischen Linsenrückfläche und Retina in einem Silikon-endotamponierten Auge die Schallgeschwindigkeit eines normalen Glaskörpers zugrunde gelegt würde.

4.106 Was sind die echografischen Charakteristika eines Aderhautmelanoms in Abgrenzung möglicher Differenzialdiagnosen?

Die Echografie ist dabei hilfreich, choroidale Melanome von möglichen Differenzialdiagnosen wie choroidalen Nevi, Metastasen (zumeist ausgehend von Karzinomen), Hämanigomen oder Blutungen abzugrenzen. Die topografischen, quantitativen und kinetischen Unterscheidungskriterien sind in ▶ Tab. 4.3 dargestellt.

Besonders hervorzuheben ist hier die typische Kragenknopfform einiger Melanome, die im B-Modus dargestellt werden kann (▶ Abb. 4.7a). Des Weiteren zeichnen sich choroidale Melanome – besonders an ihrer Tumorbasis – durch eine regelmäßige und niedrige Binnenreflektivität (A-Modus) aus (▶ Abb. 4.7b), deren Entsprechung im B-Modus als „akkustische Leere“ (engl. acoustic hollowness) bezeichnet wird. Gerade für die klinisch besonders relevante Abgrenzung großer Nävi von kleinen Melanomen ist das letztgenannte Kriterium von Bedeutung. So stellt die „akkustische Leere“ eines suspekten pigmentierten Aderhauttumors nach Shields et al. einen der wichtigsten prädiktiven Faktoren für eine maligne Transformation in ein choroidales Melanom dar.

Tab. 4.3 Echografische Unterscheidung von Melanomen und Differenzialdiagnosen

	Melanom	Naevus	Metastase	Hämangiom	Blutung
Topografische Echografie					
Lokalisation	Choroidea, Ziliarköper	Choroidea, Ziliarköper	Choroidea	Hinterer Pol	Choroidea
Form	Kuppel Kragenknopf	Kuppel	Kuppel, irregulär	Kuppel	Kuppel
Quotient Höhe/Basis	Hoch		Niedrig		
Quantitative Echografie					
Reflektivität	Niedrig bis mittel	Hoch	Mittel bis hoch	Hoch	Variabel
Struktur	Regelmäßig	Regelmäßig	Unregelmäßig	Regelmäßig	Variabel
Kinetische Echografie					
Vaskularität	+	–	(+)	–	–

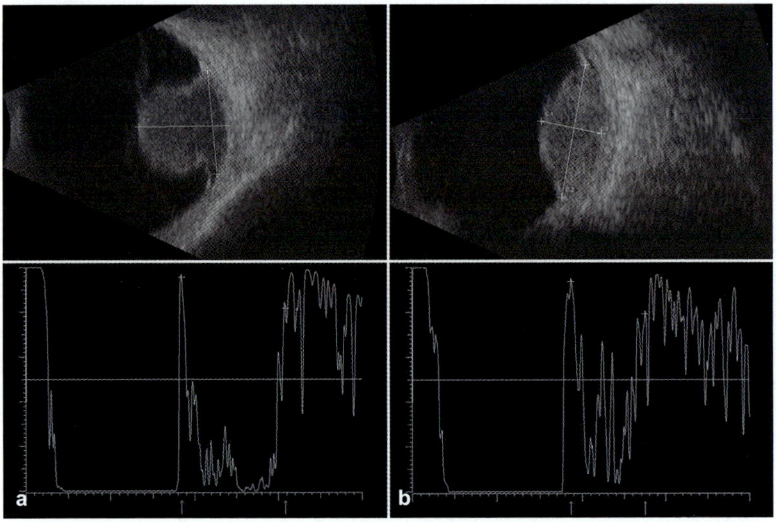

Abb. 4.7 Echografische Befunde maligner Aderhauttumoren. **a** Aderhautmelanom mit charakteristischem Kragenknopfform und niedriger und zur Tumorbasis hin abfallender Binnenreflektivität. **b** Kuppelförmige Karzinommetastase mit irregulärer Binnenreflektivität. Die Tumorbasis lässt sich daher schlechter von der Sklera abgrenzen. [P869]

Ein weiteres Melanom-typisches, wenn auch nicht pathognomonisches Zeichen ist der Nachweis von Vaskularität, also einer Tumor-eigenen Durchblutung: Im A-Bild stellt sich diese durch eine dezente vertikale Flimmerbewegung der Tumorbinnenzacken dar, gelegentlich ist dieses Flimmern jedoch auch im B-Bild erkennbar.

4.107 Wodurch ist das Retinoblastom echografisch charakterisiert?

Das Retinoblastom ist der häufigste bösartige intraokulare Tumor im Kindesalter. In bis zu ⅓ der Fälle sind beide Augen betroffenen. Die Tumoren sind in der Regel kalzifiziert. Echografisch zeigt sich seltener eine kuppelförmige, häufiger eine irregulär begrenzte Raumforderung. Die kalzifierten Anteile erzeugen dann helle fleckförmige Signale (B-Modus) bzw. eine hohe bis sehr hohe unregelmäßige Binnenreflektivität (A-Modus). Je nach Grad der Kalzifizierung kann hinter dem Tumor skleral bzw. orbital ein Schallschatten entstehen. Deutlich seltener, in < 5 % der Fälle, imponieren Retinoblastome als kaum prominente, diffus verteilte, kaum bis gar nicht kalzifizierte Läsionen und sind dann echografisch wie auch klinisch erheblich schwerer zu diagnostizieren.

Im Übrigen lässt sich echografisch beim Retinoblastom, anders als beim primär hyperplastischen Glaskörper, einer der möglichen Differenzialdiagnosen bei kindlicher Leukokorie, eine normale, also keine verkürzte Achsenlänge bestimmen.

MERKE

Beim Retinoblastom zeigt sich aufgrund von Kalzifizierungen echografisch eine hohe unregelmäßige Binnenreflektivität.

4.108 Was sind die echografischen Charakteristika eines kavernösen Hämangioms der Orbita?

Das kavernöse Hämangiom ist der häufigste gutartige Orbitatumor im Erwachsenenalter. Meist intrakonal lokalisiert wächst er langsam über Jahre. Es imponiert dann klinisch eine unspezifische axiale Protrusio bulbi, anhand derer eine Differenzierung von entzündlichen Erkrankungen oder auch anderer tumoröser Entitäten nicht möglich ist. Entscheidende Hinweise kann hier die Echografie geben. Dabei erscheint der Tumor als glatt begrenzte kugelige Struktur (B-Modus) mit hoher Binnenreflektivität und deutlicher Schallabschwächung (▶ Abb. 4.8a). Die Schallabschwächung lässt sich im A-Modus als Winkel kappa quantifizieren (▶ Abb. 4.8b). Typisch ist auch die Komprimierbarkeit des Tumors, die dazu führt, dass sich nach vorsichtigem Ausmassieren des Tumors ein signifikant reduzierter axialer Durchmesser erheben lässt.

4.109 Was ist der häufigste maligne Orbitatumor im Erwachsenenalter? Was sind die typischen echografischen Charakteristika?

Die mit Abstand häufigsten malignen Orbitatumoren im Erwachsenenalter sind Non-Hodgkin-Lymphome, meist der B-Zellreihe. Auch wenn eine leichte Prädilektion für die Tränendrüse besteht, kann sich das Lymphom grundsätzlich in allen orbitalen Kompartimenten, intra- wie extrakonal, in der anterioren, mittleren oder hinteren Orbita manifestieren. Echografisch imponiert die Raumforderung als variabel geformte, mal unscharf, mal glatt begrenzte Läsion mit niedriger regelmäßiger Binnenreflektivität. In manchen Fällen wird das homogene Tumorgewebe von bindegewebigen Septen durchzogen, was dann als lobuläres Bild im B-Modus und als eingestreute höherreflektive Septasignale im A-Modus imponiert. Der angrenzende Knochen wird von Lymphomen in aller Regel nicht infiltriert oder arrodiert. Echografisch imponierende knöcherne Defekte, die an niedrig reflektive orbitale Raumforderungen angrenzen, sollten daher eher an mögliche Differenzialdignosen denken lassen (wie ein Rhabdomyosarkom oder eine Mukozele).

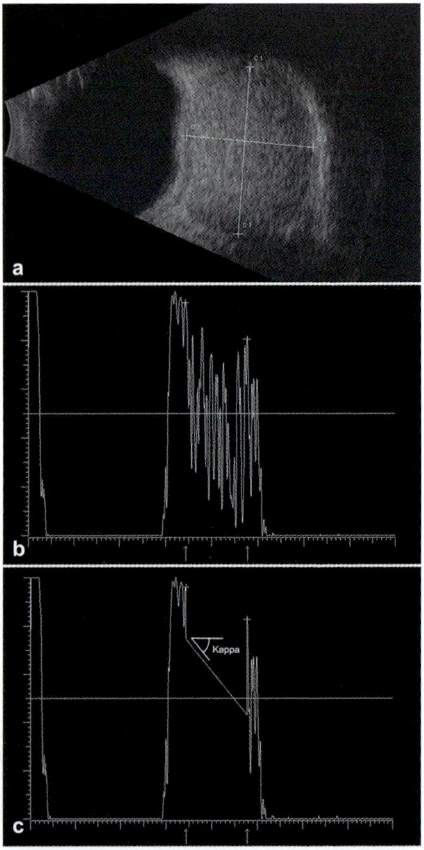

Abb. 4.8 Orbitales kavernöses Hämangiom. **a** Das B-Bild zeigt eine kugelige glatt begrenzte Läsion, die die angrenzende Bulbuswand verformt. **b** Im A-Bild zeigen sich regelmäßig aneinandergereihte hochreflektive Signale mit deutlicher Schallabschwächung innerhalb der Läsion. **c** Die Schallabschwächung kann in Form des Winkel kappa quantifiziert werden. [P869]

4.110 Welche Muskeln sind im Rahmen der echografischen Muskeldickenbestimmung bei Patienten mit endokriner Orbitopathie typischerweise verdickt? Wie differenzieren Sie hiervon eine Myositis?

Während bei der endokrinen Orbitopathie (EO) klinisch-funktionell der M. rectus inferior am häufigsten eingeschränkt ist, lässt sich eine entzündlich bedingte Zunahme der Muskeldicke echografisch am häufigsten am Komplex der Mm. rectus superior et levator palpebrae sowie am M. rectus medialis messen. Bei schwereren Verlaufsformen sind jedoch in der Regel sämtliche äußeren Augenmuskeln verdickt, wobei dies bei der EO insbesondere die mittleren und posterioren Muskelanteile betrifft. Die Myositis betrifft anders als die EO in der Regel nur einen isolierten Muskel, der dann typischerweise in seinem vorderen ansatznahen Anteil verdickt darzustellen ist.

4.111 Durch welche Untersuchung lassen sich Sehnervendrusen mit höchster Sensitivität detektieren? Wie geht man hier genau vor?

Drusen des Sehnervs lassen sich am zuverlässigsten mittels Echografie detektieren. Gerade tief im Papillenstroma gelegene Drusen sind mit der ansonsten ebenfalls gut geeigneten Fundus-Autofluoreszenz nicht darstellbar.

Hierzu wird mittels B-Modus die Papille dargestellt, wobei hier sowohl axiale als auch transversale und longitudinale Schnittbilder entlang des nasalen Meridians gewählt werden können. Die Drusen stellen sich aufgrund ihrer mehr oder weniger ausgeprägten Verkalkung stark hyperreflektiv dar. Beim Absenken der Ultraschallverstärkung verschwinden die Drusen auf dem Bildschirm zuletzt und tauchen bei Zunahme der Verstärkung zuerst wieder auf.

4.112 Wie lässt sich echografisch der Sehnerv darstellen? Was ist der 30°-Test und wozu dient er?

Zur Darstellung des Sehnervs muss der Schallkopf weit temporal im Lidwinkel mit Kontakt zur knöchernen Orbitakante aufgesetzt und dann entlang des nasalen Meridians von vorne nach hinten geschwenkt werden. Während dieser Bewegung tauchen zuerst hinter dem Bulbus die begrenzenden Echosignale des M. rectus medialis auf und anschließend zwischen Muskel und Bulbus die Signale des N. opticus.

Mit dem B-Modus lässt sich der Sehnerv bulbusnah im Querschnitt darstellen. Im Falle eines Pseudotumor cerebri lässt sich hier ein Halbmondzeichen (engl. crescent sign oder doughnut sign) visualisieren, welches durch vermehrte subarachnoidale Flüssigkeit zwischen Sehnervparenchym und duraler Hülle zustande kommt.

Für eine exakte Dickenmessung des Sehnervs ist der A-Modus erheblich genauer, auch wenn die Messung technisch anspruchsvoller ist. Aufgrund der höheren Eindringtiefe des A-Modus-Ultraschalls können auch die näher zur Orbitaspitze gelegenen Sehnervanteile dargestellt und vermessen werden. Die duralen Nervenscheiden stellen sich als hochreflektive, steil an- und absteigende Zacken dar. Bei präziser Schallkopfausrichtung ist ferner auch der piale Durchmesser bestimmbar.

Der 30°-Test hilft dabei zwischen soliden Raumforderungen und einem Pseudotumor cerebri als Ursachen eines pathologisch vergrößerten Sehnervendurchmessers zu unterscheiden. Hierfür lässt man die Patienten mit einem Winkel von 30° abduzieren und wiederholt dann die Messung des Sehnervendurchmessers. Hierdurch kommt es zu einer Streckung des Sehnervs und seiner Hüllen. Im Falle eines Pseudotumor cerebri wird die vermehrte subarachnoidale Flüssigkeit in Richtung der Orbitaspitze verdrängt, was zu einer signifikanten Abnahme des im Geradeausblick gemessenen, pathologisch vergrößerten Optikusdurchmessers führt. Bei soliden Raumforderungen wie Optikusscheidenmenigeomen oder Gliomen ist eine solche Abnahme des Durchmessers nicht zu beobachten.

4.113 Wie lässt sich eine Amotio retinae von möglichen Differenzialdiagnosen echografisch unterscheiden?

Bei fehlendem funduskopischen Einblick ist es nur mithilfe der Echografie möglich, eine Amotio retinae zu detektieren und von möglichen Differenzialdiagnosen wie präretinalen Membranen, einer Retinoschisis oder einer choroidalen Amotio abzugrenzen. Zu den Amotio-typischen Befunden im A-Modus zählt, dass sich die senkrecht getroffene abgelöste Netzhaut aufgrund ihrer glatten Oberfläche im Vergleich mit dem ebenfalls maximal hohen Skleraecho als annähernd ebenso hohe Zacke mit senkrechter Aufstiegsflanke darstellt (A1-Kriterium nach K. Ossoinig). Eine geringere Zackenhöhe in Verbindung mit zunehmender Zahl von Hochfrequenzknoten an der aufsteigenden Echoflanke spricht hingegen für das Vorliegen präretinaler Membranen, z.B. einer abgehobenen hinteren Glaskörpergrenze. Je peripherer bzw. Ora-näher die A-Modus-Untersuchung erfolgt, desto zuverlässiger gelingt die Differenzierung zwischen der maximal hochreflektiven Netzhautablösung und der weniger reflektiven abgehobenen hinteren Glaskörpergrenze (A2-Kriterium). Fixiert der Patient ein feststehendes Objekt, dann führt jede unwillkürliche Mikrosakkade durch konsekutive Nachbewegungen der abgelösten Netzhaut zu einem vertikalen Zittern der A-Bild-Netzhautzacke (A3-Kriterium).

Zu den Amotio-typischen B-Modus-Befunden zählt u.a. eine Trichterform, insbesondere wenn der Trichter mit zwei getrennten Blättern an der Papille ansetzt. Eine Abwinkelung entlang einer hochreflektiven echografischen Oberfläche ist der typische B-Bild-Befund einer Amotio, auf die eine Traktion einwirkt.

Neben diesen statischen Kriterien kommt auch der kinetischen B-Modus-Untersuchung eine wichtige Rolle zu. Während die abgelöste hintere Glaskörpergrenze eine maximale, fließend undulierende Beweglichkeit aufweist, wirkt die Beweglichkeit der rhegmatogen abgelösten Netzhaut eingeschränkt und durch die Fixationstellen im Randbereich wie „angebunden". Nahezu unbeweglich hingegen erscheinen eine Aderhautamotio oder eine Retinoschisis.

4.114 Was ist eine orbitale Mukozele bzw. Pyozele und welche Ultraschallbefunde finden sich hier?

Bei der Mukozele handelt es sich um eine tumoröse zystische Raumforderung ausgehend von den Nasennebenhöhlen (NNH), meist der Stirnhöhle, bei der reguläres NNH-Mukoperiost aufgrund einer Störung des physiologischen Abflusses eine sterile Ansammlung von Schleim und abgeschilfertem Epithel einschließt. Durch Wachstum dieser Formation kann der Knochen arrodieren, sodass es zu einem Prolaps in die Orbita kommt. Bei der Pyozele handelt es sich um eine superinfizierte Mukozele. Echografisch stellen sich Muko- und Pyozele als glatt begrenzte, meist superonasal lokalisierte extrakonale Raumforderung mit niedrigem (Mukozele) bis mittelhohem (Pyozele) Binnenecho dar. Aufgrund der Kontinuitätsunterbrechung in der knöchernen Orbitawand findet sich das charakteristische Seesaw- (engl. für Wippe)Phänomen im A-Modus: Beim Schwenken des Schallstrahls über den Tumor verschwindet die hohe Zacke der knöchernen Orbitabegrenzung abrupt mit gleichzeitiger Verbreiterung des Binnenechos der Raumforderung. Ebenso abrupt taucht die Zacke beim weiteren Schwenken wieder auf. Auch in der B-Bild-Echografie lässt sich die knöcherne Kontinuitätsunterbrechung unter Umständen darstellen, allerdings gelingt dies aufgrund der größeren Eindringtiefe im A-Modus zuverlässiger.

4.115 Woran ist eine posteriore Skleritis echografisch erkennbar?

Im Rahmen einer Skleritis kommt es zu einer diffusen oder umschriebenen Verdickung der Sklera. Hinzu kommt ein entzündliches Ödem im unmittelbar angrenzenden Sub-Tenon-Raum. Die Verbreiterung des regelmäßig hochreflektiven Sklerasignals lässt sich im A- und B-Modus besonders gut im Seitenvergleich demonstrieren. Dies gilt ebenso für den niedrig-reflektiven ödematösen Spalt zwischen Sklera und Orbitafett. Unter Einbeziehung des ebenfalls niedrigreflektiven Optikusschattens bei axialer Schallrichtung ergibt sich das charakteristische T-Zeichen im B-Modus.

4.116 Mit welcher Untersuchung lassen sich die verschiedenen Varianten des akuten Winkelblocks am zuverlässigsten abgrenzen? Was ist der typische Befund beim Pupillarblock in Abgrenzung zu anderen Blockmechanismen?

Für die Abgrenzung verschiedener Blockmechanismus mit ihren unterschiedlichen therapeutischen Implikationen ist die Ultraschallbiomikroskopie (UBM) unverzichtbar. Durch radiäre Schnittbilder lassen sich die essenziellen anatomischen Strukturen, namentlich der Kammerwinkel mit Hornhaut, Iris, die Ziliarkörperzotten mit Zonula und Linse, und ihre Lagebeziehungen zueinander gleichzeitig darstellen. Im Falle eines Pupillarblocks imponieren typischerweise ein auf den Pupillarsaum beschränkter punktförmiger Kontakt der Iris mit der Linsenvorderfläche. Die periphere Hinterkammer ist deutlich vertieft durch aufgestautes Kammerwasser zwischen Linsenvorder- und Irisrückfläche. Insgesamt entsteht das Bild einer mehr oder weniger ausgeprägten Irisvorwölbung („Napfkuchen"-Iris bzw. Iris bombata). Bei den hiervon abzugrenzenden nicht pupillären, zilio-lentikulo-vitrealen Blockmechanismen, wie z. B. beim Plateau-Iris-Syndrom oder beim malignen Winkelblock, imponieren hingegen insbesondere eine Anterorotation der Ziliarkörperzotten und eine verdickt darstellbare Irisperipherie. Die periphere Hinterkammer ist nicht vertieft. Somit liegen hier Linsenvorder- und Irisrückfläche enger aneinander und es fehlt der Aspekt der „Napfkuchen"-Iris.

4.117 Wie differenzieren Sie echografisch solide von zystischen iridoziliären Läsionen? Welche Kriterien machen eine solide Läsion malignitätssuspekt?

Mittels UBM lassen sich iridozliäre Raumforderungen topografisch zuverlässig darstellen und dabei in zystische versus solide Raumforderungen unterteilen. Die besonders häufigen Pigmentepithelzysten imponieren als glatt-begrenzte, akustisch leere, kugelige Strukturen, die meist in der Irisperipherie, seltener mittelperipher und noch seltener am Pupillarsaum anhaften (▶ Abb. 4.9). Für die Einordnung bleibt zu beachten, dass nicht jede zystische iridoziliäre Formation eine primäre harmlose Iriszyste darstellt. Denn in seltenen Fällen entstehen diese sekundär innerhalb oder am Rande von soliden Prozessen und bedürfen dann einer engmaschigeren Kontrolle.

Bei der Dignitätsbeurteilung solider iridaler Prozesse ist neben der Größe einer Läsion darauf zu achten, ob sie sich in den Ziliarkörper erstreckt und ob sie das hinter dem Irisstroma gelegene Pigmentblatt unterbricht. Beide Konstellationen wären eher malignitätsuspekt und sollten wiederum engmaschigere Nachkontrollen nach sich ziehen. Sehr kleine echofreie Zysten innerhalb einer soliden Formation sind ein typischer Befund bei Irisnävi, den mit Abstand häufigsten benignen Iristumoren (▶ Abb. 4.9).

Eine einmalige UBM-Untersuchung liefert also durchaus differenzialdiagnostische Hinweise, jedoch keine Malignitäts-beweisenden Kriterien. Um eine maligne Entartung eines suspekten Tumors mittels UBM zu belegen, bedarf es zumindest einer Folgeuntersuchung, bei der sich eine signifikante Größenzunahme der Raumforderung dokumentieren lässt.

Literatur

Augustin AJ. Augenheilkunde. 4. Aufl. Heidelberg: Kaden Verlag, 2019.

DiBernardo CW. Ophthalmic Ultrasound: A Diagnostic Atlas. 2. Aufl. Stuttgart: Thieme, 2011.

Duker JS. Handbook of Retinal OCT. St. Louis: Elsevier, 2013.

Lee JS. Primary Eye Examination. A Comprehensive Guide to Diagnosis. Singapore: Springer, 2019.

Singh AD. Ophthalmic Ultrasound. 1th ed. Philadelphia: Saunders, 2011.

Staurenghi G, Sadda S, Chakravarthy U, Spaide RF. International Nomenclature for Optical Coherence Tomography (IN•OCT) Panel. Proposed lexicon for anatomic landmarks in normal posterior segment spectral-domain optical coherence tomography: the IN•OCT consensus. Ophthalmology 2014; 121(8): 1572–1578.

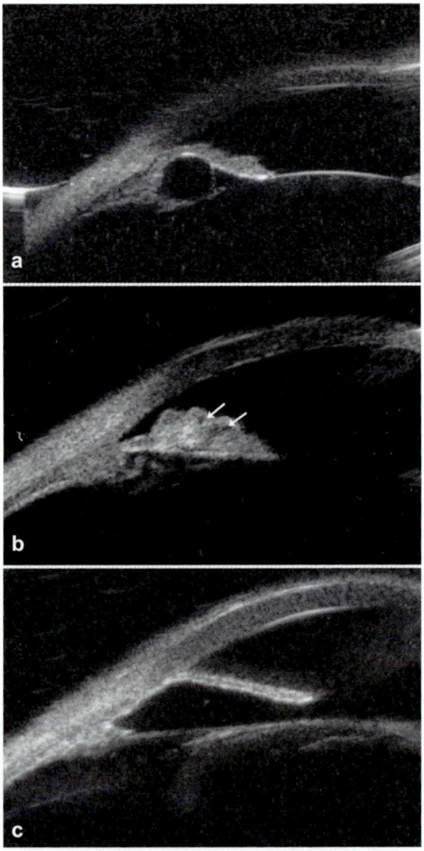

Abb. 4.9 Differenzierung prominenter Irisläsionen mittels UBM. **a** Pigmentepithelzyste. **b** Irisnävus mit glatter posteriorer Begrenzung durch das Pigmentblatt, der Ziliarkörper ist nicht involviert. Typisch für einen Nävus finden sich innerhalb der Läsion kleine zystische Einschlüsse (Pfeile). **c** Iris(pseudo)prominenz bedingt durch eine vordere Synechie. [P869]

5 Lider, Tränenwege und Orbita

Alexander C. Rokohl und Ludwig M. Heindl

Liderkrankungen

5.1 Wie wird die Ptosis klassifiziert?

Die Ptosis (Herabhängen des Oberlids) wird nach dem Zeitpunkt des Auftretens – angeboren oder erworben – und nach der Ätiologie – neurogen, aponeurotisch, mechanisch, myogen oder traumatisch – klassifiziert.

5.2 Was ist die häufigste Ursache einer erworbenen Ptosis?

Die erworbene Ptosis ist meist die Folge einer Desinsertion oder Gewebeschwäche der Levatoraponeurose, die in der Regel altersbedingt ist, aber auch durch chronische Entzündungen verursacht werden kann.

5.3 Durch welche klinischen Untersuchungen kann eine angeborene Ptosis von einer erworbenen senilen Ptosis abgegrenzt werden?

Patienten einer senilen Ptosis haben eine Ptosis in allen Blickrichtungen. Patienten mit angeborener Ptosis zeigen jedoch eine geringere Lidsenkung („lid lag") am betroffenen Auge im Abblick. Dies beruht auf der Fehlentwicklung des Levatormuskels bei einer kongenitalen Ptosis. Der Levatormuskel kann sich dabei schlechter entspannen. Die wichtigste Untersuchung, um die kongenitale von der senilen Ptosis zu differenzieren, ist allerdings die Messung der Levatorfunktion. Eine schlechte Levatorfunktion < 5 mm ist dabei typisch für die kongenitale Form.

MERKE

Klinische Zeichen der senilen Ptosis

1. Hohe Augenlidfalte
2. Mäßige Ptosis (3–4 mm)
3. Gute Levatorfunktion (> 10 mm)
4. Kein Höherstand des Augenlids beim Abblick

5.4 Nennen Sie die Merkmale der angeborenen Ptosis.

Die angeborene Ptosis tritt in 75 % der Fälle unilateral auf und beruht auf einer Dystrophie oder Fehlentwicklung des Levatormuskels. Die meisten Patienten zeigen eine schlechte Levatorfunktion. Intraoperativ zeigt sich meist Fettinfiltrationen in den Levatormuskel. Diese myogene Anomalie verursacht die herabgesetzte Muskelentspannung beim Abblick, was zu einem Höherstand des betroffenen Augenlids führt. Einige Patienten zeigen auch Augenmotilitätsstörungen, da manchmal der M. rectus superior ebenfalls mit betroffen ist.

5.5 Wodurch wird eine Pseudoptosis verursacht?

Ursachen der Pseudoptosis sind:
- Hypotropie auf der ptotischen Seite
- Augenlidretaktion auf der kontralateralen Seite
- Enophthalmos/Phthisis bulbi
- Anophthalmus/Mikrophthalmus
- Schwere Dermatochalasis

5.6 Nennen Sie die Hauptursachen einer Ptosis nach intraokularer Chirurgie.

Es wird vermutet, dass eine Levatordehiszenz für die Ptosis, die nach einer intraokularen Operation auftritt, verantwortlich ist. Die genaue Ätiologie ist jedoch unklar. Eventuell kann diese Dehiszenz durch das Einsetzen eines Lidsperrers verursacht worden sein. Betroffene Patienten hatten wahrscheinlich bereits präoperativ eine Prädisposition zur Levatordehiszenz.

5.7 Welche neurologischen Erkrankungen sind mit einer Ptosis assoziiert?

- Horner-Syndrom
- Läsion des N. oculomotorius
- Myasthenia gravis
- Marcus-Gunn-Syndrom
- Ophthalmoplegische Migräne
- Multiple Sklerose

5.8 Welche myogenen Ursachen können eine Ptosis verursachen?

- Myasthenia gravis
- Muskeldystrophien
- Chronisch progressive äußere Ophthalmoplegie
- Okulopharyngeale Dystrophie
- Angeborene Fehlentwicklung des Levatormuskels

5.9 Beschreiben Sie das Blepharophimose-Syndrom.

Das Blepharophimose-Syndrom ist meist eine angeborene, autosomal-dominant vererbbare Erkrankung. Das betroffene FOXL2-Gen liegt beim Menschen dabei auf Chromosom 3, Genlocus q23.Typische Merkmale dieses Syndroms sind neben einer Blepharophimose (Verengung der Lidspalte des Auges in horizontaler Richtung) eine Ptosis, ein Epikanthus und ein Telekanthus. Seltener zeigen sich auch ein flacher Nasenrücken, ein Unterlidektropium und hypoplastische Orbitaränder. Es können dabei zwei Typen unterschieden werden. Beim Typ 1 kommt zu den beschrieben Anomalien bei weiblichen Betroffenen noch eine Ovarialinsuffizienz hinzu, die neben einer Infertilität auch eine vorzeitige Menopause bewirkt. Typ 2 weist hingegen nur Lidanomalien auf. Bei 20 % aller vom Blepharophimose-Syndrom betroffenen Patienten sind des Weiteren Schwachsichtigkeit (Amblyopie) und Schielen (Strabismus) zu beobachten. Auch Anomalitäten der Tränenkanäle und refraktive Probleme treten gehäuft auf.

5.10 Beschreiben Sie die klinischen okulären Zeichen und Symptome von Patienten mit einer Myasthenia gravis.

Die Myasthenia gravis macht sich in der Hälfte der Fälle zuerst an den Augen, Augenlidern und/oder den äußeren Augenmuskeln bemerkbar: Durch Ermüdung des Levator palpeprae kommt es zu einer Ptosis, die meist abends stärker ausgeprägt ist als morgens. Die Patienten legen manchmal leicht den Kopf in den Nacken, um unter den Lidern hindurchsehen zu können. Typische Frühsymptome sind daher die Ptosis, die Diplopie oder der reduzierte Lidschluss. Ein schwacher Lidschluss bezeichnet man auch als „signe des cils“ (Zilienzeichen, auch zu beobachten bei peripherer Fazialisparese).

MERKE

Klinische Zeichen bei Patienten mit Myasthenia gravis

1. Erworbene Ptosis
2. Augenfehlstellungen
3. Ermüdbarkeit der Augenlider
4. Signe de cils

5.11 Beschreiben Sie den Neosynephrin-Test.

Der Neosynephrin-Test dient der Evaluation der Beteiligung des Müller-Muskels bei einer Ptosis. Ein Tropfen 2,5-prozentiges Phenylephrin wird dabei in das Auge gegeben. Nach 5 Minuten wird der Grad der Ptosis neu bewertet. Phenylephrin, ein Sympathomimetikum, bewirkt dabei eine Kontraktion des Müller-Muskels. Manchmal verbessert sich daraufhin die Symptomatik schlagartig. Falls bei diesem Test die Ptosis vollständig verschwindet, entscheiden sich einige Chirurgen für die Durchführung einer Müller-Muskelresektion statt einer Levatorresektion.

5.12 Nennen Sie die chirurgischen Ansätze zur Korrektur einer Ptosis.

Die häufigsten chirurgischen Ansätze zur Ptosis-Korrektur umfassen die Levatorresektion oder -faltung, die Müller-Muskelresektion und die Frontalissuspension.

5.13 Was sind spezifische Komplikationen bei einer Ptosis-Operation?

Die häufigsten Komplikationen sind eine Überkorrektur oder Unterkorrektur der Ptosis und/oder Abnormalitäten in der Augenlidkontur. Eine sehr seltene, aber schwerwiegende Komplikation ist das Auftreten eines retrobulbären Hämatoms.

5.14 Was ist das Marcus-Gunn-Syndrom?

Das Marcus-Gunn-Syndrom (Synonym: mandibulopalpebrale Synkinese) ist eine unilaterale angeborene Bewegungsstörung des Oberlids (engl. jaw winking). Die Patienten leiden bei geschlossenem Mund unter einer partiellen oder vollständigen Ptosis. Beim Öffnen des Munds kommt es dann zum plötzlichen „Aufreißen" des Auges aufgrund einer unwillkürlichen Bewegung des M. levator palpebrae bei Bewegung des Unterkiefers. Ursächlich dafür ist eine Fehlinnervation dieses Muskels. Er wird bei Erkrankten nicht wie sonst durch den N. oculomotorius, sondern teilweise oder vollständig durch den N. mandibularis versorgt. Dieser innerviert auch den M. pterygoideus lateralis, der an der Unterkieferbewegung beteiligt ist. Je nach Umfang der Fehlinnervation fällt die unwillkürliche Bewegung des Lids mehr oder weniger stark auf. Ein Strabismus kann bei etwa 50 % der Betroffenen beobachtet werden.

5.15 Nennen Sie einige nützliche Tests zur Diagnose einer Myasthenia gravis.

- Eistest
- Acetylcholinrezeptor-Antikörper-Bluttest (falsch negative Ergebnisse in 50 % der Fälle)
- Edrophoniumchlorid-(Tensilon-)Test
- Elektromyografie (M. orbicularis oculi)
- Simpson-Test

5.16 Nennen Sie einige Ursachen für eine erworbene Ptosis bei jungen Erwachsenen.

Eine Dehiszenz der Levatoraponeurose kann auch bei jüngeren Patienten auftreten, jedoch sind hier andere Ursachen häufiger. Bei der Anamnese und der klinischen Untersuchung sollten neurologische, myogene und mechanischen Ursachen in Betracht gezogen werden. Ggf. sollten alte Photos herangezogen werden, um den Beginn der Symptomatik zu evaluieren.

Als weitere Ursachen einer Ptosis bei jungen Patienten kommen infrage:

- Tragen von Kontaktlinsen (Ptosis durch Manipulation der Augenlider oder durch eine dislozierte Linse unter dem Augenlid)
- Allergien, Blepharochalasis oder andere Ursachen eines rezidivierenden Augenlidödems
- Botox-assoziierte Ptosis
- Myasthenia gravis
- Horner-Syndrom
- Läsion des N. oculomotorius

- Ophthalmoplegische Migräne
- Multiple Sklerose
- Muskeldystrophien
- Orbitale Prozesse (z. B. Tumoren oder Entzündungen)

5.17 Beschreiben Sie den Eistest und seine Verwendung bei der Diagnose einer Ptosis.

Ein Eisbeutel wird 10 Minuten lang auf das Augenlid gelegt und danach wird der Patient erneut untersucht. Die kalte Temperatur hemmt dabei die Acetylcholinesterase an der neuromuskulären Endplatte. Es kommt nun zu einer Verbesserung der neuromuskulären Übertragung und damit zu einer reduzierten Ptosis bei Myasthenikern. Ein positives Ergebnis sollte zu einer weiteren Abklärung führen.

5.18 Welche Augenlidläsion ist mit einer chronischen follikulären Bindehautentzündung assoziiert und zeigt sich sonst durch hautfarbene, im Durchschnitt 2–6 mm große Knötchen mit einer zentralen Delle an der Haut?

Das Molluscum contagiosum (Dellwarze) wird durch eine Virusinfektion durch das Molluscipoxvirus verursacht und ist mit einer chronischen follikulären Konjunktivitis assoziiert. Die Übertragung von Mensch zu Mensch erfolgt durch direkten Kontakt (auch sexuell). Der Verlauf dieser häufigen Infektionskrankheit ist in den meisten Fällen gutartig und selbstlimitierend (meist vollständige Rückbildung nach einigen Monaten). Am häufigsten betroffen sind dabei Kinder (insbesondere solche mit einer Atopie). Sollten die Dellwarzen nicht selbstlimitierend sein oder am Lidrand lokalisiert und dadurch eine Bindehautentzündung verursachen, sollten sie chirurgisch, z. B. mit einem scharfen Löffel, entfernt werden.

5.19 Wie können Sie feststellen, ob bei einem Patienten eine erhöhte Laxität des unteren Augenlids vorliegt?

Eine Verlängerung der medialen und/oder lateralen Kanthalsehne führt zu einer erhöhten Laxizität der unteren Augenlider. Mithilfe des Distraktionstests kann dies überprüft werden. Dazu zieht man das Unterlid vom Bulbus weg. Ist die Distanz zwischen Bulbus und Lidrand größer als 6 mm, ist der Test positiv. Auch ein reduzierter Muskeltonus des M. orbicularis oculi, z. B. bei Patienten mit einer Nervus-facialis-Lähmung, kann zu einer erhöhten Unterlidlaxizität führen. Der sogenannte Snapback-Test ist hierfür ein gutes diagnostisches Mittel. Dabei wird das untere Augenlid nach unten gezogen und dann losgelassen. Wenn das Augenlid sofort in die richtige Position zurückkehrt, ist der Muskeltonus regelgerecht. Wenn der Patient dagegen blinzeln muss, damit das Augenlid in die Ursprungsposition zurückkehrt, ist der Muskeltonus reduziert. Beim Floppy-Eyelid-Syndrom, das durch ein extrem schlaffes und vergrößertes Oberlid gekennzeichnet ist, kommt es dagegen bereits auf leichtesten vertikalen Zug im Abblick zu einer spontanen Ektropionierung des Oberlids.

5.20 Nennen Sie chirurgische Therapieoptionen beim Unterlidentropium.

Beim involutiven Unterlidentropium ohne horizontale Liderschlaffung kann als schnelle und einfache, aber meist nur kurzfristig wirksame, chirurgische Therapieoption das Legen transversaler oder evertierender Nähte in Betracht gezogen werden. Bei ausreichender horizontale Lidspannung kann eine Wies-Operation (Lidinzision in gesamter Dicke, evertierende Nähte ohne Tarsusfixation), bei horizontaler Liderschlaffung eine Quickert-Operation (Wies-OP in Kombination mit Entnahme eines pentagonalen Keils) oder eine Tarsalzungenplastik mit evertierenden Nähten durchgeführt werden. Bei Rezidiven kann die Jones-Operation (Lidspaltung unter Belassen der Konjunktiva, Fixation der Unterlidretraktoren am Tarsus), ggf. in Kombination mit einer Tarsalzunge, das Mittel der Wahl sein.

5.21 Benennen und beschreiben Sie den chirurgischen Goldstandard in der Therapie des senilen Unterlidektropiums.

Ursächlich für das senile Unterlidektropium ist meist eine Verlängerung der Kanthalsehnen aufgrund einer altersbedingten Bindegewebsschwäche. Das Mittel der Wahl bei einer Verlängerung der lateralen Sehne ist hier die laterale Tarsalzungenplastik. Bei dieser Operation wird der untere Teil der lateralen Kanthalsehne vom seitlichen Orbitalrand abgetrennt und eine neue laterale Kanthalsehne aus dem lateralen Teil des Tarsus geformt. Diese „Tarsalzunge“ wird am Periost des lateralen Orbitarands durch eine Naht fixiert. Dadurch wird das untere Augenlid effektiv verkürzt, stabilisiert und auch die Funktion der Tränenpumpe wird optimiert. Sofern die mediale Kathalsehne betroffen ist, kann eine „Lazy-T-Operation“ durchgeführt oder eine tarsokonjunktivale Raute entfernt und evtl. mit evertierenden Nähten verknüpft werden.

5.22 Definieren Sie Ektropium und Entropium und beschreiben Sie, warum Patienten mit diesen Lidfehlstellungen unter Epiphora leiden.

Das Ektropium ist eine Kippung des Augenlidrands nach außen, während der Begriff Entropium eine Drehung nach innen beschreibt. Epiphora resultiert aus der durch die Fehlstellung verursachten Hornhautirritation, die reflexbedingt zu einer vermehrten Tränenproduktion führt. Insbesondere das Entropium kann durch eine Trichiasis zu sehr starken Hornhautreizung bis hin zu einem Hornhautulcus führen. Zudem tauchen sowohl beim Ektropium als auch beim Entropium die Puncta lacrimalia meist nicht mehr in den Tränensee ein, sodass es zusätzlich zu einer Tränenabflussstörung kommt.

MERKE

Diagnostische Tests bei Patienten mit Epiphora

1. Tränenqualität und -quantität
2. Beurteilung der Augenlidstellung
3. Bewertung der Laxizität der Lider
4. Untersuchung und Spülung des Tränenabflusssystems

Tränenwegserkrankungen

5.23 Nennen Sie Ursachen für Epiphora.

Tränenträufeln (i.e. Epiphora) kann einerseits durch eine gesteigerte Tränenproduktion oder durch einen behinderten Tränenabfluss verursacht werden. Gründe für eine gesteigerte Tränenproduktion sind u.a. Reizungen der Kornea. Die Reizung kann dabei mechanisch oder durch Entzündungen, z.B. Allergien, verursacht sein oder auch sekundär aufgrund eines Tränenmangels entstehen. Ein unzureichender Tränenabfluss kann durch Stenose der Puncta lacrimalia, der Canaliculi oder des Ductus nasolacrimalis verursacht werden. Auch Fehlstellungen der Augenlider, z.B. Ektropium mit Eversio puncti lacrimalis, und eine erhöhte Laxizität des unteren Augenlids mit daraus resultierender schlechter Tränenpumpenfunktion führen zu einer unzureichenden Ableitung. Bei den meisten Patienten ist die Ursache multifaktoriell.

MERKE

Die wichtigsten Ursachen für Epiphora:

- Trockene Augen
- Erhöhte Laxizität des unteren Augenlids
- Fehlstellungen des Unterlids
- Stenosen des Tränenabflusssystems

5.24 Was ist die „Tränenpumpe"?

Die „Tränenpumpe" nutzt die muskuläre Peristaltik, um die Tränenflüssigkeit durch das Drainagesystem zu leiten. Im Ruhezustand ist der Saccus lacrimalis kollabiert. Durch Kapillarwirkung wird die Tränenflüssigkeit in die Puncta lacrimalia eingesogen. Während des Blinzelns zieht sich der M. orbicularis oculi zusammen, um die Tränenpünktchen zu verschließen, die Canaliculi zu verkürzen, diese nach medial zu verlagern und den Tränensack zu erweitern. Durch diesen Mechanismus wird die Tränenflüssigkeit durch die Canaliculi geleitet. Im Saccus lacrimalis entsteht dabei ein Unterduck, der die Tränenflüssigkeit in diesen hineinzieht. Wenn sich der Muskel wieder entspannt, kollabiert der Tränensack erneut. Ein Rückschlagventil zwischen den Canaliculi und dem Saccus lacrimalis, das sogenannte Rosenmüller-Ventil, bewirkt, dass die Tränenflüssigkeit nicht in die Canaliculi zurück-, sondern durch den Ductus nasolacrimalis abfließt (weitere Einzelheiten siehe ▶ 1.20).

5.25 Warum klagen Patienten mit „trockenen Augen" über vermehrte Tränenbildung?

Die Ursache einer vermehrten Tränenbildung bei Patienten mit trockenen Augen ähnelt dem Effekt beim Zwiebelschneiden. Durch das Aufschneiden werden die Zellen der Zwiebeln zerstört. Dadurch kommt das Enzym Alliinase in Kontakt mit der in der Zellwand vorliegenden schwefelhaltigen Aminosäure Iso-Alliin. Das Enzym spaltet die Aminosäure unter anderem in das reizende Propanthial-S-oxid. Diese reizende Substanz verursacht ebenso wie ein trockenes Auge Hornhautirritationen, die zu einer reflexbedingten, vermehrten Tränenbildung führen.

5.26 Wie können Sie testen, ob ein Patient genug Tränenflüssigkeit produziert?

Einerseits kann das Volumen der Tränenflüssigkeit indirekt durch die **Visualisierung des Tränenmeniskus** beurteilt werden. Der Tränenmeniskus ist der Tränenfilm zwischen Unterlid und Bulbus oculi und sollte etwa 1 mm hoch sein. Der **Schirmer-Test** dagegen prüft die produzierte Tränenmenge direkt. Hierbei wird ein 5 mm breiter und 35 mm langer Filterpapierstreifen (Lackmuspapier) in den äußeren Lidwinkel in den Bindehautsack eingehängt. Nach 5 Minuten wird die Strecke abgelesen, die die Tränenflüssigkeit im Papierstreifen zurückgelegt hat. Es wird zwischen zwei verschiedenen Tests unterschieden. Der Schirmer-I-Test wird ohne Anästhesie der Hornhaut durchgeführt und testet sowohl die basale Tränenproduktion als auch die Reizsekretion. Weniger als 15 mm Benetzung sind dabei pathologisch. Der Schirmer-II-Test, der nach einer Tropfanästhesie der Hornhaut durchgeführt wird, testet nur die basale Tränensekretion. Ein normales Ergebnis beträgt hier mindestens 10 mm.

5.27 Wodurch entstehen jeweils Verschlüsse der Tränenpünktchen, der Canaliculi oder der Tränensäcke?

Verschlüsse der Tränenpünktchen können kongenital, entzündungsbedingt, infektionsbedingt, traumabedingt oder iatrogen (z. B. bei der Behandlung trockener Augen durch Punctum plugs) bedingt sein. Kanalikuläre Stenosen können angeboren sein oder durch Trauma, Infektionen, bestimmte Entzündungen oder durch Nebenwirkungen von Chemotherapeutika erworben werden. Tränensackobstruktionen treten am häufigsten durch Narben als Folge einer Infektion auf. Dakryolithen können ebenfalls die Tränenwege verlegen und entwickeln sich dabei meist aus Infektionen oder bei chronischem Gebrauch topischer Medikamente. Eher selten sind Tränensack-Tumoren die Ursache für Verlegungen der Tränenwege.

5.28 Welche Ursachen gibt es für eine Stenose des Ductus lacrimalis?

Stenosen des Ductus lacrimalis können angeboren, traumatisch, entzündlich, infektiös oder neoplastisch bedingt sein. Die primär erworbene Obstruktion des Ductus lacrimalis ist die häufigste Ursache für Stenose. Diese entsteht meist nach einer manifesten oder subklinischen Entzündung.

5.29 Wie testen Sie das Tränenwegssystem auf Stenosen?

Stenosen können überall im Tränenwegssystem auftreten. Um das Vorhandensein einer Stenose im Canaliculus, im Tränensack oder im Ductus lacrimalis zu identifizieren, können eine Tränenwegssondierung ggf. mit Spülung oder verschiedene Farbstofftests hilfreich sein. Bildgebende Verfahren des Tränenwegssystems, einschließlich Ultraschall, Computertomografie, MRT, Kontrast-Dakryozystografie und Radionuklid-Dakryoszintigrafie, liefern im Einzelfall Zusatzinformationen.

5.30 Beschreiben Sie den Farbstoff-Verschwindetest.

Beim Farbstoff-Verschwindetest wird ein Tropfen Fluoreszein in den unteren Fornix gegeben. Nach 5 Minuten wird die im Tränensee vorhandene Menge mit kobaltblauem Licht bewertet. Das Vorhandensein von wenig oder keinem Fluoreszein weist auf ein normal funktionierendes Tränenwegssystem hin. Bleibt eine große Menge des Fluoreszeins zurück, ist das ein Anzeichen, dass möglicherweise eine Verlegung des Tränenwegsystems vorliegt. Dieser Test ist insbesondere bei Kindern hilfreich, wenn keine diagnostische Tränenwegsspülung durchgeführt werden kann.

5.31 Beschreiben Sie den primären Farbstofftest nach Jones (Jones-Test-I).

Auch bei diesem Test wird etwas Fluoreszein in den unteren Fornix gegeben. Nach 5 Minuten wird ein Baumwolltupfer unter die untere Nasenmuschel gehalten. Verfärbt sich der Tupfer, liegt keine relative oder absolute Stenose des Tränenwegssystems vor.

5.32 Beschreiben Sie den sekundären Farbstofftest nach Jones (Jones-Test-II).

Der Jones-Test-II wird durchgeführt, wenn der Jones-Test-I negativ ist. Beim diesem Farbstofftest nach Jones wird zuerst der untere Fornix mit NaCl gespült, um alle Rückstände des Fluoreszeins zu entfernen. Nun wird über den Canaliculus mit einer Kanüle klare Kochsalzlösung eingespritzt. Wird nun in der Nase Fluoreszein mithilfe eines Baumwolltupfers detektiert, hat das Fluoreszein das Punctum, den Canaliculus und den Tränensack während des Jones-I-Test passiert. Dies weist auf eine teilweise Blockierung des Ductus nasolacrimalis hin. Wenn lediglich klare Flüssigkeit (NaCl) detektiert wird, spricht dies für eine partielle Behinderung oder Funktionsstörung des Punctum lacrimalis oder des Canaliculus. Wird gar keine Flüssigkeit detektiert und stattdessen eine Regurgitation aus dem anderen Punctum beobachtet, spricht dies für eine Verlegung des distalen Canaliculus communis.

5.33 Wie behandeln Sie Tränenwegsstenosen?

Die Behandlung einer Tränenwegsstenose richtet sich nach der Lokalisation der Stenose:

Lokalisation	Chirurgische Therapie
Punktum	Punktoplastik
Proximaler Canaliculus	• Kanalikuläre Endoskopie (z. B. mit Ballondilatation) • Konjunktivodakryozystorhinostomie (CDCR, Lester-Jones-OP)
Distaler Canaliculus	• Kanalikuläre Endoskopie (z. B. mit Ballondilatation) • Dakryozystorhinostomie (DCR) mit retrograder Intubation • Konjunktivodakryozystorhinostomie (CDCR, Lester-Jones-OP)
Canaliculus communis	• Kanalikuläre Endoskopie (z. B. mit Ballondilatation) • Dakryozystorhinostomie (DCR) mit retrograder Intubation • Konjunktivodakryozystorhinostomie (CDCR, Lester-Jones-OP)

Infrasakkale Tränenwegsstenose	• Sondierung, Tränenwegsintubation • Ballondilatation • Endoskopie (z. B. mit Microdrilldakryoplastik, Laserdakryoplastik) • Dakryozystorhinostomie (DCR): externe DCR (nach Toti), transkanalikuläre Laser-DCR, endonasale DCR (nach West)

5.34 Beschreiben Sie die Symptomatik einer akuten Dakryozystitis.

Die Dakryozystitis ist eine akute Infektion des Tränensacks. Die Patienten leiden in der Regel unter einer schmerzhaften, erythematösen Schwellung im Bereich des unteren medialen Lidwinkels. Eitriger Ausfluss aus dem Punctum lacrimalis kann ggf. nach leichtem Druck auf die Haut in diesem Bereich beobachtet werden. Die akute Dakryozystitis ist fast immer die Folge einer Stenose des Ductus lacrimalis. Die Blockade des Gangsystems führt zu einem Rückstau der Tränenflüssigkeit und zu einer Mazeration des Gewebes. Auf dieser Grundlage nisten sich Bakterien (meist Staphylokokken- oder Streptokokken) oder auch Pilze ein, die zu einer Infektion des umgebenden Gewebes führen. Eine Ausbreitung der Infektion über die Angular-Gefäße nach kranial kann lebensbedrohlich sein.

5.35 Beschreiben Sie die Therapie der akuten Dakryozystitis.

Die akute Dakryozystitis ist eine schwere Infektion, die als Notfall behandelt werden muss. Wenn diese nicht ausreichend therapiert wird, kann sich eine Orbitaphlegmone entwickeln oder nach kranial (über die A. und V. angularis) ausbreiten. Zunächst kann mit kühlen Kompressen und Antibiotika p. o. in leichten Fällen, oder Antibiotika i. v. in schweren Fällen therapiert werden. Das Antibiotikum ist in der Regel ein Cephalosporin der 1. Generation oder ein penicillinaseresistentes synthetisches Penicillin. Falls die Infektion nicht wie erwartet auf die Antibiotikagabe anspricht, sollte ein Methicillin-resistenter Staphylococcus aureus (MRSA) in Betracht gezogen und der Antibiotikawirkstoff entsprechend geändert werden. Bei einem positiven Abstrich kann der Wirkstoff nach dem Antibiogramm umgestellt werden. Ein Abszess dagegen sollte drainiert werden, beim Erwachsenen durch Stichinzision von außen. Dies muss ggf. mehrmals wiederholt werden. Zusätzlich kann auch ein Spülung mit H_2O_2 durchgeführt und ein antibakterieller und lokal betäubender Leukasekegel eingesetzt werden. Nach Abklingen der akuten Entzündung sollte eine Dakryozystorhinostomie (DCR) durchgeführt werden, um das Risiko einer erneuten Infektion zu reduzieren. Beim Kind ist eine Stichinzision in der Regel obsolet, eine Tränenwegspülung und/oder Endoskopie kann meist den Abfluss wiederherstellen und die Notwendigkeit einer späteren Dakryozystorhinostomie häufig vermeiden.

5.36 Nennen Sie die typischen Symptome einer kongenitalen Tränenwegsstenose.

Ungefähr 6 % der Neugeborenen haben eine angeborene Tränenwegsstenose. Klinische Zeichen sind Epiphora, eine Konjunktivitis oder eine Dakryozystitis. Meist ist die Ursache eine Persistenz der Hasner-Membran, die den Ductus nasolacrimalis distal verschließt oder eine Dakryozele (kongenitale Ansammlung von Schleim oder Amnionflüssigkeit im Tränensack; klinisch bläulich-zystische Schwelllung am medialen Kanthus).

5.37 Wie werden kongenitale Tränenwegsstenosen konservativ behandelt?

Sollte keine Spontanöffnung stattfinden, kann zunächst durch eine sanfte Tränensackmassage versucht werden, eine Öffnung der Stenose zu erreichen. Weiterhin können abschwellende Augen- und Nasentropfen (z.B. Otriven® 0,025 %) in Kombination mit topischen Antibiotika (z.B. Floxal® Augentropfen) über 4–6 Wochen verabreicht werden.

5.38 Welche chirurgischen Therapieoptionen der kongenitalen Tränenwegsstenose gibt es?

Wenn die konservativen Maßnahmen mit abschwellenden und antibiotischen Lokaltherapeutika nicht ausreichen, sollte Anfang des zweiten Lebensjahres eine chirurgische Therapie durchgeführt werden. Mithilfe einer Bowman-Sonde kann eine Sondierung des Tränenwegssystems, ggf. mit optionaler Ballondilatation, erfolgen. Die Erfolgsquote einer Tränenwegssondierung liegt bei über 90 %. Wenn die Stenose danach rezidiviert, ist eine Tränenwegsintubation mit Silikonstützmaterial indiziert. Diese werden normal für 6 Monate belassen. Sollte auch diese Intervention nicht zum gewünschten Erfolg führen, kann eine Dakryozystorhinostomie (DCR) durchgeführt werden.

Orbitaerkrankungen

5.39 Definieren Sie den orbitalen Pseudotumor.

Ein Pseudotumor ist ein Überbegriff für verschiedenste raumfordernde Prozesse der Orbita, die sich in der Bildgebung als eine (solide) Raumforderung darstellen, aber nach einer Biopsie lediglich als Entzündung ohne Nachweis einer Malignität entpuppen. Jedoch ist der Begriff Pseudotumor ein etwas überholter und unpräziser Begriff.

5.40 Definieren Sie die spezifische Orbitaentzündung.

Die Diagnose einer spezifischen Orbitaentzündung basiert auf der Identifizierung einer spezifischen Ätiologie. Folgende Ätiologien können identifiziert werden:

- Spezifische Pathogene: Bakterien, Pilze, Parasiten
- Spezifische histopathologische Veränderungen: z.B. granulomatöse Veränderungen wie bei einer Sarkoidose
- Spezifische lokale und/oder systemische Veränderungen, die eine bestimmte Krankheitsentität definieren: z.B. eine Vaskulitis wie bei der Wegener-Granulomatose

5.41 Definieren Sie nicht-spezifische Orbitaentzündung (not specific orbital inflammation, NSOI).

Eine Augenhöhlenentzündung, die keine identifizierbare Ursache hat, wird als nicht spezifisch betrachtet. Es handelt sich dabei um eine Ausschlussdiagnose.

5.42 Tritt die NSOI immer akut auf?

Nein. Die NSOI kann akut, subakut oder chronisch auftreten.

5.43 Sind Schmerzen obligat, um die Diagnose einer NSOI zu stellen?

Die NSOI ist eine Ausschlussdiagnose, und obwohl Schmerzen ein typisches Symptom darstellen, sind sie zur Diagnosestellung nicht obligat.

5.44 Nennen Sie die fünf häufigsten anatomischen Lokalisationen, in denen eine NSOI in der Orbita auftritt.

1. Extraokuläre Muskeln (Myositis)
2. Tränendrüse (Dakryoadenitis)
3. Anteriore Orbita
4. Apikale Orbita
5. Diffus

5.45 Welche bildgebende Technik ist die sensitivste zur Darstellung der Frühzeichen einer orbitalen NSOI?

Die Computertomografie (CT), die Magnetresonanztomografie (MRT) oder auch der Ultraschall können nützliche Informationen bei einer NSOI liefern. Leichte Ödeme im retrobulbären Raum, ein typisches Frühzeichen einer NSOI, können am sensitivsten mit der Orbita-Dünnschicht-MRT detektiert werden.

5.46 Wie behandelt man eine NSOI?

Eine Hochdosissteroidtherapie ist das Mittel der Wahl in der Behandlung einer NSOI. Die empfohlene Dosis für Prednisolon beträgt ca. 1 mg/kg KG/d. Die Dosis sollte dann langsam reduziert und ausgeschlichen werden. Meist stellt sich bereits 24–48 Stunden nach Therapiebeginn ein schneller Behandlungserfolg ein und es kommt zu einer Rückbildung der Symptome.

5.47 Bei einem Patienten mit NSOI schlägt die Hochdosissteroidtherapie nicht an. Wie sähe die weitere Therapie aus?

Alternativen zu Steroiden sind die Therapie mit Antimetaboliten wie Azathioprin und Methotrexat, mit T-Zellhemmstoffen wie Cyclosporin und mit Alkylanzien wie Cyclophosphamid. Auch eine niedrig dosierte Bestrahlung ist bei einer NSOI meist gut wirksam.

MERKE

1. Die NSOI ist eine Ausschlussdiagnose.
2. Die NSOI tritt gewöhnlich akut und schmerzhaft auf.
3. Die Entzündung kann einseitig oder bilateral sein.
4. Leichte Ödeme im retrobulbären Bereich sind ein Frühzeichen der NSOI in der MRT.

5.48 Welche ist die häufigste spezifische Augenhöhlenentzündung?

Die endokrine Orbitopathie ist die häufigste spezifische Augenhöhlenentzündung.

5.49 Wie kann man die endokrine Orbitopathie von der Myositis unterscheiden?

Die Myositis kann durch eine orbitale Schnittbildgebung (z. B. Dünnschicht-MRT) von einer endokrinen Orbitopathie unterschieden werden. Bei beiden Krankheitsentitäten zeigt sich dabei eine Verdickung des Muskelbauchs, aber nur bei der Myositis sind auch die Muskelsehnen verdickt.

5.50 Wo liegt anatomisch gesehen der Fokus einer Orbitaphlegmone am häufigsten?

Der häufigste Fokus einer Orbitaphlegmone ist eine Entzündung in den Nasennebenhöhlen, am häufigsten im Sinus ethmoidalis, die sich dann in die Orbita ausbreitet.

5.51 Was sind die häufigsten Erreger der Orbitaphlegmone bei Erwachsenen?

Staphylococcus aureus oder Streptokokken.

5.52 Was ist der häufigste Erreger der Orbitaphlegmone bei einem zweijährigen Kind?

Haemophilus influenzae.

5.53 Wie wird die Orbitaphlegmone konservativ therapiert?

Bei sehr milden Fällen kann die Therapie der Orbitaphlegmone in der oralen Gabe von Antibiotika bestehen. Für Kinder unter 12 Jahren wäre beispielsweise Amoxicillin/Clavulansäure 30 mg/kg p. o. alle 8 Stunden oder für Erwachsene 500 mg p. o. 3×/d über 10 Tage geeignet. Bei schweren Fällen ist ein intravenösen Gabe von Antibiotika angezeigt. Optionen sind beispielsweise Cephalosporine der 2. oder 3. Generation, wie Cefotaxim 50 mg/kg i. v. alle 6 Stunden (Kinder unter 12 Jahren) oder 1–2 g i. v. alle 6 Stunden (Erwachsene) über 14 Tage.

5.54 Wann sollte die Orbitaphlegmone chirurgisch therapiert werden?

Wenn innerhalb von 48–72 Stunden nach Beginn der antibiotischen Therapie keine Besserung eintritt oder wenn in der Bildgebung die Nasennebenhöhlen vollständig betroffen sind, sollte eine chirurgische Drainage in Erwägung gezogen werden. Subperiostale oder intraorbitale Abszessbildungen können weitere Indikationen für eine chirurgische Drainage sein, vor allem wenn eine Optikuskompression mit Visusminderung, einem relativen afferenten Pupillendefizit (RAPD) und einem Exophthalmus droht.

5.55 Was sind die häufigsten Krankheitsentitäten, die mit einer orbitalen Vaskulitis einhergehen?

Wegener-Granulomatose, hypersensitive Vaskulitis, Periarteritis nodosa und Churg-Strauss-Syndrom führen am häufigsten zu einer orbitalen Vaskulitis.

5.56 Ist eine Orbita- bzw. eine Augenbeteiligung bei der Wegener-Granulomatose häufig?

Ja, eine Beteiligung wird in etwa 50 % der Fälle nachgewiesen.

5.57 Beschreiben Sie die Eigenschaften der orbitalen Wegener-Granulomatose.

Klinische Zeichen: häufig bilaterales Auftreten, Beteiligung der Atemwege, Beteiligung der Nasennebenhöhlen, Skleritis, limbale Hornhautinfiltrate

- In der Bildgebung gibt es 3 typische Muster: diffuse Ausbreitung, Beteiligung der Tränenwege oder Beteiligungen mit Knochenerosionen
- Zeichen im Labor: meist positive c-ANCAs (anti-Proteinase 3)
- Pathologie: Entzündungszeichen mit Manschettengefäßen, Nekrosen, lipidhaltigen Makrophagen und granulomatösen Mikroabszessen

5.58 Was ist eine Proptosis oculi?

Als Proptosis oculi bezeichnet man die Protrusion bzw. den Vorfall des Bulbus oculi. Das pathologische Hervortreten des Augapfels wird dabei als Exophthalmus bezeichnet. Eine einseitige Proptosis wird häufig als asymmetrische Protrusion eines Auges um mehr als 1 mm definiert. Die Obergrenzen für eine Proptosis liegen bei Kaukasiern etwa bei 20–22 mm und bei Afroamerikanern etwa bei 22–24 mm.

5.59 Wie wird eine Proptosis klinisch diagnostiziert?

Klinisch kann eine Proptosis mit einem Exophthalmometer nach Hertel diagnostiziert werden. Die Proptosis kann auch in bildgebenden Verfahren wie der Computertomografie (CT) dargestellt und quantifiziert werden.

5.60 Benennen Sie die häufigsten Komplikationen, die mit einer Proptosis assoziiert sind.

- Expositionskeratopathie
- Diplopie
- Augenbewegungsstörungen
- Strabismus
- Kompression des N. opticus mit Visusminderung und Gesichtsfelddefekten
- Augeninnendruckanstieg
- Augenentzündungen

5.61 Was ist die häufigste Ursache für einen unilateralen Exophthalmus?

Die endokrine Orbitopathie.

5.62 Was ist die häufigste Ursache für einen bilateralen Exophthalmus?

Ebenfalls die endokrine Orbitopathie.

5.63 Was sind weitere Ursachen für einen Exophthalmus?

- Orbitaler entzündlicher Pseudotumor
- Orbitaphlegmone
- Tumoren der Orbita
- Tränendrüsentumoren
- Retrobulbäres Hämatom
- Orbitale Vaskulitis (Polyarteriitis nodosa, Wegener-Granulomatose)
- Orbitamykose
- Karotis-kavernöse Fistel
- Orbitale Varix
- Mukozele
- Kraniostenose

5.64 Nennen Sie Ursachen eines Pseudoexophthalmus.

- Unilaterale, hohe axiale Myopie.
- Ein Enophthalmus des kontralateralen Auges kann den Eindruck eines Exophthalmus der Gegenseite erwecken.
- Überkorrektur nach einer Blepharoplastik.

5.65 Welche klinische Entität ist mit einem einseitigen oder beidseitigen, meist schmerzlosen Exophthalmus, einer Oberlidretraktion und einer Konvergenzschwäche assoziiert?

Die endokrine Orbitopathie.

5.66 Nennen Sie die häufigsten okulären Zeichen einer endokrinen Orbitopathie.

1. Einseitiger oder bilateraler Exophthalmus.
2. Kocher-Zeichen: Oberlidretraktion beim Fixieren; der Blick des Patienten erscheint dabei starr.
3. Lagophthalmus (Lidschlußdefizit)
4. Stellwag-Zeichen: seltener Lidschlag.
5. Möbius-Zeichen: Konvergenzschwäche.
6. Erhöhung des Augeninnendrucks.
7. Dalrymple-Zeichen: sichtbare Sklera über dem oberen Limbus corneae („scleral show").
8. Von-Graefe-Zeichen: In Folge einer Retraktion des Oberlids wird bei Blicksenkung zwischen Oberlidunterkante und Limbus corneae die Sklera als (feiner) weißer Streifen vermehrt sichtbar.

5.67 Nennen Sie seltenere klinische Zeichen der endokrinen Orbitopathie.

Seltenere klinische Zeichen der endokrinen Orbitopathie umfassen das Oberlidödem (Enroth-Zeichen), erschwertes Ektropionieren (Gifford-Zeichen), abnorme Oberlidpigmentierung (Jellinek-Zeichen), horizontale Lidfurche (Pocher-Zeichen), fehlendes Stirnrunzeln bei Blickhebung (Joffroy-Zeichen) und Lidzittern bei geschlossenen Lidern (Rodenbach-Zeichen).

5.68 Welche demografischen Risikofaktoren gibt es für eine endokrine Orbitopathie?

Die endokrine Orbitopathie kann im Prinzip in jedem Alter auftreten. Das Durchschnittsalter bei Krankheitsbeginn liegt in den vierziger Jahren. Frauen sind dabei drei- bis sechsmal häufiger betroffen als Männer. Kinder sind dagegen selten betroffen.

5.69 Hat jeder Patient mit endokriner Orbitopathie (EO) eine Schilddrüsenüberfunktion?

80 % der Patienten, die eine EO entwickeln, tun dies während oder nach einer Hyperthyreose. 10 % der Patienten haben eine Hypothyreose und bis zu 10 % entwickeln gar keine klinisch nachweisbare Schilddrüsenerkrankung.

5.70 Beeinflussen Umweltfaktoren die EO?

Rauchen ist der einzige Umweltfaktor, von dem in mehreren Studien gezeigt wurde, dass er die EO definitiv negativ beeinflusst.

5.71 Welche Befunde einer EO sind in der Schnittbildgebung typisch?

Die Vergrößerung der Muskelbäuche der Rektusmuskeln ohne Beteiligung der Muskelsehne ist typisch für die EO (vergleiche mit ▶ 4.110).

5.72 Welcher Muskel ist am häufigsten betroffen?

Der M. rectus inferior ist am häufigsten betroffen, gefolgt vom M. rectus medialis, M. rectus lateralis und dem M. rectus superior.

5.73 Nach welchen klinischen Kriterien schätzen Sie bei einer EO Aktivität und Schweregrad ein?

Die **Aktivität der EO** kann mittels des sogenannten **Clinical Activity Score** (CAS) eingeschätzt werden. Hierbei wird **jeweils 1 von insgesamt** 7 (**10**) **Punkten** für das Vorhandensein von folgenden Kriterien vergeben:

Schmerzen:

1. Retrobulbär
2. Bei Augenbewegung

Rötung:

1. Lider
2. Konjunktiva

Schwellung:

1. Lider
2. Konjunktiva
3. Karunkel

Ein Punktwert ≥ 3/7 wird als aktive EO bewertet. Ergänzend können noch drei weitere Kriterien hinzugezogen werden (dann aktive EO bei ≥ 4/10 Punkten):

1. Zunahme Proptosis ≥ 2 mm über 1–3 Monate

Funktionsverlust:

1. Abnahme der Bulbusmotilität ± 5° über 1–3 Monate
2. Visusverlust (≥ 1 Zeile über 1–3 Monate)

Der **Schweregrad der EO** kann mittels der sogenannten NOSPECS-Klassifikation eingeschätzt werden. **NOSPECS** ist ein englisches Akronym für folgende Befunde zunehmender Schwere (Grad 0–6):

- No symptoms or sign
- Only lid retraction ± lid lag
- Soft tissue involvement (lid, conjunctival inflammation)
- Proptosis
- Extraocular muscle involvement ± diplopia
- Corneal disease
- Sight-threatening optic neuropathy

Das sogenannte **EUGOGO** (**European Group on Graves' Orbitopathy**)-**System** klassifiziert die Erkrankungsschwere und Therapieindikation unter Einbeziehung von Lebensqualität-Kriterien (QoL, „quality of life").

- **Mild:** ein oder mehrere der folgenden Kriterien: geringfügiger Einfluss auf QoL, keine oder nur transiente Diplopie, Lidretraktion <2 mm, Proptosis <3 mm, geringfügige Weichteilbeteiligung, geringfügige korneale Exposition
- **Moderat:** zwei oder mehr der folgenden Kriterien: Einfluss auf QoL rechtfertigt medizinische oder chirurgische Intervention, Lidretraktion >2 mm, Proptosis >3 mm und signifikante Diplopie
- **Schwer:** dringliche Therapie erforderlich bei visus-bedrohender Optikuskompression und/oder kornealer Exposition

5.74 In welcher Krankheitsphase werden bei einer EO systemische Steroide eingesetzt?

5

Systemische Steroide werden in der aktiven Akutphase einer EO eingesetzt, insbesondere dann, wenn ein Visusverlust aufgrund einer Kompression des N. opticus droht.

5.75 Welche weiteren, nicht-medikamentösen Therapieoptionen gibt es bei einer EO?

Einerseits kann eine Bestrahlung der Orbita durchgeführt werden. Chirurgische Eingriffe können in drei grundlegende Kategorien eingeteilt werden: Orbitadekompression, Augenmuskeloperationen und Augenlidoperationen. Die Operationen sollen auch in dieser Reihenfolge durchgeführt werden, da frühere Operationen die Ergebnisse der späteren Interventionen beeinflussen.

5.76 Welche Antioxidanzien können zur Therapie der EO herangezogen werden?

Bei der EO wird durch den Sauerstoffmangel die Bildung sog. freier Sauerstoffradikale angeregt, die zur weiteren Schädigung von Zellen in den Augenhöhlen und Anheizung des Entzündungsprozesses bzw. der Gewebeschwellung führen. Durch die Therapie mit Antioxidanzien wie z. B. Vitamin C, E, B, D, Selen, Alpha-Liponsäure, N-Acetyl-Cystein, Nicotinamid, Bioflavonoiden und Omega-3-Fettsäuren scheint der Entzündungsprozess abgeschwächt und die Fettgewebsneubildung gehemmt zu werden. Ein durch Studien gesicherter Wirksamkeitsnachweis ist derzeit noch nicht erbracht, dennoch kann die Therapie aufgrund der klinischen Erfahrungswerte und des geringen Nebenwirkungsprofils eine sinnvolle und unterstützende Maßnahme darstellen.

5.77 Nennen Sie die wichtigsten Indikationen für eine Orbitadekompression bei Patienten mit EO.

- Kompression des N. opticus
- Ausgeprägter Exophthalmus mit verschiedenen Komplikationen wie z. B. Augeninnendruckerhöhung, Augenbewegungsstörungen oder Expositionskeratopathie
- Kosmetische Aspekte

5.78 Was sind die häufigsten spezifischen Komplikationen einer Orbitadekompression?

Die häufigste spezifische Komplikation ist die Verschlechterung bestehender oder das Auftreten neuer Diplopien. Bei Patienten mit bereits bestehenden Motilitätsproblemen besteht zudem ein erhöhtes Risiko postoperativer Diplopien. Einige Patienten beklagen zudem postoperativ eine Infraorbitalhypästhesie, die sich jedoch meistens im Laufe der Zeit verbessert. Über die Gefahr einer operationsbedingten Blutung in die Orbita mit drohender Optikuskompression muss aufgeklärt werden, sie ist aber doch eher selten.

5.79 Welche klinische Entität ist durch eine einseitige Proptosis, Schmerzen, Fieber, Augenbewegungsstörungen, Erythem und Ödeme der Augenlider gekennzeichnet?

Bei der infektiösen Orbitaphlegmone handelt es sich meist um eine bakterielle Infektion. Nach Überschreiten des Orbitaseptums kann sich die Infektion schnell ausbreiten und schwerste Komplikationen wie eine Meningitis oder eine Thrombose des Sinus cavernosus verursachen.

5.80 Welche sind die häufigsten Erreger der Orbitaphlegmone und wo liegt der häufigste Fokus?

Die häufigsten Erreger sind dabei Staphylokokken, Streptokokken, Anaerobier und Haemophilus influenzae (bei Kindern unter 5 Jahren). Die häufigste Fokus ist eine Sinusitis ethmoidalis. Die Behandlung der Orbitaphlegmone erfolgt in der Regel mit intravenösen Antibiotika.

5.81 Worauf deutet eine anhaltende Proptosis oder das Fortschreiten der Infektion trotz adäquater Antibiotikatherapie bei einer Orbitaphlegmone hin?

Beides deutet stark auf einen subperiostalen Orbitalabszess hin. Eine CT mit einer Dünnschichtdarstellung der Orbitae sollte durchgeführt werden. Die Therapie besteht dann zusätzlich zur Antibiotikagabe in einer chirurgischen Drainage.

Literatur

Avgitidou G, Koch KR, Heindl LM. Minimally invasive therapy of lacrimal drainage system stenosis. Klin Monbl Augenheilkd. 2017; 234(9): 1183–1195.

Bowling B. Kanskis Klinische Ophthalmologie. 8. Aufl. München: Elsevier, 2017.

Guo Y, Koch KR, Heindl LM. Transcaruncular laser-assisted StopLoss Lester Jones tube surgery for lacrimal canalicular obstructions. Graefes Arch Clin Exp Ophthalmol. 2019; 257(7): 1569–1570.

Heindl LM, Jünemann A, Holbach LM. Lacrimal drainage system. In: Naumann GOH, Holbach L, Kruse FE (eds.). Applied pathology for ophthalmic microsurgeons. Berlin: Springer; 2008: 45–48.

Heindl LM, Jünemann A, Holbach LM. Clinicopathologic features of lesions affecting the lacrimal drainage system in external dacryocystorhinostomy. In Guthoff, R.,

Katowitz, JA., (eds.). Oculoplastics and orbit (Essentials in ophthalmology). Berlin: Springer; 2010: 95–104.
Mor JM, Guo Y, Koch KR, Heindl LM. Transcanalicular Diode Laser-assisted Dacryocystorhinostomy for the Treatment of Primary Acquired Nasolacrimal Duct Obstruction. J Vis Exp. 2017; 128: 55981.
Rokohl AC, Guo Y, Mor JM, et al. [Intubation Systems in Lacrimal Drainage Surgery – a Current Overview]. Klin Monbl Augenheilkd. 2020; 237(1): 20–28.

6 Konjunktiva und Hornhaut

Sebastian Siebelmann und Claus Cursiefen

Bindehauterkrankungen

6.1 Was ist die basale Sekretionsrate der Tränendrüse?

Die basale Sekretion der Tränendrüsen beträgt ca. 2 µl/min. Sie kann beträchtlich gesteigert werden, z. B. durch Fremdkörper, Entzündungen oder einen Trigeminusreiz.

6.2 Was ist der Unterschied zwischen konjunktivalen Follikeln und Papillen?

Follikel sind grau-weißliche Erhabenheiten in der Bindehaut, bei denen die Gefäße peripher verlaufen. Das Zentrum der Follikel ist avaskulär. Follikel sind insbesondere im unteren Fornixbereich zu finden. Follikel bestehen aus organisierten Ansammlungen von Lymphozyten, die sich als Mukosa-assoziiertes lymphatisches Gewebe um germinative Zentren ansammeln.

Dahingegen sind Papillen Erhabenheiten mit einem zentralen Gefäß. Sie entstehen aufgrund einer hypertrophen epithelialen Proliferation mit unorganisierten chronischen Entzündungszellen. Papillen findet man meist im oberen Fornix. Als Pathomechanismus vermutet man eine eher unspezifische Reaktion auf einen Entzündungsreiz, der dazu führt, dass Flüssigkeit und Zellen aus den Gefäßen austreten und sich dann in vorgeformte Räume der subepithelialen Substantia propria ansammeln. Diese ist durch bindegewebige Septen polygonal durchzogen, wodurch sich die typische Form der Papillen bildet.

Als Riesenpapillen bezeichnet man Papillen mit einem Durchmesser von mehr als 1 mm. Sie treten z. B. Kontaktlinsen-assoziiert auf.

MERKE

Papillen haben ein Gefäß im Zentrum, Follikel nicht.

6.3 Was bezeichnet man als eine Bindehautchemosis?

Eine Chemosis ist ein Bindehautödem, oft durch eine Allergie oder einen entzündlichen Stimulus hervorgerufen. Die Chemosis ist meist harmlos, kann aber bei dem Patienten aufgrund ihrer Prominenz starke Beschwerden hervorrufen.

6.4 Wodurch kann eine Bindehautentzündung hervorgerufen werden?

Eine Bindehautentzündung kann prinzipiell durch infektiöse Agenzien wie Bakterien, Viren, Parasiten oder Pilze hervorgerufen werden. Hinzukommen aber auch chemische oder physikalische Ursachen (Verätzung, Austrocknung, Strahlen, Wind). Darüber hinaus können Allergene eine allergische Konjunktivitis verursachen. Zudem kann eine Konjunktivitis sekundär bei autoimmunen oder entzündlichen Erkrankungen immunogen entstehen.

6.5 Welche Bakterien rufen am häufigsten eine bakterielle Konjunktivitis hervor?

Die häufigsten Erreger einer bakteriellen Bindehautentzündung sind *Staphylococcus aureus, Streptococcus pneumoniae* und *Haemophilus influenzae*. Insbesondere bei einer Entzündung des lateralen Lidwinkels sollte an eine Infektion mit Moraxella catharralis gedacht werden.

MERKE

Bei einer Entzündung des lateralen Lidwinkels sollte an einer Infektion mit *Moraxella catharrhalis* gedacht werden.

6.6 Wie sollte eine durch Chlamydien hervorgerufene Konjunktivitis bei Neugeborenen behandelt werden?

Eine Konjunktivitis bei Neugeborenen, die durch Chlamydien verursacht wurde, sollte sowohl topisch als auch systemisch behandelt werden. Die Chlamydien-Konjunktivitis bei Neugeborenen ist gegebenenfalls mit einer Chlamydien-Pneumonie assoziiert und kann in diesem Kontext zum Tode führen. Neugeborenenkonjunktivitiden sollten immer stationär versorgt werden.

MERKE

Eine Konjunktivitis eines Neugeborenen sollte immer stationär versorgt werden.

6.7 Welche Viren sind verantwortlich für eine virale Konjunktivitis?

Die häufigsten Erreger einer viralen Bindehautentzündung sind Adenoviren. Meist sind die Adenoviren 8, 19 und 37 nachzuweisen. Darüber hinaus können Herpesviren (HSV, VZV, EBV und CMV) zu einer viralen Konjunktivitis führen. Weitere Erreger sind Picornaviren, Maserviren, Enterovirus 70, Coxsackieviren, sowie die das Molluscum contagiosum hervorrufenden Pockenviren.

6.8 Was bezeichnet man als eine Phlyktäne und welcher Mechanismus liegt ihr zugrunde?

Als Phlyktäne bezeichnet man ein meist unilateral auftretendes, erhabenes und steriles Infiltrat der Konjunktiva, des Limbus oder der Kornea. Eine Phlyktäne kann dabei mit einer kornealen Neovaskularisation assoziiert sein. Darüber hinaus zeigt sich meist ein Epithelverlust. Der Phlyktäne liegt eine Typ-IV-Hypersensitivitätsreaktion zugrunde, meist gegen Antigene von Staphylokokken, aber auch von Kokzidien, Candida, *Treponema pallidum,* Herpes simplex und Mykobakterien. Therapie der Wahl ist eine Kombination aus topischen Steroiden und Antibiotika.

6.9 An welche Erkrankungen sollte man bei einem bilateralen Symblepharon denken?

Bei einem bilateralen Symblepharon sollte man vor allem an ein okuläres Schleimhautpemphigoid oder an ein Stevens-Johnson-Syndrom denken. Da bei Verdacht auf ein okuläres Schleimhautpemphigoid eine Biopsie der Bindehaut mit einer Exazerbation der Erkrankung assoziiert ist, sollte zur Diagnosestellung eine Biopsie der Mundschleimhaut genommen werden (wegweisend: lineare Ablagerungen von Immunprodukten entlang der Basalmembran, insbesondere IgG, IgA und Komplement C3). Wegweisend kann eine Serologie gegen Autoantikörper gegen BP 180 oder 230 sein. Es wird diskutiert, ob Autoantikörper gegen Laminin 5 und β4-Integrin mit der Krankheitsaktivität korrelieren. Abzugrenzen ist ein okuläres Schleimhautpemphigoid von einem Pseudopemphigoid bei Langzeitgebrauch von Antiglaukomatosa.

6

MERKE

Auch eine Langzeittherapie mit Antiglaukomatosa kann ein Pseudosymblepharon hervorrufen.

6.10 Was ist das klinische Erscheinungsbild einer konjunktivalen Amyloidose und was sind die histopathologischen Korrelate?

Bei der konjunktivalen Amyloidose kommt es zu lachsfarbigen subepithelialen Erhabenheiten bzw. Plaques im Lidspaltenniveau, die zu einem Fremdkörpergefühl und Benetzungsstörungen führen können. Ursache ist die Ansammlung eines fibrillären, amorphen, eosinophilen Proteins, das sich histologisch kongorot anfärben lässt und eine typische apfelgrüne Doppelbrechung in der Polarisationsmikroskopie zeigt. Wichtig, wenn auch sehr selten, ist bei Vorliegen solcher Veränderungen der Ausschluss einer systemischen Beteiligung. Zudem darf die Läsion nicht mit einem Bindehautlymphom verwechselt werden.

6.11 Was ist ein Pingueculum?

Ein Pingueculum ist ein subepitheliales Knötchen, bestehend aus einer degenerierten, teils kalzifizierten Kollagenablagerung. Pinguecula treten oftmals limbusnah auf, eher nasal. Ursache ist eine vermehrte UV-Lichtexposition. Pinguecula als solche haben keinen Krankheitswert, kommt es allerdings zu einer Pingueculitis, die durch Benetzungsstörungen hervorgerufen wird, so kann diese Beschwerden verursachen.

6.12 Bei welcher Erkrankung tritt eine Stocker-Linie auf?

Als Stocker-Linie bezeichnet man eine Eisenlinie der Hornhaut, die an der Spitze eines Pterygiums auftritt. Sie entsteht meist durch die dort bestehende Stase des Tränenfilms bzw. durch Benetzungsstörungen und ist eher ein Zeichen für fehlendes Wachstum.

6.13 Wie hoch ist die Rezidivrate nach einer Pterygiumexzision?

Die Rezidivrate nach einer Pterygiumexzision beträgt bei optimaler Operationstechnik und Nachsorge ca. 5–10 %. 95 % der Rezidive entstehen dabei innerhalb des ersten Jahres. Deutlich gesenkt werden kann die Rezidivrate durch die Kombination von Exzision mit Bindehauttransplantation und Mitomycin-C-Applikation. Mindestens so wichtig wie die optimale Operationstechnik ist die optimierte Nachsorge mit Tränenersatzmitteln, längerfristigen Steroiden sowie UV-Protektion. Die Rezidivrate nach Bare-Sclera-Technik liegt bei fast 100 %.

MERKE

Die Applikation von Mitomycin vermindert die Rezidivrate nach Pterygiumexzision deutlich.

6.14 Was kann zu Bindehautablagerungen führen und wie werden diese hinsichtlich ihrer Entstehung unterschieden?

Bei Bindehautablagerungen unterscheidet man zwischen endogenen und exogenen Ablagerungen. Exogen fallen hier insbesondere die Argyrose durch eine exogene Silberexposition, Mascara oder Adenochrome (durch Umbau von topischem Epinephrin) ins Gewicht. Endogen beobachtet man Bindehautablagerungen bei Morbus Addison, beim Nelson-Syndrom und bei der Alkaptonurie. Auch bei Oxalose oder Zystinose kann es zu Bindehautablagerungen kommen.

6.15 Welche Erkrankungen führen zu Bindehautteleangiektasien?

Konjunktivale Bindehautteleangiektasien können einerseits mit der Ataxia teleangiectatica (Louis-Barr-Syndrom), mit dem Osler-Weber-Rendu- oder dem Sturge-Weber-Syndrom assoziiert sein, allerdings auch bei Diabetes mellitus, bei der Sichelzellanämie und Morbus Fabry auftreten. Darüber hinaus können konjunktivale Teleangiektasien, z. B. bei einem erhöhten orbitalen Venendruck (Fisteln) oder nach Bestrahlung auffallen.

6.16 Was ist eine Riesenpapillen-Konjunktivitis?

Als Riesenpapillen-Konjunktivitis bezeichnet man eine allergische Reaktion, z. B. gegen Kontaktlinsen oder Nahtmaterial. Patienten, bei denen eine Neigung zur Atopie vorliegt, haben ein erhöhtes Risiko. Es imponieren Riesenpapillen von mehr als 1 mm Größe in der oberen Lidbindehaut. Als Behandlung sollte initial der auslösende Faktor beseitigt werden. Zudem können topische antiallergische Augentropfen gegeben werden. Allerdings dauert es sehr lange, bis die Papillen sich zurückbilden.

6.17 Worin besteht der Unterschied zwischen einer atopischen und einer vernalen Keratokonjunktivitis?

Sowohl die atopische Keratokonjunktivitis (AKC) als auch die vernale Keratokonjunktivitis (VKC) sind Erkrankungen des atopischen Formenkreises und treten meist erstmalig im Kindesalter auf. Beide Erkrankungen zeichnen sich durch einen saisonalen Juckreiz der Augen aus und sind von einer bilateralen Bindehautinjektion und einem wässrig-mukösen Sekret begleitet. Die VKC ist zudem oftmals mit einer atopischen Dermatitis assoziiert. Man unterscheidet eine limbale Form von einer tarsalen und einer gemischten Form. Jungen sind öfter betroffen als Mädchen. Bei der VKC sind am oberen Limbus sogenannte Horner-Trantas-Spots zu finden. Zudem bilden sich oftmals pflastersteinartige Riesenpapillen und limbale Follikel aus. Darüber hinaus haben Patienten mit einer VKC manchmal sogenannte Schildulzera (Togby's) der Hornhaut. Die AKC zeigt primär eine papilläre Hyptertrophie insbesondere des unteren Fornix und ebenfalls ein atopisches Ekzem mit einer atopischen Lidhaut, die teilweise bis zur Madarosis führen kann. Komplikationen können ein Keratokonus, eine subkapsuläre posteriore Schalentrübung sowie eine pelluzidale marginale Keratitis und eine HSV-Keratitis sein. Während sich die VKC oftmals im Laufe der Jugend „auswächst", d. h., Erwachsende keine oder weniger Beschwerden haben, bleiben die Beschwerden der AKC meist bis zur 5. Lebensdekade bestehen.

6.18 Was bezeichnet man als Konjunktivitis lignosa?

Als Konjunktivitis lignosa bezeichnet man eine Konjunktivitis, bei der es zu holzartigen Membranen der Bindehaut, insbesondere unter den Lidern, kommt.

6.19 Welche Blutuntersuchung sollte bei Vorliegen einer Konjunktivitis lignosa unbedingt durchgeführt werden?

Ursächlich für eine Konjunktivitis lignosa ist meist ein Plasminogenmangel, sodass hierauf der Fokus der weiteren Untersuchungen gelegt werden sollte. Die Behandlung erfolgt meist durch intravenöse Plasminogensubstitution in Form von Fresh Frozen Plasma (FFP) sowie Steroid-, Ciclosporin-A-haltigen und FFP-Augentropfen. Die hölzernen Membranen müssen oftmals chirurgisch entfernt werden.

6.20 Womit ist eine Konjunktivitis des oberen Limbus meist assoziiert?

Die superiore Limbuskeratokonjunktivitis (SLK) Theodore imponiert als rekurrente Entzündung der Bindehaut oberhalb des Limbus (bulbäre und palpebrale Bindehaut). Die Ätiologie der Erkrankung ist unklar, sie ist aber meist mit dem Tragen von Kontaktlinsen und einer Schilddrüsendysfunktion assoziiert. Es sind überwiegend Frauen betroffen, Beginn der Beschwerden meist zwischen dem 30. und 55. Lebensjahr. Die Erkrankung ist meist beidseitig, kann aber auch einseitig sein. Klinisch imponieren eine Bindehautinjektion der oberen Bindehautanteile, ein subtiles Staining der Bindehaut, eine dezente papilläre Hypertrophie der palpebralen Anteile und ein gering ausgepräger Pannus mit Bindehautverdickung. Bei 50 % der Patienten tritt eine Keratitis filiformis auf. Histopathologisch zeigt sich im Bereich superior des oberen Limbus eine Verdickung und Keratinisierung der Bindehaut sowie ein Becherzellverlust.

6.21 Wie unterscheidet sich eine echte konjunktivale Membran von einer Pseudomembran?

Echte Membranen bestehen aus Fibrinexsudaten mit inflammatorischen Zellen und Neovaskularisationen. Sie lassen sich nicht ohne eine Blutung abziehen und sind fest mit dem Epithel verbunden. Pseudomembranen sind weniger adhärente Fibrinexsudate, die sich leicht und meist ohne Blutung vom Epithel trennen lassen.

6.22 Welche konjunktivalen Befunde sind mit einem Vitamin-A-Mangel assoziiert und wie werden sie therapiert?

Im Rahmen eines systemischen Vitamin-A-Mangels kann eine so genannte Xerophthalmie beobachtet werden. Als solche bezeichnet man eine zunehmende Keratinisierung des Bindehautepithels, kombiniert mit einem Mangel an mukösem Becherzellsekret, Nachtblindheit, Keratomalazie bis hin zu einer Hornhautulzeration. Typisch sind sogenannte Bitot-Flecke der Bindehaut. Die Therapie der Wahl ist eine hochdosierte Gabe von Vitamin A (oral oder intramuskulär).

6

MERKE

Eine Xerophthalmie erfordert eine systemische Gabe von Vitamin A.

6.23 Was bezeichnet man als okuloglanduläres Syndrom nach Parinaud?

Als okuloglanduläres Syndrom nach Parinaud bezeichnet man die Kombination aus einer monokulären, granulomatösen Bindehautentzündung mit Nekrosen und Ulzerationen von Follikeln, die mit einem Fieber, evtl. Ausschlag und einer Lymphadenopathie einhergehen. Auslöser können eine Vielzahl infektiöser Ursachen sein (u.a. Bartonellose, Lues, Tuberkulose u.s.w.).

6.24 Welche Arten von Bindehautpapillomen gibt es?

Man unterscheidet zwischen breitbasigen und gestielten Papillomen. Breitbasige Papillome sitzen eher am Limbus, während gestielte Papillome meist bei Kindern auftreten und in der Nähe der Karunkel lokalisiert sind.

6.25 Womit sind insbesondere gestielte Papillome der Bindehaut assoziiert?

Gestielte Papillome sind oftmals mit einer HPV-Infektion der Mutter zum Zeitpunkt der Geburt oder in der Kindheit assoziiert. Insbesondere die Typen HPV 6 und 11, neuerdings aber auch die Typen 6a und 45, sind mit konjunktivalen Papillomen in Verbindung gebracht worden.

6.26 Was bezeichnet man als konjunktivale intraepitheliale Neoplasie?

Als konjunktivale intraepitheliale Neoplasie (CIN) bezeichnet man eine Präkanzerose der Bindehaut. Die CIN tritt bevorzugt bei älteren Menschen auf und ist assoziiert mit einer Exposition gegenüber UV-B-Strahlung. Es zeigt sich bei einer leichtgradigen CIN eine intraepitheliale Dysplasie des Bindehautepithels, wobei dieses nur vereinzelt durchsetzt ist. Dahingegen ist bei einem Carcinoma in situ das Epithel vollständig durch atypische Zellen ersetzt, die Basalmembran ist jedoch intakt. Die CIN ist mit HPV 16 und 18 assoziiert. Bei jungen Patienten sollte zudem ein HIV-Test erfolgen. Die Therapie besteht meist aus einer vollständigen Exzision in Kombination mit topischem Mitomycin C oder Interferon alpha-2b.

6.27 Womit ist das Plattenepithelzellkarzinom der Bindehaut assoziiert?

Das Plattenepithelzellkarzinom der Bindehaut ist der häufigste maligne Tumor der Bindehaut. Es findet sich eine Assoziation mit UV-Exposition, HPV und Rauchen. Ca. 90 % der Patienten sind Kaukasier und 80 % sind männlich.

6.28 Was bezeichnet man als Mukoepidermoidkarzinom?

Ein Mukoepidermoidkarzinom ist eine sehr seltene, aber sehr aggressive Variante eines Plattenepithelkarzinoms, das maligne entartete Becherzellen beinhaltet. Es tritt bevorzugt bei Patienten jenseits des 60. Lebensjahres auf. Es ist eine Bulbusinvasion möglich, sodass das Mukoepidermoid von einem intraokularen Tumor mit einer sekundären, extraskleralen Ausdehnung abzugrenzen ist.

6.29 Wie wird ein pyogenes Granulom behandelt?

Ein pyogenes Granulom entsteht meist als Proliferation von Granulationsgewebe an Stellen, an denen zuvor eine Operation stattgefunden hat (meist Augenmuskel-OPs oder Chalazion-Exzisionen). Histologisch stellt sich dieses als stark kapillarisiertes Gewebe mit Entzündungszellen und losem Bindegewebe dar. Die Therapie der Wahl sind topische Steroide und ggf. eine Exzision oder eine lokale Kryotherapie.

6.30 Was sind typische Anzeichen, die auf das Vorliegen einer okulären Rosazea hindeuten?

Hinweise auf einer okuläre Rosazea sind insbesondere feine Teleangiektasien auf den Lidkanten und eine Meibom-Drüsendysfunktion. Zudem fallen abgesehen vom Augenbefund oftmals die typischen dermatologischen Veränderungen der Haut auf, wie ein Rhinophym, Teleagiektasien und eine Rötung der Wangen, sowie eine Zunahme der Rötung nach Genuss von Alkohol oder scharfen Speisen.

6.31 Worin besteht die Behandlung einer okulären Rosazea?

Die Behandlung besteht einerseits aus der Behandlung der Grunderkrankung i. S. von systemischen, niedrigdosierten Tetrazyklinen. Diese wirken weniger antibiotisch als immunomodulatorisch und Kollagenase-inhibitorisch. Auch kann zusätzlich topisch Azithromycin gegeben werden. Zudem können eine Lidrandhygiene (warme Kompressen, Ausmassieren der Meibom-Drüsen), sowie topische antientzündliche Augentropfen wie Steroide oder Ciclosporin A die Beschwerden sowie die entzündliche Komponente lindern. Auch sollte mittels Gabe von lipidhaltigen Tränenersatzmitteln versucht werden, einem evaporativem trockenen Auge entgegenzuwirken. Auch wird die Gabe von Omega-3-Fettsäuren empfohlen.

6.32 Woran erkennt man eine Meibomitis?

Eine Meibomitis ist meist mit einer Meibom-Drüsendysfunktion und den Symptomen eines trockenen Auges assoziiert. Zudem imponiert oftmals ein eitriges oder zahnpastaartiges, granuliertes Meibom-Drüsensekret, das sich mit einem Wattestäbchen exprimieren lässt. Chalazien können des Öfteren auftreten.

6.33 Wie wird eine Meibomitis behandelt?

Als Therapie einer Meibomitis sollte unterstützend eine Lidrandhygiene (▶ 6.31) durchgeführt werden. Zudem können vorübergehend gegebene Steroide und Antibiotika die Entzündung lindern und die zugrunde liegende Superinfektion der Meibom-Drüsen bekämpfen. In letzter Zeit wurde zudem über eine zusätzliche Therapie mit Teebaumöl-haltigen Präparaten oder Schaumen berichtet. Darüber hinaus kann bei weiterem Vorliegen einer Meibom-Drüsendysfunktion eine invasive Therapie mittels unterschiedlicher Geräte erfolgen (LipiFlow®, BlephEx®, MiBo Thermaflo®, Intense Pulsed Light etc.).

6.34 Wofür steht die Abkürzung OSDI?

Die Abkürzung OSDI steht für Ocular Surface Disease Index. Dieser ist ein aus 12 Fragen bestehender Fragebogen, der von der Firma Allergan entwickelt wurde, um den subjektiven Schweregrad eines trockenen Auges zu erfassen. Dabei erfasst er insbesondere die Frequenz des Auftretens der Beschwerden eines trockenen Auges und weniger deren Schweregrad. Er weist dabei eine gute Spezifität (0,83) und eine moderate Sensitivität auf.

6.35 Was sind die Ursachen eines Mangels an Tränenflüssigkeit?

Ursächlich für einen Mangel an Tränenflüssigkeit, der seinerseits ein hyposekretorisches trockenes Auge verursacht, sind eine Tränendrüsendysfunktion (z. B. durch eine Aplasie, Tumoren), Z. n. chirurgischer Entfernung der Tränendrüse, eine Infiltration (z. B. bei Sarkoidose oder Tuberkulose, Entzündungen im Rahmen eines Sjögren-Syndroms oder bei Mumps), eine Denervation (Riley-Day-Syndrom), ein Androgenmangel sowie pharmakologische Einflüsse (wie z. B. Antihistaminika, Anticholinergika, Psychopharmaka oder Diuretika).

6.36 Was sind klinische Zeichen eines Sjögren-Syndroms und welche Untersuchungen sind zielführend?

Patienten mit einem Sjögren-Syndrom leiden neben einem trockenen Auge unter Mundtrockenheit und einer trockenen Nase. Zielführend ist eine Speicheldrüsenbiopsie, die bei Vorliegen eines Sjögren-Syndroms eine lymphozytäre Infiltration zeigt. Zudem sollten systemische Autoimmunerkrankungen ausgeschlossen werden (ANA, Rheumafaktor, SS-A-, SS-B-Antikörper). In 90 % der Fälle ist das Sjögren-Syndrom mit HLA-B8 assoziiert.

MERKE

Bei Vorliegen von trockener Nase und Mund in Verbindung mit einem trockenen Auge sollte eine systemische Abklärung erfolgen.

6.37 Was sind Auslöser eines Stevens-Johnson-Syndroms?

Auslöser eines Stevens-Johnson-Syndroms sind einerseits Pharmaka wie Sulfonamide, Antibiotika, Barbiturate, Phenytoin, andererseits infektiöse Stimuli durch Herpesviren und Mykoplasmen. Das Stevens-Johnson-Syndrom kann zudem auch idiopathisch auftreten.

6.38 Welche Menschen sind bevorzugt von einem okulären Schleimhautpemphigoid betroffen?

Es sind bevorzugt weibliche Patienten jenseits des 60. Lebensjahres betroffen.

6.39 Welche Faktoren sprechen für eine schlechte Prognose eines Bindehautmelanoms?

Mit einer schlechten Prognose eines Bindehautmelanoms sind Rezidive nach Exzisionen und Läsionen, die nicht den Limbus betreffen, verbunden. Zudem weisen auch Tumoren, die de novo entstanden sind, eine schlechtere Prognose auf. Die meisten Melanome (ca. 70 %) entstehen aus primär erworbenen Melanosen (PAM). Auch ist eine Dicke über 2 mm oftmals mit einem erhöhten Risiko für Metastasierung und Mortalität verbunden.

6.40 Welcher ist der häufigste maligne Tumor der Bindehaut?

Der häufigste maligne Tumor der Bindehaut ist das Plattenepithelzellkarzinom. Dieses kann sich aus einer CIN entwickeln und weist atypische Zellen auf, die die Basalmembran nicht mehr respektieren. Es metastasiert sehr selten, wächst aber lokal infiltrativ. Das klinische Erscheinungsbild ist identisch mit einer CIN und es ist ebenfalls mit einer UV-Licht-Exposition, HPV, Rauchen, dem männlichen Geschlecht und der kaukasischen Abstammung assoziiert.

6.41 Was sind Zustände, bei denen sich ein einfacher Nävus verändern kann?

Harmlose Veränderungen der Nävi sind oft bei hormonellen Umstellungen wie in der Pubertät oder in der Schwangerschaft zu beobachten. Zudem kann beim Naevus zysticus Fuchs eine Größenzunahme auftreten, die durch eine Sekretion von Becherzellen innerhalb des Nävus entstehen.

6.42 Welche Arten von Nävi gibt es?

Man unterscheidet zwischen junktionalen Nävi, Compund-Nävi und subepithelialen Nävi. Bei den junktionalen Nävi sind histologisch die Nävuszellen anterior der Basalmembran lokalisiert. Beim häufigsten Typ, dem Compound-Nävus, sind die Nävuszellen epithelial und subepithelial lokalisiert. Zudem zeigen sich intraepitheliale Einschlusszysten. Beim subepithelialen Nävus sind die Nävuszellen rein subepithelial. Eine maligne Transformation ist möglich.

6.43 Wie wird bei Vorliegen einer primär erworbenen Melanose (PAM) der Bindehaut vorgegangen?

Die primär erworbene Melanose (PAM) der Bindehaut ist eine Proliferation von Melanozyten innerhalb des Bindehautepithels ohne Zysten. Sie findet sich hauptsächlich in der bulbären Bindehaut oder im Fornix, kann in seltenen Fällen aber auch auf der tarsalen Bindehaut auftreten. Die PAM sollte regelmäßig inkl. Photodokumentation kontrolliert werden. Noduläre Verdickungen sind Indikation für eine Probeexzision. Dabei stellt eine PAM mit keinen oder nur wenigen Atypien kein erhöhtes Risiko für die Entwicklung eines Melanoms dar, während beim Vorliegen von schweren Atypien bei 13 % der Patienten mit der Entstehung eines Bindehautmelanoms zu rechnen ist. Therapie der Wahl ist in so einem Fall die komplette Exzision ggf. in Kombination mit Mitomycin C oder Interferon alpha-2b.

6.44 Was sind Gründe für eine sekundäre Bindehautmelanose?

Gründe für eine sekundäre Bindehautmelanose können Schwangerschaft, eine Bestrahlung, topische Applikation von Epinephrin-haltigen Augentropfen oder ein Morbus Addison sein.

6.45 Was versteht man unter einem Onkozytom?

Ein Onkozytom oder ein oxyphiles Adenom ist eine Metaplasie der Azinus- und Ductus-Zellen der akzessorischen Tränendrüsen der Bindehaut. Onkozytome treten bei Frauen häufiger auf und können sehr selten zu einem Adenokarzinom entarten. Meist tritt das Onkozytom an der Karunkel auf.

6.46 Wie präsentiert sich ein lymphoider Tumor der Bindehaut?

Lymphoide Tumoren der Bindehaut fallen oftmals als typische lachsfarbene Erhabenheiten der Bindehaut auf. Diese können solitär oder multifokal auftreten. Die Ansammlung der Lymphozyten ist dabei meist in der Substantia propria, sodass die Tumoren selbst glatt wirken und ein intaktes Epithel aufweisen. Meist sind sie im Bereich des Fornix zu finden. 20 % der Patienten haben ein systemisches Lymphom.

Hornhauterkrankungen

6.47 Geben Sie Durchschnittswerte der Hornhautbiometrie eines Erwachsenen an.

Durchmesser: vertikal 11,5 mm, horizontal 12,5 mm, durchschnittliche Hornhautdicke zentral ca. 550 Mikrometer, peripher ansteigend bis 1 mm, Hornhautradien vorne: 7,8 mm, hinten: 6,2–6,8 mm. Brechkraft: Vorderseite der Hornhaut: +49 dpt, Rückseite –6 dpt (insgesamt 43 dpt).

6.48 Was ist der refraktive Index der Hornhaut?

Der refraktive Index der Hornhaut ist 1,36 (refraktiver Index Wasser: 1,33).

6.49 Wie lange dauert es, bis das komplette Epithel, ausgehend von den Limbusstammzellen, ersetzt wird?

Das komplette Hornhautepithel wird nach ca. 6–7 Tagen komplett ersetzt.

6.50 Wodurch wird die Transparenz der Hornhaut gewährleistet?

Die Transparenz der Hornhaut wird vor allem durch die Anordnung und die Art des Kollagens, sowie durch die Pumpfunktion des Endothels gewährleistet. Eine Fehlfunktion des Endothels führt beispielsweise zu einer Quellung der Hornhaut und somit zu einem Hornhautödem.

6.51 Was versteht man unter einer Thygeson-Keratitis?

Als Thygeson-Keratitis bezeichnet man eine chronische, superfizielle, punktförmige Keratitis, bei der es meist zu Fluoreszein-negativen Epithelaufwerfungen und kleinen subepithelialen grauen Trübungen kommt. Diese sind minimal oder nicht Fluoreszein-positiv. Sie wurde erstmals 1950 durch Phillip Thygeson beschrieben. Die genaue Ursache der Thygeson-Keratitis ist unklar und es werden unterschiedliche virale Erreger wie HSV, VZV oder Adenoviren vermutet. Darüber hinaus ist die Erkrankung allerdings mit einer HLA-DR3-Expression assoziiert. Die Patienten haben meist ausgeprägte Schmerzen.

6.52 Wie wird eine Thygeson-Keratitis behandelt?

Die Therapie besteht aus topischen Filmbildnern, die allerdings lediglich die klinischen Symptome der Patienten mildern, sowie aus topischen Immunsuppressiva wie Steroiden oder Ciclosporin A. Diese müssen allerdings über einen oft langen Zeitraum gegeben werden, sodass eine individuelle Erhaltungsdosis gefunden werden muss, um weitere rekurrente Keratitiden zu vermeiden. Auch konnten in Einzelfällen therapeutische Kontaktlinsen zu einer Besserung der Symptome führen.

6.53 Wie behandelt man eine rezidivierende Erosion und womit ist diese assoziiert?

Eine rezidivierende Erosion, auch als rekurrentes Erosionssyndrom bezeichnet, ist in 50 % der Fälle mit einer Epithel-Basalmembran-Dystrophie oder einer vorherigen Verletzung der Hornhaut assoziiert. Sie kann aber auch bei anderen Hornhautdystrophien auftreten. Die Beschwerden der Patienten treten meist morgens auf. Zunächst sollte eine konservative Therapie mit intensiver Tränenersatzmittelapplikation, hypertonen Lösungen und Augensalben zur Nacht versucht werden. Sollte es darunter zu Rezidiven kommen, kann zudem noch eine therapeutische Kontaktlinse eingesetzt werden. Sollten weitere Beschwerden bestehen, empfiehlt es sich, eine Hornhautabrasion oder eine phototherapeutische Keratektomie (PTK) durchzuführen. Die PTK hat mit etwa 10 % die geringste Rezidivrate. Zudem könnten in Zukunft Matrix-Metalloproteinase-Inhibitoren an Bedeutung gewinnen (bspw. orales Doxycyclin).

MERKE

Die PTK hat die geringste Rezidivrate einer rekurrenten Erosion.

6.54 Was ist der häufigste Auslöser einer bilateralen interstitiellen Keratitis?

Der häufigste Auslöser einer bilateralen interstitiellen Keratitis ist eine Infektion mit *Treponema pallidum* (Syphilis, Lues). Weitere Erreger können Borrellien, Tuberkulose, Lepra oder Chlamydien im Rahmen eines Lymphogranuloma venereum sein.

6.55 Nennen Sie weitere Erreger, die als Verursacher einer interstitiellen Keratitis infrage kommen.

Als weitere Erreger kommen generell Viren (darunter HSV, EBV, Mumps, Masern, Röteln, Influenza, Pocken) und Protozoen (*Taenia cruzi, Taenia soli,* Malaria, Leishmaniose, Onchocerciasis) infrage. Weitere Ursachen können zudem systemische Erkrankungen sein wie Sarkoidose, Cogan-Syndrom, Incontinentia pigmenti, Mycosis fungoides, Kaposi-Sarkom und Morbus Hodgkin.

6.56 Woraus besteht ein Cogan-Syndrom?

Als Cogan-Syndrom bezeichnet man die Kombination aus einer meist interstitiellen Keratitis mit einer vestibulären Dysfunktion. Die Symptome gleichen dem Morbus Menière (Schwindel, Erbrechen, Tinitus und Hörverlust). Gelegentlich tritt zudem eine retinale Vaskulitis auf. Betroffen sind meist junge Erwachsene, der Altersdurchschnitt zu Erkrankungsbeginn liegt bei 29 Jahren. Als Ursache wird eine autoimmune Genese vermutet. Es sollte daran gedacht werden, dass ein Cogan-Syndrom auch mit systemischen Komplikationen einhergehen kann wie z. B. Erkrankungen des Respirationstrakts oder entzündlich vaskulären Erkrankungen der großen

Gefäße (bspw. Aortitis bis Aorteninsuffizienz) sowie der Polyarteriitis nodosa. Behandelt werden sollte das Cogan-Syndrom mit systemischen Steroiden, insbesondere um einen Hörverlust zu verhindern.

6.57 Welche Untersuchung sollte bei einem unilateralen Arcus lipoides durchgeführt werden?

Bei einem unilateralen Arcus sollte ein Ultraschall der A. carotis durchgeführt werden, da dieser oftmals mit einer Stenose der A. carotis auf der Seite **ohne** Arcus bestehen kann.

6.58 Was sind typische Degenerationen der Hornhaut?

Zu den Degenerationen der Hornhaut zählen der Pannus (subepitheliale Einwachsungen fibrovaskulären Gewebes), der Vogt-Limbusgürtel (subepitheliale, elastotische Kollagendegeneration), der korneale Arcus (Lipidablagerungen), die degenerative Hornhautfurche, der Krokodil-Chagrin, die Salzmann-Degeneration (Ersatz der Bowman-Membran durch hyalines und fibrilläres Gewebe), die polymorphe Amyloiddegeneration, die sphärische Degeneration (Ansammlung von basophilem Material), die Cornea farinata im tiefen Hornhautstroma und endothelial die Hassal-Henle-Körperchen (warzenähnliche Ausstülpungen der peripheren Descemet-Membran).

6.59 Womit ist ein Arcus lipoides bei unter 40-jährigen Patienten assoziiert?

Ein Arcus lipoides (auch Arcus juvenilis) ist bei unter 40-Jährigen oftmals mit einer Hyperlipoproteinämie Typ 2, 3 oder 4 assoziiert. Diese sollte bei Vorliegen einer solchen Pathologie stets ausgeschlossen werden.

6.60 Was sind typische Ablagerungen, die an oder in der Hornhaut zu finden sind?

Typische Hornhauttrübungen, die in der Hornhaut auffallen können und durch Ablagerungen bestimmter Substanzen entstehen, sind die Hornhaut-Bandkeratopathie (Kalzium-Ablagerung in der Basalmembran), die Lipidkeratopathie (▶ Abb. 6.1, Lipidexsudation aus pathologischen Gefäßen), sowie ein weißer Coats-Ring (nach Fremdkörper). Zudem kann es zu Ablagerungen im Rahmen von Mukopolysaccharidosen, Sphingolipidosen, Dyslipoproteinämien und Hypergammaglobulinämien kommen. Des Weiteren kommt es bei der Zystinose, bei der Alkaptonurie, bei der Tyrosinämie Typ 2, beim Morbus Wilson oder im Rahmen einer Cornea verticillata zu typischen Ablagerungen in der Hornhaut. Zudem treten die Chalkose (Kupfer), die Siderose (Eisen), die Argyrose (Silber) und die Chrysiasis (Gold) bei Kontakt mit den jeweiligen Metallen auf. Eisenlinien sind bei unterschiedlichen Hornhauterkrankungen zu finden. Endothelial imponiert im Falle eines Pigmentdyspersionssyndroms meist sich dort ablagerndes Pigment. Im Rahmen einer PEX-Keropathie kann sich zudem amorphes Protein an und teils unter der Descemet-Membran ablagern.

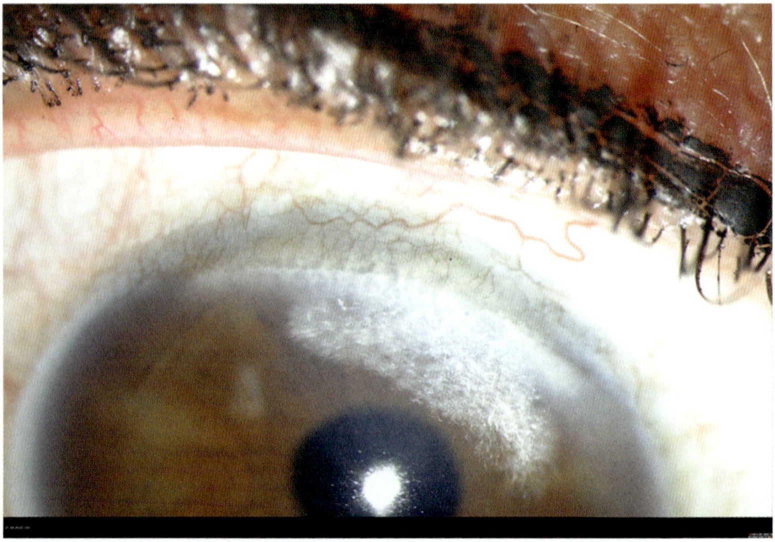

Abb. 6.1 Lipidkeratopathie unterhalb eines superiorem Hornhautpannus mit zuführenden Gefäßen [P870]

6.61 Nennen Sie typische Eisenlinien der Hornhaut.

Eisenlinien entstehen meisten durch einen reduzierten oder stehenden Tränenfluss, oftmals durch mechanische Hindernisse. Man unterscheidet folgende Eisenlinien:

Der Fleischer-Ring entsteht meist an der Basis eines Keratokonus, die Ferry-Linie wird meist am Übergang zwischen Filterkissen und Hornhaut beobachtet, die Stocker-Linie tritt am Kopf des Pterygiums auf und die Hudson-Stähli-Linie imponiert im Rahmen von normalen Alterungsprozessen oder einer vermehrten Exposition im unteren Hornhautdrittel.

6.62 Was sind Ursachen für immunvermittelte nicht-infektiöse Hornhautulzera?

Immunvermittelte nicht-infektiöse Hornhautulzera können im Rahmen eines primären Sicca-Syndroms oder eines Sjögren-Syndroms auftreten. Zudem können Ulzera beim vernarbenden Schleimhautpemphigoid, beim Steven-Johnson-Syndrom, bei der rheumatoiden Arthritis, dem systemischen Lupus erythematodes, der Polyarteritis nodosa und der Wegener-Granulomatose entstehen. Das Ulcus Mooren ist zudem ebenfalls vermutlich immunvermittelt, darüber hinaus können eine marginale, Staphylokokkentoxin-assoziierte Keratitis oder eine vernale Keratokonjunktivitis ebenfalls zur Entstehung eines Hornhautulkus beitragen.

6.63 Tritt die Terriensche marginale Degeneration unilateral oder bilateral auf?

Als Terriensche marginale Hornhautdegeneration bezeichnet man eine schmerzlose, bilaterale superior-betonte Verdünnung der Hornhaut. Meist sind junge bis mittelalte Männer betroffen. An der Spaltlampe imponiert eine muldenartige Verdünnung der Hornhaut mit einem steilen zentralen Rand und einem flach abfallenden peripheren Rand. Zudem sind meist oberflächliche Hornhautvaskularisationen mit Lipidablagerungen zu finden, sowie ein intaktes Epithel. Die Terriensche Hornhautdegeneration perforiert nur extrem selten spontan.

6.64 Worin besteht die Behandlung einer Staphylokokkentoxin-assoziierten marginalen Keratitis?

Die Staphylokokkentoxin-assoziierte marginale Keratitis ist Zeichen einer Hypersensitivitätsreaktion gegenüber von Staphylokokken produzierten Antigenen und äußert sich durch eine oberflächliche periphere Hornhautneovaskularisation, kombiniert mit subepithelialen Hornhautinfiltraten und einer langsam progredienten Hornhautverdünnung. Meist ist sie mit einer deutlichen Blepharitis assoziiert. Die Behandlung besteht aus topischen Immunsuppressiva (insb. Steroide und Ciclosporin-A-Augentropfen), einer intensiven Lidrandhygiene und der Behandlung der zugrunde liegenden Blepharitis.

6.65 Was versteht man unter einem Ulcus Mooren?

Als Ulcus Mooren bezeichnet man eine Ausschlussdiagnose, die eine sehr schmerzhafte, chronisch verlaufende progressive Ulzeration der meist nasalen oder temporalen Hornhaut bezeichnet. Das Ulkus breitet sich meist auf die gesamte Zirkumferenz aus und ist mit Hepatitis C, Morbus Crohn und rezidivierenden Schweißdrüsenabszessen assoziiert. Zudem wird als Ursache eine Typ-II-Hypersensitivitätsreaktion vermutet. Typisch ist beim klinischen Befund eine überhängender Ulkusrand mit fehlendem Epithel in den aktiven Ulkuszonen (Abgrenzung periphere ulzerative Keratitis, siehe ▶ 6.66). Interessanterweise sind in den USA eher ältere Patienten betroffen und die Erkrankung verläuft meist unilateral, während auf dem afrikanischen Kontinent meist junge Patienten betroffen sind und die Ulzera bilateral auftreten und oft einen progressiven Verlauf aufweisen. Die Behandlung besteht aus topischen und systemischen Immunsuppressiva (Steroide, Methotrexat, Ciclosporin A), einer suffizienten Schmerzmedikation, Verbandskontaktlinsen, der chirurgischen Bindehautresektion und in weiter fortgeschrittenen Fällen in der Versorgung mittels lamellärer oder penetrierender Keratoplastik.

6.66 Womit kann eine periphere ulzerative Keratitis assoziiert sein?

Eine periphere ulzerative Keratitis (PUK) tritt meist unilateral in der Hornhautperipherie auf, aber auch bilateral und im Hornhautzentrum. Ursächlich werden vermehrt aktivierte Kollagenasen gesehen. Die PUK tritt sowohl beim Sjögren-Syndrom als auch bei systemischen Erkrankungen aus dem rheumatischen Formenkreis auf, darunter die rheumatoide Arthritis, die Wegener-Granulomatose, die Polyarteritis nodosa, dem systemischen Lupus erythematodes, der Sklerodermie, dem Morbus Behçet, bei chronisch entzündlichen Darmerkrankungen und bei der rezidivierenden Polychondritis.

Eine herpetische Keratitis unter Steroidtherapie sollte immer ausgeschlossen werden.

MERKE
Insbesondere bei peripherer ulzerativer Keratitis sollten systemische Erkrankungen ausgeschlossen werden.

6.67 Was sind Risikofaktoren für eine Akanthamöbenkeratitis?

Risikofaktoren für eine Akanthamöbenkeratitis sind vor allem das Tragen von Kontaktlinsen, sowie der Kontakt mit kontaminiertem Wasser oder ein vorheriges Hornhauttrauma. Je nach Studienlage trugen ca. 70–80 % der betroffenen Patienten Kontaktlinsen, dabei waren die Träger weicher Kontaktlinsen besonders häufig betroffen.

6.68 Welche Typen von Akanthamöben sind am häufigsten Erreger einer Akanthamöbenkeratitis?

Als Akanthamöben bezeichnet man sehr häufig vertretene Amöben, also Einzeller ohne feste Körperform, von denen meist zwei Arten Keratitiden verursachen. Dies sind in den meisten Fällen *A. castellanii* und *A. polyphaga*.

6.69 Wie sieht das Bild einer Akanthamöbenkeratitis aus?

Betroffen sind meist Kontaktlinsenträger, die zuvor Kontakt zu kontaminiertem Wasser in z. B. Pools oder Schwimmbädern hatten. Typisch sind sehr stark ausgeprägte Schmerzen, die in keinem Verhältnis zum klinischen Befund stehen. Das Epithel ist initial meist noch geschlossen und es imponiert eine Perineuritis. Im späten klinischen Stadium kann sich ein Ringinfiltrat ausbilden (▶ Abb. 6.2). Typisch sind zudem epitheliale und subepitheliale Infiltrate (Pseudodendriten). Zudem können eine Skleritis oder eine Uveitis anterior mit Pseudohypopyon auftreten.

6.70 Welche Diagnostik wird bei Verdacht auf eine Akanthamöbenkeratitis durchgeführt?

Bei Verdacht auf eine Akanthamöbenkeratitis sollte ein scharfer Hornhautabstrich insbesondere vom Rand einer Läsion durchgeführt werden. Dieser sollte mittels Polymerase-Kettenreaktion (PCR) auf für Akanthamöben typische Antigene untersucht werden. Zudem können mittels der Konfokalmikroskopie typische doppelwandige Zysten im Hornhautstroma gezeigt werden.

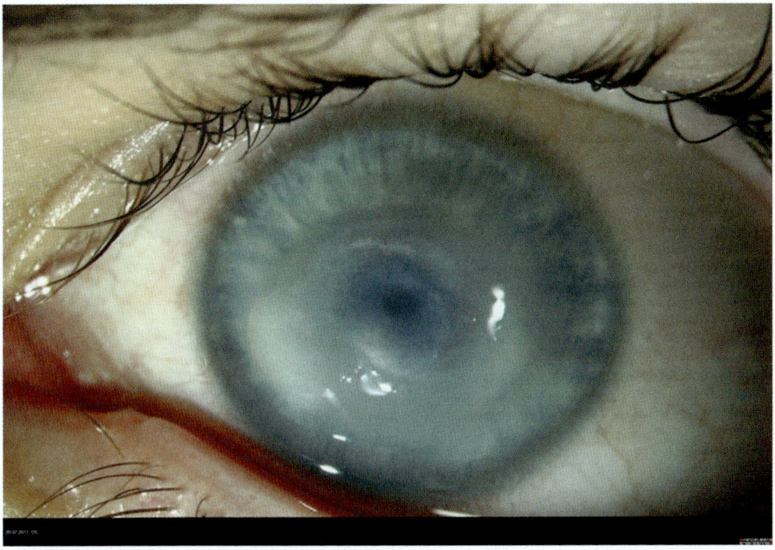

Abb. 6.2 Akanthamöbenkeratitis mit typischem Ringinfiltrat [P870]

6.71 Wie wirkt sich die Transplantation einer Amnionmembran auf die Hornhaut aus?

Die Amnionmembran ist die innerste Schicht der Plazenta. Sie ähnelt in ihrem Aufbau der Bindehaut sehr stark und besteht aus einer Basalmembran und einem avaskulären Stroma. Es wird vermutet, dass die Amnionmembran, insbesondere durch die Ähnlichkeit der Basalmembran das Wachstum von Limbusstammzellen fördert. Zudem wirkt die Amnionmembran antiinflammatorisch und fördert das Wachstum von konjunktivalen Becherzellen. Außerdem unterdrückt sie die Narbenbildung sowie eine korneale Neovaskularisation, indem die Umwandlung normaler Fibroblasten zu Myofibroblasten verhindert wird.

6.72 Welche Ursachen können eine neurotrophe Keratopathie hervorrufen?

Eine neurotrophe Keratopathie entsteht durch das Fehlen oder eine Reduzierung der sensiblen Hornhautinnervation durch den N. trigeminus. Der häufigste Grund ist meist eine herpetische Keratitis, bei der es zur Degeneration der Hornhautnerven kommt. Zudem können ein Missbrauch von Lokalanästhetika, Verbrennungen oder auch Verätzungen und das intensive Tragen von Kontaktlinsen zu einer neurotrophen Keratopathie führen. Weitere Ursachen sind zuvor durchgeführte Hornhautoperationen (insbesondere refraktive Eingriffe wie LASIK oder PRK) und Bestrahlungen des Auges oder der Orbita. Darüber hinaus gibt es auch Berichte über die Entstehung einer neurotrophen Keratopathie nach Netzhautchirurgie oder einer retinalen Laserkoagulation. Als extraokuläre Ursachen gelten Schlaganfälle, Aneurysmata, vorrausgegangende neurochirurgische Eingriffe, insbesondere bei Affektion des N. trigeminus oder eine angeborene Trigeminushypoplasie, Tumoren,

Lepra, Multiple Sklerose, Vitamin-A-Mangel und Diabetes mellitus. Zudem können auch pharmakologische Nebenwirkungen zu einer neurotrophen Keratopathie führen (insbesondere Neuroleptika und Psychopharmaka).

6.73 Wie kann die korneale Sensibilität getestet werden?

Die Hornhautsensibilität kann grob mithilfe eines in die Länge gezogenen Wattetupfers geschätzt werden. Eine genaue korneale Ästhesiometrie ist mit einem Hornhautästhesiometer wie dem Cochet-Bonnet-Kontaktästhesiometer oder dem kontaktlosen CRCERT-Belmonte-Ästhesiometer möglich.

6.74 Worin besteht die Therapie einer neurotrophen Keratopathie?

Die Therapie der neurotrophen Keratopathie besteht je nach Schweregrad aus dem intensiven Gebrauch von Tränenersatzmitteln. Da Konservierungsmittel zusätzlich epitheltoxisch wirken, sollten unkonservierte Filmbildner zum Einsatz kommen. Zusätzlich stellen autologe Serumaugentropfen eine gute Ergänzung zu herkömmlichen Tränenersatzmitteln dar. Bei ausgeprägten Befunden oder neurotrophen Ulzera können zudem temporär therapeutische Kontaktlinsen, eine Amnionmembrantransplantation und dauerhaft eine Anpassung von Sklerallinsen zu einer Verbesserung des Oberflächenbefunds führen. Weiterführend kann chirurgisch eine Tarsorrhaphie oder eine Injektion von Botulinumtoxin zu einem Verschluss der Lider verhelfen. Ergänzend sollten topische Steroide und Antibiotika gegeben werden, um die Entzündungsreize zu vermindern und eine sekundäre Infektion zu verhindern. Auch können systemische Tetrazykline verabreicht werden, um das weitere Einschmelzen der Hornhaut zu verhindern. Einen vielversprechenden Therapieansatz stellen in Studien die topische Gabe von rekombinantem humanen neurotrophem Wachstumsfaktor oder von ReGeneraTing-Agent-(RGTA)-Polymer-Augentropfen dar. Ursächliche Therapien gegen einen neurotrophen Wachstumsfaktormangel (NGF) umfassen autologe Serumaugentropfen, die Amnionmembrantransplantation und NGF-Augentropfen.

6.75 Welches Herpesvirus ist in den meisten Fällen Auslöser für eine herpetische Keratitis?

Die herpetische Keratitis wird meist durch das Herpes-simplex-Virus (HSV) Typ I hervorgerufen. Allerdings kann auch das HSV Typ II Infektionen an Bindehaut und Hornhaut verursachen.

6.76 Welche Risikofaktoren werden für das Auftreten bzw. Wiederauftreten einer herpetischen Keratitis postuliert?

Neben einer Sonnenexposition werden Stress, lokale Traumata (bspw. Erosio), Hitze, Menstruation, aber auch systemische Infektionen oder immunsuppressive Zustände vermutet.

6.77 Wo kann sich am vorderen Augenabschnitt eine HSV-Infektion manifestieren?

Eine Infektion mit dem Herpes-simplex-Virus kann sowohl zu einer Blepharokonjunktivitis als auch zu einer epithelialen Keratitis führen. Die epitheliale Keratitis geht oft mit der klassischen Dendritika-Figur einher. Zudem können eine stromale nekrotisierende oder nicht-nekrotisierende Keratitis auftreten, sowie eine korneale Endothelitis. Die HSV-Infektion des vorderen Augenabschnitts kann zudem mit einer Iridozyklitis kombiniert sein.

6.78 Wie kann eine Epithelitis, die durch das HSV hervorgerufen wurde, von einer Epithelitis, die durch das Herpes-Zoster-Virus (HZV) hervorgerufen wurde, an der Spaltlampe unterschieden werden?

Klassischer Spaltlampenbefund bei einer HSV-Keratitis mit Epithelitis ist eine Dendritika-Figur mit aufgedunsenen Läsionsenden. Auch eine Infektion mit HZV kann zu einer Dendritika-ähnlichen Figur führen. Allerdings sind hier die Enden der Dendriten meist nicht aufgedunsen.

6.79 Wie werden die unterschiedlichen Arten einer herpetischen Keratitis behandelt?

- Epitheliale Keratitis mit Vesikeln, dendritischen, geografischen oder marginalen Ulzera: topische antivirale Therapie (bspw. Ganciclovir), Zykloplegika und systemisches Aciclovir (**nur** bei Stromabeteiligung)
- Stromale Keratitis: topische antivirale Therapie, lokale und systemische **Steroide**, Zykloplegika und systemisches Aciclovir
- Endotheliitis: topische und systemische Steroide in Kombination mit lokalem und oralem Aciclovir und ggfs. topischer Drucksenkung

6.80 Welche pathologischen Mechanismen liegen den unterschiedlichen Arten der herpetischen Keratitis zugrunde?

Die epitheliale Keratitis mit der typischen Dendritika-Figur wird durch die aktive Replikation der Herpesviren hervorgerufen. Dahingegen stellt die stromale Keratitis eine reine Immunreaktion auf das HSV dar. Die Endotheliitis stellt darüber hinaus eine rein entzündliche Reaktion auf die lebendigen Viren dar. Die unterschiedlichen Pathomechanismen erklären auch die oben genannten unterschiedlichen Therapien. In diesem Kontext konnte die Herpetic Eye Disease Study (HEDS) zeigen, dass eine lokale Steroidgabe insbesondere bei einer stromalen Keratitis sinnvoll ist.

6.81 Welche wichtige Differenzialdiagnose darf bei Verdacht auf eine herpetische Keratitis insbesondere bei Kontaktlinsenträgern nicht vergessen werden?

Die Akanthamöbenkeratitis. Ca. 90 % aller Akanthamöbenkeratitiden werden initial zunächst als HSV-Keratitis fehldiagnostiziert und behandelt. Gerade bei der Akanthamöbenkeratitis ist eine rasche Aufnahme der topischen Therapie jedoch entscheidend für das spätere Ergebnis.

MERKE

Die häufigste Fehldiagnose einer Akanthamöbenkeratitis ist die HSV-Keratitis.

6.82 Kann sich eine Infektion mit dem Epstein-Barr-Virus (EBV) auch an der Hornhaut zeigen?

Die Infektion mit EBV kann einerseits zu einer multifokalen stromalen Keratitis führen, andererseits kann auch eine follikuläre Konjunktivitis dominieren. Die multifokale Keratitis kann zudem mit einem Vorderkammerzellreiz kombiniert sein. Weitere Manifestationen sind eine Episkleritis und eine Optikusneuritis.

6.83 Welche Erreger sind in der Lage, das intakte Hornhautepithel zu durchdringen?

Das Hornhautepithel können *Corynebacterium diphtheriae, Haemophilus aegyptus, Listeria monozytogenes, Neisserien* und *Shigellen* durchdringen. Einen Defekt im Epithel benötigen dahingegen Staphylokokken, Streptokokken und Pseudomonas.

6.84 Was sind Risikofaktoren für eine bakterielle Hornhautinfektion?

Einer der Hauptrisikofaktoren ist das Tragen von insbesondere weichen Kontaktlinsen. Weitere Risikofaktoren sind ein Trauma wie eine Erosio, vorangegangene Hornhautchirurgie, Epitheldefekte, ein trockenes Auge und Fehlstellungen der Lider.

6.85 Welche Erreger können eine kristalline Keratopathie verursachen?

Eine kristalline Keratopathie ist meist durch *Streptococcus pneumoniae et viridans*, durch *Staphylococcus epidermidis*, Haemophilus, Enterococcus und Candida verursacht. Meist entsteht eine kristalline Keratopathie in Kombination mit einer Langzeitapplikation von steroidhaltigen Augentropfen wie z. B. nach Hornhauttransplantationen üblich.

6.86 Wie wird eine durch Pilze hervorgerufene Keratitis behandelt?

Eine Pilzkeratitis wird durch intensive topische Therapie mit antifungiziden Augentropfen behandelt. Dazu gehören z. B. Voricinazol, Ketoconazol, Fluconazol, Itraconazol, Fluzytosin, Miconazol, Natamycin (Achtung: penetriert Epithel nicht!), Clotrimazol und Amphotericin B. Darüber hinaus sollten Zykloplegika eingesetzt werden. Besonders wichtig ist die regelmäßige Abrasion, um die Penetration der Antimykotika zu gewährleisten. Ggf. stellen eine intrakamerale Antimykose und eine frühe perforierende Keratoplastik (pKPL) à chaud eine Alternative dar.

6.87 Woran sollte bei Vorliegen einer Keratitis durch Mikrosporidien gedacht werden?

Mikrosporidien sind sporenbildende Parasiten, die meist bei Vorliegen einer HIV-Infektion eine Infektion verursachen können. An der Spaltlampe imponieren diffus verteilte kleine Epithelerosionen sowie intraepitheliale Trübungen. Auch wurde darüber hinaus eine Beteiligung der Atemwege beschrieben.

6.88 Was versteht man unter einem Keratokonus?

Unter Keratokonus versteht man eine degenerative progressive Hornhautektasie, die üblicherweise bei jungen Männern und zu 90 % bilateral auftritt. Auch wenn eine genetische Komponente beschrieben ist, wird der Keratokonus nicht mehr als Hornhautdystrophie klassifiziert.

6.89 Womit kann ein Keratokonus assoziiert sein?

Ein Keratokonus kann einerseits mit systemischen Begleiterkrankungen und andererseits mit okulären Erkrankungen assoziiert sein. Zu den okulären Assoziationen zählen vor allem die vernale Keratokonjunktivitis, das Floppy-Eyelid-Syndrom, aber auch die Aniridie, die Retinitis pigmentosa oder die Lebersche kongenitale Amaurose. Zudem kann ein Keratokonus bei Ectopia lentis und bei der kongenitalen hereditären endothelialen Hornhautdystrophie (CHED) oder der posterioren polymorphen Hornhautdystrophie (PPCD) auftreten.

Systemisch ist insbesondere die Atopie von Bedeutung. Hier wird eine Verbindung zum sehr häufig von den Patienten durchgeführten Augenreiben postuliert. Zudem tritt ein Keratokonus; z. B. beim Down-Syndrom oder bei Bindegewebserkrankungen wie dem Marfan-Syndrom, dem Ehlers-Danlos-Syndrom oder der Osteogenesis imperfecta auf.

6.90 Was bezeichnet man als kornealen Hydrops und wie wird dieser behandelt?

Als kornealen Hydrops bezeichnet man ein akutes Hornhautödem aufgrund eines Risses in der Descemet-Membran (▶ Abb. 6.3). Dies geschieht meist aufgrund der zunehmenden Protrusion der Hornhaut durch die Hornhautektasie, sodass die Descemet-Membran überdehnt wird und schließlich reißt. Der Hydrops kann schmerzhaft oder auch komplett schmerzfrei sein. Ein kornealer Hydrops wird

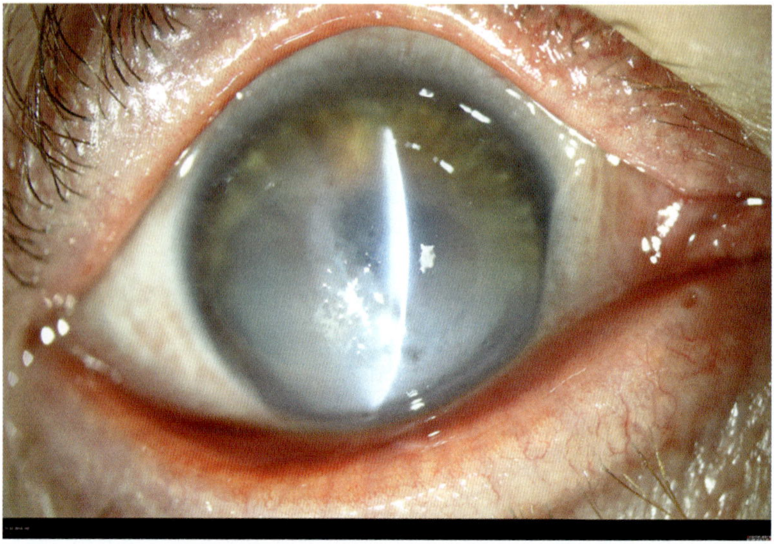

Abb. 6.3 Akuter kornealer Hydrops bei Keratokonus. Das klinische Bild zeigt ein inferior betontes Hornhautstromaödem und ein bullöses Epithelödem. [P870]

meist konservativ behandelt und heilt in den meisten Fällen nach 6–8 Wochen ab. Es können aber Narben verbleiben und sogar Neovaskularisationen entstehen. Neuartige Therapien umfassen die OCT-gesteuerte Drainage (intraoperative OCT) des Hydrops und der Descemet-Abhebung, prädescemetale Hornhautnähte (sog. Muraine-Naht) zur Wiederanlage der Descemet-Membran bis zur Durchführung einer Mini-DMEK bei ausgedehnten Rissen in der Membran. Ob diese jedoch mit einer schnelleren Resorption des Ödems und weniger Narbenbildung einhergehen, ist nicht bewiesen.

6.91 Beschreiben Sie typische Spaltlampenbefunde bei Vorliegen eines Keratokonus.

Typische Befunde sind eine nach inferior betonte Vorwölbung der Hornhaut, die beim Abblick das Unterlid ausbuchtet (Munson-Zeichen). An der Spitze des Konus zeigt sich eine stromale Verdünnung der Hornhaut, teilweise mit Narben. Zudem kann ein sog. Fleischer-Ring sichtbar sein (Eisenablagerungen an der Spitze des Konus). Als Vogt-Striae werden feine, vertikale Linien vor der Descemet-Membran bezeichnet. Zudem fallen bei Patienten mit Keratokonus oftmals prominente Hornhautnerven auf.

6.92 Wie wird ein Keratokonus stadiengerecht behandelt?

Je nach Ausprägung und klinischem Schweregrad des Keratokonus kommen unterschiedliche Behandlungsmodalitäten in Betracht. Initial steht die regelmäßige Kontrolle im Vordergrund, um eine Progression auszuschließen. Zeigt sich im Verlauf eine Progression, so sollte ein korneales Crosslinking stattfinden. Zudem sollten harte Kontaktlinsen angepasst werden, um eine Visusrehabilitation zu erreichen. Besteht eine Kontaktlinsenintoleranz, so kann die Implantation von intrastromalen Hornhautringen erwogen werden. Liegen bereits dichtere, den Visus beeinträchtigende Narben, insbesondere in der optischen Achse vor, so kann eine penetrierende Keratoplastik (pKPL) bzw. eine anteriore lamelläre Keratoplastik (DALK) erfolgen. Generell sollte einer DALK immer Vorzug gegenüber einer pKPL gewährt werden, weil die DALK bei ähnlich guten Visusergebnissen wie die pKPL das Risiko von Immunreaktionen vermeidet.

6.93 Was ist ein Keratoglobus und womit ist dieser assoziiert?

Als Keratoglobus bezeichnet man eine bilaterale, ektatische Erkrankung der Hornhaut, bei der es im Gegensatz zum Keratokonus nicht zu einer fokalen, konischen, sondern zu einer globalen Verdünnung und Verwölbung der ganzen Hornhaut kommt. Man unterscheidet zwischen einer kongenitalen und einer erworbenen Form. Es wurden Übergänge zwischen Keratokonus und marginaler pelluzidaler Degeneration in einen Keratoglobus beschrieben. Ähnlich wie der Keratokonus kann dieser mit Erkrankungen des Bindegewebes, der vernalen Keratokonjunktivitis, der endokrinen Orbitopathie, einer chronischen Blepharitis oder der Leberschen kongenitalen Amaurose assoziiert sein. Die Therapie besteht, ähnlich wie beim Keratokonus, zunächst aus formstabilen Kontaktlinsen und bei fortgeschrittenen Stadien oder Perforationsgefahr in einem kornealen Crosslinking und letztlich einer anterioren, lamellären oder penetrierenden Keratoplastik.

6.94 Wie unterscheidet sich die pelluzidale marginale Hornhautdegeneration (PMD) topografisch vom Keratokonus?

Die topografischen Befunde beider Erkrankungen sind generell ähnlich. So kann es bei beiden ektatischen Erkrankungen zu einer inferioren Aufsteilung mit einem irregulären und Gegen-die-Regel-orientierten Astigmatismus kommen. Während es allerdings beim Keratokonus meist zu einer inferioren fokalen Verdünnung kommt (Topografie ähnelt einer abgelaufenen, gekippten Sanduhr oder einer Krawatte), ähnelt die Topografie der PMD eher einer Krebsschere. Da der am stärksten ektatische Bereich der Hornhaut unterhalb der horizontalen Mittellinie liegt, wird dieser topografische Besonderheit oft auch als Bierbauch-Zeichen bezeichnet (Beer-Belly, topografisches Bild ähnelt einem über dem Gürtel hängenden Bierbauch). Diese topografische Besonderheit wird auch als Lazy-C bezeichnet (ein „faules" C, das auf dem Rücken liegt).

6.95 Welche Erkrankungen gehen mit prominenten Hornhautnerven einher?

Zu den Erkrankungen, bei denen die Hornhautnerven bei der Spaltlampenuntersuchung besonders prominent erscheinen, gehören Hornhautdegenerationen wie der Keratokonus und Hornhautdystrophien wie die Fuchs-Endotheldystrophie sowie die posteriore polymorphe Hornhautdystrophie. Zudem können infektiöse Erkrankungen wie Lepra und Akanthamöbenkeratitis zur Entstehung prominenter

Hornhautnerven führen. Weitere Ursachen sind das kongenitale Glaukom, ein vorangegangenes Trauma, ein fortgeschrittenes Lebensalter, ein trockenes Auge oder ein Transplantatversagen nach Hornhauttransplantation. Auch bei angeborenen Syndromen wie der Neurofibromatose, dem Refsum-Syndrom oder dem Down-Syndrom werden prominente Hornhautnerven beobachtet. Eine weitere Ursache ist die Ichthyosis.

6.96 Wie werden die Hornhautdystrophie nach der IC3D-Klassifikation von 2015 eingeteilt?

Nach der neusten Form der IC3D-Klassifikation der Hornhautdystrophien von 2015, werden diese in 4 Gruppen eingeteilt, die morphologisch die zelluläre Anatomie der Hornhaut widerspiegeln sollen. Laut Klassifikation gibt es: a) die epithelialen und subepithelialen Dystrophien, b) die epithelial-stromalen Transforming-growth-factor-β-induzierten Dystrophien (TGFBI-Dystrophien), c) die stromalen Dystrophien und d) die endothelialen Dystrophien.

6.97 Welche Dystrophien werden autosomal-rezessiv vererbt?

Nur die makuläre, die gelatinöse tropfenähnliche (Gelatinous drop-like, GDLD) und die kongenitale, hereditäre, endotheliale Dystrophie (CHED) werden autosomal-rezessiv vererbt. Alle anderen Dystrophien werden dominant vererbt.

6.98 Welche Hornhautdystrophien werden X-chromosomal vererbt?

Die Lisch-Hornhautdystrophie wird X-chromosomal dominant vererbt. Zudem werden die kornealen Veränderungen, die bei der X-chromosomalen Ichthyose beobachtet werden und denen der Pre-Descemet kornealen Dystrophie ähneln, sowie die X-chromosomale endotheliale Hornhautdystrophie auch X-chromosomal vererbt.

6.99 Welche Hornhautdystrophien sind mit einer systemischen Erkrankung assoziiert?

Mit einer systemischen Erkrankung kann die Schnyder-Hornhautdystrophie (Hyperlipoproteinämie) assoziiert sein. Zudem ist die gittrige Hornhautdystrophie Typ 2 eine Form der systemischen Amyloidose. Außerdem kann die Posteriore Polymorphe Hornhautdystrophie mit einem Alport-Syndrom assoziiert sein.

6.100 Welche Hornhautdystrophien erstrecken sich bis zum Limbus?

Die meisten Hornhautdystrophien betreffen nur die zentrale Hornhaut. Ausnahmen stellen die Meesmann-Dystrophie, die makuläre Dystrophie, die Fleck-Dystrophie und die kongenitale stromale Dystrophie (CSCD) sowie die kongenitale hereditäre endotheliale Dystrophie (CHED) dar.

6.101 Welche Behandlungsmodalitäten bestehen für eine Epithel-Basalmembran-Dystrophie (EBMD)?

Bei der EBMD (oder auch Map-Dot-Fingerprint-Dystrophie) kommt es zu charakteristischen Veränderungen der Hornhaut, die Landkarten, Fingerabdrücken und Punkten gleichen. Die EBMD ist meist asymptomatisch, jedoch kann es in Einzelfällen zu Doppelbildern, reduziertem Visus und Fremdkörpergefühl bis hin zu Erosionen kommen. Das Behandlungsspektrum ist sehr breit und erstreckt sich von der topischen Gabe von Tränenersatzmitteln, hypertoner Kochsalzlösung, therapeutischen Kontaktlinsen, einer kornealen Abrasio bis hin zur Excimer-Laser-PTK. Die Therapie ist bisher sehr unstandardisiert. Auch wurde von erfolgreichen Behandlungen mittels Nd:YAG-Laser-Puncture berichtet. Zudem könnte die Gabe systemischer Matrixmetalloproteinase-Inhibitoren (bspw. Tetrazyklin) und lokalen Steroiden ein erfolgversprechender Therapieansatz sein.

6.102 Bei welchen Hornhautdystrophien wurde eine Verbindung zum TGFB1-Gen festgestellt?

Eine Vielzahl von Hornhautdystrophien wurde in Verbindung zum *TGFB1*-Gen gesetzt. Dazu gehören die Reis-Bückler-Dystrophie, die Thiel-Behnke-Dystrophie, die gittrige Hornhautdystrophie Typ 1 sowie die granuläre Dystrophie (Typ 1 und 2).

6.103 Wie lässt sich die granuläre von der makulären Hornhautdystrophie unterscheiden?

Die makuläre Hornhautdystrophie erstreckt sich meist bis zum Limbus. Zudem sind die Zwischenräume zwischen den einzelnen Flecken meist hauchig getrübt. Dahingegen betrifft die granuläre Dystrophie vor allem das zentrale Stroma. Das Stroma zwischen den einzelnen Granula ist meist klar. Die makuläre Dystrophie ist zudem mit einer reduzierten Hornhautdicke assoziiert.

6.104 Was sind typische histologische Färbecharakteristika der unterschiedlichen Hornhautdystrophien?

Eine kurze Auflistung der typischen Färbeeigenschaften der jeweiligen Hornhautdystrophien:

- Epitheliales rekurrentes Erosionssyndrom: kongorot (keloidartige Ablagerungen)
- Meesmann-Dystrophie: PAS-positives intraepitheliales Material
- Gelatinöse tropfenförmige Dystrophie: Amyloid-positiv
- Reis-Bückler-Dystrophie: Masson-Trichrom
- Gittrige Hornhautdystrophie: kongorot (Amyloid), Thioflavin V, kristallviolett, doppelbrechend in Polarisationsmikroskopie
- Granuläre Dystrophie, Typ 1: Masson-Trichrom (Hyalin), ▶ Abb. 6.4
- Granuläre Dystrophie, Typ 2: Masson-Trichrom und kongorot (Hyalin und Amyloid)
- Makuläre Dystrophie: alcianblau und Eisenkolloid (Mukopolysaccharide/Glykosaminoglykane)
- Schnyder-Dystrophie: Oil-red-O, sudanschwarz
- Fleck-Dystrophie: alcianblau, Eisenkolloid, sudanschwarz, Oil-red-O (Glykosaminoglykane, Lipide)

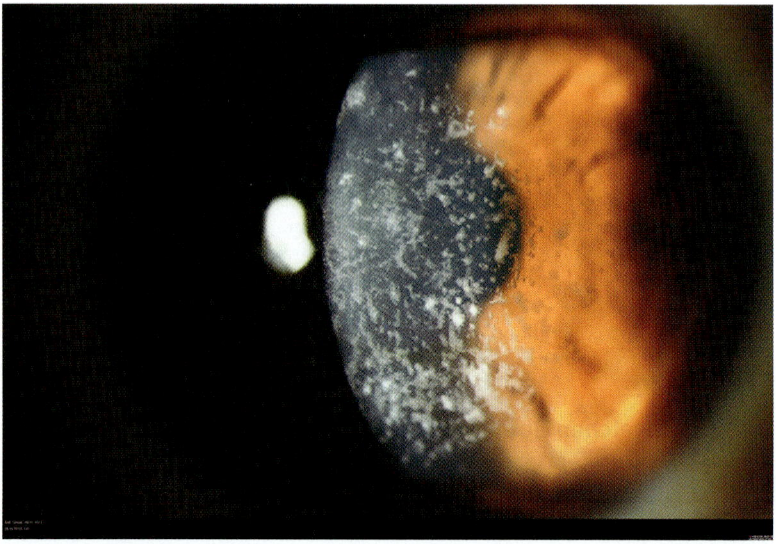

Abb. 6.4 Klinisches Bild einer granulären Hornhautdystrophie. Die Granula betreffen nur das zentrale Stroma und der Raum zwischen den einzelnen Ablagerungen ist im Gegensatz zur makulären Dystrophie klar. [P870]

6.105 Wie verändern die kornealen Endothelzellen ihre Zellmorphologie bei der Fuchs-Endotheldystrophie?

Die kornealen Endothelzellen weisen im Zuge einer Fuchs-Endotheldystrophie eine deutliche Abweichung von ihrer physiologischen Zellform. Dabei entwickeln sie nicht nur eine unterschiedliche Größe (Polymegathismus), sondern auch Unterschiede in ihrer äußeren Zellkontur (Pleomorphismus).

6.106 Als was bezeichnet man korneale Dellen und wodurch entstehen diese?

Als korneale Delle wird eine lokalisierte Verdünnung der Hornhaut bezeichnet, die meist durch eine Dehydrierung der Hornhaut entsteht. Diese kann z. B. infolge einer Filterkissenoperation oder eines Pterygiums durch eine umschriebene Benetzungsstörung bedingt sein. Die Therapie besteht in einer intensiven Benetzung mit Tränenersatzmitteln.

6.107 Was versteht man unter einer Megalokornea?

Als Megalokornea bezeichnet man eine kongenitale Fehlbildung der Hornhaut. Die Hornhaut hat dabei einen horizontalen Durchmesser von mehr als 12 mm. Da die Erkrankung meist X-chromosomal vererbt wird, sind zu 90 % männliche Kinder betroffen. Die Megalokornea kann zudem mit anderen Fehlbildungen und Syndromen assoziiert sein (z. B. Alport-Syndrom, Marfan-Syndrom, Down-Syndrom, Kraniosynostose).

6.108 Welche Ursachen können zu einer kongenital getrübten Hornhaut führen?

Eine Vielzahl von Ursachen kann zu einer kongenitalen Hornhauttrübung führen. Ein Hornhautödem kann z. B. im Rahmen einer kongenitalen hereditären endothelialen Hornhautdystrophie entstehen. Zudem können Risse in der Descemet-Membran (z. B. Zangengeburt, kongenitales Glaukom) ebenfalls zu einer Hornhauttrübung führen. Weitere Ursachen sind korneale Ulzera, metabolische Erkrankungen, Peters-Anomalie, Sklerokornea und Hornhautdermoide.

6.109 Was versteht man unter einer Sklerokornea?

Die Sklerokornea ist eine kongenitale Erkrankung der Hornhaut, bei der es zu einer skleraartigen Umwandlung der Hornhaut kommt. Diese kann rein in der Peripherie sein, kann aber auch bis in das Zentrum der Hornhaut reichen. Meist ist die Sklerokornea mit weiteren Fehlbildungen des vorderen Augenabschnitts wie z.B. anterioren Synechien assoziiert. Sie tritt in 50 % der Fälle sporadisch auf und ist in 90 % bilateral.

6.110 Wie lassen sich die Dysgenesien des vorderen Augenabschnitts voneinander abgrenzen?

Dysgenesien des vorderen Augenabschnitts treten meist bilateral und kongenital auf. Die folgende Auflistung soll die Abgrenzung der Syndrome und Anomalien voneinander verdeutlichen:

- **Axenfeld-Anomalie:** Embryotoxon posterior (Schwalbe-Linie ist nach anterior vorgezogen), Irisfortsätze bis zum Sklerasporn; tritt auch bei Gesunden auf.
- **Alagille-Syndrom:** Axenfeld-Anomalie in Kombination mit pigmentierter Retinopathie, Korektopie und einer Esotropie. Oft kombiniert mit systemischen Fehlbildungen.
- **Rieger-Anomalie:** Axenfeld-Anomalie kombiniert mit Irishypoplasie und einem Glaukom.
- **Rieger-Syndrom:** Rieger-Anomalie kombiniert mit mentaler Retardierung und systemischen Fehlbildungen.
- **Peters-Anomalie:** zentral getrübte Hornhaut (Leukom), Katarakt, Iris-Adhäsionen, kombiniert mit systemischen Fehlbildungen.

6.111 Welche Typen von Dermoiden der Bindehaut und Hornhaut lassen sich unterscheiden?

Als Dermoide werden gutartige Choristome (versprengtes embryonales Gewebe) bezeichnet. Es lassen sich zwei Typen von Dermoiden unterscheiden: Das konjunktivale bzw. limbale Dermoid ist meist im inferotemporalen Quadranten des Limbus zu finden und ist zu ca. 30 % mit einem Goldenhaar-Syndrom assoziiert. Das Dermolipom der Bindehaut ist dahingegen meist im superotemporalen Fornix lokalisiert. Eine Therapie in Form einer Exzision sollte nur erfolgen, wenn Symptome bestehen, die optische Achse betroffen ist oder diese kosmetisch störend sind.

6.112 Was sind typische, durch das Tragen von Kontaktlinsen hervorgerufene Schäden an der Hornhaut?

Das Spektrum typischer Trageschäden von Kontaktlinsen erstreckt sich von einem oberflächlichen Hornhautstaining (Keratopathia superficialis punctata), meist in der 3- und 9-Uhr-Position, bis hin zu akuten Hornhauterosionen (z. B. Verletzung durch Fingernägel beim Herausnehmen) und zu bakteriellen Hornhautinfiltraten. Diese treten vermehrt mit weichen Kontaktlinsen auf. Desweiteren wird oftmals ein mikrozystisches Hornhautödem beobachtet. Auch tritt die Akanthamöbenkeratitis in einer Vielzahl der Fälle bei Kontaktlinsenträgern auf. Peripher sind oftmals ein vorgezogenes Randschlingennetz bis hin zu kornealen Neovaskularisationen zu bemerken. Darüber hinaus können eine Kontaktlinsen-assoziierte Riesenpapillen-Konjunktivitis oder eine Keratokonjunktivitis des oberen Limbus sowie eine Limbusstammzellschädigung auftreten.

6.113 Wodurch kann eine bullöse Keratopathie entstehen?

Die bullöse Keratopathie kann insbesondere durch Erkrankungen des Endothels enstehen. Dabei kommt es zu einer vermehrten Quellung der Hornhaut, sodass sich epitheliale Blasen bilden. Ursächlich ist oftmals eine vorher erfolgte Katarakt-Operation. Allerdings können sowohl eine Aphakie als auch ein dauerhafter Kontakt zwischen Iris und Hornhaut, Linse und Hornhaut oder Glaskörper und Hornhaut zu einer bullösen Keratopathie führen. Weitere Gründe sind rezidivierende Keratitiden oder ein dauerhaft erhöhter Augeninnendruck. Differenzialdiagnostisch sind hier das Pseudoexfoliationssyndrom, die Fuchs-Endotheldystrophie von einer Aphakie bzw. Pseudophakie zu differenzieren.

6.114 Was ist ein Brown-McLean-Syndrom?

Als Brown-McLean-Syndrom bezeichnet man ein isoliert peripheres Hornhautödem bzw. eine beginnende Hornhautdekompensation bei aphaken oder pseudophaken Patienten nach Kataraktchirurgie. Die Ursache ist nicht final geklärt und es wird vermutet, dass eine peripher instabile Iris durch Kontakt zum Endothel hier eine Dekompensation verursacht.

6.115 Welcher Hirnnerv ist meist bei einer neurogenen Expositionskeratopathie betroffen?

Im Falle einer neurogenen Expositionskeratopathie ist der 7. Hirnnerv (N. facialis) betroffen. Durch einen Ausfall des M. orbicularis oculi ist ein kompletter Lidschluss meist nicht mehr gegeben und es kommt zu einer insbesondere inferioren Austrocknung der Hornhaut.

6.116 Als was bezeichnet man eine okuläre GvHD?

Die Graft-versus-Host-Erkrankung (engl. Graft-versus-Host Disease, GvHD) betrifft Patienten nach allogener hämatologischer Stammzelltransplantation. Die GvHD lässt sich in eine akute und in eine chronische Form einteilen. Die okuläre GvHD tritt dabei eher bei Patienten mit chronischer GvHD auf. Der zugrunde liegende Pathomechanismus beinhaltet, dass T-Lymphozyten des transplantierten Knochenmarks Antigene des Empfängers erkennen und letztendlich den Empfängerorganismus angreifen. Die Immunreaktion wird überwiegend über zytotoxische T-Zellen vermittelt.

6.117 Welche klinischen Befunde liegen oftmals bei einer okulären GvHD vor?

Meist ist das klinische Leitsymptom zu Beginn ein trockenes Auge. Im Verlauf kann sich eine Keratitis punctata superficialis entwickeln, eine konjunktivale subepitheliale Fibrose mit Pseudomembranen, eine zunehmende konjunktivale Vernarbung bis hin zu Symblephera. Dies kann wiederum zu einem Entropium, einem Lagophthalmus bzw. zu einer Expositionskeratopathie führen. Zudem tritt meist ein Verlust von Becherzellen sowie von Meibom-Drüsen auf und es ist eine anteriore und posteriore keratinisierende Blepharitis zu sehen. Darüber hinaus können bei einem Teil der Patienten ebenfalls eine anteriore Uveitis, eine mikrovaskuläre Retinopathie sowie eine Optikusneuropathie beobachtet werden.

6.118 Worin besteht die Therapie einer okulären GvHD?

Die Therapie einer okulären GvHD ist oftmals schwierig und sollte in enger Abstimmung mit den behandelnden Hämatoonkologen und ggf. einem spezialisierten Zentrum für die okuläre GvHD erfolgen. Die Therapie besteht zum einen aus dem Ersatz und dem Erhalt des Tränenfilms (Tränenersatzmittel, Salben, autologe Serumaugentropfen, Punctum Plugs). Zum anderen spielt die entzündliche, T-Zell-vermittelte Komponente eine große Rolle. Hier können topische Kortikoide, Ciclosporin A und teilweise Tacrolimus zum Einsatz kommen. Zudem sollte zusammen mit den Internisten die systemische Immunsuppression angepasst werden. Bei persistierenden Defekten wie Erosionen, Ulzera bis hin zu Descemetozelen können chirurgische Verfahren notwendig sein, wie Amnion-Membran-Transplantationen, die tiefe anteriore lamelläre Keratoplastik oder eine Tarsorrhaphie. Eine immer bedeutendere Rolle spielen Sklerallinsen, die insbesondere in Verbindung mit autologen Serumaugentropfen eine sehr positive Wirkung auf die Integrität der Augenoberfläche zeigen.

6.119 Wie wird eine okuläre GvHD nach Schweregraden eingeteilt?

Die okuläre GvHD wird nach einer Klassifikation nach Robinson von 2004 in vier Schweregrade eingeteilt:

- **Grad 1:** Hyperämie der Bindehaut.
- **Grad 2:** fibrovaskulärer Umbau von weniger als 25 % der palpebralen Bindehaut mindestens eines Lids.
- **Grad 3:** fibrovaskulärer Umbau von 25–75 % der palpebralen Bindehaut mindestens eines Lids.
- **Grad 4:** mehr als 75 % fibrovaskulärer Umbau der palpebralen Bindehaut mindestens eines Lids. Kann zudem ein Narbenentropium beinhalten.

6.120 Wie wird nach dem Oxford Grading Scheme ein Staining der Augenoberfläche eingeteilt?

Das Oxford Grading Scheme teilt mithilfe von fünf Panels ein Staining der Hornhaut und Bindehaut in sechs unterschiedliche Schweregrade ein. Dabei bedeutet ein Staining von 0 kein Staining und ein Staining von 5 ein nahezu komplettes Staining der Hornhaut und Bindehaut. Das Staining wird dabei nach Anfärbung mit Fluoreszein erhoben.

6.121 Was sind Ursachen einer Limbusstammzellinsuffizienz?

Ursachen, die zur Entstehung einer Limbusstammzellinsuffizienz führen können, lassen sich zunächst in a) genetische Komponenten, b) inflammatorische oder autoimmune Komponenten, c) infektiöse, d) traumatische oder toxische oder e) sonstige Ursachen einteilen. Zu den genetischen Ursachen gehören die Aniridie, die Peters-Anomalie, das Turner-Syndrom, das Xeroderma pigmentosum, die Dyskeratosis congetina, die dominant hereditäre Keratitis, das Keratitis-Ichthyosis-Taubheitssyndrom (KID) und das Ektrodaktylie-ektodermale Dysplasie-Clefting-Syndrom. Inflammatorische Ursachen sind z. B. ein vernarbendes okuläres Schleimhautpemphigoid oder ein Stevens-Johnson-Syndrom, eine GvHD, eine bullöse Keratopathie und eine schwere atopische Keratokonjunktivitis. Toxische oder traumatische Ursachen können Verätzungen oder Verbrennungen, eine Bestrahlung, vorangegangene Operationen der Hornhaut, ein Kontaktlinsentrageschaden oder der Langzeitgebrauch von Benzalkoniumchlorid sein. Infektiöse Ursachen können Pilze, Bakterien und Viren sein. Zu den sonstigen Ursachen zählen Tumoren der Augenoberfläche, Pterygien sowie die neurotrophe Keratopathie.

6.122 Was ist ein bedeutender Einflussfaktor für die Wahl des Verfahrens im Falle einer chirurgischen Therapie der Limbusstammzellinsuffizienz?

Bedeutenden Einfluss auf die Wahl des Therapieverfahrens hat der Zustand des anderen Auges. Sollte das andere Auge nicht von einer Limbusstammzellinsuffizienz betroffen sein, kann eine autologe Limbusstammzelltransplantation durchgeführt werden (z. B. Holoclar®, Simple Limbal Epithelial Transplantation [SLET]). Dies ist meist bei nicht genetisch-determinierten Ursachen der Fall, birgt aber die Gefahr der Entstehung einer Stammzellinsuffizienz am Spenderauge. Das Risiko für die Entstehung einer Stammzellinsuffizienz am Spenderauge ist relativ gering, wenn nur von 4–6 Uhrzeiten Gewebe entnommen wird. Sollten beide Augen betroffen sein, ist eine allogene Transplantation erforderlich. Hier existiert eine Vielzahl unterschiedlicher Methoden (z. B. extern kultiviertes Gewebe, Limbokeratoplastik, solitäre Limbustransplantation). Partielle Limbusstammzellinsuffizienzen können in Einzelfällen reversibel sein. In schweren Fällen kann die Implantation einer Keratoprothese die einzige Behandlungsmöglichkeit sein (z. B. Boston-Keratoprothese Typ II, Osteo-Odonto-Keratoprothese).

Refraktive Chirurgie

6.123 Was lässt sich mit der Munnerlyn-Formel berechnen?

Mit der Munnerlyn-Formel, die von Charles Munnerlyn entwickelt wurde, lässt sich bei der refraktiven Laserchirurgie der Hornhaut bspw. bei LASIK oder PRK der Abtrag der durchgeführten Laserablation berechnen. Die Formel lautet wie folgt:

(optische Zone [mm])^2 × optischer Fehler [dpt]/3 = Mikrometer Laserabtrag [mm].

6.124 Worin unterscheiden sich Hornhauttopografie und Hornhauttomografie?

Die korneale Topografie erstellt ein Abbild der kornealen Oberfläche (von gr. topos = Ort, graphein = zeichen). Hierbei wird meist die Hornhautkurvatur mithilfe der Auswertung keratoskopischer Bilddaten sehr detailliert dargestellt. Diese Bilddaten werden mithilfe einer Placido-Scheibe über Reflektion durch den Tränenfilm erstellt. Insofern ist das erstellte Abbild sehr abhängig von der Beschaffenheit und Verteilung des Tränenfilms. Dahingegen wird mittels der Hornhauttomografie (von gr. tome = Schnitt) das gesamte Volumen der Hornhaut berücksichtigt, sodass auch eine Darstellung der jeweiligen Hornhautdicke und der anterioren und posterioren Höhendaten möglich ist. Dies erfolgt z. B. durch Scheimpflug-Technologie, durch Optische-Kohärenz-Tomografie oder durch die so genannte Scanning-Slit-Technologie. Durch diese Technologien kann die Geometrie der jeweiligen Hornhaut auch z. B. im Verhältnis zu einer Sphäre oder anderen Referenzflächen dargestellt werden (z. B. Best-fitting Sphere, BFS).

6.125 Was ist der Unterschied zwischen der axialen und der tangentialen Darstellung bei der Hornhauttopografie?

Nutzt man die Hornhauttopografie, so lassen sich meist eine axiale und eine tangentiale Darstellung wählen. Die grundlegende Annahme der Darstellung der axialen Kurvatur ist dabei, dass die Hornhaut eine Sphäre ist und die Lichtstrahlen senkrecht zu ihrer Oberfläche auf das Auge fallen und an unterschiedlichen Stellen auf eine Referenzachse treffen (axiale Distanz). Die axiale Darstellung unterschätzt dabei meist eine steile Kurvatur und überschätzt eine flache Kontur der Hornhaut. Zudem unterscheidet sich die Darstellung sehr stark, je nachdem welche Referenzachse gewählt wird (z. B. die visuelle oder die optische Achse). Insbesondere die zentrale und die periphere Kurvatur der Hornhaut werden bei der axialen Darstellung eher inakkurat dargestellt.

Die tangentiale Darstellung dagegen ist deutlich komplizierter. Sie erfolgt, grob vereinfacht, aufgrund der Darstellung einer Tangete durch einen bestimmten Punkt auf der Hornhaut, die senkrecht zu einer Ebene zwischen visueller Achse und dem entsprechenden Punkt steht. Den Radius zwischen dem Punkt und der visuellen Achse determiniert dabei eine Sphäre, die dieselbe Kurvatur hat, wie die Hornhaut am entsprechend untersuchten Punkt. Die tangentiale Karte ist dabei deutlich sensitiver, insbesondere was periphere Veränderungen der Hornhaut angeht. Sie produziert allerdings auch überflüssige Informationen, sodass die Bedeutung bestimmter Veränderungen überschätzt werden kann. In der Praxis wird meist eher die axiale Darstellung genutzt.

MERKE
Die tangentiale Darstellung überschätzt Hornhautbefunde, während die axiale Darstellung diese eher unterschätzt.

6.126 Was ist eine PISK?

Als Pressure Induced Stromal Keratopathy (PISK), oder auch druckinduzierte stromale Keratopathie, wird eine diffuse Trübung im Interface nach LASIK bezeichnet, die durch einen erhöhten Augendruck entsteht. Bei der PISK findet man meist Flüssigkeit im Interface zwischen Hornhautstroma und Flap. Die PISK kann fälschlicherweise mit der DLK verwechselt werden und ebenfalls einen Interface-Haze bzw. eine Vernarbung bewirken. Oftmals ist die PISK mit einer Langzeittherapie mit topischen Kortikosteroiden assoziiert. Sie tritt meist nach 10–14 Tagen auf. Die PISK wird oft fehldiagnostiziert, da aufgrund der Flüssigkeit im Interface und eines Hornhautödems der Augendruck oftmals zu niedrig, als zu hoch gemessen wird. Als zuverlässigste Art der Druckmessung hat sich hier die dynamische Konturtonometrie herausgestellt. Bei Vorliegen einer PISK sollten die Steroide sofort abgesetzt werden und eine topische drucksenkende Therapie begonnen werden. Die Diagnose erfolgt dabei mittels SL-OCT. Hier ist meist ein Spalt zwischen Interface und Flap zu sehen. Allerdings ist sie von einer Pseudo-PISK bei endothelialer Dekompensation zu unterscheiden.

MERKE
Zur Diagnose einer PISK sollte ein AS-OCT erfolgen.

6.127 Was versteht man unter der Epikeratophakie?

Als Epikeratophakie bezeichnet man ein Verfahren, bei dem nach Entfernen des Hornhautepithels ein zuvor geschliffener Lentikel auf die Hornhaut transferiert wird. Damit können sowohl Myopie als auch Hyperopie behandelt werden. Das Verfahren ist reversibel, allerdings erhält der Patient mit dem Lentikel eine zweite Bowman-Membran.

6.128 Wie wird eine Keratomileusis durchgeführt?

Bei der Keratomileusis wird eine Hornhautlamelle zunächst entfernt und gefroren. Dies kann auch mit einer Spenderlamelle durchgeführt werden. Diese wird dann in gefrorenem Zustand geschliffen und anschließend wieder in das stromale Wundbett transferiert, um sowohl eine Myopie als auch eine Hyperopie zu korrigieren.

6.129 Wovon hängt der refraktive Effekt bei einer radialen Keratotomie ab?

Bei der radialen Keratotomie ist der Effekt proportional abhängig von der Anzahl der ausgeführten Schnitte (maximal 8) und von der Tiefe der Inzision. Je kleiner die optische Zone gewählt wird, desto größer ist der Effekt (maximal 3 mm). Zudem sollte bedacht werden, dass je älter der Patient ist, umso stärker die Wirkung der Inzisionen ist. Zudem wirkt die radiale Keratotomie stärker bei Männern als bei Frauen.

6.130 Auf welche Arten kann eine radiale Keratotomie durchgeführt werden?

Die radiale Keratotomie kann auf unterschiedliche Arten durchgeführt werden. Bei der amerikanischen Art verläuft die Inzisionsrichtung von zentral nach peripher (den Berg herunter). Vorteil dieser Technik ist eine erhöhte Sicherheit, jedoch ist die Inzision auch flacher. Bei der russischen Art verläuft die Inzisionsrichtung von peripher nach zentral. Die Inzision ist tiefer, dennoch hat man eine erhöhte Gefahr, die optische Zone zu treffen.

6.131 Was ist der Excimer Laser für eine Art Laser?

Der Excimer Laser, auch Excited Dimer Laser, ist ein Argon-Fluorid-Laser, der eine sehr geringe Wellenlänge von 193 nm nutzt. Vorteil des Lasers ist, dass er das Gewebe auf molekularer Ebene aufbricht, sodass die Entstehung von Wärme nur eine unsignifikante Rolle spielt.

6.132 Wie wird ein Haze der Hornhaut nach phototherapeutischer Keratektomie behandelt?

Ein Haze, also eine subepitheliale Trübung nach phototherapeutischer Keratektomie (PRK), wird mit topischen Steroiden über einen längeren Zeitraum behandelt. Ein Haze bildet sich meist innerhalb von einigen Monaten vollständig zurück. Die Inzidenz eines Haze kann durch den Gebrauch von Mitomycin C deutlich gesenkt werden. Sollte sich ein Haze nicht zurückbilden, kann in einem zweiten Schritt eine phototherapeutische Keratektomie erfolgen. Je mehr Hornhautgewebe abgetragen wird, desto höher ist das Risiko der Ausbildung eines postoperativen Haze. Eine geringe postoperative Exposition gegenüber UV-Licht sowie die prä- und postoperative Gabe von Vitamin C wurden mit einer geringeren Inzidenz eines Haze in Verbindung gebracht.

6.133 Was sind Kontraindikationen, die gegen die Durchführung einer refraktiven Laserablation sprechen?

Kontraindikationen für refraktivchirurgische Eingriffe stellen insbesondere entzündliche Erkrankungen der Augenoberfläche und der Lider (Konjunktivitis, Blepharitis anterior und posterior, Chalazien, Keratitiden und Ulzera) dar. Eine herpetische Keratitis sollte mindestens 6 Monate zurückliegen. Auch ist bei Hornhautdystrophien sowie einem geschädigtem Endothel, z. B. im Rahmen einer pseudophaken Endotheldekompensation, besondere Vorsicht angebracht. Auch ausgeprägte trockene Augen stellen ein Problem dar. Zudem sollten Patienten mit einer endokrinen Orbitopathie oder einer dysregulierten Schilddrüsenfunktion ebenfalls nicht refraktivchirurgisch behandelt werden. Weitere offensichtlichere Ausschlusskriterien sind ektatische Erkrankungen der Augenoberfläche sowie ein perimetrisch auffälliges Gesichtsfeld. Des Weiteren stellen eine aktive exsudative AMD und eine proliferative diabetische Retinopathie Erkrankungen dar, bei dem ein refraktivchirurgischer Eingriff nicht durchgeführt werden sollte. Darüber hinaus kann es bei zuvor erfolgten refraktivchirurgischen Eingriffen wie der radiären Keratotomie zu Problemen kommen. Auch sollte bei Vorliegen einer deutlichen Katarakt, zunächst die Linse operiert werden.

Darüber hinaus stellen systemische Erkrankungen wie Kollagenosen mit Augenbeteiligung, rheumatische Erkrankungen oder Erkrankungen aus dem autoimmunen Formenkreis, bei dem das Auge betroffen ist, Kontraindikationen dar. Auch eine Schwangerschaft spricht aufgrund der Veränderungen im Kollagenstoffwechsel gegen eine Operation (ebenso wie eine hohe chronische systemische Steroidtherapie). Darüber hinaus kann keine Operation bei einer unkontrollierten Angststörung oder nach Implantation eines Herzschrittmachers durchgeführt werden. Des Weiteren sind eine Refraktionsstabilität, ein Alter von mindestens 18 Jahren (besser älter) und eine ausreichende Hornhautdicke notwendig.

6.134 Wie ist der Ablauf einer Laser-in-situ-Keratomileusis (LASIK)?

Bei der LASIK wird zunächst mit einem Femtolaser oder einem Mikrokeratom ein sogenannter Flap geschnitten. Dieser wird anschließend zurückgeklappt und es erfolgt der gewünschte Abtrag des nun freiliegenden Hornhautstromas mittels Excimer-Laser. Anschließend wird der Flap zurückgeklappt und nahtlos adaptiert. Bei der LASIK können eine Myopie, eine Hyperopie und ein Astigmatismus korrigiert werden. Vorteile der LASIK ist ein schnellerer Heilungsprozess und weniger Schmerzen für den Patienten. Zudem ist die Gefahr, dass sich ein Haze ausbildet, deutlich geringer.

6.135 Was sind die hauptsächlichen Komplikationen nach LASIK?

Komplikationen nach LASIK lassen sich in intraoperative und postoperative einteilen. Intraoperativ stellen vor allem Flap Komplikationen inkl. Free Flaps, Button holes oder inkomplette und unregelmäßige Flaps ein Problem dar. Zudem kann es zu Epithelabrasionen oder Verdünnungen kommen. Weitere Komplikationen stellen technische Probleme mit Mikrokeratom, Femtosekundenlaser oder Excimer-Laser dar. Postoperativ lassen sich unmittelbare von Langzeitkomplikationen unterscheiden. Zu den unmittelbar postoperativen Komplikationen zählen die diffuse lamelläre Keratitis (DLK), Striae, Flapverschiebungen, die Ausbildung einer zentralen Insel, das Einwachsen von Epithel, ein unregelmäßiger Astigmatismus, Probleme insbesondere bei Dämmerung und Nacht, sowie ein trockenes Auge und Über- und Unterkorrekturen. Auf längere Zeit gesehen kann sich ein trockenes Auge manifestieren. Zudem kann sich eine Ektasie ausbilden oder der Flap einschmelzen. Auch können Unter- oder Überkorrekturen sich erst nach einem längeren Zeitraum ausbilden. Eine geringe Anzahl von Patienten klagt zudem über länger anhaltende Photophobie.

6.136 Was versteht man unter einer diffusen lamellären Keratitis (DLK)?

Als diffuse lamelläre Keratitis (DLK) bezeichnet man eine sehr seltene postoperative Komplikation nach LASIK. Sie tritt bei ca. 2–4 % der Patienten nach LASIK auf. Aufgrund des klinischen Erscheinungsbilds wird die DLK auch als „Sands of Sahara“ bezeichnet. Es kommt bei einer DLK innerhalb von 1–2 Tagen nach LASIK zu multiplen inflammatorischen Infiltraten, die sich zwischen Flap und Hornhautstroma befinden. Die Ätiologie einer DLK ist nicht final geklärt. Meist entwickelt sich im Rahmen dieser lokalen Entzündung zudem eine subepitheliale Trübung aus.

Es sollte direkt eine antientzündliche Therapie mit topischen Steroiden eingeleitet werden und ab Stadium 3 ein Anheben des Flaps mit Spülung erfolgen. Die DLK lässt sich in vier Schweregrade einteilen:

- **Stadium 1:** periphere Infiltrate, keine Beteiligung des Zentrums, nach 1–2 Tagen
- **Stadium 2:** beginnende zentrale Beteiligung, meist nach 3–4 Tagen
- **Stadium 3:** progrediente Migration von Entzündungszellen Richtung Zentrum und beginnende Narbenbildung (Schwellenwert Stadium!)
- **Stadium 4:** Schmelzen des Flaps und Defekte im Epithel, deutliche Narbenbildung

6.137 Was versteht man unter Flap-Striae und wie werden diese behandelt?

Als Striae werden Falten im Flap bezeichnet. Diese können in Mikro- und Makrostriae unterschieden werden. Die Behandlung besteht darin, den Flap anzuheben, zu stretchen und wieder zu reponieren. Zudem kann ein Quellenlassen des Flaps mit hypotoner Lösung oder steriler Kochsalzlösung helfen. Auch kann eine Hornhautabrasion erwogen werden. In Einzelfällen können Striae auch mit einem erwärmten Spatel oder einem runden Gegenstand glatt „gebügelt“ werden. In Einzelfällen wie bei einer deutlichen Flap-Torsion kann ein Annähen des Flaps notwendig werden.

6.138 Wie sollte ein Einwachsen von Epithel unter den Flap gehandhabt werden?

Ein Einwachsen von Epithel (engl. Epithelial Ingrowth, EIG) ist mit größeren Epitheldefekten oder dem Gebrauch eines mechanischen Mikrokeratoms assoziiert. Auch an Augen mit einer Epithel-Basalmembran-Dystrophie wurde ein EIG häufiger beobachtet. Die Therapie besteht darin, den Flap anzuheben und das Wundbett ausgiebig zu reinigen. Ggf. sollte danach der Flap angenäht werden. In Einzelfällen kann auch eine Behandlung mittels Nd:YAG-Laser hilfreich sein.

6.139 Was ist der Unterschied zwischen einer PRK und einer Laser-assisted Epithelial Keratomileusis (LASEK)?

Bei der PRK wird das Epithel zunächst mit oder ohne Alkohol gelöst. Anschließend erfolgt die Ablation mittels Excimer-Laser. Dahingegen wird bei der LASEK zunächst mithilfe von Alkohol ein aus Epithel bestehender Flap präpariert, der zurückgeklappt wird. Anschließend erfolgt die Ablation mittels Excimer-Laser. Einige Studien deuten darauf hin, dass die LASEK weniger Haze verursacht als die PRK, dennoch ist zu beachten, dass die Zeit der visuellen Rehabilitation länger ist als bei der PRK. Das Komplikationsprofil ist ansonsten vergleichbar.

6.140 Was sind nach den aktuellen Richtlinien der Kommission für refraktive Chirurgie die Anwendungs- und Grenzbereiche für LASIK, PRK und Small-incision Lenticule Extraction (SMILE)?

Nach den aktuellen Richtlinien der Kommission für refraktive Chirurgie werden ein Anwendungsbereich und ein Grenzbereich für die jeweiligen Oberflächenbehandlungen definiert. Für die PRK, trans-PRK und LASEK liegt der Anwendungsbereich für die Myopie bei –6 dpt und für die Astigmatismuskorrektur bei 5 dpt (wichtig bei Kombination aus Myopie und Astigmatismus: Summe aus stärkstem brechenden Hauptschnitt und **nicht sphärischem** Äquivalent). Der Grenzbereich bei der Myopie ist bis –8 dpt, beim Astigmatismus bis 6 dpt und bei der Hyperopie bis +3 dpt. Bei der LASIK liegt der Anwendungsbereich für die Myopie bei –8 dpt, bei der Astigmatismuskorrektur bei 5 dpt und für die Hyperopie bei +3 dpt. Der Grenzbereich ist für die Myopie bis –10 dpt definiert, für die Astigmatismuskorrektur bis +6 dpt und für die Hyperopie bis +4 dpt. Für die ReLEx SMILE/ReLEx FLEX wird der Anwendungsbereich für Myopie von –1 bis –8 dpt definiert, zur Astigmatismuskorrektur bis 5 dpt. Der Grenzbereich erstreckt sich von –8 bis –10 dpt.

6.141 Wie gewährleisten refraktive (zonal progressive) sowie diffraktive Multifokallinsen eine gleichzeitige Nah- und Fernkorrektur?

Die Korrektur für Ferne und Nähe bei den zonal progressiven, refraktiven Multifokallinsen erfolgt über eine unterschiedlich starke Brechkraft im Linsendesign zwischen Zentrum und Peripherie. Bei den diffraktiven Multifokallinsen werden zwei unterschiedliche Fokuspunkte für Nähe und Ferne erreicht, indem dem Prinzip der Diffraktion folgend eine bestimmte Anzahl konzentrischer, diffraktiver Ringe in die Linse eingearbeitet sind. Diese sind zudem oftmals apodisiert, d. h., es wird versucht, über eine bestimmte Verteilung der Ringe eine möglichst ebenmäßige Verteilung des Lichts zu erreichen.

6.142 Wie wirken presbyope intrakorneale Inlays?

Intrakorneale Inlays werden in der optische Achse unter einem kornealem Flap oder in einer präparierten oder mittels Femtosekundenlaser geschnittenen Tasche implantiert. Dabei können sie auf unterschiedliche Arten wirken: Einerseits können sie die Hornhautkontur und somit deren Brechkraft verändern (z. B. Raindrop Inlay), andererseits können sie selbst brechend wirken. Darüber hinaus gibt es Inlays, die als eine Art stenopäische Lücke bzw. Blende agieren und somit die Tiefenschärfe erhöhen (KAMRA Inlay).

6.143 Für welche Patienten eignen sich intrastromale korneale Ringsegmente?

Intrakorneale Ringsegmente werden heutzutage nur noch sehr selten zur Behandlung einer Myopie implantiert. Das hauptsächliche Indikationsspektrum umfasst einerseits eine ausgeprägte Myopie bei Keratokonuspatienten mit gleichzeitiger Kontaktlinsenunverträglichkeit. Andererseits können Intacs bei Patienten mit einer Post-LASIK-Ektasie implantiert werden. Von Vorteil ist dabei, dass das Verfahren reversibel ist und individuell an den einzelnen Patienten angepasst werden kann. Zudem werden die Ringe außerhalb der visuellen Achse implantiert und es erfolgt kein weiterer Gewebeabtrag. Von Nachteil ist, dass die Ringe teils selbst einen irregulären Astigmatismus induzieren und darüber hinaus Phänomene wie Halos und Glare hervorrufen können. Zudem kann das Implantat wandern und nach innen oder außen die Hornhaut durchbrechen. Außerdem bilden sich oft stromale Ablagerungen um die implantierten Ringsegmente.

6.144 Wie ist die refraktive Wirkung bei der konduktiven Keratoplastik zu erklären?

Bei der konduktiven Keratoplastik wird korneales Kollagen mittels Applikation von thermaler Energie über eine Radiofrequenzsonde erwärmt, sodass dieses schrumpft. Nach diesem Prinzip werden einzelne Herde in der Peripherie der Hornhaut erzeugt. Dies führt zu einer Aufsteilung der zentralen Hornhaut, sodass eine milde bis mittelstark ausgeprägte Hyperopie korrigiert werden kann. Der Effekt der konduktiven Keratoplastik lässt im Laufe der Zeit nach.

Hornhauttransplantationen

6.145 Was sind nach der Collaborative Corneal Transplant Treatment Study Risikofaktoren für eine Transplantatabstoßung nach penetrierender Keratoplastik?

Risikofaktoren für eine Abstoßungsreaktion sind Hornhautvaskularisation in zwei und mehr Quadranten, eine vorherige Transplantatabstoßung, ein bestehendes Glaukom, anteriore Hornhautsynechierungen oder vorbestehende hereditäre oder traumatische Hornhauterkrankungen.

6.146 Welche Arten von Transplantatabstoßungen gibt es?

Transplantatabstoßungen lassen sich in epitheliale und endotheliale Abstoßungen einteilen. Typischer Befund der epithelialen Abstoßung ist meist eine auffällige Linie zwischen Spender- und Empfängerepithel, wo beides aufeinandertrifft. Im Falle einer endothelialen Abstoßung können korneale Präzipitate, ein Vorderkammerreiz, ein Hornhautödem, sowie eine sogenannte Khodadoust-Linie auftreten. Bei der DALK gibt es speziell die rein stromale Immunreaktion, die sich durch eine neu aufgetretene korneale Neovaskularisation und eine Stromatrübung des Transplantats zeigt (siehe auch ▶ 2.67).

6.147 Was sind Ursachen für ein frühes und für ein spätes Versagen eines Hornhauttransplantats?

Ursächlich für ein frühes Versagen eines Hornhauttransplantats können einerseits die Operation selbst sein (bspw. erschwerte Bedingungen, Komplikationen, erhöhter Augendruck, Infektionen), aber auch ein mäßiges Spendergewebe. Ein spätes Versagen ist meist durch eine immunogene Transplantatabstoßung verursacht.

6.148 Wie unterscheidet sich die Therapie einer epithelialen von einer endothelialen Transplantatabstoßung?

Im Falle einer epithelialen (bis stromalen) Transplantatabstoßung reicht meist eine intensivierte topische Therapie mit Kortikosteroiden. Dahingegen sollten bei einer endothelialen Abstoßung mit einem Hornhautödem noch zusätzlich systemische Steroide zu den lokalen Steroiden verabreicht werden. Hiermit kann das Risiko weiterer Abstoßungsreaktionen deutlich reduziert werden.

6.149 Was sind Kontraindikationen, die bei einem potenziellen Hornhautspender gegen eine Spende sprechen?

Kontraindikationen sind insbesondere leukämische Erkrankungen in der Anamnese oder ein Lymphom, systemische maligne Erkrankungen insbesondere mit bestehenden Metastasen, Tumoren des Auges und des vorderen Augenabschnitts. Darüber hinaus stellen infektiöse Erkrankungen wie Prionenerkrankungen, virale Infektionen wie Tollwut, HIV, Hepatitis B oder C, eine Sepsis oder generalisierte bakterielle Infektionen Kontraindikationen dar. Weitere Ausschlusskriterien sind degenerative Erkrankungen des ZNS wie eine subakute sklerosierende Panenzephalitis, eine progressive multifokale Leukenzephalopathie sowie Demenz.

6.150 Als was bezeichnet man ein Urrets-Zavalia-Syndrom?

Das Urrets-Zavalia-Syndrom (UZS) wurde 1963 von Alberto Urrets-Zavalia beschrieben und bezeichnet eine starre und weite Pupille nach einer penetrierenden Keratoplastik (PKP). Das Urrets-Zavalia-Syndrom tritt meist unilateral trotz bilateraler Hornhautchirurgie auf und wird meist in Kombination mit einer topischen Mydriatika-Gabe beschrieben. Auch ist es mit erhöhtem postoperativen Augendruck nach PKP assoziiert. Vermutlich liegt dem Syndrom eine Irisischämie aufgrund eines erhöhten postoperativen intraokularen Augendrucks zugrunde, die genauen Entstehungsmechanismen sind allerdings nicht vollständig geklärt. Es tritt öfter bei Patienten mit Keratokonus auf. Zudem wurden das Verbleiben von Viskoelastika in der Vorderkammer und bestehende periphere Synechien, sowie postoperative Entzündungszustände mit Vorderkammerreiz mit seiner Entstehung beschrieben. Darüber hinaus wurden auch Fälle von postoperativen mydriatischen Pupillen nach DALK und DSAEK, sowie nach einem Toxic Anterior Segment Syndrome (TASS) beschrieben.

Das UZS kann vermutlich durch eine prä- oder intraoperative Iridektomie bei pKPL (und DMEK/DSAEK mit Gastamponade in der VK) verhindert werden.

6.151 Was sind Vorteile der tiefen anterioren lamellären gegenüber einer penetrierenden Keratoplastik?

Wie Studien gezeigt haben, kommt es bei der tiefen anterioren lamellären Keratoplastik im Gegensatz zur penetrierenden Keratoplastik nicht zu endothelialen Abstoßungen. Im Vergleich hat die tiefe anteriore lamelläre Keratoplastik eine schnellere Visusrehabilitation.

6.152 Was ist eine Descemetozele?

Eine Descemetozele entsteht durch eine extreme Verdünnung bzw. Einschmelzung des Hornhautstromas, z.B. im Rahmen rheumatischer Erkrankungen. Die Hornhaut wölbt sich dabei durch den Augeninnendruck an dieser Stelle nach vorne und drückt die Descemet-Membran nach außen. Es besteht ein hohes Risiko für eine Perforation.

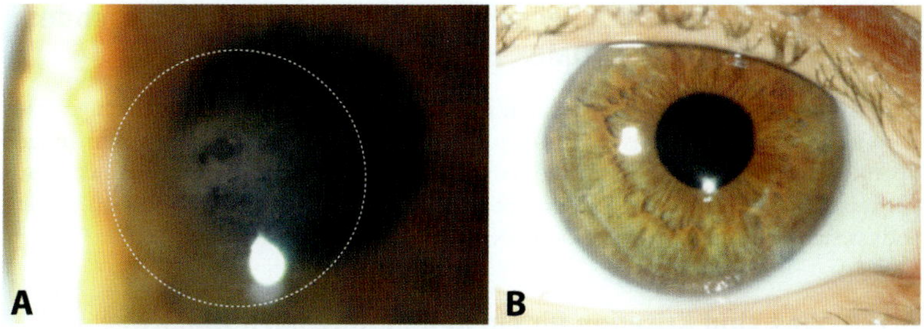

Abb. 6.5 **a** Klinisches Bild einer Fuchs-Endotheldystrophie mit zentralen Guttae und Pigment (Kreis) vor DMEK. **b** Klinisches Bild nach DMEK. Die Hornhaut ist klar, Veränderungen des Endothels sind nicht zu sehen. [P870]

6.153 Was sind Indikationen für eine Descemet-Membran-endothelialen Keratoplastik (DMEK)?

Die Hauptindikationen für eine DMEK sind die Fuchs-Endotheldystrophie, die pseudophake bullöse Endotheldekompensation und die Keratopathie im Zuge eines Pseudoexfoliationssyndroms (▶ Abb. 6.5).

Inzwischen wird die DMEK in Einzelfällen auch bei einem akuten kornealen Hydrops, bei Keratokonus mit großen Descemet-Rissen sowie bei der posterioren polymorphen Hornhautdystrophie durchgeführt.

6.154 Was sind Folgen einer Epitheleinwachsung, z. B. im Rahmen einer Hornhauttransplantation?

Folgen einer Epitheleinwachsung können einerseits eine Endotheldekompensation durch Überwachsen mit Epithelzellen sein. Andererseits kann es im Falle einer Überwucherung des Kammerwinkels durch die eingewanderten Epithelzellen zu einem erhöhten Augeninnendruck und der Entstehung eines Glaukoms kommen.

6.155 Wie kann minimalinvasiv getestet werden, ob es im Zuge einer Epitheleinwachsung zu einer Überwucherung von Kammerwinkel und Iris gekommen ist?

Hilfreich kann hier die Koagulation mittels Argonlaser sein, da im Falle der Überwucherung von Iris und Kammerwinkel ein weißer Laserherd bei Koagulation der Iris entsteht.

6.156 Wie wird eine Epitheleinwachsung behandelt?

Das eingewachsene Gewebe sollte vollständig chirurgisch entfernt werden und das betroffene Gewebe anschließend mit einer Kryotherapie behandelt werden. In Einzelfällen kann auch eine flächige Koagulation mittels Laser hilfreich sein.

6.157 Was ist technisch bei sehr alten bzw. sehr jungen Spendern bei der Operation einer DMEK zu beachten?

Transplantate von sehr alten oder sehr jungen Spendern weisen ein unterschiedliches Rollungsverhalten auf. Insofern rollen sich DMEK-Transplantate von sehr jungen Spendern besonders stark und sind daher schwieriger zu entfalten, während Transplantate von sehr alten Spendern eher wenig bis kein Rollungsverhalten zeigen, sodass sie schwieriger in die Shooter-Kartusche zu legen sind.

6.158 Was sind Kriterien für ein Rebubbling nach DMEK?

Ein Rebubbling sollte bei großen (vor allem zentralen) Dehiszenzen (z. B. ab 1–1,5 mm), bei einem sich nicht auflösenden Hornhautödem und subjektiven Beschwerden wie z. B. Fremdkörpergefühl durch den Patienten erfolgen. In Studien konnte gezeigt werden, dass nahezu alle Patienten nach der OP Transplantatdehiszenzen hatten und nicht jede Dehiszenz rebubbled werden muss.

6

6.159 Welchen Vorteil bietet die Verwendung von Schwefelhexafluoridgas (SF6) gegenüber reiner Raumluft bei der DMEK?

Durch die längere Verweildauer von SF6-Gas in der vorderen Augenkammer, konnte die Rebubblingrate deutlich gesenkt werden (je nach Studienlage auf unter 10 %). Zudem konnte gezeigt werden, dass Patienten in postoperativen OCT-Aufnahmen signifikant weniger und deutlich kleinere Dehiszenzen bei Verwendung von SF6 aufwiesen verglichen mit Raumluft.

6.160 In welchen Situationen kann sich die Präparation des Spendergewebes bei einer DMEK als schwierig gestalten?

Als besonders schwierig erweist sich die Präparation des Spendergewebes bei vorangegangen Operationen am Spenderauge (insbesondere nach erfolgter Kataraktoperation). Die gegen das korneale Endothel fliegenden Linsenfragmente führen zu Vernarbungen im Bereich der Descemet-Membran, sodass sich das sog. Stripping des Spendergewebes, also das Abziehen des Transplantats vom Stroma, durch eine gesteigerte Adhärenz im Interfacebereich als erschwert darstellt.

6.161 In welchen Fällen kann die Durchführung einer DMEK erschwert sein?

Die Durchführung einer DMEK ist besonders bei sehr tiefen oder sehr flachen Vorderkammern erschwert, sodass zum Teil in solchen Fällen eine DSAEK zu bevorzugen ist. Auch bei vitrektomierten und pseudophaken Augen kann sich die Entfaltung und das Andrücken des Transplantats als schwierig gestalten. Zudem stellen signifikante stromale Hornhauttrübungen oder z. B. ein lange bestehendes Hornhautödem oder das Vorliegen von Glaukomimplantaten (z. B. Baerveldt) eine besondere Herausforderung für den Chirurgen dar. Hier kann in Zukunft ggf. die intraoperative OCT eine Hilfe darstellen.

6.162 Welche Anteile der Hornhaut werden mit einer phototherapeutischen Keratektomie (PTK) erreicht?

Die PTK stellt ein verhältnismäßig schonendes Verfahren zum Abtrag von oberflächlichen Hornhauttrübungen mittels Excimer-Laser dar. Es sollten nicht mehr als 30 % der Hornhautdicke mit dem Laser erreicht und abgetragen werden. Die Tiefe von Narben kann präoperativ sowohl mit der konfokalen Mikroskopie als auch mit dem Vorderabschnitts-OCT bestimmt werden.

Literatur

Weiss JS, Møller HU, Aldave AJ et al. The IC3D classification of the corneal dystrophies. Cornea 2008; 27: S1.

Bachmann B, Taylor RS, Cursiefen C. Corneal neovascularization as a risk factor for graft failure and rejection after keratoplasty: an evidence-based meta-analysis. Ophthalmology 2010; 117 (7): 1300–1305.

Wilhelmus KR, Gee L, Hauck WW et al. Herpetic Eye Disease Study: a controlled trial of topical corticosteroids for herpes simplex stromal keratitis. Ophthalmology 1994; 101 (12): 1883–1896.

Brightbill FS, McDonnell PJ, McGhee CNJ et al. Corneal Surgery E-Book: Theory Technique and Tissue. Maryland Heights: Mosby, 2008.

7 Episklera und Sklera

Rafael S. Grajewski

Episkleritis

7.1 Wie wird die Episkleritis eingeteilt?

Die Episkleritis wird in eine einfache und in eine noduläre Form eingeteilt.

7.2 Welches Kardinalsymptom unterscheidet eine Episkleritis von einer Skleritis?

Starke bohrende Schmerzen, die nach posterior bis hinter das Ohr oder in den Nacken ausstrahlen, sind ein typisches Symptom bei Skleritis. Oft können die Patienten vor Schmerzen nicht schlafen. Die Episkleritis verursacht hingegen kaum Beschwerden. Meist ein Druckgefühl und ggf. leichte, auf das Auge beschränkte Schmerzen.

MERKE

Das Kardinalsymptom zur Unterscheidung einer Episkleritis von einer Skleritis ist der starke und ausstrahlende Schmerz bei der Skleritis, der den Patienten häufig am Schlaf hindert.

7.3 Kennen Sie einen pharmakologischen Test zur Differenzierung einer Episkleritis versus einer Skleritis?

Durch Applikation von Phenylephrin (idealerweise 10-prozentig, ansonsten auch mit 2,5 % und 5 % durchführbar) konstringieren die konjunktivalen und episkleralen Gefäße („Ausbleichen“). Die tief gelegenen skleralen Gefäße werden hierdurch nicht beeinflusst und bleiben daher sichtbar (vergleiche mit ▶ 7.7 und ▶ Tab. 7.3).

PRAXISTIPP

Eine lokale Applikation von Phenylephrin hilft bei der Unterscheidung einer Episkleritis von einer Skleritis. Je höher die Phenylephrin-Konzentration (ideal sind 10 %) desto besser sichtbar ist der Effekt.

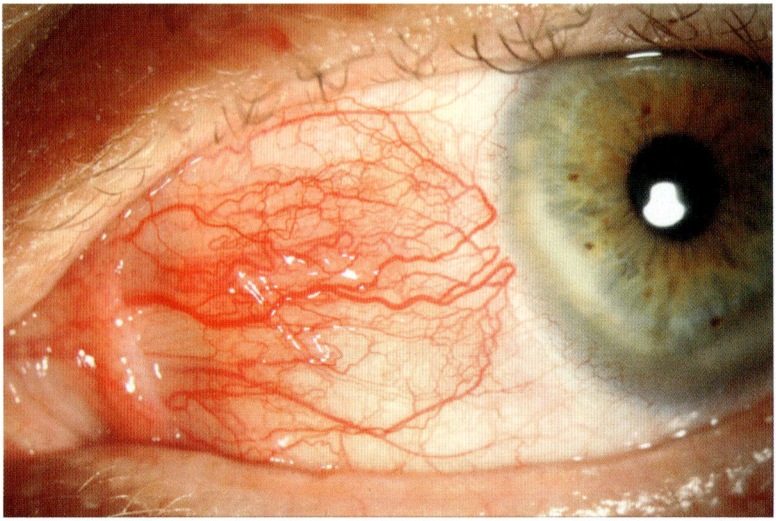

Abb. 7.1 Episkleritis mit typischer radiärer Gefäßanordnung [P867]

7.4 Wie lässt sich die Episkleritis klinisch noch von einer Skleritis unterscheiden?

Die radiär zum Limbus angeordneten und bei Injektion hellroten episkleralen Gefäße (▶ Abb. 7.1), häufig besser im rotfreien Licht erkennbar, liegen oberflächlicher als der sklerale Gefäßanteil, der sich bei Injektion diffus und livide-rötlich darstellt (am besten bei natürlichem Tageslicht erkennbar, ▶ Abb. 7.2). Episklerale entzündliche Knötchen sind im Gegensatz zur nodulären Skleritis gut verschieblich.

Übersicht über die differenzialdiagnostischen Merkmale bei Episkleritis und Skleritis ▶ Tab. 7.1.

7.5 Wie wird eine Episkleritis behandelt?

Aufgrund des selbstlimitierenden und komplikationslosen Verlaufs erfolgt die Behandlung zunächst symptomatisch, z. B. mit gekühlten Tränenersatzmitteln. Im weiteren Verlauf können nichtsteroidale Antiphlogistika (NSAID) wie z. B. Diclofenac AT versucht werden. Erst danach sollte mit Glukokortikoiden behandelt werden. Systemische Therapien sollten therapierefraktären und schwerwiegenden Verläufen vorbehalten werden (**cave:** ggf. doch Skleritis oder skleritische Komponente?!). Initial können auch hier systemische NSAID versucht werden und im nächsten Schritt systemische Kortikosteroide. Bei zugrunde liegender oder assoziierter Systemerkrankung orientiert sich die Therapie daran.

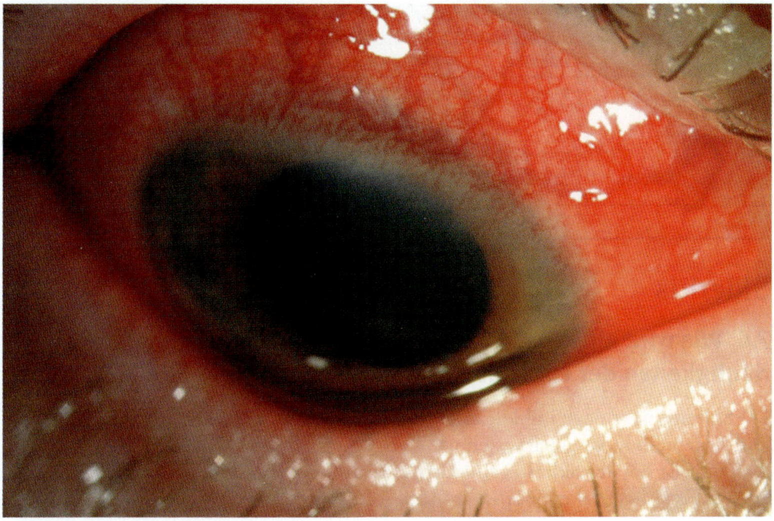

Abb. 7.2 Skleritis mit tiefer rötlich-livider Gefäßinjektion [P867]

Tab. 7.1 Klinische Differenzialdiagnose Episkleritis versus Skleritis

	Episkleritis	Skleritis
Symptomatik	Oft gering	Häufig nach retroaurikulär ausstrahlende starke Schmerzen
Anordnung der Gefäße	Überwiegend gerade, radiär vom Limbus nach posterior ausstrahlend	„Kreuz und quer", in der Tiefe
Farbe bei Tageslicht	Hellrot	Bläulicher oder violetter Schimmer
Verschieblichkeit der Gefäße	Verschieblich über Sklera	Nicht verschieblich über Sklera
Effekt von lokaler Applikation von Phenylephrin	Ausbleichen der episkleralen Gefäße	Kein Ausbleichen der skleralen Gefäße
Komplikationen	Sehr selten	Gewebedestruktion mit Perforation möglich, Lebensgefahr durch assoziierte systemische Erkrankungen möglich
Systemische Assoziationen	Selten (< 30 %)	Häufig (> 50 %), v. a. Kollagenosen, rheumatoide Arthritis, Vaskulitiden

PRAXISTIPP

Oft ist schon die Aufklärung über die relative Harmlosigkeit der Episkleritis für den Patienten sehr beruhigend und hilfreich. Auf dieser Grundlage können zunächst weniger invasive und vorrangig symptomatische Therapien sowie gekühlte Tränenersatzmittel versucht werden. Das meist selbstlimitierende Ende eines entzündlichen Schubs kann dann auf diese Weise meistens ohne zusätzliche Therapien abgewartet werden.

Tab. 7.2 Klassifikation der Skleritis (nach Watson und Hayreh, 1976)			
Lokalisation	**Nekrose**	**Entzündung**	**Relative Häufigkeit**
Anterior	Nicht-nekrotisierend	Diffus	Ca. 50 %
		Nodulär	Ca. 25 %
	Nekrotisierend	Mit Entzündung	Ca. 10 %
		Ohne Entzündung	Ca. 5 %
Posterior	Variabel	Variabel	Ca. 10 %

Skleritis

7.6 Wie wird eine Skleritis eingeteilt und wie sind die relativen Häufigkeiten der einzelnen Formen?

Die Skleritis wird nach Lokalisation und dem Vorhandensein und Typ von Nekrose und Entzündung eingeteilt (siehe ▶ Tab. 7.2). Hauptmerkmal der entzündlichen Aktivität ist bei der Skleritis eine tiefe rötlich-livide Gefäßinjektion, die besonders gut bei Tageslicht erkennbar ist (▶ Abb. 7.2, vergleiche ▶ 7.4).

7

7.7 Welche Einteilung nach dem Schweregrad der Skleritis ist Ihnen bekannt?

Eine standardisierte Graduierung bei Skleritis bezieht sich auf den Ausbleicheffekt nach 10-prozentiger Phenylephrin-Applikation und unterscheidet Schweregrade von 0–4 (▶ Tab. 7.3).

7.8 Wann ist eine Immunsuppression zur Therapie der Skleritis indiziert?

Bei schwerwiegenden Verläufen, die nicht durch Kortikosteroide allein kontrolliert werden können, und bei assoziierten systemischen Erkrankungen in Absprache mit dem Internisten, z. B. bei Granulomatose mit Polyangiitis (GPA). Eine nekrotisierende Skleritis sollte bereits primär immunsuppressiv behandelt werden. Hier kommen in

Tab. 7.3 Schweregrade der Skleritis (nach 10-prozentiger Phenylephrin-Applikation)	
Skleritisgrad	**Einstufung und klinische Beschreibung**
0	Keine (komplettes Ausbleichen)
0,5	Minimal (lokalisierte rosafarbene Dilatation tiefer episkleraler Gefäße)
1	Mild (diffuse rosafarbene Dilatation tiefer episkleraler Gefäße)
2	Moderat (purpurfarbene signifikante Dilatation und Tortuositas tiefer episkleraler Gefäße)
3	Schwer (diffuse tiefrote Rötung, episklerale Gefäße kaum abgrenzbar)
4	Nekkrotisierend (diffuse tiefrote Rötung, episklerale Gefäße kaum abgrenzbar, Skleraverdünnung und durchscheinende Uvea, weißliche Infiltrate und nekrosebedingt gefäßfreie Areale möglich)
Modifiziert nach Sen HN et al. 2011	

erster Linie Alkylantien (v. a. Cyclophosphamid) und sekundär TNF-α-Inhibitoren (z. B. Adalimumab) zum Einsatz (zusätzlich zur intravenösen Megadosis-Therapie mit Methylprednisolon: i. d. R. 1 g Methylprednisolon intravenös an drei aufeinanderfolgenden Tagen). Bei milden bis moderaten Schweregraden, insbesondere den nicht-nekrotisierenden Formen, die nicht ausreichend auf NSAID und Kortikosteroide ansprechen, kommen auch weitere immunsuppressive Substanzen infrage, u. a. Methotrexat, Azathioprin, Mycophenolat mofetil und Ciclosporin A. Sämtliche immunsuppressiven Therapien der Skleritis sind off-label.

7.9 Wie unterscheidet sich die systemische Diagnostik bei Episkleritis und Skleritis?

Die Episkleritis ist in den meisten Fällen nicht mit einer systemischen Erkrankung assoziiert. Eine einzelne Episode muss daher nicht zwingend diagnostisch abgeklärt werden, es sei denn, es liegen unklare systemische Symptome und Befunde vor. Bei Rezidiven der Episkleritis steigt jedoch die Wahrscheinlichkeit, dass eine Systemerkrankung assoziiert sein könnte. Hier sollte eine Diagnostik erfolgen, die weitgehend mit der Ursachensuche bei der Skleritis übereinstimmt. Bei der Skleritis wird aufgrund häufiger Assoziation mit systemischen Erkrankungen bereits bei Erstmanifestation eine entsprechende Diagnostik empfohlen.

MERKE

Die Skleritis ist häufiger mit schweren rheumatischen Erkrankungen assoziiert als die Epikleritis. Dem Augenarzt kommt hier häufig eine zentrale Rolle bei der Initiierung der internistischen Diagnostik zu. Diesbezügliche Versäumnisse können für den Patienten schwerwiegende und gelegentlich sogar letale Folgen haben!

7.10 Welche systemischen Autoimmunerkrankungen sind mit einer Skleritis assoziiert?

- Rheumatoide Arthritis
- Granulomatosis mit Polyangiitis (GPA, Morbus Wegener)
- Systemischer Lupus erythematodes
- Chronisch entzündlicher Darmerkrankungen
- Polychondritis
- Kryoglobulinämie
- Sarkoidose
- Morbus Behçet
- Gicht
- Psoriasisarthritis

7.11 Warum ist eine Unterscheidung zwischen nekrotisierender und nicht-nekrotisiernder Skleritis klinisch bedeutsam?

Die Unterscheidung ist bedeutsam, weil die nekrotisierende Form die am meisten destruktive Form darstellt, die häufig die Integrität des Auges gefährdet. Gelegentlich sind auch angrenzende okuläre Gewebe durch die schwere Entzündung betroffen, z. B. die Hornhaut. Häufig besteht für den Patienten auch eine Lebensgefahr durch assoziierte systemische Kollagenosen und Vaskulitiden.

7

Tab. 7.4 Hornhautveränderungen in Assoziation mit einer Skleritis

Entzündungstyp	Hornhautveränderung
Episkleritis	Lokalisierte stromale Keratitis und Dellen
Skleritis	-
Diffuse und noduläre Skleritis	Infiltrativ • Lokalisierte stromale Keratitis • Diffuse stromale Keratitis • Sklerosierende Keratitis • Tiefe stromale Keratitis Destruktiv • Periphere korneale Ausdünnung
Nekrotisierende Skleritis	Infiltrativ • Akute stromale Keratitis Destruktiv • Periphere ulzerative Keratitis (PUK) • Keratolyse

Nach Watson et al. 2015

7.12 Welche entzündliche Hornhautveränderungen treten gelegentlich in Assoziation mit einer Skleritis auf?

Die Hornhaut kann sowohl bei episkleralen als auch bei skleralen inflammatorischen Prozessen durch eine Ausdehnung der Entzündung über den Limbus hinaus beteiligt werden (▶ Tab. 7.4). Hierbei werden grundsätzlich rein infiltrative von den bedrohlicheren destruktiven assoziierten Keratitiden unterschieden. Die Hornhautbeteiligung bei Episkleritiden, an sich eine harmlose Erkrankung, betrifft nur schwere Formen, die an gleicher Stelle wiederholt in Limbusnähe auftreten. Dies ist häufiger bei nodulärer Episkleritis mit starker Chemosis der Fall und beinhaltet eine milde, meistens reversible Infiltration und Ödembildung der peripheren Kornea. Gelegentlich tritt auch eine Dellenbildung auf. Schwerwiegende destruktive Formen treten nur bei den Skleritiden auf, insbesondere bei der nekrotisierenden Skleritis. Hierzu gehören die periphere ulzerative Keratitis (PUK) und die Keratolyse.

7.13 Welche infektiösen Formen der Skleritis sind Ihnen bekannt?

Eine infektiöse Genese der Skleritis ist selten, was vermutlich durch die geringe Blutversorgung der Sklera mitbedingt ist. Vor allem bei therapierefraktären Verläufen sollte diese Möglichkeit aber reevaluiert werden. Ein Teil dieser Erkrankungsgruppe ist vermutlich ebenfalls auf immunologische Mechanismen zurückzuführen, die durch Virusantigene (v. a. durch Viren der Herpesgruppe, insbesondere Varizella Zoster) ausgelöst worden sind. Direkte Infektionen sind häufig mit Fremdkörper(-resten) oder einem Trauma (inklusive vorausgegangener okulärer Operationen) assoziiert und v. a. durch *Staphylococcus aureus* bedingt. Eine metastatische Absiedelung von Erregern mit nachfolgender Abszessformation wurde u. a. für *Pseudomonas aeruginosa*, *Staphylococcus aureus*, sowie *Streptococcus* und *Pneumococcus spp*. beschrieben. Eine Skleritis nach Strabismuschirurgie wurde durch *Proteus mirabilis* beschrieben. Gelegentlich kann auch eine Akanthamöbenkeratitis auf die benachbarte Sklera übergreifen. Abhängig von der geographischen Region kommen weitere Erreger einer infektiösen Skleritis infrage. Neben Lues und Borreliose kommen in diesem Sinne z. B. auch eine Tuberkulose und Lepra in Betracht, ganz selten wurden Assoziationen mit HIV-1, Chlamydien, Histoplasma, Toxoplasma, Toxocara, Nocardia und Rhinosporidiosis beschrieben.

MERKE

Infektiöse Formen der Skleritis sind selten, Sie sollten aber insbesondere bei therapierefraktären oder atypischen klinischen Verläufen daran denken!

7.14 Welche okulären Komplikationen in Assoziation mit einer Skleritis sind Ihnen bekannt?

Die okulären Komplikationen nach Skleritis sind zahlreich (▶ Tab. 7.5) und können im ungünstigsten Fall die Integrität des gesamten Bulbus bedrohen (z. B. durch Skleraeinschmelzung, siehe ▶ Abb. 7.3).

7

7.15 Ein Patient mit fortgeschrittener, aber derzeit entzündlich inaktiver rheumatoider Arthritis entwickelt eine Skleritis. Was muss hinsichtlich der Therapie beachtet werden?

Diese klinische Konstellation mit „ausgebrannter" und inaktiver Gelenkbeteiligung und neu aufgetretener entzündlicher Aktivität der Sklera birgt ein extrem hohes Risiko vaskulärer systemischer Komplikationen. Ohne unverzügliche systemische Therapieintensivierung durch den Internisten ist daher nicht nur das Auge gefährdet, sondern die Patienten sterben häufig an mikrovaskulärer Beteiligung von Herz und Nieren.

MERKE

Eine neu aufgetretene Skleritis bei Patienten mit „ausgebrannter" und vom Gelenkbefund daher ruhigen rheumatoiden Arthritis kann eine Lebensgefahr signalisieren. Der Augenarzt muss daher unverzüglich konsiliarischen Kontakt zum behandelnden Rheumatologen suchen.

7.16 Wie diagnostizieren Sie eine posteriore Skleritis?

Bei der posterioren Skleritis weisen ca. 40 % der Patienten keine begleitende anteriore Skleritis auf. Das Auge erscheint somit äußerlich blande. Das klinische Bild ist variabel. Im Vordergrund stehen klinisch häufig Papillenödeme, chorioidale Falten, retinale Blutungen sowie Proptosis und Bulbusmotilitätsstörungen. Der Ultraschalluntersuchung im B-Bild kommt eine sehr wichtige diagnostische Bedeutung zu. Hierbei sollte primär nach verdickter Sklera (immer im Seitenvergleich!) und nach subtenonaler Flüssigkeit („T-Zeichen") geschaut werden (vergleiche ▶ 4.115). Die Erkrankung tritt nach dem 50. Lebensjahr häufiger auf, betrifft aber grundsätzlich alle Altersgruppen. Frauen sind ca. zweimal häufiger betroffen, eine systemische Begleiterkrankung liegt bei einem Drittel der Patienten vor, meist aus dem rheumatologischen Bereich (Kollagenosen und Vaskulitiden).

Tab. 7.5 Okuläre Komplikationen bei Skleritis

Struktur	Komplikation
Kornea	• Stromale oder sklerosierende Keratitis • Randkeratitis mit Einschmelzung (PUK) • Keratolyse und Perforation
Sklera	Ausdünnung, Nekrose und Perforation
Uvea	• Uveitis anterior oder posterior • Chorioidales Granulom
Ziliarkörper	• Sekundärglaukom • Granulom
Lens	Cataracta complicata
Retina	• Exsudative Amotio • Makulaödem • Retinale Vaskulitis
Nervus opticus	• Nervus opticus • Papillenödem und Papillitis • Optikusatrophie
Nach Erb et al. 2016	

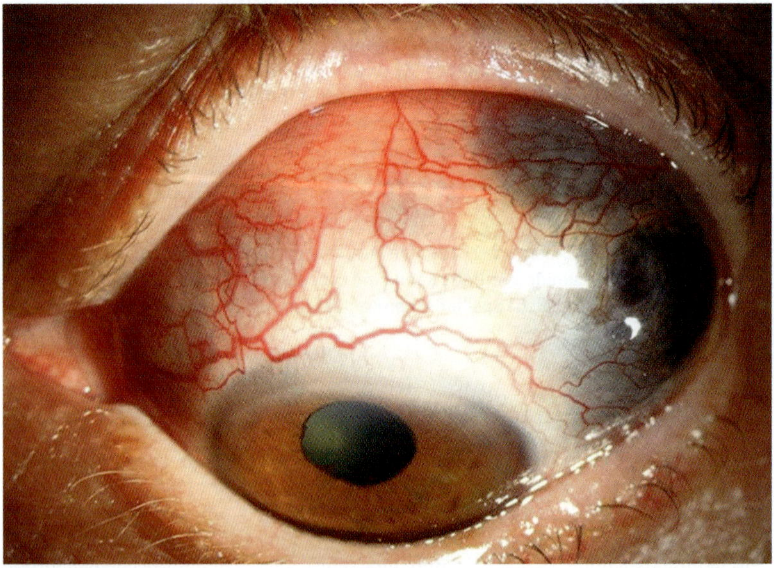

Abb. 7.3 Zustand nach Skleritis mit Skleraeinschmelzung (temporal scheint die Uvea dunkel durch) [P867]

PRAXISTIPP

Die wichtigste diagnostische Maßnahme bei der posterioren Skleritis: daran denken!

7.17 Durch welche Operationen kann eine chirurgisch induzierte Skleritis ausgelöst werden?

Eine chirurgisch induzierte Skleritis (Surgically Induced Necrotizing Scleritis, SINS) ist selten, kann aber grundsätzlich durch alle okulären Eingriffe ausgelöst werden. Sie entwickelt sich in der Regel innerhalb von 6 Monaten nach der OP und wurde im Zusammenhang mit Pterygiumexzision, Strabismus-Chirurgie, Trabekulektomie, wiederholter Amotio-Chirurgie und Katarakt-OP berichtet. Die Therapie erfordert neben dem Einsatz von Glukokortikoiden häufig auch eine Immunsuppression. Wichtig ist der Ausschluss einer postoperativen infektiösen Genese. Außerdem haben auch Patienten mit SINS häufig eine assoziierte autoimmune Systemerkrankung. Typischerweise beginnt die SINS im Bereich des vorangegangenen operativen Eingriffs und breitet sich von dort aus. Meist bleibt sie auf den entsprechenden Sektor beschränkt.

7.18 Welche chirurgischen Verfahren zur Therapie einer Skleraeinschmelzung sind Ihnen bekannt?

Es kommen mehrere **tektonische Verfahren** zur Stabilisierung der Sklera in Betracht (Sklerapatch), wie die Verwendung von lyophilisierter Spendersklera, autologes Periost (z. B. aus Tibia) oder Fascia lata. Grundsätzlich wird die Indikation sehr zurückhaltend nur bei Perforation oder unmittelbar drohender Perforation gestellt, weil auch bei Patienten mit sehr dünner Sklera oder sogar Staphylomen der Befund häufig über Jahre stabil bleibt. Eine Spendersklera kann sich überdies durch Entzündungreaktionen auflösen, die bereits zur Zerstörung des autologen Skleragewebes geführt hatten, meist mehrere Monate nach der Deckung. Grundsätzlich sollten jegliche operative Eingriffe an Augen mit entzündlich-aktiver Skleritis auf ein Minimum beschränkt werden, da sie zu einer weiteren Exazerbation der Situation beitragen können.

MERKE

Hinsichtlich chirurgischer Verfahren bei Skleritiden gilt ganz besonders: nur so viel wie absolut nötig, so wenig wie nur irgend möglich.

7.19 Wann darf eine Kataraktoperation bei Skleritispatienten durchgeführt werden?

Sollte eine Kataraktoperation indiziert sein, so sollte sich das Auge sich hinsichtlich der Skleritis seit mindestens 3 Monaten in einem völlig reizfreien Zustand befinden. Perioperativ empfiehlt sich eine hochdosierte systemische Therapie mit Glukokortikoiden. Grundsätzlich ist das Vorgehen ähnlich wie bei Patienten mit Uveitis.

PRAXISTIPP

Kataraktoperation (und auch andere augenchirurgische Eingriffe) bei Skleritispatienten möglichst nur bei völliger Remission seit mindestens 3 Monaten durchführen.

Nicht-entzündliche Skleraveränderungen

7.20 Was ist eine Scleromalacia perforans und wie wird sie behandelt?

Hierbei handelt es sich um eine nekrotisierende anteriore Skleritis ohne Entzündung. Die Pathogenese beruht primär auf einem vaso-okklusiven (postinflammatorischen) Prozess. Es kommt zu einer fortschreitenden Ausdünnung der Sklera, die aber meistens nicht perforiert. Gelegentlich ist der Einsatz eines Sklerapatches erforderlich. Obwohl keine eindeutige Entzündung (mehr) erkennbar ist, sollten die Patienten vor allem in den frühen Stadien auch immunsuppressiv behandelt werden, weil hierdurch der Verlauf gelegentlich abgemildert werden kann. Zudem ist die Erkrankung häufig mit einem schweren und lange bestehenden Verlauf einer rheumatoiden Arthritis assoziiert, die ohnehin einer Immunsuppression bedarf. Meistens sind Frauen betroffen.

7.21 Welche nicht-entzündlichen, pathologischen Skleraveränderungen sind Ihnen noch bekannt?

Nicht-entzündliche pathologische Skleraveränderungen sind i.d.R. nicht bedrohlich für die Integrität der Sklera, können aber wichtige Hinweise auf andere Systemerkrankungen geben, z.B. im Rahmen von genetischen oder metabolischen Störungen des Bindegewebes. So macht sich eine Skleraatrophie bei Osteogenesis imperfecta häufig durch blaue Skleren bemerkbar. Ein gelber Sklerenikterus ist Zeichen für eine Erkrankung des hepatobiliären Systems. Dunkle pigmentierte Ablagerungen können z.B. als Folge einer Alkaptonurie auftreten (Oxidation und Polymerisation von Homogentisinsäure), einem autosomal-rezessiven Defekt im Metabolismus von Phenylalanin und Tyrosin, und bei einer Hämochromatose, die mit Eisenablagerungen in verschiedenen Geweben einhergeht. Ein Sklerastaphylom kann bei hoher Myopie auftreten. Bei älteren Patienten treten gelegentlich sklerale hyaline Plaques in der Nähe der Insertionsstellen der horizontalen Augenmuskeln auf. Hierbei handelt es sich um nicht-entzündliche, ovale und dunkelgräuliche, scharf begrenzte Areale. Diese harmlosen Veränderungen dürfen nicht mit einer Scleromalacia perforans verwechselt werden (▶ 7.20).

7.22 Wie kann sich eine Porphyrie auf die Sklera auswirken?

Eine Porphyrie (kongenitale erythropoetische Porphyrie, Porphyria variegata und Porphyria cutanea tarda) kann in seltenen Fällen eine Skleritis induzieren. Im Rahmen einer Porphyrie werden photoreaktive Porphyrine in der Leber, Haut und Sklera eingelagert. Eine Aktivierung durch Sonnenlicht kann zu einer Skleraverdünnung, insbesondere im interpalpebralen lichtexponierten Bereich, und zu einer diffusen anterioren und posterioren Skleritis führen (vergleiche ▶ 19.32).

7.23 Welche neoplastischen Erkrankungen könnten mit einer Skleritis verwechselt werden (Masquerade-Syndrom)?

Das primäre ZNS-Lymphom und das MALT-Lymphom können gelegentlich mit einer Skleritis verwechselt werden.

Literatur

Daniel Diaz J, Sobol EK, Gritz DC. Treatment and management of scleral disorders. Surv Ophthalmol. 2016; 61(6): 702–717.

Erb C, Schlote T (Hrsg.). Medikamentöse Augentherapie. Stuttgart: Thieme Verlag, 2016.

Sainz de la Maza M, Tauber J, Foster CS. The sclera. 2nd ed. New York: Springer-Verlag, 2012.

Sen HN, Sangave AA, Goldstein DA, et al. A standardized grading system for scleritis. Ophthalmology, 2011; 118: 768–771.

Watson PG, Hazleman BL, et al. The sclera and systemic disorders. 3th ed. New Delhi: JP medical publishers, 2012.

8 Linse und Katarakt

Sebastian Siebelmann und Claus Cursiefen

Katarakt

8.1 Welche Zellen bilden die Linsenkapsel und wo ist ihr dünnster Punkt?

Die Linsenkapsel stellt eine Basalmembran dar, die kontinuierlich vom Linsenepithel gebildet wird. Der dünnste und damit auch fragilste Punkt der Linsenkapsel ist unmittelbar am hinteren Pol, da dort keine Linsenepithelzellen sitzen (siehe auch ▶ 1.42). Die Linsenkapsel ist dort nur ca. 4 µm dick (lateral ca. 23 µm, vorne ca. 14 µm). Verdickt sein kann die Linsenkapsel z. B. bei chronischen intraokularen Entzündungen.

8.2 Was versteht man unter der von-Helmholtz-Theorie?

Nach der von-Helmholtz-Theorie, einer allgemein anerkannten Theorie zur Akkommodation, erfolgt diese dadurch, dass die Kontraktion des Ziliarmuskels zu einer Entspannung der Zonulafasern führt, was wiederum dazu führt, dass die Linse in ihrer Sphärizität zunimmt. Dadurch vergrößert sich die Brechkraft der Linse und der Fokus verschiebt sich nach vorne von der Netzhaut weg (z. B. im Rahmen der Nahtrias). Durch die Presbyopie verliert die Linse an Elastizität, sodass ein Abflachen weniger stark möglich ist, was zu einer eingeschränkten Akkommodationsbreite führt (Presbyopie).

8.3 Wie leitet sich daraus die sog. „Second Sight" ab?

Als „Second Sight" bezeichnet man eine zunehmende Myopisierung aufgrund einer fortschreitenden Kernkatarakt (refraktiver Index des Linsenkerns nimmt zu). Patienten können daher auf einmal wieder gut in der Nähe lesen, obwohl ihre Linse an Flexibilität verloren hat, sodass sie denken, dass ihre Augen generell besser werden („eingebaute Lesebrille").

8.4 Wie entsteht eine hintere subkapsuläre Linsentrübung? Was sind Ursachen dafür?

Eine hintere subkapsuläre Katarakt entsteht durch die Migration von anterioren Linsenepithelzellen in den Bereich der hinteren Kapsel. Diese bilden dann sog. Wedl-Zellen durch ihre Schwellung. Ursachen sind z. B. Alter, Steroide, Trauma, atopische Dermatitis, Strahlung, Retinitis pigmentosa oder Diabetes mellitus.

8.5 Was versteht man unter Glaukomflecken?

Als Glaukomflecken bezeichnet man meist zentrale, subkapsuläre, kleine weiße Punkte und Flecken in den vorderen Linsenanteilen. Diese entstehen aufgrund einer ischämischen Nekrose der Linsenepithelzellen, bedingt durch einen sehr hohen Anstieg des Augendrucks (oftmals akutes Glaukom, Engwinkelglaukome).

8.6 Was bezeichnet man als Mikrosphärophakie?

Die Mikrosphärophakie ist auf einen Entwicklungsdefekt der Zonulafasern zurückzuführen. Es handelt sich um bilaterale, sehr kleine und kugelförmige Linsen. Patienten mit einer Mikrosphärophakie sind daher oftmals sehr myop (Linsenmyopie). Auch werden Linsendislokationen meist nach unten beobachtet, die Ursache für einen Pupillarblock bis hin zu einem Glaukom sein können. Eine Mikrosphärophakie kann mit einem Weill-Marchesani-Syndrom, einer Hyperlysinämie, einem Lowe-Syndrom, einem Alport-Syndrom, einer kogenitalen Röteln Infektion oder einer Peters-Anomalie assoziiert sein. Therapie der Wahl ist meist eine Zykloplegie. Dies führt zur Abflachung und Rücklagerung der Linse und mildert somit die Myopie.

8.7 Was sollte bei einer kongenitalen bilateralen Katarakt erfolgen?

Bei einer kongenitalen bilateralen Katarakt sollten zunächst Stoffwechselstörungen wie Diabetes mellitus, eine Galaktosämie oder ein Lowe-Syndrom ausgeschlossen werden (▶ Tab. 8.1). Zudem sollte eine Behandlung bis zum 3. Lebensmonat erfolgen, um eine Amblyopie oder die Entstehung eines Nystagmus zu verhindern.

Tab. 8.1 Ursachen für eine bilaterale kongenitale Katarakt

Ätiologie	Ursache
Idiopathisch (60 %)	
Hereditär	Gewöhnlich autosomal-dominant, aber auch autosomal-rezessiv oder X-chromosomal möglich. Assoziiert mit Syndromen: Alport-Syndrom, Trisomie 18, 21, 13, Turner-Syndrom, Cri-du-Chat-Syndrom, Crouzon-Syndrom, Apert-Syndrom, Hallermann-Streiff-Syndrom, Pierre-Robin-Sequenz, Zellweger-Syndrom, Torsten-Sjögren-Syndrom, Marinesco-Sjögren-Syndrom, Lawrence-Moon-Biedl-Bardet-Syndrom, Norrie-Syndrom, Neurofibromatose, Cockayne-Syndrom, Rothmund-Thomson-Syndrom, Werner-Syndrom, Ichthyosis, Lowe-Syndrom, Incontinentia pigmenti
Intrauterine Infektionen (3 %)	Insbesondere TORCH: Toxoplasmose, Other (Lues, Hepatitis B, Varizella Zoster, HIV, Parvovirus B19), Rubella, CMV, HSV
Metabolisch	Galaktosämie, Hypokalziämie, Morbus Fabry, Hypoglykämie, hereditäre Sphärozytose, Mannosidose
Bei Augenerkrankungen	Leber-kongenitale Amaurose, Retinitis pigmentosa, PHPV, ROP, Aniridie, Peters-Anomalie, Ectopia lentis, posteriorer Lentikonus, Uveitis, Tumoren
Sonstige	Drogenabusus, Mangelernährung, Trauma

8.8 Welche weiteren Screening-Untersuchungen sollten der Diagnose einer bilateralen Katarakt folgen?

Es sollte eine Urinanalyse (Lowe-Syndrom + Galaktosämie), eine Blutentnahme (Kalzium, Glukose, Galaktokinase der Erythrozyten, Screening auf Toxoplasmose, Rubella, Zytomegalie und Herpes simplex und Treponema pallidum: „TORCH"-Screening), ein Karyotyping auf Trisomie 13, 18 und 21 sowie auf Cri-du-Chat- und Turner-Syndrom erfolgen. Zudem ist ein Audiogramm bei V.a. ein Alport-Syndrom oder eine kongenitale Rubella-Infektion sinnvoll.

8.9 Was sind Ursachen einer unilateralen kongenitalen Katarakt?

Die meisten unilateralen kongenitalen Katarakte entstehen idiopathisch (ca. 80 %). Weitere Ursachen können ein PHPV, ein posteriorer Lentikonus, Tumoren, weitere Dysgenesien des vorderen Augenabschnitts, eine intrauterine Infektion (TORCH) oder ein Trauma sein. Wichtig ist es ein Trauma im Rahmen eines Kindesmissbrauchs auszuschließen und auf TORCH zu testen.

8.10 Welche Besonderheiten sind bei der Operation einer kongenitalen Katarakt zu beachten?

Die Operation einer kongenitalen Katarakt kann sich zum Teil als sehr schwierig gestalten. Einerseits sind die intraokularen Strukturen im Auge nur schwer trennbar, andererseits neigt ein kindliches Auge zu einer starken inflammatorischen Reaktion nach der Operation. Meist erfolgt die Operation per Lentektomie durch einen Zugang über die Pars plana in Kombination mit einer anterioren Vitrektomie und einer anterioren und posterioren Kapsulotomie. Eine Intraokularlinse kann direkt eingesetzt werden, erweist sich allerdings als ungenau, da das Auge noch nicht ausgewachsen ist. Eine Alternative stellt die Implantation einer Kunstlinse unmittelbar vor der Einschulung dar. Ca. 15 % der Kinder entwickeln ein Aphakieglaukom. Weitere Probleme der kindlichen Kataraktchirurgie: Kapsulorhexis schwierig, flache Vorderkammer, Zugänge undicht, müssen genäht werden.

8.11 Wie kann bei einer sehr ausgeprägten Linsentrübung der potenziell zu erwartende postoperative Visus abgeschätzt werden?

Handelt es sich um eine sehr ausgeprägte Linsentrübung, so ist eine Visustestung oftmals nicht möglich oder zielführend. Hier kann ein Retinometervisus weiterhelfen. Dieses kann über das Prinzip der Interferenz das optische Auflösungsvermögen der Netzhaut bestimmen. Hierzu werden unterschiedlich dicke Balken durch zwei kohärente Laser erzeugt und auf die Netzhaut projiziert. Der kleinste diskriminierbare Abstand zwischen den Balken entspricht dem maximalen Auflösungsvermögen der Retina.

8.12 Bei welcher infektiösen Erkrankung kommt es zu einem Verlust der Zellkerne der Linsenfasern?

Bei der Infektion mit Treponema pallidum kommt es zu einem zunehmenden Verlust der Zellkerne in den Linsenfasern.

8.13 Welche Erkrankungen und Syndrome sind mit einer Ectopia lentis assoziiert?

Als eine Ectopia lentis oder Linsenektopie bezeichnet man eine partielle Dislokation der Augenlinse. Diese kann als Subluxation, bei der die Linse in der optischen Achse bleibt, oder als komplette Luxation erfolgen, bei der die Linse komplett aus der optischen Achse luxiert. Ursächlich können sein ein Trauma, ein Marfan-Syndrom (Luxation nach superotemporal), eine Homozystinurie (Luxation nach inferonasal), ein Weil-Marchesani-Syndrom (Luxation nach unten oder nach vorne), ein Ehlers-Danlos-Syndrom, eine Sulfitoxidase-Defizienz oder eine Hyperlysinämie. Zudem kann eine Ectopia lentis mit einer Aniridie, einem kongenitalen Glaukom, einem Pseudoexfoliationssyndrom, einem Medulloepitheliom oder einer Megalokornea assoziiert sein. Darüber hinaus gibt es eine hereditäre Ectopia lentis sowie eine Ectopia lentis et pupillae. Auch infektiöse Krankheiten wie die Syphilis können zu einer Linsenektopie führen.

8.14 Was bezeichnet man als Mittendorf-Fleck?

Ein Mittendorf-Fleck ist eine kleine, weißliche Trübung am hinteren Linsenpol und stellt ein Überbleibsel der ehemaligen Tunica vasculosa lentis mit ehemals inserierender A. hyaloidea dar (siehe auch ▶ 1.65).

8.15 Welche Medikamente fördern die Entstehung einer Katarakt?

Hauptsächlich Steroide, aber auch Busulfan, Tamoxifen, Phenothiazin, Amiodaron und Miotika.

8.16 Was ist ein Vossius-Ring?

Als Vossius-Ring bezeichnet man einen Abdruck der iridalen Pigmentzellen der Pupillarkrause auf der Linsenvorderseite nach einem stumpfen Trauma.

8.17 Welche Art von Licht wird insbesondere von einer dichten Kernkatarakt gefiltert?

Von einer dichten Kernkatarakt wird vor allem Licht im blauen Bereich gefiltert, sodass dieses nach einer Kataraktoperation als besonders intensiv wahrgenommen wird.

8.18 Wie unterscheiden sich die Symptome einer Kernkatarakt von denen einer posterioren subkapsulären Katarakt?

Während Patienten mit einer Kernkatarakt eher unter einer zunehmenden Myopisierung leiden (siehe oben „Second Sight“, ▶ 8.3) bzw. in der Nähe sogar besser lesen können, da der refraktive Index des Linsenkerns zunimmt, leiden Patienten mit einer hinteren Schalentrübung eher unter einem abnehmenden Nahvisus und einem starken Blendungsempfinden.

8.19 Wie unterscheiden sich das phakomorphe und das phakolytische Glaukom?

Beim phakomorphen Glaukom beeinflusst die Morphologie der Linse an sich die Kammerwinkelkonfiguration. Mit sich vergrößernder Linse im Alter werden Irisbasis und Ziliarkörper nach vorne verlegt und der Kammerwinkel verengt sich. In diesem Falle sollte die Linse auf jeden Fall entfernt werden, um einen Winkelblock zu vermeiden. Beim phakolytischen Glaukom, das oftmals bei maturen Katarakten oder bei Katarakten vom Morgagni-Typ auftritt, kommt es zu einer Reaktion auf Linsenrindenproteine, die in die Hinterkammer geschwemmt werden. Dadurch entsteht ein inflammatorischer Reiz, was wiederum zu einer Affektion des Trabekelmaschenwerks und zu einem erhöhten Augendruck führt.

8.20 Was versteht man unter einem Lenticonus posterior?

Als Lenticonus posterior bezeichnet man eine kegelförmige Aussackung des hinteren Linsenpols. Ein Lenticonus posterior ist selten und fällt meist im 1.–2. Lebensjahr auf durch eine Art Öltropfenkonfiguration in der retrograden Illumination. Außerdem können Einrisse der hinteren Linsenkapsel im Rahmen der OP sichtbar sein. Zudem tritt ein Lenticonus posterior öfter bei einem Lowe-Syndrom auf.

Kataraktchirurgie

8.21 Was sind die Durchschnittswerte einer Biometrie zur Linsenberechnung bei einer großen Population?

Die durchschnittliche Achslänge beträgt ca. 23,5 mm (22,0–24,5), die durchschnittliche Keratometrie ca. 43,0–44,0 Dioptrien, gemessen an der vorderen Hornhautkurvatur. Die durchschnittliche Vorderkammertiefe beträgt ca. 3,25 mm und die durchschnittliche Linsendicke ca. 4,6 mm.

8.22 Wie weit weicht man von der korrekten Berechnung der zu implantierenden Intraokularlinse ab, wenn die A-Scan-Messung im Ultraschall 0,1 mm abweicht?

Jede 0,1-mm-Abweichung im Ultraschall-A-Scan in der Achslänge zur Berechnung der Intraokularlinse bedeutet ca. 0,3 dpt Fehler in der ausgewählten Intraokularlinse. Zudem gilt: Je hyperoper das Auge, desto stärker der Effekt eines Messfehlers. So ist bei einer bestehenden Myopie ca. 1,75 dpt Messfehler pro Milimeter Achslänge anzunehmen, für emmetrope Augen 2,35 dpt und für hyperope Augen 3,75 dpt.

8.23 Welche Linsenformel bevorzugen Sie bei welcher Achslänge?

Für Augen mit einer normalen Achslänge (AL) eignen sich die meisten dritt- oder viert-Generationslinsenformeln wie die Hoffer-Q-, Holladay-1- und -2-, SRK/T- oder Haigis-Formel (22,0–24,5 mm AL). Für mittellange Augen (24,5–26,5 mm AL) haben die Holladay-1- oder -2-Formel eine bessere Vorhersagekraft, bei noch längeren Augen (über 26,5 mm AL) sollten die SRK/T-, Holladay-2- oder Haigis-

Formel verwendet werden. Bei kurzen Augen (AL unter 22,0 mm) sind die Hoffer-Q- und die Holladay-2-Formel zu bevorzugen.

8.24 Was ist das Lens Opacities Classification System 3 (LOCS III)?

Das LOCS III System zur Klassifikation von altersbedingten Linsentrübungen wurde 1993 in JAMA Ophthalmology publiziert und verbessert das vorherige LOCS II System. Es handelt sich um ein Klassifikationssystem von Linsentrübungen, bei dem die vorliegenden Trübungen anhand von Vergleichsbildern (Spaltlampenbilder in Retroillumination) zu 6 verschiedenen Graden an Opaleszenz (NO) und Farbton (NC) einer Kernkatarakt, zu 5 verschiedenen Spaltlampenbildern einer Rindentrübung (C) und 5 verschiedenen Graden einer posterioren subkapsulären Katarakt (P) zugeordnet werden könnnen. Das LOCS III erreicht eine sehr gute Interobserver-Realibilität.

8.25 Was sollte bei der Implantation einer Piggyback-IOL beachtet werden?

Eine so genannte Piggyback-IOL ist eine zweite Intraokularlinse, die auf die initial implantierte Kunstlinse implantiert wird. Dies kann sowohl in den Kapselsack als auch in Form einer Sulcus-fixierten IOL erfolgen. Gründe für eine Piggyback-IOL sind meist pseudophake Refraktionsfehler, insbesondere postoperative Ametropie und pseudophake Presbyopie. Der Vorteil ist, dass die Implanation einer sekundären IOL oft einfacher ist als die Explantation einer fehlerhaft implantierten IOL. Zudem ist die Biometrieberechnung nach Implantation einer ersten Kunstlinse vorhersagbarer. Es sollte allerdings darauf geachtet werden, dass eine Linse implantiert wird, die aus einem anderen Material ist als die bereits implantierte Linse, und genügend Platz zwischen den Linsen besteht, um eine interlentikuläre Membranbildung oder Trübung zu vermeiden. Darüber hinaus sollten die Kanten der Linse rund sein, um eine Pigmentdispersion zu vermeiden.

8.26 Was versteht man unter einem Floppy-Iris-Syndrom?

Eine Floppy Iris bezeichnet eine Hypotonie der Iris bzw. eine wellenförmige und „lasche" Reaktion der Iris auf intrakamerale Strömungen sowie die insuffiziente Mydriasis während der Kataraktoperation aufgrund der längeren Einnahme von Tamsulosin, einem systemischen α1-Antagonisten. Tamsulosin wird bei der Prostatahyperplasie eingesetzt und relaxiert die glatte Muskulatur im Blasenhals und in der Prostata. Ein ähnlicher Mechanismus wird bei der Iris postuliert, sodass es während der Operation bis zum Irisprolaps aus Tunnel oder Parazentesen kommen kann. Zudem ist während der Operation meist eine zunehmende Miosis trotz medikamentöser Mydriasis zu beobachten. Das komplette Bild wird auch als intraoperatives Floppy-Iris-Syndrom bezeichnet (IFIS). Die Veränderungen an der Iris sind trotz Absetzen von Tamsulosin meist irreversibel.

8.27 Was bewirkt der Ultraschall bei der Phakoemulsifikation?

Der Ultraschall bei der Phakoemulsifikation bewirkt einerseits eine mechanische Fragmentation der Linse durch eine Art Presslufthammereffekt. Zudem bewirken die Ultraschallwellen einen Kavitationseffekt. Das heißt, dass die Schallwellen aufgrund einer Expansion Schockwellen und Mikroblasen bilden, die implodieren und dabei Hohlräume bilden und die Linse vor dem Phakotip auflösen.

8.28 Ist die Kataraktchirurgie mittels Femtosekundenlaser besser als die manuelle Kataraktoperation?

Laut einer großen Metaanalyse aus 15 randomisiert-kontrollierten Studien mit 14.567 Augen und 22 Beobachtungsstudien (Popovic et al. 2016), bei der beide Operationsarten (Femto-Phako vs. manuelle Phako) miteinander verglichen wurden, gibt es bisher keine Unterschiede im postoperativen Visus, in der erreichten Refraktion, in der Nachstarrate oder in der OP-Zeit. Vorteile auf Seiten der Femto-Phako waren geringere Phako-Zeit, weniger Endothelzellverlust und geringere Hornhautdicke, sowie eine rundere und genauere Kapsulorhexis und eine bessere horizontale Zentrierung der Linse. Nachteile waren eine intraoperative Miosis vermutlich durch eine Ausschüttung von Prostaglandin-E2 (daher präoperative NSAR-Gabe in Tropfenform, z.B. Bromofenac), eine erhöhte Anzahl von Einrissen der vorderen und hinteren Linsenkapsel, ein sog. Capsular Block Syndrome (CBS), ein Druckanstieg in der vorderen Augenkammer sowie die deutlich höheren Kosten. Momentan kann also nicht bestätigt werden, dass eine Katarakt-OP mittels Femtosekundenlaser besser ist. Generell ist die Technik der Femtosekundenlaser allerdings sehr schnelllebig und die zuvor genannten, analysierten Studien der Metaanalyse sehr heterogen, sodass nicht unbedingt eine Vergleichbarkeit der Studienergebnisse gegeben sein muss. Zudem könnte der Femtosekundenlaser einen Vorteil bei bestimmten Spezialindikationen wie beim Pseudoexfoliationssyndrom, bei maturen Katarakten, bei Erkrankungen des Endothels oder bei kongenitalen Katarakten sein.

8.29 Welche Komplikationen können bei der Kataraktoperation bei einem Auge mit Pseudoexfoliationssyndrom auftreten?

Bei einem Pseudoexfoliationssyndrom kommt es zur Ansammlung eines amorphen Proteins, das durch die ZK-Epithelzellen produziert wird und sich sowohl an der Hornhautrückseite, im Trabekelmaschenwerk, auf der Linsenvorderseite, auf der Iris, am Ziliarkörper und in den Zonulafasern ablagert. Das Pseudoexfoliationssyndrom ist vermutlich ein okuläres Symptom einer systemischen Erkrankung (sog. Elastose), die bevorzugt ältere kaukasische Frauen betrifft. Im skandinavischen Bereich kommt das Pseudoexfoliationssyndrom öfter vor. Meist kommt es zu einer Degenration der Irismuskeln, sodass eine Mydriasis oft nicht erreicht wird. Zudem führt die Schwäche der Zonulafasern oft zu einer Phako- oder Pseudophakodonesis und zu einem erhöhten Risiko für einen Winkelblock und für eine Linsenluxation. Inraoperativ ist das Risiko für einen Glaskörperverlust, eine IOL-Dislokation, einen postoperativen Tensioanstieg, eine Kapselbeschädigung oder eine Hornhautdekompensation erhöht.

8.30 Bei welcher Art von Katarakt ist das Risiko für eine hintere Kapselruptur besonders erhöht?

Bei der hinteren subkapsulären Katarakt ist das Risiko für eine Ruptur der hinteren Kapsel erhöht. Gründe für eine subkapsuläre hintere Katarakt können ein fortgeschrittenes Alter, Traumata, Medikamente (Steroide, Busulfan, Tamoxifen), intraokuläre Entzündungen, Strahlung, Retinitis pigmentosa, Diabetes mellitus, eine atopische Dermatitis, eine Neurofibromatose Typ 2 sowie ein Werner-Syndrom sein.

8.31 Was bezeichnet man als eine Morgagni-Katarakt?

Bei einer Morgagni-Katarakt kommt es zu einer Verflüssigung der Linsenrinde und einem frei im Kapselsack flottierenden meist bruneszenten Linsenkern.

8.32 Wie lassen sich die unterschiedlichen Viskoelastika-Arten einteilen, und was zeichnet sie jeweils aus?

Viskoelastika sind klare Gele, meist aus Hyaluron oder Chondroitinsulfat bestehend, die zur Eingabe im Auge während der Kataraktoperation bestimmt sind. Intraoperativ dienen sie als Stabilisatoren und Platzhalter der vorderen Augenkammer, bedecken das Endothel und schützen es so vor einer eventuellen Beschädigung durch in der Vorderkammer zirkulierende Linsenfragmenten. Viskoelastika unterscheiden sich im Molekulargewicht, in der Viskosität, in der Klarheit, in der Absaugbarkeit und im Potenzial, für postoperative Druckspitzen zu sorgen. Insofern lassen sich Viskoelastika in kohäsive, dispersive und viskoadaptive Gele einteilen.

Kohäsive Agenzien: haben langkettige Moleküle und ein hohes Molekulargewicht, schaffen daher eine hohe Oberflächenspannung und ein hohes Maß an Pseudoplastizität (z. B. Healon®, Healon® GV). Sie bieten die Vorteile, dass die Kapsulorhexis und die Implantation der Linse vereinfacht werden und dass sie einfach aus dem Auge entfernt werden können.

Dispersive Agenzien: bestehen aus kurzkettigen Molekülen mit einem niedrigen Molekulargewicht und einer niedrigen Oberflächenspannung und bedecken daher das Endothel sehr gut. Zudem besitzen sie eine niedrige Pseudoplastizität (z. B. Viscoat®). Ihr Vorteil ist, dass sie den Augendruck nur gering ansteigen lassen und eine bessere Beweglichkeit des Gewebes ermöglichen.

Viskoadaptive Agenzien: bestehen aus Molekülen mit einem extrem hohen Molekulargewicht. Da sie einerseits hochviskös und hochkohäsiv bei geringen Scherkräften sind, aber deutlich dispersiv bei hohen Scherkräften, kombinieren sie die Vorteile sowohl von dispersiven als auch von kohäsiven Agentien (bspw. Healon® 5).

8.33 Wie hoch ist die Wahrscheinlichkeit für eine Netzhautablösung nach einer Kataraktoperation, und was sind Risikofaktoren dafür?

Die Häufigkeit für eine Netzhautablösung nach einer Kataraktoperation liegt bei 1–2 %. Risikofaktoren sind hohe Myopie, junges Alter, retinale Gitterdegenerationen, eine Amotio am Partnerauge in der Anamnese oder ein vorheriger Glaskörperverlust. Das Risiko für eine Netzhautablösung steigt auch deutlich bei intraoperativer Kapselruptur.

8.34 Wie häufig ist eine expulsive Blutung, was sind Risikofaktoren und wie wird diese behandelt?

Eine expulsive suprachoroidale Blutung tritt bei weniger als 0,05 % der Kataraktoperationen auf. Risikofaktoren sind allgemeine Risikofaktoren wie Alter, systemische Erkrankungen wie Atherosklerose, Diabetes und Hypertonus, rapide intraoperative Druckverluste, Myopie, Glaskörperverlust bzw. Zustand nach Vitrektomie, Glaukom, Aphakie oder eine am vorher operierten Auge erfolgte expulsive Blutung. Zusätzliches Risiko stellen postoperative Valsalva-Manöver dar (Bücken, Pressen, schwer heben etc.). Im Falle einer expulsiven Blutung bewegt sich das Iris-Linsen-Diaphragma meist nach vorne und es kommt zu einem Verlust des Rotreflexes. Auch können im Falle einer postoperativen Blutung Symptome wie Schmerzen, Erbrechen und Übelkeit kombiniert mit einem schnellen Sehverlust auftreten. Intraoperativ sollte das Auge schnellstmöglich verschlossen werden. Je nach Schweregrad der Blutung ist eine chirurgische Drainage der Blutansammlung notwendig.

8.35 Wie häufig ist ein Irvine-Gass-Syndrom, und wie wird es behandelt?

Als Irvine-Gass-Syndrom bezeichnet man ein postoperatives zystoides Makulaödem. Es findet sich angiografisch nach bis zu 50 % bei der intrakapsulären Kataraktextraktion und nur zu 15 % bei der extrakapsulären Kataraktextraktion. Dieses ist allerdings bei weniger als 1 % der Patienten klinisch signifikant, also mit einem Verlust an Sehschärfe verbunden. Risikofaktoren sind hier insbesondere eine Kapselruptur, dislozierte IOLs, Diabetes mellitus, Iris-Clip-Linsen, Glaskörperadhäsionen, z. B. an der Pupille oder im Tunnel, eine epiretinale Gliose sowie ein retinaler Venenverschluss. Behandelt wird es über längere Zeit mit topischen Steroiden und NSAIDs.

8.36 Wie kann ein unmittelbar nach der Operation aufgetretenes Iris-Capture behandelt werden?

Ein Iris-Capture ist eine Einklemmung der oft frisch implantierten Linse in der enger werdenden Iris. Hier kann es hilfreich sein, die Pupille medikamentös zu erweitern und den Patienten in Rückenlage zu lagern. Oftmals kommt es so zu einer spontanen Repositionierung der Linse. Hat dieses Manöver keinen Erfolg, muss eine chirurgische Repositionierung erfolgen.

8.37 Kann eine am Ende der Kataraktoperation gegebene intrakamerale Antibiose das Auftreten einer Endophthalmitis verhindern?

Die Kombination aus intraoperativ gegebenem Cefuroxim und postoperativer lokaler Anitbiotikatherapie kann das Auftreten einer postoperativen Endophthalmitis mit hoher Evidenz laut einer Cochrane Metaanalyse von 2017 verringern. Auch die intrakamerale Gabe von Cefuroxim allein kann die Inzidenz der Endophthalmitis mit hoher Evidenz signifikant verringern. Für die postoperative Gabe von alleinigem topischen Levofloxacin ohne intrakamerale Antibiotikagabe gibt es eine moderate Evidenz. Die Daten stützen sich dabei hauptsächlich auf eine große prospektive Studie der ESCRS, die im Jahr 2007 veröffentlich wurden.

Literatur

ESCRS Endophthalmitis Study Group. Prophylaxis of postoperative endophthalmitis following cataract surgery: results of the ESCRS multicenter study and identification of risk factors. J Cataract Refract Surg, 2008; 33(6): 978–988.

Popovic M, Campos-Möller X, Schlenker MB, et al. Efficacy and safety of femtosecond laser-assisted cataract surgery compared with manual cataract surgery: a meta-analysis of 14 567 eyes. Ophthalmology, 2016; 123(10): 2113–2126.

9 Glaukome

Jan D. Unterlauft

Grundlagen und Einteilung der Glaukome

9.1 Was ist ein Glaukom?

Bei den Glaukomen handelt es sich um eine heterogene Gruppe von Erkrankungen, denen eine voranschreitende Atrophie des Sehnervs und der retinalen Ganglienzellen gemein ist. Häufig, aber nicht immer geht ein Glaukom mit einem chronisch erhöhten Augeninnendruck einher. Nicht der Augeninnendruck, sondern die typisch progrediente Atrophie des Sehnervenkopfes durch den Untergang der retinalen Ganglienzellen und ihrer Axone definiert das Vorliegen eines Glaukoms.

MERKE

Nicht jeder über den physiologischen Bereich von 10–21 mmHg erhöht gemessene Augeninnendruck ist mit dem tatsächlichen Vorliegen eines Glaukoms gleichzusetzen.

9.2 Woher kommen die Bezeichnungen Glaukom und grüner Star?

Der Begriff Glaukom wurde unter anderem von Aristoteles geprägt und leitet sich vom griechischen Wort „glaukos" ab und bedeutet hell, glänzend bzw. meeresfarben grün-bläulich. Das Wort „Star" leitet sich aus dem mittelhochdeutschen „star(e)n" und „starblint" ab. Im Laufe der Jahrhunderte entstanden dann durch Vermischung von „glaukos" und „starblint" die Begriffe grüner Star und Glaukom.

9.3 Wie kann ein Glaukom vom Patienten erkannt werden?

Die meisten Fälle von Glaukom gehen anfangs nicht mit für den Patienten bemerkbaren Beschwerden einher. Einzig der akute oder chronische Winkelverschluss macht sich durch den meist vorliegenden sehr hohen Augeninnendruck (IOD) bemerkbar. Das betroffene Auge ist gerötet und es kommt zu Sehstörungen (Visusminderung, Bemerken von Halos um Lichtquellen), Kopfschmerzen und manchmal sogar Allgemeinsymptomen wie Übelkeit, Erbrechen und Bradykardie.

9.4 Wie werden die meisten Glaukome in Deutschland erkannt, wenn der Patient meist nichts von seiner Erkrankung bemerkt?

Das Glaukom ist bei uns in den meisten Fällen eine **Zufallsdiagnose**, die meist während einer routinemäßigen Untersuchung beim Augenarzt gestellt wird. Typisch für ein Glaukom sind ein erhöht gemessener Augeninnendruck, eine glaukomtypische Exkavation des Sehnervenkopfes und Gesichtsfelddefekte.

9.5 Wie häufig ist ein Glaukom?

Die Glaukome sind nach der Katarakt weltweit **die zweithäufigste Ursache für eine Erblindung.** Absolute Zahlen aus global durchgeführten Bevölkerungsstudien zur Prävalenz, an einem Glaukom zu erkranken, gibt es nicht. Untersuchungen hierzu legen aber nahe, dass die Prävalenz, an einem Glaukom zu erkranken, bei der **Bevölkerung > 40 Lebensjahre bei ca. 2–4 %** liegt und mit voranschreitendem Alter noch weiter zunimmt.

Interessanterweise ist die vorherrschende Glaukomform in Bevölkerungsgruppen verschiedener genetischer Abstammung sehr unterschiedlich. In Europa, Nordamerika und Afrika dominieren die primären Offenwinkelglaukome (POWG). In Zentral- und Ostasien ist das chronische Winkelverschlussglaukom weitaus häufiger als das POWG.

9.6 Wo liegt der Unterschied zwischen einem Glaukom und einer okulären Hypertension?

Von einer okulären Hypertension spricht man, wenn der Augeninnendruck wiederholt **über 21 mmHg** gemessen wird, aber **keine pathologischen Veränderungen am Sehnervenkopf** oder am retinalen Nervenfasersaum der Papille vorliegen. Ein erhöhter Augendruck ist ein Risikofaktor für das Entstehen eines manifesten Glaukoms. Ein erhöht gemessener Augeninnendruck allein reicht nicht aus, um die Diagnose eines Glaukoms zu stellen. Das Glaukom wird, wie oben beschrieben, durch die partielle Optikusatrophie definiert, die eine typische Form hat und unbehandelt chronisch voranschreitet. Diese geht typischerweise (aber nicht immer) mit einem erhöhten Augeninnendruck einher.

9.7 Wann gilt man als ein Glaukom-Verdachtsfall?

Der Verdacht auf ein Glaukom liegt vor, wenn manche Punkte für das Vorliegen eines Glaukoms sprechen: Typischerweise ist dies dann der Fall, wenn die Exkavation des Sehnervenkopfes auffällig ist, sich aber (noch) **keine** Defekte im Gesichtsfeld nachweisen lassen und der Augeninnendruck im Normbereich liegt. In einem solchen Fall sollte man sich mit einer Behandlung des nicht nachgewiesenen Glaukoms zurückhalten. Es sollte eher eine kurzfristige Verlaufskontrolle, z. B. innerhalb eines halben Jahres, mit dem Patienten vereinbart werden.

Kommt es im Verlauf zu einer Progredienz, also zu einer Zunahme der Exkavation, oder fallen bei der Kontrolle neu entstandene Defekte des peripapillären Nervenfasersaums oder des Gesichtsfelds auf, so ist die Diagnose Glaukom gesichert und es sollte eine entsprechende Behandlung initiiert werden. Dieses Vorgehen sollte unbedingt eingehend mit dem Patienten besprochen werden.

9.8 Was sind die Risikofaktoren für ein Glaukom?

Bisher in Studien nachgewiesene Risikofaktoren für das Entstehen eines Glaukoms sind unter anderem der **erhöht gemessene Augeninnendruck**, eine **familiäre Disposition** für ein Glaukom, **Kurzsichtigkeit** und eine **verminderte zentrale Hornhautdicke.**

9.9 Wie wird ein Glaukom behandelt?

Bevor ein Glaukom richtig behandelt werden kann, muss bekannt sein, um welche Glaukomform es sich überhaupt handelt. Allen Glaukomformen gemein ist, dass **die Senkung des Augeninnendrucks** die einzig nachgewiesenermaßen wirksame Therapie ist. Generell kann der Augeninnendruck auf medikamentösem oder chirurgischem Weg gesenkt werden. Allerdings können sich die hierzu zum Einsatz kommenden Methoden stark unterscheiden, abhängig davon, um was für eine Glaukomform es sich handelt.

9.10 Welche Glaukomformen gibt es?

Die Glaukome können nach vielen verschiedenen Kriterien eingeteilt werden. Eine ganz grobe Einteilung erfolgt in Offenwinkelglaukom (offene Kammerwinkel) oder Winkelblockglaukome (verschlossener Kammerwinkel) und primäre oder sekundäre Glaukome, die als Folge einer anderen Augenerkrankung anzusehen sind.

Die aktuelle Einteilung nach der European Glaucoma Society (EGS) unterscheidet folgende Glaukomformen:

- Primäre kongenitale oder kindliche Glaukome
- Primäre Offenwinkelglaukome
- Sekundärglaukome
- Primäre Winkelblockglaukome
- Sekundäre Winkelblockglaukome

9.11 Warum ist die Einteilung in die verschiedenen Glaukomformen so wichtig?

Die Einteilung in verschiedene Glaukomformen ist für die Therapieplanung von großer Wichtigkeit. Art und Aggressivität der Behandlung sind direkt davon abhängig, um was für eine Form von Glaukom es sich im jeweiligen Fall handelt.

Prinzipiell ist es wichtig zu wissen, ob bei dem Glaukom der Kammerwinkel offen oder verschlossen ist. Darüber hinaus ist es wichtig, ob es sich um eine primäre oder eine sekundäre Glaukomform handelt, also ob eine andere zugrunde liegende Erkrankung des Auges für das Entstehen des Glaukoms ursächlich ist. Abhängig von diesen Fragen schließt sich direkt die Entscheidung nach der notwendigen Therapie an.

9.12 Sollte jeder erhöht gemessene Augeninnendruck medikamentös oder chirurgisch behandelt werden?

Die Entscheidung zur Therapie hängt in erster Linie von der Höhe des gemessenen Augeninnendrucks und den subjektiven Beschwerden des Patienten ab. Liegt der Augeninnendruck einmalig zwischen 22 und 30 mmHg, reicht es sicherlich aus, die Messung einige Tage später und/oder zu einer anderen Tageszeit zu wiederholen, um das Ergebnis zu bestätigen. Liegt der Augeninnendruck allerdings weit außerhalb der physiologischen Grenzen über 40 oder 50 mmHg und handelt es sich beispielsweise um einen akuten Winkelblock mit Verlegung des Kammerwinkels und subjektiven Beschwerden wie Visusverlust und Schmerzen, so muss **sofort** gehandelt werden und der Augeninnendruck mit allen zur Verfügung stehenden Medikamenten gesenkt werden.

9.13 Wie erkennt man eine glaukomtypische Exkavation des Sehnervenkopfes?

Die typische Glaukompapille weist abhängig vom jeweiligen Krankheitsstadium eine vermehrte Exkavation mit Verlust des neuroretinalen Randsaums und eine blassere Farbe auf. Am besten lässt sich die Ausdünnung des Randsaums an der Spaltlampe im **rotfreien (grünen)** Licht erkennen. Die physiologische Papillenexkavation ist bei runder Grundfläche der Papille **queroval** angelegt, da die meisten neuroretinalen Fasern bzw. Ganglienzellaxone das Auge am oberen und unteren Papillenpol verlassen. Im rotfreien Licht lässt sich manchmal bei klaren optischen Medien eine peripapilläre Atrophie der retinalen Nervenfaserschicht darstellen. Diese Atrophiezone ist anfangs meist keil- oder bogenförmig und folgt dem Nervenfaserverlauf.

Wichtig ist es, die Glaukompapille von Optikopathien anderer Ursache zu unterscheiden. Wenn der Sehnerv z.B. blass, aber kaum exkaviert ist, so muss auch an eine andere Ursache als an ein Glaukom gedacht werden.

Ein Beispiel für eine typische Papillenexkavation bei Glaukom zeigt ▶ Abb. 9.1. Typische Papillenbefunde, die für das Vorliegen eines Glaukoms hinweisend sind, sind:

- Vergrößerte Exkavation
- Hochovale Exkavation
- Ausdünnung des Nervenfasersaums an der Papille
- Keil- oder bogenförmige Defekte des Nervenfasersaums an der Papille
- Defekte der peripapillären Nervenfaserschicht (rotfreies Licht)
- Abknicken der Gefäße am Papillenrand
- Papillenrandblutungen
- Papillenblässe

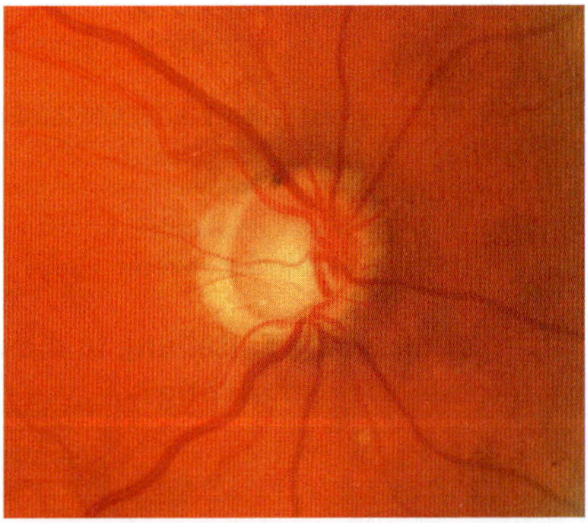

Abb. 9.1 Typischer Papillenbefund beim Vorliegen eines Glaukoms. Die Exkavation der Papille ist hochoval, der Nervenfasersaum unten ist ausgedünnt, die Gefäße sind vor allem unten bajonettartig abgeknickt. [P853]

9.14 Was besagt die ISNT-Regel?

ISNT steht für **inferior, superior, nasal** und **temporal** und bezieht sich auf die Dicke des Nervenfasersaums an der Papille. Die Dicke des neuroretinalen Randsaums der Papille ist am unteren (inferioren) Pol der Papille am dicksten. Der Dicke nach absteigend schließen sich der obere (superior), der nasale und der temporale Quadrant an.

9.15 Wie entsteht der Augeninnendruck, und wie hängt er mit der Kammerwasserproduktion zusammen?

Damit das Auge seine Form behält, muss im Augeninneren ein Druck aufrechterhalten werden, der höher als der atmosphärische Luftdruck der Umgebung ist. Dies geschieht im Auge durch die kontinuierliche Bildung von Kammerwasser durch den pigmentierten Anteil des Ziliarkörperepithels. Physiologischerweise werden im Auge ca. 2–3 µl **Kammerwasser pro Minute** neu gebildet. Das Kammerwasser wird in den Augeninnenraum abgegeben und durch den Abflusswiderstand, der durch das Trabekelmaschenwerk, die Kollektorkanälchen und das uveale Gewebe bestimmt wird, am sofortigen Abfließen aus dem Augeninnenraum gehindert. Der Abflusswiderstand bestimmt maßgeblich den im Auge herrschenden Druck.

9.16 Wie sieht der physiologische Abflussweg des Kammerwassers aus?

Vom Ziliarkörperepithel fließt das Kammerwasser entlang der vorderen Glaskörpergrenze und durch die Zonulafasern hindurch zwischen Iris und Linse vorbei durch die Pupille in die Vorderkammer. In der vorderen Augenkammer zirkuliert das Kammerwasser frei. Angetrieben durch den intraokularen Druck fließt das Kammerwasser im Kammerwinkel zwischen Hornhaut und Iris durch das Trabekelmaschenwerk in den dahinter befindlichen Schlemm-Kanal und von dortaus weiter über die Kollektorkanälchen in die Gefäße der Bindehaut und der Episklera. Man nimmt an, dass ungefähr **85 % des Kammerwassers** auf diesem Wege das Auge verlassen. Die restlichen **15 %** werden im Kammerwinkel vom **uvealen Gewebe** resorbiert und verlassen so den Augeninnenraum. Man spricht hierbei von einem **trabekulären** und einem **uvealen** Abflussweg des Kammerwassers.

9.17 Wie hoch ist der normale Augeninnendruck?

Der physiologische Augeninnendruck liegt zwischen **10 und 21 mmHg.** Diese Grenzen berechnen sich aus dem mittleren Augeninnendruck, der 15,5 mmHg beträgt, plus den Bereich der zwei Standardabweichungen (5,5 mmHg) darüber und darunter. Dies bedeutet, dass sich im Bereich zwischen 10 und 21 mmHg der Augeninnendruck von rund 95 % der gesunden Bevölkerung befindet. Allerdings bedeutet es auch, dass mindestens 5 % einen Augeninnendruck außerhalb dieses Bereichs haben. Allerdings sind diese Augen **nicht automatisch** als krankhaft verändert anzusehen.

9.18 Ist der Augeninnendruck immer gleich?

Der Augeninnendruck ist keine statische Größe sondern **fluktuiert tageszeitabhängig.** Typischerweise schwankt der Augeninnendruck im Tagesverlauf bei einem gesunden Patienten zwischen 2–5 mmHg. Beim bisher nicht-therapierten Glaukompatienten sind diese tageszeitabhängigen Schwankungen meist stärker ausgeprägt und es kann zu Änderungen von 10 mmHg und mehr kommen. Wegen dieser Schwankungen sollte die **Augeninnendruckmessung** beim Glaukompatienten beim Augenarzt auch **zu verschiedenen Uhrzeiten** erfolgen und dieses auch schriftlich festgehalten werden.

Bei manchen Glaukompatienten lässt sich auch eine **deutliche Augeninnendruckzunahme nachts** und in liegender Position nachweisen. Allerdings ist das nur während einer stationär durchgeführten Tagesdruckprofilmessung mit Nachtdruckmessung nachweisbar.

9.19 Sollte bei jedem Glaukompatienten oder Glaukomverdachtsfall eine solche Tagesdruckprofilmessung durchgeführt werden?

Ein Tagesdruckprofil ist immer dann sinnvoll, wenn es unter erfolgter Therapie zu einer **weiteren Verschlechterung** der Gesichtsfeldbefunde oder einer **Zunahme der**

Papillenexkavation mit weiterem Verlust des peripapillären Nervenfasersaums kommt. Wird dann eine solche starke Zunahme oder Schwankung des Augeninnendrucks bei der Tagesdruckprofilmessung festgestellt, so sollte die Glaukomtherapie weiter intensiviert werden. Ansonsten ist eine Messung des Augeninnendrucks zu verschiedenen Tageszeiten sinnvoll, um nicht fälschlicherweise vom Vorliegen zu niedriger Augeninnendruckwerte beim Glaukompatienten auszugehen.

9.20 Ist jeder erhöht gemessene Augeninnendruck mit dem Vorliegen eines Glaukoms gleichzusetzen?

Wie oben beschrieben liegt der physiologische Augeninnendruck zwischen 10 und 21 mmHg. Alllerdings muss ein außerhalb dieser Grenzen gemessener Augeninnendruck nicht unbedingt als pathologischer Befund angesehen werden. Insbesondere ist ein erhöhter Augeninnendruck **nicht automatisch mit dem Vorliegen eines Glaukoms** gleichzusetzen.

Wird zufällig bei einer Routineuntersuchung ein erhöhter Augeninnendruck festgestellt, sollte dieser mittels einer nochmaligen Messung zu einer anderen Tageszeit als bei der ersten Messung verifiziert werden und eine Funduskopie in Mydriase zur Beurteilung der Papille und zum Ausschluss eines bereits eingetretenen Verlusts des Nervenfasersaums erfolgen.

PRAXISTIPP

Bei einmalig erhöht gemessenen Augeninnendruckwerten Messung zu einer anderen Tageszeit wiederholen und Papillenbeurteilung in Mydriase notwendig, um ein Glaukom nachzuweisen oder auszuschließen.

9

9.21 Was ist ein Glaukompass?

In einem Glaukompass sollte der behandelnde Augenarzt die gemessenen Augendruckwerte und die verschriebene Therapie des Glaukompatienten mit Datum vermerken. Das gibt dem Patienten oder anderen behandelnden Ärzten einen Überblick über den bisherigen Verlauf der Erkrankung und die bereits verschriebene Therapie.

FALLBEISPIEL

Ein 62-jähriger Patient stellt sich beim Augenarzt zu einer Routinekontrolle vor. Er gibt an, seit ca. 12 Jahren nicht mehr beim Augenarzt gewesen zu sein. Der Patient leidet seit 5 Jahren an einem Bluthochdruck, der mittels systemisch wirksamer β-Blocker behandelt wird. Bei der ophthalmologischen Untersuchung zeigt sich neben einer altersentsprechenden Presbyopie am rechten Auge eine einseitige partielle Optikusatrophie mit einem keilförmigen Defekt des peripapillären Nervenfasersaums temporal inferior. Der applanatorisch gemessene Augeninnendruck liegt rechts bei 25 mmHg und links bei 22 mmHg.

9.22 Was sollte im weiteren Verlauf veranlasst werden, und wie sollte weiter vorgegangen werden?

Als Erstes sollte der Patient eingehend über den vorliegenden Befund (Augeninnendruck erhöht, Optikusschaden rechts, s. a. ▶ Abb. 9.1 und ▶ Abb. 9.2) aufgeklärt werden. Um die Verdachtsdiagnose eines POWGs zu erhärten, sollten als nächstes eine Gesichtsfelduntersuchung, eine Gonioskopie (Untersuchung des Kammerwinkels zur Darstellung der Kammerwasserabflusswege) und eine erneute applanatorische Druckmessung zu einer anderen Tageszeit als bei der ersten Messung erfolgen.

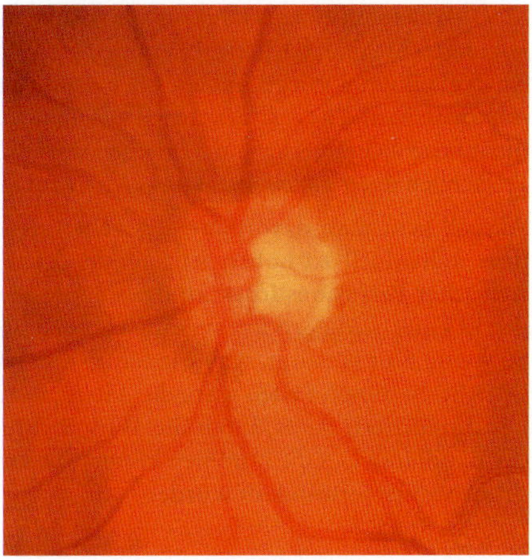

Abb. 9.2 Papille des linken Partnerauges zu ▶ Abb. 9.1. Es zeigt sich eine querovale Papillenexkavation mit einem nicht pathologisch alterierten neuroretinalen Randsaum der Pappille. [P853]

Lässt sich die Verdachtsdiagnose eines POWGs auf diesem Wege weiter erhärten, sollte mit einer den Augeninnendruck senkenden Therapie begonnen werden. Anfangs sollte mit einer lokal applizierten Monotherapie in Tropfenform begonnen werden. Der Patient sollte hierzu über die bestehenden Möglichkeiten aufgeklärt und im Vorfeld befragt werden, ob Kontraindikationen gegenüber einer zu erwägenden Lokaltherapie bestehen. Denn auch lokal als Augentropfen applizierte Medikamente können über die Bindehautgefäße und die Schleimhäute des Tränennasenwegs resorbiert werden und so systemische Nebenwirkungen hervorrufen.

9.23 Welche Medikamente eignen sich zur Monotherapie beim primären Offenwinkelglaukom?

Es ist sinnvoll, anfangs bei der Behandlung des primären Offenwinkelglaukoms mit einer lokal getropften Monotherapie zu beginnen. Hierzu eignen sich eigentlich alle fünf zur Verfügung stehenden Substanzklassen. Allerdings sollte das Vorliegen von Kontraindikationen vor Beginn der Therapie beim Patienten ausgeschlossen werden. Hierzu zählen zum Beispiel der Ausschluss eines bekannten Asthma bronchiale, einer Bradykardie oder auch einer bekannten Depression, die durch die Applikation von Betablocker-haltigen Augentropfen verschlimmert werden können.

Andere Medikamente oder Stoffgruppen haben ähnliche Nebenwirkungsprofile, die dem verschreibenden Augenarzt bekannt sein sollten. Daher sollte die Anamnese immer genau erhoben und der Patient über entsprechende Symptome aufgeklärt werden. Wenn eine dieser Nebenwirkungen tatsächlich beim Patienten auftritt, sollten die Augentropfen abgesetzt und der Augenarzt zwecks Therapieumstellung erneut aufgesucht werden.

9.24 Was würde sich am Vorgehen im oben beschriebenem Fall ändern, wenn der applanatorisch gemessene Augendruck im physiologischen Normbereich rechts bei 16 mmHg und links bei 15 mmHg liegen würde?

Liegt der applanatorisch gemessene Augendruck zu keinem Zeitpunkt über der physiologischen Grenze von 21 mmHg, spricht man von einem Normaldruckglaukom

(NTG) oder von einem Glaukom ohne hohen Augendruck. Man geht davon aus, dass bei ungefähr 15 % der Patienten mit einem Offenwinkelglaukom ein solches Normaldruckglaukom vorliegt. In dem oben beschriebenen Fall sollte dann der Augendruck mehrmals auch zu verschiedenen Tageszeiten und im Liegen gemessen werden, damit nicht fälschlicherweise vom Vorliegen eines NTGs ausgegangen wird, obwohl es sich tatsächlich doch um ein primäres Offenwinkelglaukom handelt.

Aktuell geht man davon aus, dass eines der Hauptprobleme bei den NTG neben dem individuell zu hohen Augeninnendruck unter anderem **ein zu niedriger systemischer Perfusionsdruck** an der Papille ist. Ist der okuläre Perfusionsdruck aufgrund einer vorliegenden systemischen Hypotonie zu niedrig, wird die Papille mit zu wenig Blut versorgt, was wiederum die Atrophie der Ganglienzellaxone mit verursacht. In diesen Fällen wäre die Therapie mit Betablocker-haltigen Augentropfen **kontraindiziert,** da es durch die Wirkung der Augentropfen zu einer Kontraktion der papillären Gefäße kommen kann, was dann wiederum den okulären Perfusionsdruck weiter vermindern würde.

9.25 Wie entsteht die Optikusatrophie bei einem Glaukom?

An der Papille des Sehnervs vereinigen sich die von den Ganglienzellen der Netzhaut stammenden Axone und verlassen das Auge in Richtung Gehirn. Die Ganglienzellen sind neuronale Zellen, deren Zellkerne sich in der Ganglienzellschicht der Netzhaut unweit der mit ihnen verschalteten Bipolarzellen und Fotorezeptoren befinden. Die Axone der Ganglienzellen verlaufen in der retinalen Nervenfaserschicht zum Sehnervenkopf hin, um dort durch die Lamina cribrosa hindurchzutreten und das Auge zu verlassen.

Zu einer Atrophie des Sehnervs kommt es, wenn sich die Zahl der Ganglienzellen vermindert, was dann auch zum Untergang/Absterben der Axone dieser Ganglienzellen führt. Gehen die Ganglienzellen unter, nimmt auch die Zahl ihrer Axone in der Nervenfaserschicht und am Sehnervenkopf ab. Diese Abnahme wird dann am Sehnervenkopf als Verdünnung des Nervenfasersaums sichtbar. Die Abnahme des rötlich-orangen papillären Nervenfasersaums führt zu einem stärkeren Durchscheinen der dahinter befindlichen weißen Lamina cribrosa. Die Papille erscheint daher bei Atrophie durch ein Glaukom oder einer anderen Ursache heller und weißer, als sie das normalerweise täte.

9.26 Können Optikusatrophien auch andere Ursachen als ein Glaukom haben?

Optikusatrophien können viele verschiedene Ursachen haben. Die häufigste Ursache für eine Optikusatrophie ist allerdings das Glaukom. Man unterscheidet darüber hinaus noch hereditäre, alimentär-toxische, traumatische, entzündlich-infektiöse, kompressiv-tumoröse und vaskulär bedingte Optikusatrophien (▶ Tab. 19.6.).

Hereditäre Ursachen für eine nicht-glaukomatöse Optikusatrophie sind z. B. die autosomal-dominant vererbte Optikusatrophie (ADOA) und die Lebersche hereditäre Optikusatrophie (LHON). Eine übermäßiger Gebrauch von Tabak und Alkohol oder eine Minderaufnahme der Vitamine B_1, B_6, B_{12} und von Folsäure sowie die Einnahme von Ethambutol zur Therapie der Tuberkulose und andere Medikamente können zur Ausbildung einer toxisch-alimentär bedingten Optikusatrophie führen.

Kompressionsbedingte Atrophien des Sehnervs können nach Trauma entstehen, oder wenn sich ein (vor allem langsam wachsender) Tumor in der Sehbahn oder in direkter Nachbarschaft zur Sehbahn befindet.

Bei den entzündlich bedingten Atrophien des Sehnervs unterscheidet man zwischen infektiösen (Lues, Borreliose u. a.) und nicht-infektiösen Ursachen (z. B. bei einer Neuritis nervi optici im Rahmen einer multiplen Sklerose). Vaskulär bedingte Atrophien des Sehnervs können nach einem stattgehabten Verschlussprozess von Zentralarterie oder Zentralvene oder nach einer anterioren ischämischen Optikusatrophie (AION) auftreten.

9.27 Was führt zu einer Erhöhung des Augeninnendrucks beim Glaukom?

Theoretisch könnte die Erhöhung des Augeninnendrucks durch eine pathologisch erhöhte Kammerwasserproduktion oder durch einen erhöhten Abflusswiderstand verursacht werden. Tatsächlich ist es aber so, dass beim Glaukompatienten wie beim Augengesunden das gleiche Kammerwasservolumen pro Zeit, nämlich 2 μl/min, durch das Ziliarkörperepithel gebildet und in die hintere Augenkammer abgegeben werden.

Der erhöhte Augeninnendruck wird beim Glaukom hauptsächlich durch einen **erhöhten Abflusswiderstand** im Trabekelmaschenwerk verursacht. Man nimmt an, dass der erhöhte Abflusswiderstand im Trabekelmaschenwerksgewebe durch physiologische und pathologisch veränderte Alterungsprozessen und eine entsprechend verstärkte Sklerosierung bedingt ist. Das Kammerwasser muss dann gegen einen höher Widerstand durch die Poren des Trabekelmaschenwerks fließen, wodurch es dann sukzessive zu einem Anstieg des Augeninnendrucks kommt.

9

9.28 Ist ein Glaukom ansteckend oder vererbt?

Bei den Glaukomen handelt es sich um eine heterogene Gruppe von verschiedenen Erkrankungen, welchen ein chronisch-progredienter Verlauf gemeinsam ist. Ein Glaukom wird nicht direkt von Mensch zu Mensch übertragen, ist also nicht-infektiöser Natur. Ob ein Glaukom vererbt werden kann, ist allerdings schwieriger zu beantworten. Einzelne Gendefekte und ihre Lokalisationen, die mit der Entwicklung eines Glaukoms einhergehen, sind uns heute bereits bekannt. Allerdings können mit den bisher bekannten Defekten nur ein kleiner Anteil der Krankheitsfälle erklärt werden. Eine gewisse erbliche Komponente wird aber gerade auch wegen der familiären Häufung der Fälle diskutiert und ist wahrscheinlich. Ist eine Person an einem Glaukom erkrankt, sollte auch in der (nahen) Verwandtschaft nach einem weiteren Fall von Glaukom gesucht werden.

9.29 Welche Symptome weisen auf das Vorliegen eines Glaukoms hin?

Ob ein Glaukom symptomatisch wird, hängt sehr stark von der Glaukomform und der Höhe des intraokularen Drucks ab. Beim Vorliegen eines primären Offenwinkelglaukoms, wie es in Europa, Nordamerika und Afrika vorherrschend ist, bemerkt der Glaukompatient erst spät im Verlauf der Erkrankung Symptome. Zu den zumeist erst spät festgestellten Symptomen gehören das Auftreten größerer Gesichtsfelddefekte oder in weit vorangeschrittenen Stadien eine Verschlechterung des Visus. Typischerweise wird das Vorliegen größerer Gesichtsfelddefekte nicht direkt bemerkt. Hindernisse werden erst spät wahrgenommen, Gegenstände tauchen im Gesichtsfeld plötzlich und an unerwarteter Stelle auf oder verschwinden unvermittelter Weise wieder.

Beim akuten Winkelblock oder beim chronischen Winkelverschlussglaukom sind die Symptome, bedingt durch den meistens sehr stark erhöhten Augeninnendruck, stärker ausgeprägt als beim Offenwinkelglaukom. Visusminderung durch ein Hornhautödem, starke Schmerzen und ein plötzlich auftretendes rotes Auge lassen den Patienten meist umgehend augenärztliche Hilfe aufsuchen.

9.30 Welche zugrunde liegenden Erkrankungen können sekundär zur Entstehung eines Glaukoms führen?

Sekundärglaukome können durch eine Vielzahl zugrunde liegender Erkrankungen hervorgerufen werden und sind meist schwierig zu therapieren. Es reicht bei den meisten Sekundärglaukomen nicht aus, den erhöhten Augendruck auf medikamentösem oder chirurgischem Weg zu senken, sondern es muss auch eine suffiziente Behandlung der zugrunde liegenden Erkrankung durchgeführt werden.

Zu den Sekundärglaukomen gehören unter anderem das **Pigmentdispersionsglaukom**, das **Pseudoexfoliationsglaukom**, das **phakolytische Glaukom**, das **hämorrhagische Glaukom**, das **uveitische Glaukom**, das **Neovaskularisationsglaukom** und das **kortisoninduzierte Glaukom**.

9.31 Wie kann ein Glaukom erkannt werden?

In den meisten Fällen ist das Glaukom eine **Zufallsdiagnose**, die bei einer routinemäßigen Kontrolle durch den Augenarzt gestellt wird. Um ein Glaukom verlässlich zu erkennen, reicht es nicht aus, nur den Augeninnendruck zu bestimmen, sondern es muss eine Papillenbeurteilung in Mydriase erfolgen. Außerdem muss eine Gesichtsfelduntersuchung durchgeführt werden. Anhand der Schwere der bereits entstandenen Gesichtsfelddefekte kann eine Stadieneinteilung des vorliegenden Glaukoms durchgeführt werden.

9.32 Wie entsteht die typische Papillenexkavation beim Vorliegen eines Glaukoms?

Die an der Papille sichtbaren Defekte des neuroretinalen Randsaums entstehen durch den Untergang der Ganglienzellen der Netzhaut und die Atrophie ihrer Axone. Der Glaukomschaden beginnt meist am oberen und/oder unteren Pol der Papille. Am oberen und unteren Pol verlassen die meisten Ganglienzellaxone das Auge. Die Axone sind hier besonders dicht gepackt. Daher ist die Papillenexkavation bei einem gesunden Auge auch queroval angelegt. Durch ein Voranschreiten der Erkrankung mit einer weiteren Minderung der Anzahl vitaler Ganglienzellaxone und Verdünnung des Nervenfasersaums vornehmlich am oberen und/oder unteren Papillenpol, verändert sich die Form der Exkavation von queroval (physiologisch) zu rund oder hochoval (pathologisch/glaukomtypisch).

9.33 Worum handelt es sich bei den peripapillären Zonen α und β und wie hängen sie mit dem Vorliegen eines Glaukoms zusammen?

Mit α- und β-Zone werden zwei Formen der peripapillären Atrophie der Aderhaut mit oder ohne Atrophie des retinalen Pigmentepithels mit charakteristischen Aussehen bezeichnet. Die α-Zone liegt peripher der β-Zone und ist unregelmäßig pigmentiert und geht mit einer Verdünnung der Aderhaut einher. Zentral schließt sich die β-Zone an, in der die großen Aderhautgefäße und die daruntergelegene Sklera durch eine Atrophie und Fehlen des retinalen Pigmentepithels sichtbar werden. Auch die Photorezeptoren sind in der β-Zone nicht mehr vorhanden. Zentral ist die β-Zone durch den skleralen Ring der Papille begrenzt. Die α-Zone ist in fast allen Augen mehr oder weniger ausgeprägt zu finden, die β-Zone hingegen nur in 15–20 % aller Augen. Darüber hinaus sind α- und β-Zone bei Glaukomaugen durchschnittlich größer ausgebildet als bei gesunden Augen.

Untersuchungen konnten zeigen, dass die Ausprägung der peripapillären Aderhautatrophie und somit die Größe der α- und β-Zonen mit der Schwere des Glaukomschadens (Gesichtsfeldschaden, Nervenfaserverlust) assoziiert sind. Das Vorhandensein und vor allem die Größenzunahme einer β-Zone im zeitlichen Verlauf können als wichtige Hinweise für das Vorliegen und die Progredienz eines Glaukoms angesehen werden.

9.34 Wie entstehen die typischen Gesichtsfelddefekte beim Vorliegen eines Glaukoms?

Ein Glaukom führt unbehandelt im Verlauf zum Untergang von Ganglienzellen und ihrer Axone. Aus den Bereichen der Netzhaut, in denen die Ganglienzellen nicht mehr normal funktionieren, können keine Signale mehr über den Sehnerv an das Gehirn weitergeleitet werden. Die Verbindung zwischen Netzhaut und Gehirn ist unterbrochen.

Je nach Ausmaß des Schadens und der Minderung der Anzahl funktionierender Ganglienzellen entstehen im Gesichtsfeld im dazu korrespondierenden Gebiet Bereiche mit einer verminderten Sensitivität der Lichtwahrnehmung, was auch als relatives Skotom bezeichnet wird. Wenn es zu einem weiteren Voranschreiten der Erkrankung mit einem weiteren Untergang von Ganglienzellen kommt, entstehen in diesen Bereichen relativer Skotome Sektoren, in denen gar kein einfallendes Licht mehr wahrgenommen wird. Diese werden dann als absolute Skotome bezeichnet.

9.35 Wie können Gesichtsfelddefekte festgestellt werden?

Üblicherweise werden Gesichtsfelddefekte (= Skotome) beim Augenarzt mittels Gesichtsfelduntersuchung (= Perimetrie) darstellbar gemacht. Große Gesichtsfelddefekte wie z. B. bei einer homonymen Hemianopsie bei Hirninfarkt können im Notfall auch fingerperimetrisch am Krankenbett festgestellt werden.

Bei der Perimetrie unterscheidet man ganz grob zwischen der statischen und der kinetischen Perimetrie und ob die Untersuchung durch eine Person oder automatisch durch einen Computer gesteuert durchgeführt wird (▶ 4.33 ff.). Bei der Perimetrie wird der Patient dazu aufgefordert, auf eine zentrale Markierung eines gewölbten Schirms bzw. einer Halbfeldkugel zu blicken. In unterschiedlichen Abständen zu dieser zentralen Markierung werden dann Lichtpunkte verschiedener

Größe und Helligkeit projiziert. Sobald der Patient diesen projizierten Lichtpunkt bemerkt, gibt er dieses durch Betätigung eines Signalgebers dem Untersucher bzw. dem Computer an.

9.36 Welche unterschiedlichen Strategien gibt es bei der Gesichtsfelduntersuchung?

Abhängig von der zugrunde liegenden Fragestellung kann die Perimetrie mithilfe einer Vielzahl verschiedener Strategien durchgeführt werden, die sich an Untersuchungszeit und -aufwand deutlich voneinander unterscheiden können. Soll beispielsweise getestet werden, ob großflächige Gesichtsfelddefekte, die durch Hirninfarkte oder durch sich in der Sehbahn befindliche Tumoren verursacht werden, reicht meist die Durchführung eines kurzen Übersichtsprogramms aus. Bei Messwiederholungen, wie sie bei der Kontrolle von Glaukompatienten notwendig ist, muss ein länger dauerndes sensibleres Programm gewählt werden, mithilfe dessen auch feinere Veränderungen nachgewiesen werden können. Um die Zunahme bereits bestehender Skotome mit Sicherheit auszuschließen und eine ausreichende Stärke der Behandlung nachzuweisen, müssen die Gesichtsfelduntersuchungen regelmäßig wiederholt werden.

9.37 Wie oft sollten die Gesichtsfelduntersuchungen bei einem Glaukompatienten wiederholt werden?

Die Gesichtsfelduntersuchungen müssen beim Patienten relativ häufig wiederholt werden, um eine sichere Aussage über den vorliegenden Verlauf beim einzelnen Patienten treffen zu können. Ist die Glaukomdiagnose erst vor Kurzem gestellt worden, so sollten im ersten Jahr der Erkrankung mindestens drei Gesichtsfelduntersuchungen pro Auge durchgeführt werden. In den darauffolgenden Jahren sind weitere zwei Gesichtsfelduntersuchungen pro Jahr angezeigt. Vor allem sollte aber auch die **Häufigkeit der durchgeführten Untersuchungen** immer dann **erhöht** werden, wenn eine **Änderung der Therapie** vorgenommen wurde oder eine **chirurgische Intervention** zur Augeninnendrucksenkung erfolgt ist.

9.38 Kann man sich auf die Ergebnisse der Gesichtsfelduntersuchung immer verlassen?

Bei der Gesichtsfelduntersuchung handelt es sich um eine sogenannte psycho-physische Untersuchung, welche stark von der untersuchten Person abhängig ist. Viele die Untersuchung beeinflussende Faktoren spielen hierbei eine Rolle. Sehr wichtig sind zum Beispiel die Konzentrationsfähigkeit und der Wille zur Kooperation beim jeweiligen Patienten. Darüber hinaus handelt es sich um eine eher anstrengende und relativ lang andauernde Untersuchung. Deshalb muss die Gesichtsfelduntersuchung häufig zum Leidwesen der Patienten wiederholt werden.

9.39 Wie kann die Mitarbeit des Patienten bei der Gesichtsfelduntersuchung überprüft werden?

Die Mitarbeit des Patienten muss wegen der Länge und der Anstrengung der Untersuchung regelmäßig überprüft werden. Bei der statisch-automatischen Perimetrie wird dies anhand kleiner in das eigentliche Prüfprogramm eingestreuter Tests vorgenommen.

Bei der Darbietung eines Testpunkts wird meist ein akustisches Signal vom Gerät abgegeben. In einer definierten Anzahl von Fällen wird ein akustisches Signal ohne ein optisches Signal angeboten. Gibt der Prüfling dann durch Druck des Signalgebers an, einen Prüfpunkt gesehen zu haben, obwohl keiner angeboten wurde, wird dieses vom Gerät registriert. Es handelt sich dabei um ein **falsch-positives** Testergebnis.

Bei den durchgeführten **falsch-negativen** Tests wird ein bereits überprüfter Testpunkt nochmals mit verstärkter Helligkeit als die bereits für diesen Punkt gemessene Schwelle angeboten. Wird dieser durch den Prüfling nicht durch Druck des Signalgebers bestätigt, wird dies als falsch-negatives Testergebnis registriert. Bei mehr als jeweils 10 % falsch-positiven und falsch-negativen Testergebnissen kann man von einer inadäquaten Mitarbeit des Patienten ausgehen. Das Ergebnis der Gesichtsfelduntersuchung sollte dann nicht zur weiteren Untersuchung herangezogen werden.

9.40 Entstehen die Gesichtsfelddefekte beim Glaukom bereits zu Anfang der Erkrankung?

Messbare Defekte im Gesichtsfeld entstehen beim Glaukom erst spät im Verlauf der Erkrankung. Man nimmt an, dass mehr als 50 % der Ganglienzellen atrophiert sein müssen, bevor sich messbare Veränderungen im Gesichtsfeld einstellen. Daher sollte nicht mit einer Therapie gewartet werden, bis sich Gesichtsfelddefekte ausgebildet haben.

9.41 Gibt es typische Muster bei Gesichtsfelddefekten beim Glaukom?

Eine gängige Einteilung der Gesichtsfelddefekte beim Glaukom ist die nach **Elfriede Aulhorn** benannte Stadieneinteilung. Da es beim Glaukom anfangs vor allem zu einer Schädigung des Nervenfasersaums am oberen und unteren Pol der Papille kommt, sind auch die beginnenden Defekte im Gesichtsfeld typisch verteilt.

Anfangs entsteht beim Glaukom meist ein relatives Skotom im nasalen Gesichtsfeld unweit von der horizontalen Mittellinie (**Aulhorn 1**). Da es meistens am Anfang der Erkrankung nur zur Ausbildung eines einzelnen Skotoms kommt, das entweder ober- oder unterhalb der Horizontalen liegt, spricht man von einem nasalen Sprung im Gesichtsfeld vom normalen Gesichtsfeldbereich hin zum Skotombereich über die Horizontale hinweg. Dieser relative Defekt entwickelt sich, bei nicht ausreichender Behandlung, zu einem absoluten Skotom und nimmt auch an Fläche zu (**Aulhorn 2**). Typischerweise wächst das Skotom weiter in Richtung des blinden Flecks, also in die temporale Hälfte des Gesichtsfeldes (**Aulhorn 3**). Es bilden sich im Verlauf der Erkrankung ober- und unterhalb der Horizontalen weitere Gesichtsfelddefekte aus, welche sich zur Peripherie hin ausbreiten. Im weiteren Verlauf bleibt nur noch eine zentrale Restinsel des Gesichtsfelds bestehen (**Aulhorn 4**). Das zentrale Gesichtsfeld und der Visus bleiben lange von den Defekten unbeeinflusst. Man spricht dann auch von einem Röhrengesichtsfeld, bei dem nur das Gesichtsfeldzentrum übrig bleibt. Erst im weiteren Verlauf der Erkrankung verschwinden dann auch Teile des zentralen Gesichtsfelds und der Visus fällt dementsprechend ab (**Aulhorn 5**). Das Endstadium der Erkrankung ist mit der kompletten Erblindung des Auges erreicht.

9.42 Werden die Gesichtsfelddefekte vom Patienten wahrgenommen?

Zu Beginn der Erkrankung werden Gesichtsfelddefekte vom Patienten meist nicht als solche wahrgenommen, da sie sich langsam entwickeln, meist erst einseitig auftreten, beim beidäugigen Blick nicht auffallen und das Gehirn die fehlenden Areale im Gesichtsfeld mit Informationen aus der direkten Umgebung auffüllt. Die Skotome beim Glaukom sind anfangs meist parazentral im Gesichtsfeld gelegen, wachsen dann unbehandelt, was Größe (Fläche) und Tiefe (absolute oder relative Skotome) betrifft, an und greifen erst spät auf das Gesichtsfeldzentrum über.

Auch große Defekte werden häufig erst spät vom Patienten bemerkt, da im täglichen Leben mit beiden Augen gesehen wird, und sich die Skotome anfangs meist nicht überschneiden. Schließlich werden Lücken im Gesichtsfeld vom Gehirn auch „aufgefüllt“. Als Beispiel für ein solches physiologisches Auffüllen von Gesichtsfelddefekten wäre der blinde Fleck zu nennen, der subjektiv auch nicht ohne Weiteres wahrgenommen wird.

9.43 Kann ein Glaukom geheilt werden?

Nach aktuellem Stand der Wissenschaft und Einschätzung internationaler Expertengruppen handelt es sich bei den Glaukomen um eine Gruppe chronisch progredienter Erkrankungen, die zwar behandelt und in ihrem Voranschreiten **verlangsamt** oder bestenfalls **aufgehalten** werden können. Eine Heilung im Sinne einer restitutio ad integrum, also einer vollständigen Genesung mit Wiederherstellung vor allem des untergegangenen neuroretinalen Gewebes und des Sehnervs ist bisher **nicht möglich.**

9.44 Wie können Glaukome möglichst früh erkannt werden?

Hierzu wären vor allem regelmäßige Kontrollen beim Augenarzt notwendig. Ein Glaukom tritt vor allem bei Personen auf, die älter als 40 Jahre sind. Die Prävalenz steigt mit voranschreitendem Alter weiter an. Bei einer familiären Häufung von Glaukomen sollte der Augenarzt frühzeitig und wiederholt zu Kontrolluntersuchungen aufgesucht werden. **Nur beim Augenarzt** kann mittels Beurteilung der Papille in Mydriase ein Glaukom festgestellt werden. Gesichtsfelduntersuchungen und Augeninnendruckbestimmung alleine reichen hierzu nicht aus.

9.45 Wenn ein Glaukompatient seinen behandelnden Augenarzt wechselt oder ein weiterer Augenarzt mit Subspezialisierung im Bereich Glaukom hinzugezogen wird, sollten welche Informationen vom Patient mitgebracht oder vom neuen/zusätzlichen Augenarzt eingeholt werden?

Wechselt ein Glaukompatient seinen behandelnden Augenarzt, so sollte vorher ein abschließendes Gespräch mit dem bisherigen Augenarzt erfolgen. Der Patient hat generell ein Anrecht auf die Ergebnisse aller bisher erfolgten Untersuchungen in schriftlicher Form. Wichtig sind dabei sowohl die Ergebnisse der bisher durchgeführten Gesichtsfelduntersuchungen, Augeninnendruckmessungen und apparativen Untersuchungen als auch eine Liste der bisher eingesetzten Therapeutika mit Angabe dazu, ob diese ausreichend wirksam waren und vertragen wurden. Etwaiges Auftreten allergischer Reaktionen und Unverträglichkeiten gegenüber einzelnen Therapeutika sollten ebenfalls kommuniziert werden.

9.46 Welche groß angelegten randomisierten multizentrischen Studien zu den Glaukomen und ihrer Behandlung gibt es und was sind die jeweiligen Kernaussagen?

- Collaborative Normal Tension Glaucoma Study (CNTGS)
- Early Manifest Glaucoma Trial (EMGT)
- Ocular Hypertension Treatment Study (OHTS)
- Collaborative Initial Glaucoma Treatment Study (CIGTS)
- Advanced Glaucoma Intervention Study (AGIS)
- Tube Versus Trabeculectomy Study (TVT)

Collaborative Normal Tension Glaucoma Study (CNTGS) Bei der CNTGS wurden 140 Patienten mit Normaldruckglaukom eingeschlossen. Es wurde untersucht, ob die Senkung des Augeninnendrucks (mittels Medikamenten oder Operation) einen positiven Effekt auf den Krankheitsverlauf im Vergleich zu unbehandelten Kontrollaugen hat. Hierzu wurden Gesichtsfelduntersuchungen und PapillenPhotos ausgewertet. Eine Progression wurde bei 12 % der behandelten Augen und 35 % der unbehandelten Augen beobachtet.

Early Manifest Glaucoma Trial (EMGT) Bei der EMGT wurden 316 Augen von 255 Patienten mit POWG, NTG oder PEX-Glaukom entweder mittels lokal applizierter Betablocker und Laser-Trabekuloplastik behandelt oder blieben über den Beobachtungszeitraum unbehandelt. Die Hauptergebnisse der EMGT waren, dass eine IOD-Senkung um 25 % vom Ausgangsdruckwert das Risiko für eine Progression um 50 % senkt. Weitere Ergebnisse der EMGT waren, dass Risikofaktoren für eine Progression des Glaukoms ein höherer Ausgangsdruckwert, das Vorliegen eines PEX-Glaukoms, ein höheres Patientenalter, das Vorliegen von Papillenrandblutungen, eine dünnere zentrale Hornhautdicke und bei NTG-Patienten ein niedriger systemischer Blutdruck sind. Außerdem konnte gezeigt werden, dass bei den unbehandelten Fällen die Progressionsrate bei den Normaldruckglaukomen niedriger und bei den PEX-Glaukomen höher war im Vergleich zu den beobachteten POWG-Patienten. Schließlich konnte noch gezeigt werden, dass die Progressionsraten interindividuell sehr unterschiedlich sind.

Ocular Hypertension Treatment Study (OHTS) In die OHTS wurden mehr als 1.500 Patienten mit einer okulären Hypertension eingeschlossen und über 5 Jahre hinweg nachverfolgt. Bei einem Teil der Patienten wurde der Augeninnendruck medikamentös gesenkt. Wurde der IOD auf medikamentösem Weg gesenkt, zeigte sich bei diesen Patienten in 4,4 % der Fälle eine Konversion zu einem POWG (mit Entstehung von Gesichtsfelddefekten und/oder Papillenschäden). Wurde der IOD nicht behandelt, zeigte sich nach fünf Jahren eine Konversion von okulärer Hypertension zu POWG in 9 % der Fälle. Weitere gefundene Risikofaktoren für die Entstehung eines Glaukoms waren ein hoher Ausgangsdruckwert, ein höheres Patientenalter, eine dünne zentrale Hornhautdicke und das Vorliegen von Papillenrandblutungen.

Collaborative Initial Glaucoma Treatment Study (CIGTS) Bei der CIGTS wurde der IOD bei 607 Patienten mit einem neu diagnostizierten POWG entweder mittels Trabekulektomie (TET) oder auf medikamentösem Weg gesenkt. Nach 8 Jahren zeigte sich in 25 % der medikamentös behandelten Patienten gegenüber 21 % der

9

mittels TET versorgten Patienten ein Progress der Gesichtsfelddefekte mit einer Zunahme der mean deviation (MD) von > 3dB.

Advanced Glaucoma Intervention Study (AGIS) Bei der AGIS wurden 789 Augen von 591 Patienten mit einem vorangeschrittenen POWG eingeschlossen. Die Abfolge der chirurgischen Interventionen unterschied sich zwischen den zwei möglichen Behandlungsarmen (**ATT:** Argon-Laser-Trabekuloplastik, dann 1. Trabekulektomie, dann 2. Trabekulektomie; **TAT:** 1. Trabekulektomie, dann Argon-Laser-Trabekuloplastik, dann 2. Trabekulektomie). Bei Augen mit postoperativen IOD-Werten >17,5 mmHg nahmen die Gesichtsfelddefekte signifikant häufiger zu als bei Augen mit IOD-Werten < 14 mmHg. Risikofaktoren für eine Progression waren ein höheres Patientenalter, eine höhere Anzahl von notwendigen chirurgischen Interventionen und bei NTG-Patienten eine höhere Fluktuation der IOD-Werte. ALT und TET waren häufiger bei jungen Patienten und bei Augen mit einem höheren Ausgangs-IOD ineffektiv, um das Voranschreiten der Erkrankung aufzuhalten.

Tube Versus Trabeculectomy Study (TVT) Bei der TVT-Studie wurden die Erfolgsraten des Baerveldt-Glaukomimplantats und TET + MMC in 212 Augen von 212 Patienten 5 Jahre nach der jeweiligen Operation miteinander verglichen. Bei den bei der TVT eingeschlossenen Augen wurde vorher bereits eine TET und/oder Katarakt-OP durchgeführt. Die mittleren IOD-Ergebnisse und Anzahl notwendiger getropfter Medikamente nach 5 Jahren unterschieden sich nicht statistisch signifikant zwischen den beiden Behandlungsarmen. 5 Jahre nach der Operation lag die Erfolgsrate bei den Glaukomimplantaten bei 70 % gegenüber 53 % bei den mittels TET versorgten Patienten ($p = 0{,}002$). Eine neuerliche Operation war bei 9 % der Glaukomimplantate und 29 % der TET notwendig ($p = 0{,}025$).

MERKE

1. Nicht jeder über den physiologischen Bereich von 10–21 mmHg erhöht gemessene Augeninnendruck ist mit dem tatsächlichen Vorliegen eines Glaukoms gleichzusetzen.
2. Das Glaukom ist in den meisten Fällen eine **Zufallsdiagnose.**
3. Glaukome sind nach der Katarakt weltweit **die zweithäufigste Ursache** für eine Erblindung.
4. Die Prävalenz, an einem Glaukom zu erkranken, liegt in der **Bevölkerung › 40 Lebensjahre bei ca. 2–4 %.**
5. Bei okulärer Hypertension ist der Augeninnendruck wiederholt **›21 mmHg,** aber es liegen **keine pathologischen Veränderungen** am Sehnervenkopf vor.
6. Risikofaktoren für ein Glaukom sind: erhöht gemessener Augeninnendruck, eine familiäre Disposition, Kurzsichtigkeit und eine dünne zentrale Hornhautdicke.
7. Die **Senkung des Augeninnendrucks** ist die einzige nachgewiesenermaßen wirksame Therapie beim Glaukom.
8. Die European Glaucoma Society unterscheidet folgende **Glaukomformen:** primäre kongenitale oder kindliche Glaukome, primäre Offenwinkelglaukome, Sekundärglaukome, primäre Winkelblockglaukome, sekundäre Winkelblockglaukome.
9. Die Ausdünnung des neuroretinalen Randsaums an der Papille lässt sich am besten im **rotfreien (grünen)** Licht erkennen.
10. Die physiologische Papillenexkavation ist **queroval.**
11. Glaukomtypische Papillenbefunde sind: eine vergrößerte, hochovale Exkavation, eine Ausdünnung des peripapillären Nervenfasersaums, abknickende Gefäße, Randblutungen, blasse Papille.

12. **ISNT-Regel:** Die Dicke des neuroretinalen Randsaums ist am inferioren Pol der Papille am höchsten und nimmt der Reihenfolge nach von superior über nasal und temporal hin weiter ab.
13. Physiologischerweise werden im Auge ca. **2–3 µl Kammerwasser pro Minute** neu gebildet.
14. Die Augeninnendruckmessung sollte **zu verschiedenen Uhrzeiten** erfolgen.
15. Die Photodokumentation der Papille im **rotfreien** und im **Farbbild** bleibt weiterhin ein wichtiger Standard bei der Kontrolle von Glaukompatienten.
16. Mit dem Papillen-OCT kann nur festgestellt werden, ob die **Dicke des peripapillären RNFL** pathologisch verändert ist, nicht ob ein Glaukom vorliegt oder nicht.
17. Beim Papillen-OCT ist **unbedingt** auf eine **korrekte Zentrierung** des Scankreises zu achten.
18. Eine Therapie mit Betablocker-haltigen Augentropfen ist beim Normaldruckglaukom **kontraindiziert.**
19. Neben dem Glaukom unterscheidet man noch hereditäre, alimentär-toxische, traumatische, entzündlich-infektiöse, kompressiv-tumoröse und vaskuläre bedingte Optikusatrophien.
20. **85 %** des Kammerwassers verlässt das Auge über den **trabekulären** und **15 %** über den **uvealen** Abflussweg.
21. Der erhöhte Augeninnendruck wird beim Glaukom hauptsächlich durch einen **erhöhten Abflusswiderstand** im Trabekelmaschenwerk verursacht.
22. Bei den primären Offenwinkelglaukomen werden **Gesichtsfelddefekte** oder eine **Visusminderung erst spät** bemerkt.
23. Ein akuter Winkelblock oder chronische Winkelblockglaukome fallen meist früher durch **Schmerzen** und **Visusminderung** auf.
24. Die **Häufigkeit** von Gesichtsfelduntersuchungen sollte immer dann **erhöht** werden, wenn eine **Therapieänderung** oder eine **chirurgische Intervention** vorgenommen wurde.
25. Eine gängige Einteilung der Gesichtsfelddefekte beim Glaukom ist die nach **Elfriede Aulhorn** benannte Stadieneinteilung.
26. Ein Glaukom kann im Voranschreiten verlangsamt oder aufgehalten werden. Eine **Heilung des Glaukoms gibt es bisher nicht.**

Kindliche Glaukome

9.47 Gibt es auch Glaukome im Kindes- und Kleinkindalter?

Unter dem Oberbegriff der kindlichen Glaukome wird eine Vielzahl verschiedener Erkrankungen im Kindesalter zusammengefasst, die meist mit einem erhöhten intraokularen Druck und einer voranschreitenden glaukomatösen Optikusatrophie einhergehen.

9.48 Welche Formen kindlicher Glaukome gibt es?

Die **primären kongenitalen** oder **neonatalen** Glaukome liegen bereits zur Geburt vor und werden innerhalb des ersten Monats danach symptomatisch bzw. werden als solche erkannt. Von einem **infantilen** Glaukom spricht man, wenn sich das Glaukom zwischen dem ersten und dem 24 Lebensmonat entwickelt. Ist der Patient älter als zwei Jahre, spricht man von einem **spät aufgetretenen kindlichen Glaukom.** Se-

kundäre Glaukome sind durch andere dysgenetische Veränderungen bedingt, die nicht primär in einer Anlagestörung des Trabekelmaschenwerks zu suchen sind.

9.49 Wie unterscheiden sich kindliche Glaukome von anderen Glaukomen?

Frühkindliche und vor allem kongenitale Glaukome können mit deutlichen strukturellen ophthalmologischen Veränderungen einhergehen. Es entwickeln sich anlagebedingt durch Veränderungen des Trabekelmaschenwerks ein erhöhter Abflusswiderstand im Trabekelmaschenwerk und ein erhöhter intraokularer Druck. Das kann zu einem **verstärkten Längenwachstum** des Augapfels und zu einer **Eintrübung der Hornhaut** führen, wodurch die Kinder **geblendet** sind, was zu einem **verstärkten Augentränen** und **Augenreiben** der Kinder führt. Die Kinder haben häufig einen **vergrößerten Hornhautdurchmesser,** weshalb die Augen dieser Kinder auch besonders groß wirken können.

9.50 Wie häufig ist ein kongenitales Glaukom?

Über die genaue Prävalenz der kongenitalen Glaukome ist wenig bekannt. Es wird angenommen, dass eines von **12–18.000** Kindern an einem kongenitalen Glaukom leidet. Familiäre Häufungen von Fällen kongenitaler Glaukome sind bekannt. Die Prävalenz steigt deutlich bei engeren Verwandschaftsverhältnis der Kindseltern an und ca. 70 % der Fälle sind **bilateral.**

9

9.51 Welche sekundären Glaukomformen gibt es bei Kindern?

Sekundäre Glaukome im Kindesalter sind durch andere anlagebedingte Veränderungen des Auges oder auch systemischen Erkrankungen bedingt, die nicht primär das Trabekelmaschenwerk des Auges betreffen. Vor allem Veränderungen von Iris, Linse und Hornhaut können zur Entwicklung eines kindlichen Sekundärglaukoms führen. Hierzu zählen unter vielen anderen die **Axenfeld-Rieger-Anomalie,** die **Peters-Anomalie** und das **Aniridie-Syndrom.** Zu den angeborenen Systemerkrankungen, die mit der Entwicklung eines Glaukoms im Kindesalter einhergehen können, zählen unter anderen das **Marfan-Syndrom,** das **Stickler-Syndrom, verschiedene Mucopolysaccharidosen,** das **Sturge-Weber-Syndrom** und die **Neurofibromatosen Typ 1** und **Typ 2.**

9.52 Wie werden kongenitale Glaukome symptomatisch?

Wie und wann ein kindliches Glaukom symptomatisch wird, hängt stark davon ab, welche Form von Glaukom vorliegt. Von einem kongenitalen oder neonatalen Glaukom spricht man, wenn die Erkrankung bereits zur Geburt vorliegt. Da die betroffenen Kinder zu dieser Zeit noch nicht von den vorliegenden Symptomen berichten können, muss auf das Vorliegen subtiler sekundärer Veränderungen des Auges geachtet werden. Kongenitale Glaukome werden bei Kindern meist aufgrund sekundärer, durch den hohen Augeninnendruck verursachter Veränderungen symptomatisch. Hierzu gehören der **vergrößerte Hornhautdurchmesser, das Hornhautödem, tränende Augen** (**Epiphora**), **Angst vor hellem Licht** (**Photophobie**) und ein vermehrtes **Schließen und Reiben der Augen.** Werden diese Symptome durch die Eltern oder durch einen Kinderarzt im Rahmen der in Deutschland verpflichtenden U-Untersuchungen bei einem Kind beobachtet, sollte unbedingt ein Augenarzt hinzugezogen werden.

9.53 Wie kann das Vorliegen eines kongenitalen Glaukoms gesichert werden?

Bei Säuglingen und Kleinkindern ist meist eine Untersuchung in Allgemeinnarkose notwendig, um den Verdacht eines kongenitalen Glaukoms zu erhärten. Bei größeren Kindern ist je nach Mitarbeit meist eine Untersuchung an der Spaltlampe ausreichend.

9.54 Wie läuft eine Untersuchung in Allgemeinnarkose ab? Worauf sollte besonders geachtet werden?

Bei der Untersuchung in Allgemeinarkose sollte eine möglichst **vollständige** ophthalmologische Untersuchung der vorderen und hinteren Augenabschnitte durchgeführt werden. Zusätzlich muss eine applanatorische Augeninnendruckmessung, eine Untersuchung des Kammerwinkels, eine Skiaskopie zur Bestimmung einer möglicherweise notwendigen Brille, eine Ausmessung der Hornhautdurchmesser und eine Bestimmung der Bulbuslänge mittels Sonografie an beiden Augen erfolgen. Wichtig ist zu wissen, dass **der Augeninnendruck durch das eingesetzte Narkosemittel gesenkt werden kann** und dann fälschlicherweise zu niedrig gemessen wird. Dieser Effekt tritt vor allem bei Inhalationsnarkosen mit Halothan auf. Daher sollte die Bestimmung des Augeninnendrucks als Erstes kurz nach Beginn der Narkose erfolgen.

Typische Zeichen für das Vorliegen eines kongenitalen Glaukoms sind neben der typischen glaukomatösen Papillenexkavation ein vergrößerter Hornhautdurchmesser und das Vorliegen von Haab-Leisten der Hornhaut. Der Hornhautdurchmesser ist bei kongenitalen Glaukomen meist > 12,5 mm bei Kindern unter 12 Monaten und > 14 mm bei Kindern, die älter als 1 Jahr alt sind. Bei den Haab-Leisten handelt es sich um meist horizontale Einrisse der Descemet-Membran der Hornhaut.

9.55 Wie werden kindliche Glaukome behandelt?

Die Therapie kindlicher Glaukome ist sehr stark davon abhängig, wie alt das Kind bei der Stellung der Erstdiagnose ist, wie hoch der Augendruck ist und welche sekundären ophthalmologischen Veränderungen bisher aufgetreten sind. Die primäre Therapie kindlicher und vor allem kongenitaler Glaukome ist **chirurgisch.** Das liegt vor allem daran, dass es sich hierbei meist um die Folge angeborener Entwicklungsstörungen des Kammerwinkels bzw. des Kammerwasserabflussweges handelt, die medikamentös nicht zu beeinflussen sind. Auch sind die meisten Medikamente zur Augeninnendrucksenkung für den Einsatz bei Kindern aufgrund der Gefahr von letalen Nebenwirkungen nicht zugelassen. Lokal applizierte Medikamente zur Augeninnendrucksenkung können bei kindlichen Glaukomen aufgrund der schwierig sicherzustellenden regelmäßigen Applikation immer nur eine **vorübergehende** und gut überdachte Zwischenlösung darstellen.

9.56 Welche operativen Möglichkeiten zur Glaukombehandlung bei Kindern gibt es?

Operativ kommen bei der Behandlung kindlicher Glaukome vor allem den Kammerwasserabfluss verbessernde Maßnahmen infrage. Aufgrund der meist vorliegenden Goniodysgenesien haben sich vor allem die Trabekulo-/Trabekulektomie und die Goniotomie bewährt. Darüber hinaus kann auch eine Versorgung mittels Schlauchimplantaten oder zyklodestruktiven Verfahren erwogen werden, wenn beispielsweise eine vorangehend durchgeführte Operation ohne Erfolg geblieben ist. Bei komplexeren Fällen mit kindlichem Glaukom können neben der Senkung des Augendrucks auch weitere Eingriffe zur Behandlung anderer zusätzlich vorliegender Fehlbildungen von Hornhaut, Iris und Linse notwendig sein.

9.57 Wie führt man eine Goniotomie durch?

Bei der Goniotomie wird das Trabekelmaschenwerk ab interno unter gonioskopischer Kontrolle mit einem speziellen Skalpell über ¼ bis ⅓ der Zirkumferenz eröffnet, um den sich dahinter befindlichen Schlemm-Kanal freizulegen und den Abflusswiderstand zu verringern. Voraussetzung für das Gelingen der Goniotomie sind eine ausreichend tiefe Vorderkammer und eine klare Hornhaut.

9.58 Wie wird die Trabekulotomie/Trabekulektomie durchgeführt?

9

Das Vorgehen bei einer Trabekulotomie/Trabekulektomie bei der Behandlung eines kindlichen Glaukoms ist der Operationstechnik beim Erwachsenen nicht unähnlich. Es wird ebenso wie bei der Trabekulektomie ein Skleradeckel angelegt. Unter diesem Skleradeckel wird der Schlemm-Kanal aufgesucht und eine Sonde eingeführt. Diese Sonde wird dann in die Vorderkammer des Auges eingeschwenkt, um hierdurch das Trabekelmaschenwerk zu eröffnen. Dies geschieht in beide Richtungen, sodass nach erfolgreicher Operation das Trabekelmaschenwerk über gute ¼ bis ⅓ der Zirkumferenz eröffnet ist. Der Skleradeckel wird dann mittels Naht wieder adaptiert und die Bindehaut darüber wasserdicht verschlossen, sodass wie bei der Trabekulektomie ein Sickerkissen entstehen kann.

MERKE

1. Bei Kindern unterscheidet man zwischen primär kongenitalen oder neonatalen, infantilen, spät aufgetretenen kindlichen Glaukomen und sekundären kindlichen Glaukomen.
2. Kongenitale Glaukome können zu einem **verstärkten Längenwachstum, vergrößertem Hornhautdurchmesser** und **Eintrübungen der Hornhaut** führen.
3. Bei Kindern mit einem kongenitalen Glaukom kann es infolge des erhöhten Augeninnendrucks und Eintrübung der Hornhaut zu **verstärkter Blendempfindlichkeit, verstärktem Tränen** und **Augenreiben** kommen.
4. Die Prävalenz für ein kongenitales Glaukom liegt bei ca. **1 : 12–18.000** und **70 %** der Fälle sind **bilateral.**
5. Bei der Narkoseuntersuchung ist es wichtig zu wissen, welches Narkosemittel eingesetzt wird, da Inhalationsnarkotika wie z. B. Halothan den Augeninnendruck **erniedrigen.**
6. Die primäre Therapie kindlicher und vor allem kongenitaler Glaukome ist **chirurgisch.**

7. Chirurgische Verfahren der ersten Wahl bei der Behandlung kongenitaler Glaukome sind die **Goniotomie** und die **Trabekulotomie/Trabekulektomie.**
8. Typische Zeichen für ein kongenitales Glaukom sind die **typische glaukomantöse Papillenexkavation,** ein **vergrößerter Hornhautdurchmesser** und das Vorliegen von **Haab-Leisten** der Hornhaut.

Medikamentöse Glaukomtherapie

9.59 Welche medikamentösen Behandlungsmöglichkeiten gibt es beim Glaukom?

Aktuell stehen zur medikamentösen Behandlung des Glaukoms sechs Wirkstoffgruppen zur Verfügung, die lokal und/oder systemisch appliziert werden können:
- Cholinergika (Pilocarpin)
- Betablocker (Timolol)
- Alpha-2-Adrenorezeptor-Agonisten (Brimonidin)
- Carboanhydrasehemmer (lokal: Brinzolamid; systemisch: Acetazolamid)
- Prostaglandin-Analoga (Latanoprost)
- Rho-Kinase-Inhibitoren (Netarsudil)
- Osmotika (systemisch: Mannitol)

9.60 Gibt es Kontraindikationen für bestimmte Wirkstoffgruppen/ Präparate?

Man unterscheidet zwischen **lokalen** und **systemischen Nebenwirkungen** der verabreichten Wirkstoffe und **Unverträglichkeiten,** z. B. gegen weitere Inhalts- oder Konservierungsstoffe, die in den Tropfen enthalten sind. In ▶ Tab. 9.1 sind die häufigsten auftretenden Nebenwirkungen der fünf gängigsten Wirkstoffgruppen zusammengefasst. Wichtig ist es für den behandelnden Augenarzt, die häufigsten Nebenwirkungen der verschriebenen Augentropfen zu kennen und sensibel für vom Patienten beschriebene Beschwerden zu sein.

Kontraindiziert sind z. B. Alpha-2-Adrenorezeptor-Agonisten bei der Behandlung von Kindern, da diese die Blut-Hirn-Schranke überwinden und potenziell zu Bradykardie, systemischer Hypotension und Apnoe führen können und daher hier mit Zurückhaltung eingesetzt werden sollten. Parasympathomimetika wie z. B. Pilocarpin sollten bei Neovaskularisationsglaukomen und uveitischen Glaukomen nicht gegeben werden, da sie zu einer Beeinträchtigung der Blut-Kammerwasser-Schranke führen und auf diese Weise die Grunderkrankung noch weiter verschlimmern können. Außerdem sollten Parasympathomimetika bei einem malignen Glaukom auf gar keinen Fall gegeben werden, da sie den zugrunde liegenden Mechanismus, der zur Fehlleitung des Kammerwassers in den Glaskörperraum geführt hat, noch weiter verschlimmern können.

Der Patient sollte vor Beginn der Therapie über das Auftreten möglicher Nebenwirkungen aufgeklärt werden, um die verschriebenen Medikamente im Falle einer auftretenden Nebenwirkung/Unverträglichkeit selbständig beenden zu können. Wobei auch darauf hingewiesen werden sollte, dass das Auftreten solcher Nebenwirkungen in manchen Fällen nicht vorherzusehen ist.

Tab. 9.1 Die am häufigsten auftretenden Nebenwirkungen bei der medikamentösen Glaukomtherapie

Substanzgruppe	Handelsname	Nebenwirkungen und Kontraindikationen
Betablocker	z. B. Timolol, Betoptic, Timo EDO, Arutimol, Betamann, Dipatim	Asthma bronchiale, COPD, systemische Hypotonien, Bradykardie, Depressionen, Sicca-Symptomatik, konjunktivale Hyperämie, allergische Reaktionen
Alpha-2-Adreno-rezeptor-Agonisten	Brimonidin, Clonid-Ophthal, Isoglaucon	Müdigkeit, systemische Hypotonien, Bradykardie, trockene Schleimhäute, allergische Reaktionen, eingeschränkte Mydriase
Prostaglandin-Analoga	Xalatan, Lumigan, Latanopsort, Monoprost, Taflotan, Travatan	Konjunktivale Hyperämie, zunehmende Pigmentierung von Iris und Wimpern, Uveitis, Makulaödem, Dyspnoe, Muskelschmerzen, Atrophie des orbitalen Fettgewebes
Carboanhydrase-Inhibitoren	Trusopt, Azopt, Dorzolamid (systemisch als Glaupax/Acemit verabreichbar)	Hornhautödem, Brennen, Parästhesien, Tinnitus, bitterer Geschmack, Durchfall, metabolische Azidose, Nephrolithiasis
Parasympathomi-metika/ Cholinergika	Pilocarpin, Pilomann, Spersacarpin	Miosis, Akkomodationshemmung (Sehstörungen), Iriszysten, Bronchospasmus, Magenkrämpfe, Kopfschmerzen, Netzhautablösung
Rho-Kinase-Inhibitoren	Rhokiinsa, Rhopressa	Konjunktivale Hyperämie, allergische Reaktionen, Vortexkeratopathie
Osmotika	Mannitol-Infusion	Übelkeit, Erbrechen, Hyponatriämie, Nierenversagen

9.61 Welche Medikamente werden bei der medikamentösen Therapie des Glaukoms weniger häufig eingesetzt und warum?

Osmotika und systemisch wirkende Carboanhydrase-Inhibitoren werden nur bei akuten Augendruckanstiegen wie beim akuten Winkelblock zur Augeninnendruckminderung eingesetzt. Dies liegt im Fall der Osmotika am hierfür notwendigen intravenösen Zugang und bei den systemisch wirkenden Carboanhydrase-Inhibitoren an den ausgeprägten Nebenwirkungen.

Die Wirkstoffgruppe der Parasympathomimetika/Cholinergika kommt ebenfalls wegen der ausgelösten Miose und der damit einhergehenden Visusstörung und Akkomodationshemmung heute nur noch selten zum Einsatz.

9.62 Was sind Kombinationspräparate?

Es sind Präparate zur Behandlung des Glaukoms am Markt erhältlich, welche nicht nur eine, sondern zwei verschiedene Wirkstoffe enthalten. Der Vorteil dieser Präparate ist, dass durch einmaliges Tropfen zwei Wirkstoffe ans Auge gebracht werden können, was den Aufwand für den Patienten, die Kosten für das Gesundheitssystem und den Auswascheffekt zwei kurz nacheinander verabreichter Augentropfen verringern kann. Meist ist ein Wirkstoff dieser Kombinationspräparate ein Betablocker kombiniert mit einem Carboanhydrase-Hemmer, einem Alpha-2-Agonisten, einem

Prostaglandin-Analogon oder auch mit einem Cholinergikum. Kombinationen anderer Wirkstoffgruppen sind ebenfalls denkbar und teilweise bereits erhältlich.

9.63 Mit welcher Therapie sollte begonnen werden?

Die zuerst verschriebene Therapie zur Augeninnendrucksenkung sollte sich an den bisher gemessenen Augendruckwerten und den Lebensumständen des Patienten orientieren. In Ländern mit einer guten medizinischen Versorgung wie in Deutschland kommt als Ersttherapie im größten Teil der Fälle nur eine Monotherapie mit Augentropfen infrage. Herrschen Lebensumstände vor, die eine regelmäßige Kontrolle von Augeninnendruck und Gesichtsfeld eher unwahrscheinlich erscheinen lassen, ist meist die chirurgische Therapie bereits zu Beginn anzustreben.

Meistens werden Prostaglandin-Analoga als erste Augentropfentherapie verschrieben, da sie nur einmal täglich getropft werden müssen und über ein benignes Nebenwirkungsprofil verfügen. Reicht eine solche Monotherapie mit Prostaglandin-Analoga nicht aus, kann zusätzlich ein Betablocker gegeben werden. Prostaglandin-Analogon und Betablocker sind als Kombinationspräparat am Markt erhältlich, sodass mit der Applikation eines Tropfens des Kombinationspräparats zwei Wirkstoffgruppen zum Einsatz gebracht werden können. Als Weiteres kann dann noch ein weiterer Adrenorezeptor-Agonist oder ein Carboanhydrasehemmer gegeben werden.

Durch das geschickte Ausnutzen solcher Kombinationspräparate können bis zu vier Wirkstoffgruppen in Form von zwei Präparaten eingesetzt werden. Allerdings sind auch nicht alle denkbaren Kombinationen von Wirkstoffen bei der Behandlung sinnvoll. So sollte bei der Kombination von verschiedenen Wirkstoffen darauf geachtet werden, dass nach Möglichkeit verschiedene Wirkmechanismen/Angriffspunkte der Therapeutika ausgenutzt werden. So sollten Medikamente, die über die Minderung der Kammerwasserproduktion wirken (Betablocker, Alpha-2-Agonisten, Carboanhydrase-Inhibitoren), mit Wirkstoffen kombiniert werden, die über einen anderen Wirkmechanismus verfügen wie z. B. Prostaglandin-Analoga, die über die Verbesserung des uveoskleralen Abflusses wirken. Die Wirkmechanismen dürfen sich dabei allerdings nicht negativ beeinflussen wie z. B. bei Cholinergika und Prostaglandin-Analoga.

9.64 Sind die Augentropfen einfach zu applizieren?

Die richtige Applikation der verschriebenen Augentropfen kann dem Patienten durchaus Schwierigkeiten bereiten, da die meisten Glaukompatienten im fortgeschrittenen Alter sind. Gerade wenn die Tropfenbehältnisse klein sind (Einzeltropfenbehältnisse), ist die Handhabung besonders schwierig. Das muss bedacht werden. Sinnvoll ist es auch, sich die Applikation der Tropfen vom Patienten demonstrieren zu lassen.

9.65 Wie ist das Vorgehen, wenn die medikamentöse Therapie nicht ausreichend ist?

Wenn es unter der Medikation nicht zu einer ausreichenden Drucksenkung oder trotz vermeintlich ausreichender Drucksenkung weiter zu einer Verschlechterung des Gesichtsfelds oder zu einer Zunahme der Optikusatrophie kommt, sollte ein chirurgisches Vorgehen geplant werden. Der Goldstandard bei der chirurgischen Behandlung des Glaukoms ist die Trabekulektomie, aber auch die Durchführung einer Argon-Laser-Trabekuloplastik (ALT) oder einer minimal-invasiven Glaukomoperation (MIGS) sollten überlegt werden.

9.66 Wie kann der Patient die Wirksamkeit seiner Augentropfen verstärken?

Die Wirksamkeit der Augentropfen kann verstärkt werden, indem die Einwirkzeit und Resorption am Auge verlängert werden. Hierzu können die Tränenpünktchen von Hand für 1–2 Minuten nach der Applikation okkludiert werden. Mit Zeigefinger und Daumen einer Hand können dabei leicht alle vier Tränenpünktchen beider Seiten zugehalten werden. Wenn verschiedene Augentropfen gleichzeitig appliziert werden, sollte außerdem immer 3–5 Minuten zwischen der Applikation der einzelnen Tropfen abgewartet werden, da ansonsten der Wirkstoff des zuerst applizierten Tropfens durch das Volumen des danach gegebenen Tropfens ausgewaschen wird.

9.67 Gibt es andere/alternative Möglichkeiten für die Behandlung des Glaukoms, als den Augendruck zu mindern?

Die Senkung des Augendrucks ist aktuell die einzige Behandlungsmöglichkeit, um den chronisch-progredienten Verlauf des Glaukoms zu verlangsamen oder im besten Fall zum Stillstand zu bringen. Aktuell sind zwar verschiedene Medikamente in der klinischen Erprobung, die medikamentöse Augendrucksenkung bleibt beim Glaukom die einzig zugelassene und nachweislich wirksame Behandlungsoption. Für Therapeutika aus der Neurologie die bei der Behandlung neurodegenerativer Erkrankungen bekannt sind und zum Beispiel bei der Behandlung des Morbus Alzheimer zum Einsatz kommen (Memantine), konnte kein therapeutischer Effekt bei der Behandlung des Glaukoms gezeigt werden.

9.68 Wie viele verschiedene Tropfen können verschrieben werden?

Durch die vorhandenen Kombinationspräparate können viele verschiedene Wirkstoffklassen abgedeckt werden. Die große Unbekannte bei der Behandlung des Glaukoms bleibt allerdings die **Therapieadhärenz und -persistenz** des Patienten. Also ob der Patient die ihm verschriebenen Tropfen wirklich und auch durchgehend nimmt und nicht immer nur dann, wenn eine Kontrolle des Augeninnendrucks beim Augenarzt ansteht. Sinnvoll ist es wahrscheinlich, nur **zwei Augentropfen** miteinander zu kombinieren. Wird der Zieldruck auch hierunter nicht erreicht und kommt es zu einer weiteren Verschlechterung der Befunde, sollte eine chirurgische Intervention geplant werden.

9.69 Was ist zu tun, wenn die Augentropfen nicht wirken bzw. keine Senkung des Augeninnendrucks messbar ist?

Die am Markt vorhandenen Augentropfen zur Behandlung des Glaukoms verfügen generell über eine auch im Rahmen von multiplen Studien nachgewiesene Wirksamkeit. Werden die Tropfen verabreicht und es lässt sich keine Wirksamkeit nachweisen, können dafür verschiedene Gründe ursächlich sein und sollten bei der Planung des weiteren Vorgehens bedacht werden:

! **Noncompliance:** also die fehlende Adhärenz und Persistenz an die vom Arzt verschriebene Therapie. Dabei kann es auch sein, dass aufgrund von anatomischen Gründen, also beispielsweise rheumatisch deformierten Gelenken der Hand oder Unmöglichkeit Arm und Ellenbogen über die Horizontale zu heben, die Tropfen nicht verabreicht werden können. Auch Sprachbarrieren oder eine fehlende geistige Auffassungsgabe können Ursachen einer solchen Noncompliance sein.

! **Nebenwirkungen:** Das Auftreten von Nebenwirkungen, oder Unverträglichkeiten beispielsweise auch mit anderen eingenommenen Medikamenten, kann dazu führen, dass die Augentropfen nicht wie verschrieben eingenommen werden.

! Die Einnahme der Augentropfen sollte immer **zur selben Uhrzeit** erfolgen. Augentropfen, die zweimal täglich eingenommen werden, sollten wegen des Wirkungsverlusts auch wirklich in einem Abstand von 12 Stunden appliziert werden (**cave:** unregelmäßige Tagesabläufe, Schichtarbeit, Nachtarbeit).

! Die **physiologischen Schwankungen des Augendrucks** sollten bei der Therapiekontrolle von Glaukompatienten ebenfalls bedacht werden und der Augeninnendruck entsprechend auch zu unterschiedlichen Tageszeiten bestimmt werden.

9.70 Was muss bei Therapieplanung alles berücksichtigt werden?

Eine Vielzahl von Faktoren muss bei der Therapieplanung von Glaukomen berücksichtigt werden. Der wichtigste Gesichtspunkt ist die Sicherstellung der Glaukomdiagnose und die Erkennung der tatsächlich vorliegenden Glaukomform. Ein weiterer wichtiger Faktor ist der bestehende Augeninnendruck und der angestrebte Zieldruck. Dabei muss natürlich auch berücksichtigt werden, unter welcher Therapie der jeweilig gemessene Augeninnendruck erreicht wird und ob bereits Operationen in der Vergangenheit durchgeführt wurden.

Das Alter des Patienten, die allgemeinmedizinische Verfassung und die zu erwartende Lebenserwartung sind weitere Faktoren, die berücksichtigt werden müssen. Denn bei den Glaukomen handelt es sich um chronisch progrediente Erkrankungen, deren Verlauf allerdings von Fall zu Fall sehr unterschiedlich sein kann.

Zuletzt sollte man sich als behandelnder Augenarzt auch noch über die Compliance und die zu erwartende Therapieadhärenz Gedanken machen. Compliance bedeutet hierbei nicht nur die geistige Fähigkeit und Wachheit, was die Augentropfentherapie angeht, sondern auch ob körperliche Gebrechen wie z. B. rheumatische Deviation der Finger, Schulterprobleme oder anders gelagerte Beschwerden eine selbständige Tropfenapplikation möglich machen. Darüber hinaus kann davon ausgegangen werden, dass aufgrund von auftretenden allergischen Reaktionen nicht vertragene Augentropfen nicht weiter eingenommen und vom Patienten selbständig abgesetzt werden.

9.71 Was ist der Zieldruck?

Der **Zieldruck** ist der Augendruckwert, ab dessen Unterschreitung nicht mehr mit dem **Voranschreiten** des Glaukoms zu rechnen ist oder das Voranschreiten der Erkrankung so stark **gebremst** wird, dass nicht mehr mit der Entwicklung schwerer Gesichtsfeldschäden zu rechnen ist. Dieser Zieldruck ist bei jedem Patienten unterschiedlich und hängt in erster Linie vom Ausgangsdruckwert vor Beginn der Glaukomtherapie ab und von der vorliegenden Glaukomform.

9.72 Wie findet man den Zieldruck? Wie wird der Zieldruck definiert?

Es macht definitiv **keinen** Sinn alle Glaukompatienten auf dasselbe Druckniveau einzustellen. Dieses Zielniveau könnte dann für manche Glaukompatienten zu hoch, für andere wiederum zu niedrig sein. Viele Patienten würden untertherapiert bleiben, andere würden übertherapiert.

Der Zieldruck sollte für jeden Patienten individuell festgelegt werden. Von Fachgesellschaften wie der European Glaucoma Society (EGS) veröffentlichte Richtlinien können dabei helfen, das individuelle Zielniveau beim Neupatienten zu finden und festzulegen. Um den Zieldruckwert individuell festlegen zu können, muss bekannt sein, wie hoch die **Ausgangsdrucklage** ist, wie weit der **Glaukomschaden** bereits vorangeschritten ist, wie **schnell** sich der Glaukomschaden ohne Behandlung entwickelt und wie hoch die **Lebenserwartung** des Patienten ist.

9.73 Wie sollte man bei der Einstellung der Glaukomtherapie vorgehen?

Einen Goldstandard bei der anfänglichen Einstellung der Glaukomtherapie gibt es bisher nicht. Grundlegend lässt sich sagen, dass der Augendruck bei einem neu diagnostizierten Glaukom auf Werte unter **21 mmHg** bzw. um **20 % vom Ausgangsdruckwert** reduziert werden sollte. Liegt die prozentuale Augendrucksenkung niedriger als das absolut zu erreichende Druckniveau, so sollte der niedrigere Druckwert angestrebt werden. Ein Glaukom mit einem mittelgradig vorangeschrittenen Schaden sollte am Anfang auf Werte unter **18 mmHg** bzw. um **30 % vom Ausgangsdruckwert** reduziert werden.

9.74 Wie sollte nach der anfänglichen Druckeinstellung vorgegangen werden?

Wurde der festgelegte Zieldruckwert erreicht, so sollte halbjährlich eine Kontrolle beim Augenarzt erfolgen mit Überprüfung des Augendrucks und des Gesichtsfelds. Ist es trotz Erreichen des Zieldrucks zu einem weiteren Voranschreiten der Erkrankung gekommen, sollte nach Gründen hierfür gesucht werden. Ist die Therapie nicht ausreichend? Ist die Therapieadhärenz und -persistenz niedrig? Könnten starke Schwankungen des Augeninnendrucks für das Voranschreiten der Erkrankung mitverantwortlich sein? Die Therapie sollte dann verstärkt und der Zieldruck um weitere 10–20 % gesenkt werden.

MERKE

1. Die medikamentöse Behandlung ist beim primären Offenwinkelglaukom Therapie der **ersten Wahl.**
2. **Digitale Okklusion** der Tränenpünktchen und **zeitlich versetzte Applikation** mehrerer Augentropfen kann deren Verweildauer an der Augenoberfläche und dadurch deren Wirksamkeit **verstärken.**
3. Die Senkung des Augeninnendrucks ist die **einzige** bekannte, nachgewiesene therapeutische Möglichkeit zur Behandlung des Glaukoms.
4. Der **Zieldruck** ist der Augendruckwert, bei dessen **Unterschreitung** nicht mehr oder **mit einem stark verlangsamten** Voranschreiten des Glaukoms zu rechnen ist.

5. Es macht definitiv **keinen** Sinn, alle Glaukompatienten auf dasselbe Druckniveau einzustellen.
6. Die **Ausgangsdrucklage,** der **Glaukomschaden,** wie **schnell** das Glaukom **voranschreitet** und die **Lebenserwartung** des Patienten sind wichtige Faktoren für die Festlegung des Zieldrucks.
7. Bei neu diagnostizierten Glaukomen sollte der Augendruck auf Werte unter **21 mmHg** bzw. um **20 % vom Ausgangsdruckwert** reduziert werden.
8. Bei mittelgradig vorangeschrittenen Glaukomen sollte der Augendruck anfangs auf Werte unter **18 mmHg** bzw. um **30 % vom Ausgangsdruckwert** reduziert werden.

Chirurgische Glaukomtherapie

9.75 Wann sollte eine chirurgische Therapie des Glaukoms erwogen werden?

Eine chirurgische Therapie des Glaukoms kommt bei den bei uns häufigeren primären Offenwinkelglaukomen immer erst dann infrage, wenn die **medikamentöse Therapie nicht ausreicht,** um das Voranschreiten der Erkrankung zu verlangsamen, oder die medikamentöse Therapie vom Patienten **nicht vertragen** oder vom Patienten **abgelehnt** wird. Auch solche primäre Offenwinkelglaukome mit einer sehr hohen Ausgangsdrucklage, bei denen abzusehen ist, dass eine medikamentöse Therapie nicht ausreichend sein kann, bedürfen initial einer chirurgischen Intervention. Akute oder chronische Winkelblockglaukome, manche Sekundärglaukome oder kindliche Glaukome bedürfen meist einer chirurgischen Therapie, ohne dass vorher eine alleinige medikamentöse Therapie versucht wird. Eine überbrückende medikamentöse Therapie bis zur definitiven chirurgischen Intervention ist allerdings sinnvoll.

9

9.76 Gibt es international anerkannte Behandlungsrichtlinien zur Glaukombehandlung?

Verschiedene internationale Expertengruppen wie die European Glaucoma Society (EGS) und die World Glaucoma Association (WGA) geben in regelmäßigen Abständen Behandlungsrichtlinien für die medikamentöse und chirurgische Behandlung der Glaukome heraus. In diesen Richtlinien wird nicht nur die Behandlung der Glaukome beschrieben, sondern auch worauf bei der Untersuchung von Glaukomen zu achten ist, und welche großen Studien bisher zur Glaukombehandlung durchgeführt wurden und zu welchen Ergebnissen diese gekommen sind. Den von diesen Organisationen veröffentlichten Richtlinien ist gemein, dass sie evidenzbasiert und weithin anerkannt sind.

9.77 Welche operativen Behandlungsmöglichkeiten gibt es beim Glaukom?

Bisher wurde eine Vielzahl von Techniken zur chirurgischen Therapie der Glaukome entwickelt. Manche dieser Operationstechniken wurden wegen ihrer unerwünschten Nebenwirkungen, der komplexen Durchführung oder der nicht ausreichenden Wirksamkeit wieder verlassen. Andere Techniken wurden gerade erst entwickelt und werden aktuell getestet. Wichtig bei den vielen verschiedenen operativen Möglichkeiten bleibt allerdings, dass das jeweilige Glaukom als solches erkannt wird und dass die jeweilige **Glaukomform** richtig zugeordnet wird. Denn dieses hat maßgeblichen Einfluss auf den Erfolg der jeweiligen geplanten Operation.

Grundsätzlich unterscheidet man OP-Techniken, bei denen der **Abfluss des Kammerwassers verbessert** wird von solchen, bei denen die **Produktion des Kammerwassers verringert** wird, um den Augeninnendruck zu senken. Bei den Abflussoperationen wird dann noch nach dem Abflussweg unterschieden, der verbessert oder neu angelegt wird.

9.78 Welche Operationen gibt es, die den Kammerwasserabfluss verbessern?

Bei den Augenoperationen, die den Kammerwasserabfluss verbessern, unterscheidet man drei Vorgehensweisen:

- Ableitung des Kammerwassers unter Bindehaut und Tenon: Trabekulektomie, große Glaukomimplantate, z. B. nach Ahmed oder Molteno, XEN-Glaukomimplantat
- Ableitung des Kammerwassers über den Ziliarkörper oder den epichorioidalen Raum: Cypass
- Unterstützung/Verbesserung des physiologisches Abflussweges: Viskokanaloplastik, iStent, Laser-Trabekuloplastik, Trabektom-Operation

9.79 Bei welchen Glaukomoperationen wird die Kammerwasserproduktion gedrosselt?

Die Kammerwasserproduktion kann operativ mittels Verödung des Ziliarkörpers gedrosselt werden. Allerdings handelt es sich hierbei um destruktive Verfahren, die aufgrund ihres Nebenwirkungsprofils erst bei anderweitig nicht beherrschbaren Glaukomen oder bei Augen mit schlechter Ausgangsfunktion/vorangeschrittenem Befund eingesetzt werden sollten. Der Ziliarkörper kann mittels Laser (**Zyklophotokoagulation**) oder Kältebehandlung (**Zyklokryokoagulation**) destruiert werden.

9.80 Welche Operation ist der Goldstandard bei der Behandlung der Glaukome?

Als Goldstandard der operativen Behandlung des primären Offenwinkelglaukoms gilt die **Trabekulektomie** (TET). Sie wurde Mitte des 20. Jahrhunderts entwickelt.

9.81 Wie wird die Trabekulektomie (TET) durchgeführt und wie funktioniert sie?

Bei der TET wird nach Eröffnung der Bindehaut ein Skleradeckel mit Basis am Hornhautlimbus präpariert. Die Dicke des Skleradeckels sollte ungefähr ½ bis ⅔ der Skleradicke entsprechen. Unter diesem Deckel wird am Übergang von Hornhaut zu Sklera (sogenannte Blau-weiß-Grenze) eine Öffnung zur vorderen Augenkammer hin angelegt und ein kleines Stück der darunter befindlichen Iris entfernt (= Iridektomie). Die Iridektomie wird angelegt, damit keine Teile der Iris in den vorher angelegten Spalt unter den Skleradeckel prolabieren und so den neu geschaffenen

Abflussweg wieder verstopfen. Der Skleradeckel wird dann mit locker sitzenden nicht-resorbierbaren Nähten re-approximiert und die Bindehaut fest und vor allem **wasserdicht** darüber adaptiert. Wenn der Augeninnendruck später einen bestimmten möglichst niedrigen Wert übersteigt, soll das Kammerwasser dann am Skleradeckel vorbei unter die Bindehaut abfließen, von wo es dann resorbiert wird. Ziel der TET ist es, den Augendruck langfristig auf Werte unter 15–18 mmHg (abhängig von der Ausgangsdrucklage) und über 5 mmHg zu halten.

9.82 Wie wird der resultierende Augendruck nach erfolgter TET gesteuert?

Die **Spannung der Fäden,** mit denen der Skleradeckel festgenäht wird, ist von entscheidender Bedeutung bei der TET. Sind die Fäden zu fest angespannt, muss der intraokulare Druck hoch sein, bevor Kammerwasser am Skleradeckel vorbeifließen kann. Die Operation hätte im schlimmsten Fall keinen den Augeninnendruck senkenden Effekt. Ist die Fadenspannung zu gering, kann das Kammerwasser ungehindert abfließen und der intraokulare Druck ist niedrig oder gar aufgehoben. Ist dies der Fall, kann es zum Abflachen der Vorderkammer, Aderhautabhebungen, Netzhautfalten und einer damit einhergehenden Minderung des Visus kommen. Das sind unerwünschte Komplikationen der TET, die einer unverzüglichen Behandlung bedürfen, um einen unwiederbringlichen Funktionsverlust des Auges zu vermeiden.

9.83 Was ist ein Sickerkissen?

Bei der oben beschriebenen TET entsteht bei richtiger Durchführung und einem guten postoperativen Heilungsverlauf ein steter Fluss von Kammerwasser unter Bindehaut und Tenon. Das Kammerwasser wird dann in diesem Bereich durch die vorhandenen venösen Gefäße der Bindehaut resorbiert. Im Bereich dieser so entstandenen **Filtrationszone** wird die Bindehaut durch das hierhin abfließende Kammerwasser von seiner Unterlage abgehoben und es kommt zusätzlich zu einer entsprechenden anhaltenden Verdickung des Gewebes. Die Bindehaut ist hierdurch schwammartig aufgetrieben. Dieser Bereich wird als Sickerkissen bezeichnet.

9.84 Ist das Sickerkissen immer gleich groß und prominent oder verändert es sich im Verlauf der Zeit?

Form und Größe des nach der TET entstehenden Sickerkissens können bei unterschiedlichen Personen stark unterschiedlich aussehen und sich auch bei demselben Patienten im Verlauf durchaus verändern. Durch die postoperative Wundheilung kommt es zu einer Anheftung und Verwachsung von Bindehaut und Tenon mit ihrer Unterlage. Die initial intraoperativ angelegte Filtrationszone verkleinert sich auf diesem Wege von der Peripherie aus zum Skleradeckel hin. Dieses wird maßgeblich hervorgerufen durch die Wundheilung und die postoperative Narbenbildung im Bereich von Bindehaut, Sklera und Tenon. Wundheilung und Narbenbildung sind bei jedem Patienten unterschiedlich und hängen von solchen Faktoren wie dem Patientenalter, der präoperativ angewendeten Lokaltherapie, von den bereits stattgefundenen Voroperationen oder auch systemischen Grunderkrankungen, die das Immunsystem oder die Narbenbildung direkt beeinflussen, ab. Dies gilt es, bereits vor der Operation abzuschätzen, um das intraoperative Vorgehen anzupassen.

9.85 Welche Faktoren bestimmen die Wundheilung nach TET?

Viele Faktoren bestimmen die postoperative Wundheilung nach TET. Faktoren, die für eine ausgeprägten Wundheilung prädisponieren, sind ein **junges Patientenalter,** bestehende **Unverträglichkeiten** gegenüber den Inhaltsstoffen der zum Einsatz kommenden Augentropfen, **multiple Voroperationen** am Auge, welche bereits Bindehaut oder Sklera alteriert haben können, **chronische Entzündungen** der Augenoberfläche oder eine **uveitische Genese** des Glaukoms.

Die Wundheilung kann intraoperativ durch den Einsatz verschiedener hemmender Medikamente wie **5-Fluorouracil** (5-FU) oder **Mitomycin-C** (MMC), oder postoperativ durch den prolongierten und hochfrequenten Einsatz von **steroidhaltigen Augentropfen** oder durch den postoperativen neuerlichen Einsatz von 5-FU oder MMC positiv beeinflusst werden.

9.86 Wie wird 5-FU oder MMC intraoperativ eingesetzt und wozu dient es?

5-FU und MMC dienen der **Modulation** der postoperativen **Wundheilung** nach TET. Die physiologische Wundheilung kann ansonsten zu einer frühzeitigen Vernarbung des Sickerkissens mit einem entsprechenden Funktionsverlust führen. Während der TET wird ein kleines Schwämmchen mit einem Tropfen MMC oder 5-FU getränkt und unter die Bindehaut oder unter den vorher präparierten Skleradeckel geschoben. Das Schwämmchen verbleibt an diesem Ort für 1–3 Minuten. Nach Entfernen des Schwämmchens wird dann mit 20 ml Infusionsflüssigkeit nachgespült, um Reste des vorher aufgebrachten 5-FU und MMC zu entfernen.

Nachteile des übermäßigen Einsatzes von 5-FU oder MMC sind die spätere Entstehung eines avaskulären Sickerkissens mit ansteigendem postoperativen Risiko für eine **Leckage** (= Undichtigkeit) und eine **Infektion** des Sickerkissens, welche im schlimmsten Fall zu einer Endophthalmitis auch noch Jahre nach der initialen Operation führen kann.

9.87 Welche Medikamente sollten vor einer Trabekulektomie abgesetzt werden?

Vor der TET sollte die bisher getropfte Lokaltherapie abgesetzt und durch einen systemisch wirksamen Carboanhydrasehemmer ersetzt werden, so dieser vom Patienten vertragen wird. Dieses dient dazu, die Augenoberfläche vor der Operation frei von Entzündungszuständen und allergischen Lokalreaktionen zu bekommen. Dieses dämpft postoperative Wundheilungsreaktion.

Weiterhin empfiehlt es sich auch, vom Patienten eingenommene Medikamente zur Gerinnungshemmung vor TET zu pausieren, welches aber unbedingt mit dem verschreibenden Allgemeinmediziner oder Internisten besprochen werden sollte, um das Risiko eines thrombembolischen Ereignisses so gering wie möglich zu halten. Können diese nicht pausiert werden, ist die Operation auch unter Einnahme dieser Medikamente, allerdings unter einem erhöhten Blutungs- und damit auch Vernarbungsrisiko durchführbar. Weitere systemisch wirksame Medikamente brauchen aus augenärztlicher Sicht vor TET nicht pausiert zu werden.

9.88 Hat die Form des Skleradeckels einen Einfluss auf die Funktion des Sickerkissens?

Welche Form für den Skleradeckel bei der TET gewählt wird, hat **keinen** wesentlichen Einfluss auf die spätere Funktion des Sickerkissens. Sie ist maßgeblich vom Operateur und dessen Erfahrung abhängig und kann quadratisch, rechteckig, dreieckig oder ellipsoid sein. Die **Größe** des Skleradeckels und die **Spannung** der gelegten Fäden zur Readaptation des Skleradeckels müssen aufeinander **abgestimmt** sein, damit nicht zu wenig oder zu viel Kammerwasser am Skleradeckel vorbei unter Bindehaut und Tenon fließen können.

9.89 Hat die Anzahl der bei der Operation verwendeten Nähte einen Einfluss auf die Funktion des Sickerkissens?

Je weniger Nähte, desto weniger Entzündungs- bzw. Vernarbungsreaktion, desto besser. Bei den Nähten handelt es sich grundsätzlich um in den Körper eingebrachte Fremdkörper, die vom Immunsystem auch als solche erkannt werden. Wichtig ist die bei der Operation verwendete **Fadenspannung** am Skleradeckel. Je fester der Faden angespannt ist, desto weniger Kammerwasser kann unter dem Deckel hindurchfließen.

9.90 Wie wird die Fadenspannung bei der Trabekulektomie angepasst?

Intraoperativ wird die Fadenspannung bei der TET direkt unter Sicht angepasst. Durch Auffüllen der Vorderkammer mit BSS und Beobachtung der Leckage unter dem Skleradeckel kann abgeschätzt werden ob die Fadenspannung verstärkt, gelockert oder das Legen weiterer Deckelfäden notwendig ist. Wichtig ist auch intraoperativ zu beurteilen, bei welchem intraokularen Druck die Leckage unter dem Skleradeckel hervor sistiert. Dieses entspricht dann der Drucklage, die durch die bisher gelegten Fäden gehalten wird. Sie sollte deutlich niedriger als die Ausgangsdrucklage sein, aber nicht so niedrig, das alles Kammerwasser das Auge verlässt und die Vorderkammer aufgehoben ist. Ist der Augendruck während der Operation weiterhin hoch, können einzelne Fäden neu und lockerer gelegt oder die vorhandenen Fäden etwas gelockert werden, indem man leicht mit einer Pinzette an ihnen zieht.

9.91 Kann die Fadenspannung auch nach der TET noch beeinflusst werden?

Postoperativ kann die Fadenspannung nicht mehr ohne Weiteres verstärkt, aber abgeschwächt werden. Die Deckelfäden können postoperativ durch die Bindehaut hindurch mit dem Laser durchtrennt werden. Darüber hinaus besteht die Möglichkeit, intraoperativ Deckelnähte zu legen, die hinterher an der Spaltlampe mittels Pinzette gezogen werden können.

Besteht postoperativ eine starke Überfiltration mit lang anhaltenden niedrigen Druckwerten und einer zunehmenden Aderhautschwellung, so können weitere Deckelfäden auch durch die Bindehaut hindurch gelegt werden. Dies sollte dann allerdings im Operationssaal unter aseptischen Bedingungen geschehen.

9.92 Wie kann postoperativ die Funktion des Sickerkissens beurteilt werden?

Der wichtigste Faktor zur Beurteilung der Funktion des Sickerkissens ist der Augeninnendruck und der Vergleich zu den präoperativ gemessenen Werten. Darüber hinaus kann die Funktion des Sickerkissens anhand seiner Morphologie beurteilt werden. Dabei spielen die **Prominenz** und die **Vaskularisation** eine wichtige Rolle sowie das Vorhandensein von **Mikrozysten,** die nur zu sehen sind, wenn ein entsprechender steter Kammerwasserfluss unter die Bindehaut und Tenon vorhanden ist. Zur Beurteilung der Sickerkissenfunktion gibt es eine Vielzahl verschiedener veröffentlichter Schemata.

9.93 Wie sind die Erfolgsaussichten nach TET?

Entwickelt sich nach erfolgreicher TET ein Sickerkissen und eine suffiziente Drucksenkung, so geht der Erfolg im Verlaufe der Zeit bedingt durch späte Narbenreaktionen der Bindehaut wieder verloren. Abhängig von der beobachteten Studie und den zugrunde gelegten Erfolgskriterien funktionieren 5 Jahre nach der Operation nur noch 40–60 % der durchgeführten TET.

9.94 Was ist ein Needling?

Hat ein Sickerkissen seine Funktion im Verlauf verloren, kann mit einem Needling versucht werden, dieses wieder zu reaktivieren. Hierzu kann mit einer abgebogenen 30G-Injektionskanüle oder mit einem kleinen Parazentesemesser versucht werden, Adhäsionen zwischen Bindehaut, Tenon und Sklera im Bereich des Sickerkissens zu lösen. Dieses erfolgt meist in Lokalanästhesie und wird mit einer neuerlichen Injektion von 5-FU zur Vernarbungshemmung kombiniert.

9.95 Was versteht man unter einer Laser-Trabekuloplastik?

Bei der Laser-Trabekuloplastik wird das Trabekelmaschenwerk mit dem Laser behandelt. Mit dem ursprünglich hierzu eingesetzten Argonlaser wurden kleine Öffnungen im Trabekelmaschenwerk angelegt, durch welche das Kammerwasser hindurch bei einem geringeren intraokularen Druck als den bisherigen den Schlemm-Kanal erreichen kann. Der Kammerwinkel sollte zur Behandlung mittels Argonlaser-Trabekuloplastik (ALT) weit offen sein, damit das Trabekelmaschenwerk auch sicher identifiziert werden kann. Mit dem Laser wird auf das Trabekelmaschenwerk gezielt und geschossen. Die notwendige Leistung des Lasers wird solange erhöht, bis sich kleine Gasblasen vor dem Trabekelmaschenwerk bei der Behandlung bilden. Üblicherweise werden nur 180° des Kammerwinkels bei der ALT behandelt. Denn das Trabekelmaschenwerkgewebe kann als Folge einer ALT schwellen, mit Irisgewebe verkleben und vernarben, was so im ungünstigsten Fall bis zu einer Blockade des Kammerwinkels führen kann.

Bei den neueren Laserverfahren wie der selektiven Laser-Trabekuloplastik (SLT) oder der Pattern-Lasern-Trabekuloplastik (PLT) werden keine Öffnungen mehr in das Trabekelmaschenwerk angelegt, sondern das Gewebe großflächig mit dem Laser behandelt und auf diese Weise der Abflusswiderstand verringert. So kann das Kammerwasser schon bei einem geringeren Augeninnendruck bzw. bei einem geringeren transtrabekulären Druckgradienten durch das Trabekelmaschenwerk abfließen. Bei SLT und PLT werden üblicherweise die vollen 360° des Kammerwinkels behandelt.

9.96 Was versteht man unter MIGS?

MIGS steht für **Minimal Invasive Glaucoma Surgery.** Es gibt schon lange Bestrebungen, Verfahren zu entwickeln, die die Glaukomchirurgie und hier vor allem den Goldstandard Trabekulektomie sicherer und weniger invasiv machen. Als MIGS werden verschiedene weniger invasive Methoden zusammengefasst, bei denen der Augeninnendruck beispielsweise durch Einbringen eines **Implantats** gesenkt wird. Die aktuell gängigsten Methoden sind das XEN-Gel-Implantat, der iStent oder die Operation mit dem Trabektom. Weitere Entwicklungen in diesem Bereich werden sicherlich in den nächsten Jahren folgen.

9.97 Was ist ein XEN-Implantat?

Beim XEN-Implantat handelt es sich um ein schlauchförmiges Glaukomimplantat, mit dessem Hilfe der Augeninnendruck gesenkt wird. Das Implantat selbst ist 6 mm lang, hat einen Innendurchmesser von 45 µm und verfügt über keinen Ventilmechanismus. Das XEN-Implantat verbindet die Vorderkammer mit dem Subkonjunktivalraum und wirkt auf einem ähnlichen Weg wie die Trabekulektomie. Operationszeit und -trauma sind beim XEN-Implantat wesentlich geringer als bei der TET. Ähnlich wie bei der TET bildet sich bei einem XEN-Implantat durch den steten Kammerwasserfluss unter die Bindehaut ein Sickerkissen aus. Der postoperative Heilungsverlauf ist schneller und der Patient ist weniger beeinträchtigt als nach einer TET, da beim XEN keine Fäden gelegt werden. Das Verfahren ist vergleichsweise teuer, etwas weniger effektiv und mit einer höheren Anzahl von notwendigen Needlings verbunden als die TET, kann dafür aber sehr gut mit einer Katarakt-OP kombiniert werden.

9.98 Was ist ein iStent?

Beim iStent handelt es sich um ein Implantat zur Verbesserung der Kammerwasserdrainage durch das Trabekelmaschenwerk hindurch in den Schlemm-Kanal. Der iStent ist 0,36 mm lang und 0,23 mm breit und wird mittels eines Applikators unter gonioskopischer Sichtkontrolle in den Kammerwinkel eingebracht. Der iStent wird bei der Implantation durch das Trabekelmaschenwerk hindurchgestochen, sodass sich seine innere Öffnung in der Vorderkammer und seine Spitze im Schlemm-Kanal befinden. Auf diese Weise entsteht ein Kurzschluss zwischen beiden Strukturen, durch den das Kammerwasser hindurchfließen kann und der transtrabekuläre Abflusswiderstand vermindert wird, was den Augeninnendruck senkt. Das Verfahren ist deutlich weniger effektiv als eine TET, aber auch wesentlich weniger invasiv und kann gut mit einer Katarakt-OP kombiniert werden.

9.99 Was ist eine Trabektom-Operation?

Mit dem Trabektom werden Teile des Trabekelmaschenwerkes unter gonioskopischer Kontrolle entfernt, sodass Teile des Schlemm-Kanals „entdacht" und freigelegt werden. Der Abflusswiderstand des Trabekelmaschenwerks und der Augeninnendruck werden auf diese Weise bei der Trabektom-Operation gesenkt. Das

Trabekelmaschenwerk wird bei der Trabektom-Operation mittels elektrischen Stroms kauterisiert, sodass anders als bei der klassischen Goniotomie kein Trabekelmaschenwerksgewebe an den behandelten Lokalisationen verbleibt und den Schlemm-Kanal und die Kollektorkanälchen verstopft. Bei der Trabektom-Operation werden üblicherweise wenige Uhrzeiten (2–3) des Kammerwinkels behandelt. Eine typische Komplikation ist die Blutung in die Vorderkammer, wobei das Blut retrograd aus den Bindehautgefäßen über die Kollektorkanälchen in die Vorderkammer gelangt.

9.100 Wozu dient das Kahook-Blade?

Der Funktionsmechanismus der Entdachung des Schlemm-Kanals mittels Kahook-Blade funktioniert auf ähnliche Weise wie bei der Trabektom-Operation, jedoch ohne den Einsatz elektrischen Stroms. Durch die spezielle Geometrie des Kahook-Blades wird beim Schneiden das Trabekelmaschenwerk ebenfalls abgetragen und aus dem Auge entfernt, sodass es auch hierbei nicht zu einem Verstopfen von Schlemm-Kanal oder Kollektorkanälchen kommen sollte. Wie bei der Trabektom-Operation werden nur wenige Uhrzeiten mit dem Kahook-Blade behandelt und eine typische Komplikation ist die postoperative Einblutung in die Vorderkammer.

9.101 Welche anderen Glaukomimplantate gibt es?

Neben den Glaukomimplantaten, die im Rahmen der MIGS eingesetzt werden, gibt es noch eine Reihe anderer größerer Glaukomimplantate, die auch als Schlauchimplantate bezeichnet werden. Diese Glaukomimplantate wurden lange vor den MIGS entwickelt und dienen dazu, unabhängiger von der TET und den Sickerkissen zu sein (siehe auch **TVT-Studie,** ▶ 9.46). Dies ist vor allem für solche Situationen von Vorteil, wenn aufgrund von bereits durchgeführten multiplen Voroperationen oder aufgrund einer zugrunde liegenden vernarbenden Erkrankung der Augenoberfläche wenig oder kaum mehr unbeeinträchtigte Bindehaut im Bereich des Hornhautlimbus vorhanden ist, wie sie für die TET notwendig wäre. Der Einsatz solch großer Implantate sollte auch in komplizierten Ausgangssituationen wie bei Neovaskularisationsglaukomen, traumatischen Glaukomen, Aniridie-Syndromen und Sekundärglaukomen nach perforierender Keratoplastik stets nicht nur als Alternative zur TET, sondern auch als primäre Intervention zur Senkung des IOD erwogen werden. Es gibt Implantate ohne einen eingebauten Ventilmechanismus wie die Implantate nach Baerveldt und das nach Molteno, und solche mit einem integrierten Ventilmechanismus wie das Glaukomimplantat nach Ahmed.

9.102 Aus welchen Teilen bestehen diese (Schlauch-)Implantate und wie ist der Funktionsmechanismus?

Die meisten größeren Glaukomimplantate bestehen aus einer Grundplatte, die im Bereich des Äquators zwischen den geraden Augenmuskeln mittels nicht-resorbierbarer Naht auf der Sklera fixiert wird und einem mit der Grundplatte verbundenen Schlauch. Das Schlauchende kann im Kammerwinkel in die Vorderkammer oder via Pars plana in den Glaskörperraum implantiert werden und das Kammerwasser von dort zur Grundplatte hinleiten. Nach der Implantation bilden Tenon und

Bindehaut eine bindegewebige Kapsel um das jeweilige Implantat, durch die dann später das hierhin abgeleitete Kammerwasser resorbiert wird.

9.103 Was sind die am häufigsten auftretenden Komplikationen bei solchen Glaukomimplantaten?

Bei Schlauchimplantaten, die über keinen Ventilmechanismus verfügen, ist die postoperative Hypotonie mit flacher Vorderkammer und Aderhautschwellung ein häufig auftretendes Problem. Der Schlauch sollte daher zum Zeitpunkt der Implantation mit einer resorbierbaren Naht verknotet oder die Vorderkammer am Ende der Operation mit einem Viskoelastikum gefüllt werden, was den Schlauch des Implantates temporär partiell verlegen soll. Die Grundplatte und der Schlauch des Implantats heilen dann in das umliegende Gewebe ein und es bildet sich eine Kapsel um das Implantat, die dann einen entsprechenden Abflusswiderstand ausbildet. Zum Zeitpunkt, zu dem sich der Faden löst (typischerweise 2–3 Wochen nach der Implantation), fließt das Kammerwasser dann über den Schlauch zur Grundplatte, von wo aus es dann resorbiert wird. Meist wird der IOD dann in einem niedrigen Bereich stabil gehalten. Andere Komplikationen können Bulbusbewegungsstörungen mit einer resultierenden Diplopie oder auch eine Erosion des Schlauchs durch die Bindehaut sein. Es empfiehlt sich daher den Schlauch unter einen vorher angelegten Skleradeckel in die Vorderkammer zu implantieren.

Wurde das Schlauchende intraoperativ nicht ausreichend gekürzt, kann es zu weit in die Vorderkammer hineinragen und berührt dann Hornhautendothel oder Linse, und es kann im Verlauf durch den Untergang zu vieler Endothelzellen zu einer Hornhautdekompensation mit Visusminderung und Notwendigkeit einer Hornhauttransplantation kommen (DMEK oder perforierende Keratoplastik). Die postoperative Entwicklung einer Katarakt ist ebenfalls eine häufig eintretende Komplikation dieser großen Glaukomimplantate.

9.104 Wie kann die Hypotonie nach Implantation vermieden werden?

Die postoperative Hypotonie kann einmal dadurch vermieden werden, indem man den Schlauch des Implantats unter einem Skleradeckel in die Vorderkammer implantiert und den Deckel möglichst wasserdicht wieder verschließt. Der Schlauch kann aber auch über einen 2–3 mm langen skleralen Tunnel, der vorher mit einer 23G-Nadel gestochen wurde, in die Vorderkammer platziert werden, was ebenfalls die postoperative Hypotonie verhindern kann. Bei Implantaten, die über keinen Ventilmechanismus verfügen, wird der Schlauch vorübergehend mittels eines resorbierbaren Fadens verknotet, um die postoperative Hypotonie zu verhindern.

9.105 Wie kann die Erosion des Schlauchs vermieden werden?

Die spätere Erosion des Schlauchs durch die Bindehaut kann dadurch vermieden werden, dass der Schlauch über einen getunnelten Skleratunnel oder unterhalb eines Sklerdeckels in die Vorderkammer implantiert wird, oder indem ein allogener/xenogener Sklerapatch auf den Schlauch und vor allem auf die äußere Eintrittsstelle genäht wird.

9.106 Wo wird das Glaukomimplantat am häufigsten positioniert?

Lokalisation der ersten Wahl zur Implantation ist der supertemporale Quadrant. Soll eine zweite Grundplatte (wenn vorhanden) implantiert werden, um die Resorptionsoberfläche noch weiter zu vergrößern, so kann diese im superonasalen Quadranten platziert werden und wird mittels eines Verbindungsschlauchs, der unter dem M. rectus superior verläuft, mit der ersten Grundplatte verbunden. Die vordere Kante des Implantats sollte 8 mm hinter dem Limbus liegen.

9.107 Was sind die Vorteile großer Glaukomimplantate?

Das Ahmed-Glaukomimplantat verfügt über einen Ventilmechanismus, der sich nur öffnet, wenn der IOD oberhalb von 8–10 mmHg liegt. Es handelt sich hierbei um zwei Kunststofflippen, die sich ab diesem Druck öffnen und Kammerwasser hindurchlassen, und bei darunter liegenden Druckwerten ein Zurückfließen des Kammerwassers verhindern.

Die verschiedenen Implantattypen sind in unterschiedlichen Größen lieferbar, abhängig davon, ob eine möglichst große Resorptionsfläche (single- oder double plate beim Molteno-Implantat oder Baerveldt-Implantat in verschiedenen Größen) gewünscht wird oder es sich bei dem Patienten um einen Erwachsenen oder ein Kind handelt. Je größer die Fläche zur Resorption, desto mehr Kammerwasser kann pro Zeit resorbiert werden (desto höhere Ausgangsdrucklagen können abgefangen und behandelt werden). Die Implantate nach Baerveldt und Ahmed sind auch in einer Version zur Schlauchimplantation via Pars plana in den Glaskörperraum verfügbar.

9

9.108 Was sollte bei der Implantation dieser großen Glaukomimplantate bedacht werden?

Die Orbita sollte entsprechend Platz für das jeweilige Implantat bieten, die Vorderkammer ausreichend tief und die Lidstellung und -funktion möglichst unbeeinträchtigt sein, damit Schlauch und Grundplatte nicht exponiert liegen. Außerdem sollte vor der Operation eine möglichst normale Oberflächenbefeuchtung vorhanden sein. In der Vorderkammer sollten möglichst keine prolabierten Glaskörperanteile und keine vorderen Synechien in dem Bereich des Kammerwinkels vorliegen, in dem der Schlauch des Glaukomimplantats liegen würde, damit das Schlauchende nicht durch diese Glaskörperanteile oder prolabierendes Irisgewebe verstopft wird. Soll der Schlauch das Kammerwasser via Pars plana drainieren, so muss das Auge vor oder während der Implantation möglichst komplett vitrektomiert sein bzw. werden. Medikamente, die die Blutgerinnung hemmen, sollten ausreichend lange vor der Implantation pausiert werden.

MERKE

1. Glaukomchirugie kommt infrage, wenn die **medikamentöse Therapie nicht ausreicht, nicht vertragen** oder **abgelehnt** wird.
2. Die **Glaukomform** hat maßgeblichen Einfluss auf die Entscheidung für oder gegen die zum Einsatz kommende chirurgische Technik.
3. Man unterscheidet zwischen **Operationen, die den Kammerwasserabfluss verbessern,** und **Operationen, die die Produktion des Kammerwassers verringern.**
4. Der Kammerwasserabfluss wird bei der TET maßgeblich durch die **Fadenspannung** der Deckelfäden bestimmt.

5. Die Form des Skleradeckels hat keinen wesentlichen Einfluss auf die Funktion des Sickerkissens.
6. Bei der Sickerkissenmorphologie spielen die **Prominenz,** die **Art** und **Dichte** der **Vaskularisation** und das Vorhandensein von **Mikrozysten** eine wichtige Rolle.
7. Üblicherweise werden nur **180°** des Kammerwinkels bei der ALT behandelt.
8. Bei SLT und PLT werden die vollen **360°** des Kammerwinkels behandelt.
9. **MIGS** werden hauptsächlich zur Behandlung des primären Offenwinkelglaukoms eingesetzt.

Akuter Winkelblock und chronisches Winkelblockglaukom

9.109 Wie entsteht ein akuter Winkelblock?

Zu einem akuten Winkelblock kommt es, wenn der Kammerwinkel durch nach anterior disloziertes Irisgewebe **verschlossen** wird. Es gibt zwei Mechanismen, die zur Entwicklung eines akuten Winkelblocks führen: der Pupillarblock und die Plateauiris.

In den meisten Fällen wird der akute Winkelblock durch einen **Pupillarblock** hervorgerufen. Bei diesem ist der Widerstand zwischen Pupillensaum und Linse, den das Kammerwasser überwinden muss, um in die Vorderkammer des Auges zu gelangen, zu hoch. Das Kammerwasser staut sich beim Pupillarblock hinter der Iris. Es entsteht ein Druckunterschied zwischen vorderer und hinterer Augenkammer und es kommt es zu einer Verlagerung der peripheren Iris nach anterior. Periphere Anteile der nach anterior verlagerten Iris verlegen das im Kammerwinkel gelegene Trabekelmaschenwerk und lassen den Augeninnendruck weiter ansteigen.

Bei einer **Plateauiris** befindet sich die Irisebene anlagebedingt weiter anterior als normalerweise, sodass die zentrale Vorderkammer tief zu sein scheint. Der Kammerwinkel ist in diesen Fällen allerdings eng und kann auch akut verschlossen werden.

9.110 Bei welchen Patienten entsteht häufiger ein akuter Winkelblock?

Typischerweise erleiden hauptsächlich Augen mit einer Achsen-Hyperopie einen akuten Winkelblock. Hyperope Augen sind meist kürzer als emmetrope Augen. Durch eine altersbedingte Zunahme der Linsendicke in anterior-posteriorer Richtung kommt es im Verlauf des Lebens zur Abflachung der Vorderkammer, was zur Entwicklung eines akuten Winkelblocks führen kann.

Akute Winkelblöcke und Winkelblockglaukome haben eine höhere Prävalenz in Ostasien. Dies ist vor allem deshalb ungewöhnlich, da der Anteil myoper Augen hier sehr hoch ist, und myope Augen typischerweise länger sind als emmetrope oder hyperope Augen und daher meist einen weiten und offenen Kammerwinkel haben.

9.111 Was ist ein „Glaukomanfall"?

Der etwas veraltete Begriff „Glaukomanfall" wird oft inflationär und fälschlicherweise auf alle erhöhten Augeninnendrucklagen angewendet, egal ob sie mit einem offenen oder geschlossenen Kammerwinkel einhergehen. Klassischerweise handelt es sich bei einem sogenannten Glaukomanfall um eine akut eingetretene Blockade des Kammerwinkels, also einen akuten Winkelblock.

9.112 Wie erkennt man einen akuten Winkelblock an der Spaltlampe?

Typischerweise kommt es beim akuten Winkelblock am betroffenen Auge zu einem schmerzhaften **Visusverlust.** Der Visusverlust ist bedingt durch den akut eingetretenen und stark ausgeprägten Anstieg des intraokularen Drucks und den damit einhergehend sich entwickelnden Hornhautepithelödem. Darüber hinaus ist die Pupille beim akuten Winkelblock mittelweit und nicht mehr lichtreagibel, die Gefäße von Bindehaut und Episklera sind stark injiziert (▶ Abb. 9.3). Im Vordergrund stehen beim akuten Winkelblock die starken Schmerzen und der Visusverlust, aber auch Allgemeinsymptome wie Übelkeit, Erbrechen, systemische Hypotonie und Bradykardie.

9.113 Warum muss ein akuter Winkelblock schnell behandelt werden?

Ein akuter Winkelblock stellt eine ophthalmologische **Notfallsituation** dar und sollte unverzüglich einer suffizienten Behandlung zugeführt werden. Unverzüglich deshalb, weil es durch den stark erhöhten Augeninnendruck zu einer Minderperfusion der Papille und zu einem Untergang retinaler Ganglienzellen kommen kann. Besteht

9

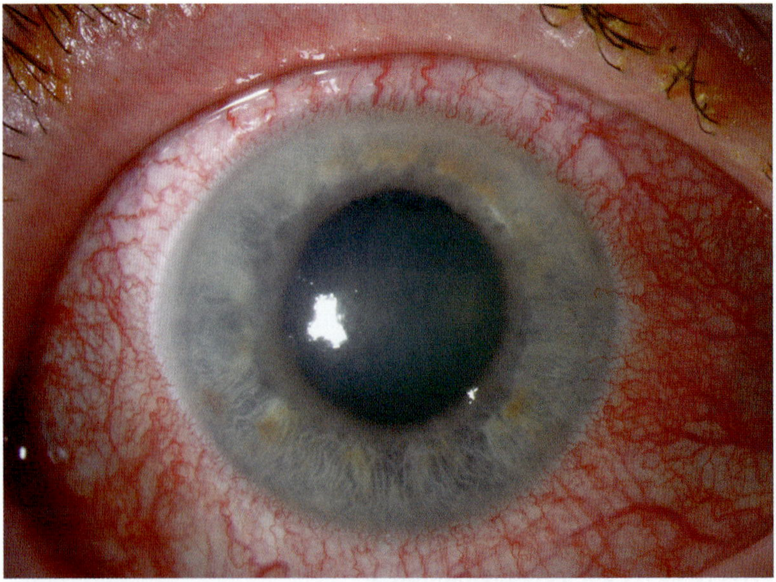

Abb. 9.3 Typisches Vorderabschnittsbild eines akuten Winkelblocks an der Spaltlampe. Durch den akuten Druckanstieg kommt es zu einer gemischten Injektion von Bindehaut und Sklera sowie zur Entwicklung eines Hornhautepithel- und Hornhautstromaödems. Die Pupille ist mittelweit und reagiert nicht mehr auf einfallendes Licht. [P853]

der akute Winkelblock zu lange, führt dies zu irreversiblen Schäden, die bis zur Erblindung des Auges führen können. Außerdem ist eine an einem akuten Winkelblock erkrankte Person durch starke Schmerzen, einen plötzlichen Visusverlust und etwaige systemische Nebenwirkungen wie Übelkeit und Bradykardie stark beeinträchtigt.

9.114 Wie wird ein akuter Winkelblock behandelt?

Das erste Ziel bei der Behandlung eines akuten Winkelblocks ist die Senkung des Augendrucks. Lokal können dazu Augentropfen gegeben werden, die die Kammerwasserproduktion durch das Ziliarkörperepithel drosseln (Betablocker, Alpha-2-Rezeptor-Agonisten und Carboanhydrase-Inhibitoren). Kommt es im Verlauf der nächsten 2 Stunden zu keiner ausreichenden Drucksenkung, so sollten intravenös Carboanhydrase-Inhibitoren oder Osmotika zur Entquellung des Glaskörpers gegeben werden, was meist zu einer deutlichen Drucksenkung führt. Als „ultima ratio" kann an der Spaltlampe auch mittels Indentationsgonioskopie versucht werden, den Kammerwinkel mittels Druck auf die zentrale Hornhaut und Verdrängung von Kammerwasser in den Kammerwinkel wieder kurzfristig zu eröffnen. Das Kammerwasser kann auf diesem Wege durch das Trabekelmaschenwerk forciert „hindurchgepresst" werden, um den Augendruck zu senken.

Pupillenverengende Augentropfen wie Pilocarpin sollten unter Vorbehalt verabreicht werden, da die Gefahr besteht, ein malignes Glaukom zu induzieren. Pilocarpin hat eine pupillenverengende Wirkung. Dadurch sollen im Kammerwinkel befindliche Anteile der peripheren Iris herausgezogen werden, um die Verlegung des Trabekelmaschenwerks zu lösen.

Allerdings führt Pilocarpin auch zu einer Kontraktion des M. ciliaris. Das führt dazu, dass sich dieser im Ziliarkörper befindliche Ringmuskel kontrahiert und seinen Durchmesser verringert. Im ungünstigsten Fall kann es dann zu einer Verlagerung des Ziliarkörpers nach anterior in Richtung Vorderkammer kommen, was zu einer weiteren Abflachung der Vorderkammer nach sich zieht und dann die Abflusswege des Kammerwassers noch stärker verlegt. Pilocarpin sollte erst 30–60 Minuten nach den anderen drucksenkenden Augentropfen einmalig gegeben werden. Führt die einmalige Gabe von Pilocarpin zu einer an der Spaltlampe nachweisbaren Verengung der Pupille, kann es auch wiederholt gegeben werden. Bleibt eine solche Wirkung aber aus, muss von einer druckbedingten Ischämie des M. sphincter pupillae ausgegangen werden. In diesen Fällen sollte kein weiteres Pilocarpin gegeben werden.

Die medikamentöse Therapie dient der Akutbehandlung des Winkelblocks. Die darauffolgende chirurgische Therapie mittels Iridotomie/Iridektomie und Katarakt-OP dient der Prophylaxe eines neuerlich auftretenden akuten Winkelblocks. Vorher sollte der Augeninnendruck durch die oben geschilderten Maßnahmen auf Werte unter 30 mmHg gesenkt werden. Mit der Iridotomie oder Iridektomie soll eine Verbindung zwischen hinterer und vorderer Augenkammer angelegt werden. Das Kammerwasser kann dann durch diesen Kurzschluss am Pupillarblock vorbei in die vordere Augenkammer abfließen.

Dieses kann mithilfe eines disruptiven Lasers (Nd:YAG-Laser = Neodym-dotierter Yttrium-Aluminium-Granat-Laser) oder chirurgisch im Operationssaal unter dem Mikroskop erfolgen. Kommt der Laser zum Einsatz, spricht man von einer **Laser-Iridotomie.** Wird diese im OP angelegt, spricht man von einer **chirurgischen Iridek-**

tomie. Die chirurgische Iridektomie sollte aufgrund der multiplen Gefahren eines chirurgischen Eingriffs mit Eröffnung des Auges nur dann durchgeführt werden, wenn eine suffiziente Iridotomie mit dem Laser nicht erfolgreich durchgeführt werden konnte. Das kann z. B. auch bei unkooperativen Patienten der Fall sein.

9.115 Was sollte bei der chirurgischen Therapie eines akuten Winkelblocks unbedingt ausgeschlossen werden?

Bevor mit einer chirurgischen Therapie des akuten Winkelblocks begonnen wird, muss unbedingt die Diagnose gesichert werden. Es sollte insbesondere ausgeschlossen werden, dass der Winkelblock durch eine andere Erkrankung des Auges hervorgerufen wurde, welche für ein Abflachen der Vorderkammer verantwortlich ist. Dies kann in seltenen Fällen durch einen großen Tumor oder durch eine akute Blutung im hinteren Augensegment bedingt sein. Das lässt sich allerdings leicht mittels Funduskopie in Miose oder, falls nicht möglich, mittels Ultraschall ausschließen. Auch ein Vergleich mit dem Partnerauge kann hilfreich sein, da meist auch hier eine flache Vorderkammer vorliegt.

9.116 Wie erfolgt die Iridotomie mit dem Laser?

Damit die Iridotomie mittels Laser gut durchgeführt werden kann, werden dem Patienten vorher Augentropfen zur Pupillenverengung und lokal anästhesierende Augentropfen verabreicht. Damit sich das Auge bei der Durchführung der Laser-Iridotomie so wenig wie möglich bewegen kann, wird ein Kontaktglas aufgesetzt. Meist wird zur Iridotomie das Kontaktglas nach Abraham eingesetzt, da es über eine eingebaute Lupe verfügt, die die Peripherie der Iris vergrößert. Gesucht wird eine möglichst periphere Vertiefung des Irisgewebes (**Iriskrypte**), an der möglichst keine durchschimmernden Irisgefäße zu sehen sind, um das Risiko einer Blutung, die dann möglicherweise auch den Einblick verschlechtert, gering zu halten.

Meist wird eine Position im oberen Quadraten für die Iridotomie gewählt, damit beim Blick geradeaus das Oberlid die Iridotomie verdeckt, und es zu keinen störenden monokularen Doppelbildern kommt, welche durch zusätzlich durch die Iridotomie durchtretende Lichtstrahlen verursacht werden. An dieser Lokalisation werden dann solange Laserherde appliziert, bis das Irisgewebe durchdrungen ist, was meist anhand eines plötzlich auftretenden Flusses von Kammerwasser und Irispigment zu erkennen ist. Blutungen aus verletzten Irisgefäßen können meist durch Erhöhung des Anpressdrucks des Kontaktglases auf das Auge zum Sistieren gebracht werden.

9.117 Wie führt man eine chirurgische Iridektomie durch?

Eine chirurgische Iridektomie wird im Operationssaal unter dem Mikroskop und unter aseptischen Bedingungen durchgeführt. Bei kooperativen Patienten lässt sich die Iridektomie in Lokalanästhesie (Peri- oder Retrobulbäranästhesie) durchführen. Ansonsten sollte der Eingriff in Allgemeinanästhesie erfolgen. Die operativen Vorbereitungen wie Oberflächendesinfektion und steriles Abdecken werden wie bei allen anderen Operationen in der Augenheilkunde durchgeführt. Um in die Vorderkammer und zur Iris zu gelangen, muss ein Schnitt durch die periphere Hornhaut mittels Parazenthese- oder Tunnelmesser erfolgen. Die Iris wird dann durch diesen

Schnitt mit einer Pinzette gegriffen, und durch den Schnitt nach außen gezogen. Die Iris wird dann in unmittelbarer Nähe vom Hornhautschnitt mittels Schere abgesetzt. Dabei ist es wichtig, dass das **gesamte** Irisgewebe durchtrennt wird, damit später auch wirklich eine durchgängige Verbindung zwischen vorderer und hinterer Augenkammer entsteht. Die übrige noch im Hornhautschnitt befindliche Iris wird dann mittels Vorderkammerspülung oder Irisspatel zurück in die Vorderkammer reponiert. Zum Verschluss des Hornhautschnitts bedarf es meist keiner Naht bei lamellärer Schnittführung.

9.118 Was ist ein malignes Glaukom?

Bei einem malignen Glaukom kommt es, anders als beim akuten Winkelblock, bei Pupillarblock oder Plateauiris-Syndrom zu einer Verlagerung von **Iris, Ziliarkörper und Linse** nach anterior und hierdurch zu einer Verlegung des Kammerwinkels und des Kammerwasserabflusses mit starkem Augeninnendruckanstieg. Das Kammerwasser kann dann nicht an Iris und Linse vorbei in die Vorderkammer fließen, sondern strömt nach posterior in den Glaskörperraum. Hierdurch steigt der Druck im Glaskörper an, sodass der anteriore Anteil des Glaskörpers die davor befindliche Linse mit der Iris in Richtung Vorderkammer drückt.

Anders als beim akuten Winkelblock wird zur Behandlung des malignen Glaukoms der **Ziliarmuskel mittels atropinhaltiger Augentropfen gelähmt.** Die Hemmung des Ziliarmuskels vergrößert dessen Durchmesser und führt dazu, dass beim malignen Glaukom die nach anterior und damit in Richtung Vorderkammer dislozierten Anteile des Ziliarmuskels sich wieder nach posterior bewegen und dabei Teile der peripheren Iris aus dem Kammerwinkel herausziehen. Die Applikation von pupillenverengenden Augentropfen, wie es bei der Behandlung des akuten Winkelblocks notwendig ist, sind bei der Behandlung des malignen Glaukoms **absolut kontraindiziert.** Davon abgesehen erfolgt die lokale und systemische Senkung des Augendrucks beim malignen Glaukom wie beim akuten Winkelblock.

Die Anlage einer Iridotomie mit dem Laser kann versucht werden, führt aber häufig nicht zu einer langanhaltenden Drucksenkung. Zur definitiven Behandlung des absoluten Winkelblocks ist häufig die Durchführung einer Vitrektomie mit Anlage einer chirurgischen Iridektomie notwendig, um den Mechanismus des malignen Glaukoms zu durchbrechen, die Architektur der Vorderkammer wiederherzustellen und den Augeninnendruck langfristig zu senken.

9.119 Warum ist die Unterscheidung zwischen akutem Winkelblock und malignem Glaukom wichtig?

Die Unterscheidung zwischen akuten Winkelblock und malignen Glaukom im akuten Stadium der Erkrankung kann durchaus schwierig sein, ist aber aufgrund der unterschiedlichen Behandlungswege beider Erkrankungen von großer Wichtigkeit. Beim malignen Glaukom sind Iris und Linse nach anterior disloziert, sodass die Vorderkammer fast komplett aufgehoben erscheint. Beim akuten Winkelblock ist die periphere Vorderkammer stark abgeflacht, aber der Abstand zwischen Hornhautinnenseite und Linse erscheint nur wenig verkleinert. In fraglichen Fällen kann eine Untersuchung mittels UBM und die Darstellung von nach **anterior dislozierten Ziliarkörperzotten** die Unterscheidung vereinfachen.

MERKE

1. Der Kammerwinkel sollte bei der Gonioskopie in der **gesamten Zirkumferenz** untersucht werden.
2. Bei engem Kammerwinkel kann der Einblick verbessert werden, indem man den Patienten **in die Richtung** des Spiegels blicken lässt.
3. Der Kammerwinkel in der **unteren** Zirkumferenz ist meistens weiter geöffnet und stärker pigmentiert.
4. Bei der Gonioskopie sollte die Pupille medikamentös **nicht** beeinflusst werden.
5. Bei der **Indentationsgonioskopie** wird ein Gonioskop eingesetzt, dessen Kontaktfläche einen **kleineren** Durchmesser als die Hornhaut hat.
6. Die Schwalbe-Linie ist relativ sicher anhand des **doppelten Lichtband-Zeichens** zu erkennen.
7. Der Kammerwinkel ist aufgrund der **totalen inneren Reflexion** der Hornhaut nicht direkt von außen einsehbar.
8. Der **van-Herrick-Test** reicht meist zur Beurteilung der Vorderkammertiefe aus.
9. Zu einem akuten Winkelblock kommt es, wenn der Kammerwinkel durch nach anterior disloziertes Irisgewebe **verschlossen** wird.
10. In den meisten Fällen wird ein akuter Winkelblock durch einen **Pupillarblock** hervorgerufen.
11. Akute Winkelblöcke und Winkelblockglaukome haben eine höhere Prävalenz in Ostasien, **obwohl** dort auch das Vorliegen einer **Achsenmyopie** weit verbreitet ist.
12. Vor **jeder** chirurgischen Intervention bei einem akuten Winkelblock muss mittels Funduskopie in Miose oder mittels Ultraschalluntersuchung das Vorliegen raumfordernder Pathologien am Augenhintergrund ausgeschlossen werden.
13. Bei einem malignen Glaukom kommt es zu einer Verlagerung von **Iris, Ziliarkörper** und **Linse** nach anterior.
14. Mittels UBM können malignes Glaukom und akuter Winkelblock voneinander unterschieden werden.

Sekundärglaukome

9.120 Was versteht man unter einem Sekundärglaukom?

Unter einem Sekundärglaukom versteht man ein Glaukom, welches **sekundär,** also infolge einer anderen Erkrankung des Auges, entstanden ist. Dies können Gefäßerkrankungen wie ein Verschlussprozess der Arteria oder Vena centralis retinae, verschiedene Uveitisformen oder eine proliferative diabetische Retinopathie sein. Ihnen gemeinsam ist, dass neben der Behandlung des Glaukoms die Behandlung der zugrunde liegenden Erkrankung im Vordergrund steht. Die ausreichende Behandlung des entstandenen Sekundärglaukoms ist allerdings auch von großer Wichtigkeit und darf nicht übersehen werden, da ansonsten auch hierdurch eine Erblindung des betroffenen Auges droht.

Abhängig von der jeweiligen Definition werden auch solche Glaukomformen zu den Sekundärglaukomen gezählt, die nicht Folge einer systemischen Erkrankung, sondern durch primäre Veränderungen des Auges begründet sind. Hierzu zählen z. B. das Pseudoexfolitationsglaukom und das Pigmentdispersionsglaukom.

9.121 Welche Sekundärglaukome gibt es?

Generell unterscheidet man zwischen Sekundärglaukomen mit einem offenen und solchen mit einem verschlossenen Kammerwinkel. Außerdem unterscheidet man zwischen Sekundärglaukomen mit einer behandelbaren Grunderkrankung und solchen, deren zugrunde liegende Erkrankung nicht behandelt werden kann.

9.122 Was ist ein Neovaskularisationsglaukom?

Bei einem Neovaskularisationsglaukom erhöht sich durch eine pathologische Neubildung von Gefäßen im Bereich des vorderen Augenabschnitts und des Kammerwinkels der Abflusswiderstand und hierdurch der Augeninnendruck. Zu Gefäßneubildungen kann es im Rahmen von vaskulären Verschlussprozessen oder bei der proliferativen Form der diabetischen Retinopathie kommen. Gemeinsam ist diesen Erkrankungen der Netzhaut, dass es infolge einer Minderperfusion mit dadurch begründeter Ischämie zur verstärkten Produktion und Sezernierung des vascular endothelial growth factor (VEGF) und anderer vasoproliferativen Mediatoren in den Glaskörperraum und von hier auch ins Kammerwasser kommt. Diese so zusätzlich entstandenen Mediatoren führen dann zu einer Gefäßproliferation im gesamten Augeninnenraum.

9.123 Worauf sollte bei der Behandlung eines Neovaskularisationsglaukoms besonders geachtet werden?

Bei der Behandlung eines Neovaskularisationsglaukoms steht wie oben beschrieben neben der Behandlung des Glaukoms und des erhöhten Augeninnendrucks die zügige und suffiziente Behandlung der zugrunde liegenden Erkrankung im Vordergrund.

Zur Minderung der VEGF-Ausschüttung durch die Netzhaut kann eine Scatter-Laser-Koagulation ischämischer Netzhautareale und ggf. die intravitreale Behandlung mit Antikörpern gegen VEGF angezeigt sein. Zur Sicherung der Diagnose sollte im Vorfeld eine Fluoreszenzangiografie mit Darstellung der ischämischen Netzhautareale durchgeführt werden.

Der Augeninnendruck kann mittels Augentropfen oder systemisch wirkender Medikamente gesenkt werden, allerdings sollte hier auf die Behandlung mittels Miotika (Beeinträchtigung der Blut-Kammerwasser-Schranke) oder Prostaglandin-Analoga (uveitischer Reiz) möglichst verzichtet werden. Darüber hinaus sollte der Ziliarkörper mit atropinhaltigen Augentropfen gelähmt werden, um den Entzündungszustand gering zu halten und unter anderem auch einen schmerzhaften Reizzustand des Ziliarkörpers zu verringern.

9.124 Was ist ein Pigmentdispersionsglaukom?

Bei einem Pigmentdispersionsglaukom kommt es zur Aussaat von Pigment in das Kammerwasser, das dann das Trabekelmaschenwerk verstopft und zu einer Erhöhung des Abflusswiderstands führt und auf diese Weise den intraokularen Druck erhöht. In den allermeisten Fällen stammt das Pigment von der Irisrückfläche. Der zugrunde liegende Mechanismus ist ein Reiben der Irisrückfläche an Zonula und Linsenvorderfläche jedes Mal, wenn sich die Pupille verengt oder erweitert. Ist nur der Augendruck erhöht und es noch zu keinem sichtbaren Defekt an der Papille gekommen, spricht man von einem Pigmentdispersionssyndrom, ansonsten von einem Pigmentdispersionsglaukom.

Pathognomonisch für beide Erkrankungen ist eine tiefbraune bis schwarze Verfärbung des Trabekelmaschenwerks, die in der Gonioskopie sichtbar ist. Außerdem findet sich hier häufig eine Pigmentierung der Schwalbe-Linie (**Sampaolesi-Linie**). Während der Gonioskopie kann bei weiter Pupille auch Pigment in der **Zonula** und an der **Linsenrückfläche** beobachtet werden. Als Erstes fallen bei der Untersuchung an der Spaltlampe meist eine vertikal verlaufende Pigmentierung an der Hornhautinnenfläche (**Krukenberg-Spindel**) und eine vermehrte Durchleuchtbarkeit der Iris während der Retroillumination (**Kirchenfensterphänomen**) auf. Typischerweise sind Patienten mit Pigmentdispersionsglaukom/-syndrom jung, männlich und myop und es handelt sich in der überwiegenden Zahl der Fälle um eine beidseitige Erkrankung.

9.125 Gibt es Besonderheiten bei der Behandlung des Pigmentdispersionsglaukoms? Worauf gilt es besonders zu achten?

Eine der ersten Maßnahmen bei der Behandlung des Pigmentdispersionsglaukoms/-syndroms kann die Anlage einer peripheren Iridotomie (mittels Laser) sein. Der Wirkmechanismus dabei ist, dass durch die Anlage eines solchen Kurzschlusses zwischen hinterer und vorderer Augenkammer ein Druckausgleich geschaffen wird. Die häufig bei diesen Augen vorliegende Durchbiegung peripheren und mittelperipheren Irisgewebes nach hinten soll durch die Anlage der Iridotomie verringert werden. Bei Erfolg dieser Maßnahme kommt es im Verlauf zu einem Abflachen der Iris in diesen Bereichen und hierdurch zu weniger Reibung zwischen Irispigmentblatt, Linse und Zonula und damit zu einer Verringerung der weiteren Pigmentaussaat und Verstopfens des Trabekelmaschenwerks.

Drüber hinaus sollte außerdem auf die Gabe von Prostaglandin-Analoga bei der lokalen Behandlung des Pigmentdispersionsglaukoms/-syndroms verzichtet werden, um eine weitere Verstärkung des Pigmentabriebs aus dem Irispigmentblatt zu verhindern. Schließlich sollte die Indikation zur Laser-Trabekuloplastik **zurückhaltend** gestellt werden, denn durch diese kann es zu einem verstärkten Aufwirbeln von im Trabekelmaschenwerk befindlichen Pigmentgranula kommen und so eine ausgeprägte Augeninnendruckspitze provoziert werden.

9.126 Was ist ein Pseudoexfoliationsglaukom (PEX-Glaukom)?

Das Pseudoexfoliationssyndrom ist vor allem eine Erkrankung der Linse. Dabei reibt die Iris an der Linsenvorderfläche, wodurch es zu einer Abschilferung des Materials der Linsenkapsel kommt.

Dieses Pseudoexfoliationsmaterial setzt sich dann wiederum im Kammerwinkel ab und verstopft das Trabekelmaschenwerk. Dadurch steigen der Abflusswiderstand des Kammerwassers und der Augeninnendruck im Verlauf der Erkrankung an.

Bei diesen Prozessen handelt es sich um eine chronische, über Jahre und Jahrzehnte entwickelnde Veränderung. Meist lässt sich der intraokulare Druck anfangs noch suffizient mithilfe von Medikamenten senken. Der Abflusswiderstand nimmt durch weitere Aussaat von Pseudoexfoliationsmaterial aber kontinuierlich zu und der Augeninnendruck steigt weiter an, bis die medikamentöse Therapie nicht mehr ausreicht und eine chirurgische Intervention geplant werden muss, um den Druck zu senken.

Eine weitere Besonderheit beim Pseudoexfoliationsglaukom ist die häufige Verbreitung unter Menschen **skandinavischer** oder **slawischer** Abstammung. Darüber hinaus wurde auch beschrieben, dass bei Patienten mit einem Pseudoexfoliationsglaukom auch vaskuläre Ablagerungen von Pseudoexfoliationsmaterial zu finden sind und daher eine entsprechende Überwachung und Mitbehandlung durch Hausarzt und Internisten empfohlen werden sollte.

9.127 Ist das Pseudoexfoliationsmaterial beim Pseudoexfoliationsglaukom sichtbar und wo im Auge kann es gefunden werden?

Am stärksten ist das Pseudoexfoliationsmaterial an seinem Ursprungsort an der **vorderen Linsenkapsel** ausgeprägt und hier auch leicht zu erkennen, wenn die Pupille weit gestellt ist. Schwieriger gestaltet sich allerdings die Situation bei pseudophaken Augen, bei denen durch die Katarakt-OP die vordere Linsenkapsel zum größten Teil fehlt und deren verbliebenen Reste so alteriert sind, dass das Pseudoexfoliationsmaterial nicht ohne Weiteres zu erkennen ist. In diesen Fällen muss am **Pupillarsaum,** am **Hornhautendothel** und im **Kammerwinkel** nach Pseudoexfoliationsmaterial gesucht werden. Darüber hinaus findet man bei vielen Patienten im Kammerwinkel eine sogenannte Sampaolesi-Linie (verstärkte Pigmentierung der Schwalbe-Linie). Die Sampaolesi-Linie ist ein unspezifisches Zeichen für eine erhöhte Pigmentierung und findet sich außer beim Pseudoexfoliationssyndrom und Pseudoexfoliationsglaukom außerdem gehäuft beim Pigmentdispersionssyndrom und -glaukom, wurde allerdings historisch zuerst bei Patienten mit Pseudoexfoliationsglaukom beschrieben.

9.128 Worauf ist bei der Behandlung eines Pseudoexfoliationsglaukoms besonders zu achten?

Wichtig bei der Behandlung eines Pseudoexfoliationsglaukoms ist die Aufklärung des Patienten über die Natur der Erkrankung mit einem weiteren Voranschreiten der Exfoliation und einer in den meisten Fällen beidseitig vorliegenden Erkrankung. Das Pseudoexfoliationsglaukom liegt in der überwiegenden Zahl der Fälle an beiden Augen vor, die Ausprägung der Erkrankung kann allerdings deutlich seitendifferent sein und anfangs scheinbar lange nur an einem Auge nachgewiesen werden. Die weitere Aussaat von Pseudoexfoliationsmaterial aus der vorderen Linsenkapsel kann bisher nicht medikamentös beeinflusst oder aufgehalten werden. Daher sollten regelmäßige Kontrollen beim Augenarzt mit Augeninnendruckmessung erfolgen, um den Zeitpunkt möglichst nicht zu verpassen, an dem eine chirurgische Behandlung des Glaukoms angezeigt ist. Des Weiteren lassen sich Pseudoexfoliationsglaukome mit allen zur Verfügung stehenden Substanzklassen zur Augeninnendrucksenkung behandeln.

Besonderheiten ergeben sich allerdings bei der Katarakt-OP an Augen mit Pseudoexfoliationsglaukom. Erstens muss während oder im Vorfeld der Katarakt-OP mit einer **schwachen Zonula** gerechnet werden, weshalb das **Operationstrauma möglichst gering** gehalten werden sollte. Zweitens muss postoperativ mit einer **Dekompensation des Augeninnendrucks** gerechnet werden. Diese ist durch das Aufwirbeln des Pseudoexfoliationsmaterials in der Vorderkammer während der Operation bedingt. Meist lässt sich die so entstandene Spitze des Augeninnendrucks gut medikamentös behandeln und bedarf akut nur in Ausnahmefällen einer chirurgischen Intervention.

9.129 Was ist der Unterschied zwischen Pseudo exfoliation und manifester Exfoliation der Linse?

Tatsächlich gibt es neben einer Pseudoexfoliation auch eine manifeste Exfoliation der Linsenkapsel. Die manifeste Exfoliation ist allerdings nur anzutreffen, wenn Auge und Linse lange Zeit starker Hitze und ultravioletter Strahlung ausgesetzt werden. Dieses war früher häufig bei Glasbläsern anzutreffen und wird daher auch als Glasbläserkatarakt bezeichnet.

9.130 Gibt es weitere Glaukomformen, die mit der Linse assoziiert sind?

Bei sehr vorangeschrittenen Linsentrübungen kann sich das Linsenmaterial verflüssigen und durch die intakte Vorderkapsel in die vordere Augenkammer gelangen und den Kammerwinkel und das Trabekelmaschenwerk verstopfen. Dies führt zu einem plötzlichen, sehr stark ausgeprägten Augeninnendruckanstieg. Dieser Zustand wird als **phakolytisches** Glaukom bezeichnet (siehe auch ▶ 2.65).

9.131 Wie unterscheidet man ein phakolytisches Glaukom von einem akuten Winkelblock?

Beide Formen der akuten Augeninnendruckdekompensation lassen sich einfach an der Spaltlampe voneinander unterscheiden. Beim akuten Winkelblock ist die Vorderkammer sehr flach oder aufgehoben und die Pupille ist mittelweit und reagiert nicht adäquat auf einfallendes Licht. Beim phakolytischen Glaukom ist die Vorderkammer eher normaltief, es besteht ein ausgeprägter Zellreiz in der Vorderkammer und die Pupille reagiert meist auf Licht. Der Zellreiz in der Vorderkammer ist meist auch so stark ausgeprägt, dass sich die Zellen und einwandernde das Linsenmaterial phagozytierende Makrophagen im unteren Teil der Vorderkammer absetzen und ein Hypopyon bilden.

9.132 Wie wird ein phakolytisches Glaukom behandelt?

Das phakolytische Glaukom wird lokal antiinflammatorisch und antiglaukomatös behandelt. Wenn Entzündungsreiz und Augeninnendruck stabilisiert sind, was meist nach 1–2 Tagen der Fall ist, sollte die Katarakt-OP kurzfristig erfolgen. Dabei sollte aber Vorsicht geboten sein, da die Linsenkapsel, bedingt durch das gequollene Linsenmaterial, stark unter Spannung stehen kann und bei der Kapsulorhexis dazu tendiert, in Richtung Peripherie auszureißen.

9.133 Was sind traumatisch bedingte Glaukome?

Traumatisch bedingte Glaukome treten meist infolge eines stumpfen Traumas/einer Contusio bulbi auf. Akut kann der Augeninnendruckanstieg durch Blut in der Vorderkammer bedingt sein, wenn es z. B. zu Einrissen in der Iris gekommen ist. Dieses wird dann auch als **hämorrhagisches Glaukom** bezeichnet (siehe auch ▶ 17.36). Das Blut in der Vorderkammer verstopft das Trabekelmaschenwerk und führt so zu einer Erhöhung des Augeninnendrucks. Meistens reicht in diesen Fällen eine vorübergehende lokale Behandlung der erhöhten Augeninnendrucklage mit entsprechenden Augentropfen aus. Das Blut wird binnen weniger Tage resorbiert und die Augeninnendrucklage normalisiert sich wieder.

Wenn es allerdings zu stärkeren Blutungen in die Vorderkammer gekommen ist, sodass der Hauptteil des Vorderkammervolumens mit Blut gefüllt ist, so kann es sein, dass eine chirurgische Vorderkammerspülung notwendig wird, um das Blut zu entfernen und den Augeninnendruck wieder zu normalisieren. Dies sollte aber erst dann erfolgen, wenn der Augeninnendruck **mehr als 5 Tage** trotz maximaler lokal und systemisch applizierter Therapie **höher als 35 mmHg** liegt. Ist der Augeninnendruck massiv erhöht auf Werte **größer als 50 mmHg,** so sollte die Vorderkammerspülung bereits früher nach 1–2 Tagen erfolgen.

9.134 Kann ein Glaukom auch eine Langzeitfolge eines Traumas sein?

Ein Glaukom kann sich auch lange nach einem Bulbustrauma entwickeln. Das ursächliche Trauma muss dabei auch nicht besonders ausgeprägt gewesen sein. Vor allem **einseitig auftretende Glaukome bei jungen Patienten** sollten an eine traumatische Ursache denken lassen. Auch größere penetrierende Augenverletzungen können zur Entwicklung eines traumatischen Glaukoms führen, wenn die Linsenkapsel eröffnet wurde, Irisdefekte entstehen, die den Kammerwinkel in größeren Bereichen verlegen und Linsenmaterial in die Vorderkammer gelangt ist, oder Nähte im Bereich von Hornhaut und Sklera zu einer bis in den Kammerwinkel hineinreichenden Verziehung des Gewebes führen.

Ursache für ein solches Sekundärglaukom sind meistens traumatische Veränderungen im Kammerwinkel, die an der Spaltlampe **nur mittels Gonioskopie** erkannt werden können. Es kann infolge eines Traumas zu Einrissen im Kammerwinkel und in deren Folge zur Entwicklung von Narben kommen. Die normale Kammerwinkelarchitektur ist dann pathologisch verändert und es kann zu einer chronischen Erhöhung von Abflusswiderstand und Augeninnendruck kommen. Folgen solcher Einrisse des Kammerwinkels können bei der Gonioskopie als ungewöhnlich tiefe Kammerwinkelbereiche imponieren und werden als **Rezessus** bezeichnet.

9.135 Kann ein Glaukom auch Folge einer intraokularen Entzündung oder einer Infektionskrankheit sein?

Es gibt verschiedene **infektiös** und **nicht-infektiös** bedingte Entzündungen des Auges, die mit der Entwicklung eines Glaukoms einhergehen. Ein Beispiel für eine infektiös bedingte Entwicklung eines Glaukoms ist die chronische Infektion mit dem Herpes-simplex-Virus. Eine nicht-infektiös bedingte chronische Entzündung, die mit der Entwicklung eines Glaukoms einhergeht, ist das Fuchs-Uveitis-Syndrom (siehe ▶ 11.42).

9.136 Worum handelt es sich bei einem ICE-Syndrom?

Beim ICE-Syndrom handelt es sich um eine meist einseitige anlagebedingte Störung des Hornhautendothels. Man nimmt an, dass die Hornhautendothelzellen ihre Fähigkeit zur Zellteilung nicht wie normalerweise nach Abschluss der Augenentwicklung verloren haben. Das Hornhautendothel überwuchert dann den Kammerwinkel und die Irisvorderfläche. Daher auch die Bezeichnung ICE-Syndrom (iridokorneales endotheliales Syndrom). Durch das Überwuchern des Kammerwinkels und des Trabekelmaschenwerks kommt es zum Anstieg des Kammerwasserabflusswiderstands und des Augeninnendrucks. Außerdem kommt es zu einer Verziehung der Pupille (**Korektopie**) und bei weiterem Voranschreiten der Erkrankung zur Ausbildung scheinbar mehrerer Pupillen (**Polikorie**).

Die Behandlung eines Sekundärglaukoms infolge eines ICE-Syndroms ist ausgesprochen schwierig, da es aufgrund der zunehmenden Verlegung des Trabekelmaschenwerks zu hohen Augeninnendruckwerten kommt und meist eine chirurgischen Intervention notwendig ist. Man nimmt an, dass durch die sich weiterhin teilenden Endothelzellen die meisten chirurgischen Interventionen nicht anhaltend von ausreichendem Erfolg sind.

9.137 Was ist ein Kortisonglaukom?

Sowohl die systemische als auch die topische Gabe von Kortison und entsprechenden Derivaten können am Auge Veränderungen im Trabekelmaschenwerk induzieren, was kurzfristig zu einer Erhöhung des Augeninnendrucks führt. Daher sollte jedem Patienten, der aufgrund einer Erkrankung Kortison **lokal** oder **systemisch** verabreicht werden muss (COPD, Neurodermitis, Colitis ulcerosa, Immunmodulation bei Autoimmunerkrankungen u. v. a.) **nach Beginn** der Therapie eine Kontrolluntersuchung beim Augenarzt mit Bestimmung des Augeninnendrucks nahegelegt werden. Eine augenärztliche Kontrolle vor Beginn der Therapie mit Kortison ist nicht sinnvoll und sollte frühestens 1–2 Wochen nach Beginn der Therapie stattfinden, da der Augeninnendruck nicht sofort mit der ersten Einnahme eines kortisonhaltigen Medikaments ansteigt. Typischerweise steigt der Augeninnendruck unter Kortisontherapie auf Werte > 25 mmHg an. Die Indikation zur Therapie mit Kortison sollte in diesen Fällen neuerlich überdacht und ggf. umgestellt werden.

9.138 Wie führt ein erhöhter episkleraler Venendruck zur Entwicklung eines Sekundärglaukoms?

Das Kammerwasser fließt über den Schlemm-Kanal und Kollektorkanälchen in den venösen Schenkel der Episklera- und Bindehautgefäße ab. Ist der Druck in diesen Gefäßen über das normale Maß erhöht, kann das Kammerwasser nicht gegen diesen Druck abfließen und staut sich zurück bis in den Schlemm-Kanal, was auch mittels Gonioskopie an der Spaltlampe sichtbar gemacht werden kann. Dieser Rückstau führt dann zu einer Erhöhung des Augeninnendrucks. Ist der Druck in diesen Gefäßen erhöht, sind sie verdickt, stärker geschlängelt und treten leicht hervor. Geht dieses mit der Entwicklung eines akuten Exophthalmus, Doppelbildsehen, Kopfschmerzen und mit der Wahrnehmung von rauschenden Ohrengeräuschen einher, muss an das Vorliegen einer arteriovenösen-(AV)-Fistel gedacht werden und eine entsprechende Bildgebung mit ggf. radiologischer Intervention zum Verschluss einer solchen Fistel kurzfristig in die Wege geleitet werden.

9.139 Was für andere (seltene) Ursachen gibt es für die Entwicklung eines Sekundärglaukoms?

Ein Sekundärglaukom kann in seltenen Fällen auch aufgrund einer perforierenden Verletzung mit intraokular verbliebenem Fremdkörpermaterial entstehen, wenn der Fremdkörper sich langsam auflöst und im Falle von Eisen (Siderosis) oder Kupfer (Chalkosis) toxische Wirkung hat und darüber zur Entwicklung eines erhöhten Augeninnendrucks und Sekundärglaukom führt.

Schwere Verätzungen können ebenfalls zur Entwicklung eines Sekundärglaukoms führen, wenn beispielsweise die Kammerwasserabflusswege durch die Verätzung kompromittiert sind, das Kammerwasser gegen den erhöhten Abflusswiederstand nicht mehr regulär abfließen kann und sich zurückstaut, und so zu einer Erhöhung des intraokularen Drucks führt.

Schließlich können auch intraokulare Tumoren zur Entwicklung eines Sekundärglaukoms führen, wenn sie beispielsweise den Kammerwinkel verlegen und so zu einer Erhöhung des Abflusswiderstands führen.

MERKE

1. Beim Pigmentdispersionsglaukom ist mittels Gonioskopie Pigment verstärkt in **Trabekelmaschenwerk, Zonula** und **Linsenrückfläche** zu beobachten.
2. Pigmentdispersionsglaukome können von einer peripheren Iridotomie profitieren.
3. Die Indikation zur ALT sollte beim Pigmentdispersionsglaukom **zurückhaltend** gestellt werden.
4. Pseudoexfoliationsglaukome sind häufiger bei Menschen **skandinavischer** oder **slawischer** Abstammung.
5. Das Pseudoexfoliationsmaterial ist an **Linsenvorderfläche, Pupillarsaum, Hornhautendothel** und im **Kammerwinkel** zu finden.
6. Augen mit Pseudoexfoliationsglaukom verfügen häufig über eine **schwache Zonula** und neigen nach Katarakt-OP zur **Tensiodekompensation.**
7. Beim hämorrhagischen Glaukom sollte eine chirurgische Vorderkammerspülung erfolgen, wenn der Augendruck **5 Tage > 35 mmHg** beträgt, oder früher, wenn trotz maximaler Therapie der Augendruck **> 50 mmHg** liegt.
8. Vor allem **einseitig auftretende Glaukome** bei jungen Patienten sollten an eine traumatische Ursache denken lassen.

Literatur

Alward WLM, Longmuir RA. Color Atlas of Gonioscopy. 2nd ed. American Academy of Ophthalmology, 2008.

Bonomi L, Marchini G, Marraffa M, et al. Epidemiology of angle-closure glaucoma: prevalence, clinical types, and association with peripheral anterior chamber depth in the Egna-Neumarket Glaucoma Study. Ophthalmology 2000; 107: 998–1003.

European Glaucoma Society Terminology and Guidelines for Glaucoma, 4th Edition – chapter 1–3. British journal of ophthalmology 2017; 101:1–195.

Quigley HA. Neuronal death in glaucoma. Prog Retin Eye Res 1999; 18: 39–57.

Quigley HA, Broman AT. The number of people with glaucoma worldwide in 2010 and 2020. Br J Ophthalmol. 2006; 90: 262–267.

Shaarawy TM, Sherwood MB, Hitchings RA. Glaucoma. 2nd ed. Philadelphia: Saunders, 2014.

Weinreb RN, Khaw PT. Primary open-angle glaucoma. Lancet 2004; 363: 1711–1720.

Yanoff M, Duker JS. Ophthalmology, 4th ed. Oxford: Saunders Elsevier Ltd, 2014.

9

10 Glaskörper und Netzhaut

Sandra Liakopoulos und Marc Schargus

Altersabhängige Makuladegeneration

10.1 Was ist eine altersabhängige Makuladegeneration?

Die altersabhängige Makuladegeneration (AMD) ist die Hauptursache für einen signifikanten, irreversiblen zentralen Sehverlust in der westlichen Welt. Sie ist gekennzeichnet durch altersbedingte Veränderungen der neurosensorischen Netzhaut, des retinalen Pigmentepithels (RPE) und der Choriocapillaris im Bereich der Makula. Die Makula ist eine runde Fläche innerhalb der großen temporalen Gefäßarkaden, deren Radius etwa dem zweifachen Papillendurchmesser entspricht und deren Zentrum die Fovea bildet, die Stelle des schärfsten Sehens (▶ Abb. 10.1).

10.2 Wie häufig ist die altersabhängige Makuladegeneration?

Die epidemiologischen Daten für die AMD weichen je nach betrachteter Quelle erheblich voneinander ab. Weltweit sind schätzungsweise ca. 30–50 Mio. Menschen betroffen, von denen rund 10–15 % an der neovaskulären Form leiden. Für Deutschland ergeben epidemiologische Berechnungen, dass etwa 270.000–485.000 Patienten an einer neovaskulären AMD erkrankt sind. Die jährliche Neuerkrankungsrate liegt bei 35.000–50.000 Fällen. Das Risiko steigt mit zunehmendem Alter deutlich an: während nur **0,5–1 %** der 60-Jährigen an einer neovaskulären AMD leiden, sind unter den 80-Jährigen bereits etwa **5 %** und bei den 85- bis 90-Jährigen sogar **10–15 %** betroffen.

10.3 Welche Risikofaktoren für die Entwicklung der altersabhängigen Makuladegeneration sind bekannt?

Die AMD ist eine multifaktorielle Erkrankung. Der wichtigste Risikofaktor für die Entstehung einer AMD ist neben dem Alter eine genetische Prädisposition. Von besonderer Bedeutung sind Polymorphismen, die das Komplementfaktor-H-(**CFH-**) **Gen** auf Chromosom 1q32 sowie den Chromosomenlocus 10q26, der die Gene **ARMS2** (oder LOC387715) und HTRA1 trägt, betreffen. Gemeinsam sind diese genetischen Varianten nach Schätzungen für mehr als 50 % der AMD-Fälle verant-

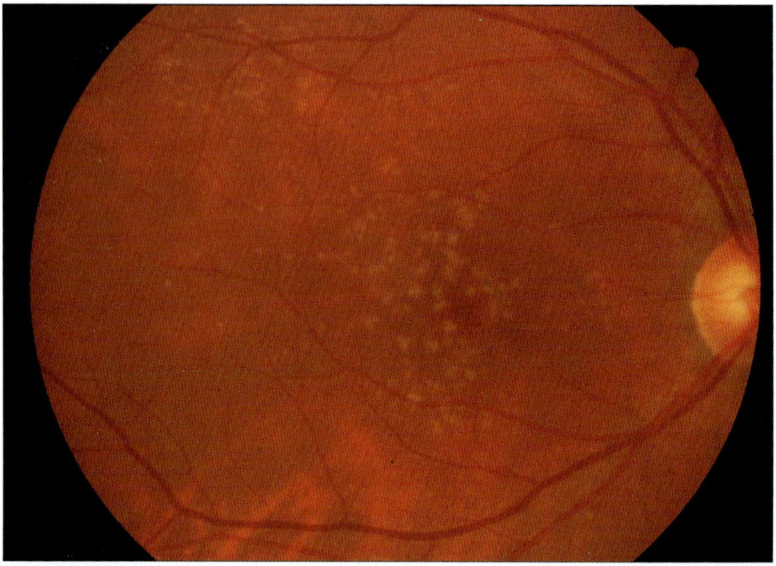

Abb. 10.1 Drusen und Pigmentveränderungen im Bereich der Makula bei altersabhängiger Makuladegeneration [P868]

wortlich. Darüber hinaus konnte eine Relevanz weiterer Gene des **Komplement-Signalwegs** (z. B. C3, C2 und CFI) sowie von Genen des HDL-Stoffwechsels (z. B. LIPC) und des Apolipoprotein-E-(APOE-)Gens nachgewiesen werden. Weitere relevante Risikofaktoren sind das Rauchen, weibliches Geschlecht, ein erhöhter Body-Mass-Index, kardiovaskuläre Erkrankungen (z. B. arterielle Hypertonie) und erhöhte CRP-Spiegel.

10.4 Beschreiben Sie die Pathogenese der AMD.

Die Pathogenese der AMD ist **multifaktoriell** und nicht abschließend geklärt. Komponenten des Krankheitsgeschehens sind oxidativer Stress, chronische Entzündungsprozesse, eine Akkumulation von Lipofuszein in retinalen Pigmentepithelzellen (RPE), Alterationen der Bruch-Membran sowie eine verminderte Durchblutung der Choriocapillaris. In der Frühphase der AMD entstehen Drusen als Ablagerungen von extrazellulärem Material (vorrangig Lipide und Proteine) auf Höhe der Bruch-Membran. In der Spätphase der Erkrankung entwickelt sich eine zunehmende Atrophie von RPE, Choriocapillaris und neurosensorischer Retina und/oder eine makuläre Neovaskularisation (MNV). Makuläre Neovaskularisationen, die aus der Aderhaut entstehen, nennt man chorioidale Neovaskularisationen (CNV). In der Bruch-Membran führen eine verstärkte Vernetzung des Kollagens und lipoide Ablagerungen zu einer Verdickung sowie einer verminderten Permeabilität. Die resultierende Hypoxie der RPE-Zellen führt zu einer verstärkten Expression des proangiogenetischen vascular endothelial growth factor (VEGF) und einer verminderten Expression des antiangiogenetischen pigment epithelium-derived factor (PEDF).

Tab. 10.1 Klassifikation der AMD nach dem „Beckman Initiative for Macula Research Classifiation Commitee“ (Ferris et al. 2013)

Klassifikation der AMD	Definition
Keine altersabhängigen Veränderungen	Keine Drusen und keine AMD-assoziierten Pigmentveränderungen*
Normale Altersveränderungen	Nur Drupelets (kleine Drusen ≥ 63 µm), keine AMD-assoziierten Pigmentveränderungen*
Frühe AMD	Mittelgroße Drusen ≥ 63 µm und ≤ 125 µm, keine AMD-assoziierten Pigmentveränderungen*
Intermediäre AMD	Große Drusen >125 µm und/oder AMD-assoziierte Pigmentveränderungen*
Späte AMD	Neovaskuläre AMD und/oder geografische Atrophie

* AMD-assoziierte Pigmentveränderungen sind definiert als jegliche hyper- oder hypopigmentierte Veränderungen in Verbindung mit mittelgroßen oder großen Drusen, die nicht durch andere Erkrankungen erklärt sind.

10.5 Wie wird die altersabhängige Makuladegeneration eingeteilt?

In der Literatur existieren verschiedene Definitionen und Stadieneinteilungen der AMD. Die aktuelle Klassifikation ist die 2014 publizierte AMD-Klassifikation des „Beckman Initiative for Macula Research Classification Commitee“ (▶ Tab. 10.1). Die Definition bezieht sich auf Veränderungen im Bereich der Makula.

10.6 Was ist eine trockene oder nicht-exsudative altersabhängige Makuladegeneration?

Die trockene oder nicht-exsudative Form der AMD ist gekennzeichnet durch **Drusen, Pigmentveränderungen** und (in der Spätform) durch eine Atrophie des retinalen Pigmentepithels (RPE). Drusen stellen metabolische Nebenprodukte des Stoffwechsels der RPE-Zellen dar. Sie unterscheiden sich in Form, Größe und Farbe. Harte Drusen sind gelb-weiß, klein (≥ 63 µm) und gut begrenzt, weiche Drusen dagegen meist größer und unscharf begrenzt (▶ Abb. 10.1). Nach der neuesten AMD-Klassifikation der „Beckman Initiative for Macular Research“ gelten kleine Drusen als normale Altersveränderungen und nicht als Zeichen einer AMD. Pigmentveränderungen zeigen sich in Form von fokalen Hyperpigmentierungen oder Hypopigmentierungen. Diese werden dann als Zeichen einer AMD gewertet, wenn sie in Kombination mit mittelgroßen oder großen Drusen auftreten (AMD-assoziierte Pigmentveränderungen). Bei progressiver Atrophie des RPE im späten Stadium kommt es zu einer Verdünnung und Funktionsverlust der darüber liegenden neurosensorischen Netzhaut.

10.7 Was ist eine neovaskuläre oder exsudative altersabhängige Makuladegeneration?

Die neovaskuläre AMD oder „exsudative AMD“ ist eine Spätform der AMD. Sie ist gekennzeichnet durch die Entwicklung **neugebildeter Blutgefäße** mit **Exsudation von Flüssigkeit oder Blutungen** in und unter die neurosensorische Netzhaut und

10

das RPE. Funduskopisch können Blutungen oder harte Exsudate hinweisend sein. Stereoskopisch ebenfalls teils erkennbar, jedoch mittels OCT deutlich besser darstellbar, ist intra-, subretinale oder sub-RPE-Flüssigkeit. Die pathologischen Gefäße wachsen aus der Aderhaut durch **Defekte in der Bruch-Membran** unter das RPE oder unter die neurosensorische Netzhaut vor. Unbehandelt können sich makuläre Neovaskularisationen (MNV) im Endstadium zu einer disziformen Makulanarbe entwickeln oder zu einer RPE-Atrophie führen. In beiden Fällen kommt es zu einer Verdünnung und einem Funktionsverlust der darüber liegenden neurosensorischen Netzhaut. Durch die Einführung der VEGF-Hemmer sind ausgedehnte disziforme Narben seltener geworden.

MERKE

Kernpunkte: funduskopisch erkennbare Zeichen einer AMD:

1. Nicht-exsudative Veränderungen
   a) Drusen
   b) Pigmentveränderungen
   c) RPE Atrophie
2. Exsudative Veränderungen
   a) Blutungen
   b) Harte Exsudate
   c) Intraretinale, subretinale und sub-RPE Flüssigkeit
   d) Subretinale Fibrose

10.8 Wie hoch ist das Risiko, eine Spätform der AMD zu entwickeln?

Die Age-related Eye Disease Study (AREDS) konnte nachweisen, dass große Drusen und Pigmentveränderungen das Risiko erhöhen, eine Spätform der AMD zu entwickeln (AREDS Report #19). In der sogenannten „vereinfachten Schweregrad-Einteilung“ gilt das Vorliegen von großen Drusen oder Pigmentverschiebungen (Hypo- oder Hyperpigmentierung des RPE) je Auge als ein Risikofaktor (d. h. 0 bis max. 4 Risikofaktoren pro Patient). Das Risiko, innerhalb von 5 Jahren zumindest an einem Auge an einer Spätform der AMD zu erkranken, steigt rapide mit der Anzahl der Risikofaktoren von 0,5 % bei 0 Risikofaktoren auf 3 % bei 1, 12 % bei 2, 25 % bei 3 und 50 % bei 4 Risikofaktoren. Auch eine größere Anzahl an Drusen geht mit einem erhöhten Risiko einher.

10.9 Was sind retikuläre Pseudodrusen?

Retikuläre Pseudodrusen (oder **subretinale drusenoide Ablagerungen**) sind im Unterschied zu anderen Drusen oberhalb des RPE lokalisiert. Sie lassen sich mit neueren bildgebenden Verfahren wie der konfokalen Scanning-Laserophthalmoskopie in Autofluoreszenz- oder Infrarotaufnahmen, sowie mithilfe des SDOCT besser darstellen als mit der Fundusphotografie. Augen mit retikulären Pseudodrusen zeigen typischerweise eine dünnere Aderhaut und haben ein erhöhtes Risiko für die Entwicklung einer späten AMD.

10.10 Wie hoch ist das Risiko, am Partnerauge ebenfalls an einer neovaskulären Spätform der altersabhängigen Makuladegeneration zu erkranken?

Das Risiko, am Partnerauge ebenfalls an einer neovaskulären AMD zu erkranken, liegt nach einer Metaanalyse bei 12 % innerhalb eines Jahres und 27 % innerhalb von 4 Jahren (Wong et al.). Die steigende Lebenserwartung der Menschen bedingt zudem, dass die Anzahl der Jahre, welche die Patienten die Erkrankung erleben, weiter zunimmt.

10.11 Nennen Sie mögliche Symptome bei altersabhängiger Makuladegeneration.

- Verminderung des Farbsehens
- Verminderung der Kontrastsensitivität
- Skotome im zentralen Gesichtsfeld
- Visusminderung
- Metamorphopsien
- Erblindung im Sinne des Gesetzes

10.12 Beschreiben Sie Subtypen der chorioidalen Neovaskularisation.

Chorioidale Neovaskularisationen (CNV) lassen sich, basierend auf der Fluoreszenzangiografie, in verschiedene Subtypen unterscheiden:
- Überwiegend klassische CNV (klassischer Anteil mind. 50 %)
- Minimal klassische CNV (okkulte CNV, Blutung oder eine blockierte Fluoreszenz anderer Ursache machen > 50 % Anteil aus)
- Rein okkulte CNV

Während eine angiografisch klassische CNV histologisch einer CNV im subretinalen Raum entspricht (histologische Typ-2-CNV), entspricht eine angiografisch okkulte CNV histologisch einer CNV unterhalb des Pigmentepithels (fibrovaskuläre Pigmentepithelabhebung, histologisch Typ-1-CNV).

Eine Sonderform der okkulten CNV ist die aneurysmatische Typ-1-CNV oder polypoidale chorioidale Vaskulopathie (PCV) (▶ 10.13).

Eine weitere Form der Neovaskularisation sind retinale angiomatöse Proliferationen (RAP) (▶ 10.14). Diese haben ihren Ursprung vermutlich in retinalen Gefäßen und können zumindest in frühen Stadien auch auftreten, ohne dass eine CNV vorliegt. Daher wurde der Begriff **MNV** (makuläre Neovaskularisation) in der Literatur eingeführt.

Die OCT-basierte Einteilung der MNV in Subtypen unterscheidet
- Typ-1-MNV: Pigmentepithelabhebung als Korrelat zu einer CNV
- Typ-2-MNV: subretinales hyperreflektives Material als Korrelat zu einer CNV
- Typ-3-MNV: RAP

Bei altersbedingter Makuladegeneration liegt in den meisten Fällen ein gemischter Typ (Typ 1 und Typ 2) vor. Bei hoher Myopie hingegen tritt häufig eine reine Typ-2-MNV auf. Pachychorioidale Erkrankungen sind meist mit reiner Typ-1-MNV assoziiert (▶ 10.15).

10.13 Was ist eine polypoidale chorioidale Vaskulopathie?

Polypoidale chorioidale Vaskulopathie (PCV) beschreibt eine Sonderform der okkulten MNV, die im OCT durch Pigmentepithelabhebungen gekennzeichnet ist. In der Indocyaningrün-(ICG-)Angiografie sind aneurysmatische **Erweiterungen der choroidalen Gefäße** erkennbar, daher wurde in der neueren Literatur der Begriff **aneurysmatische Typ-1-MNV** eingeführt. In einigen Fällen sind die aneurysmatischen Gefäße im OCT als rundliche Strukturen unterhalb des RPE erkennbar. Häufig geht die PCV mit Blutungen und harten Exsudaten einher. In der neueren Literatur wird die PCV zum Spektrum der pachychorioidalen Erkrankungen gezählt (▶ 10.15). Bei unzureichendem Ansprechen auf eine anti-VEGF-Therapie stellt die photodynamische Therapie eine alternative Behandlungsoption dar.

10.14 Welche Bedeutung haben retinale angiomatöse Proliferationen (RAP)?

Retinale angiomatöse Proliferationen (RAP) haben ihren Ursprung in retinalen Gefäßen. Sie werden in drei Stadien eingeteilt: Stadium 1 befindet sich intraretinal, Stadium 2 subretinal und im Stadium 3 ist die RAP mit einer CNV assoziiert. RAPs gehen typischerweise einher mit einem deutlichen **zystoiden Ödem, fokalen retinalen Blutungen und harten Exsudaten.** Sie entwickeln im Verlauf häufig zunächst fokale, später eine konfluierende Atrophie des RPE. In nahezu 100 % der Fälle ist innerhalb von 3 Jahren das **Partnerauge ebenfalls betroffen,** sodass engmaschige Verlaufskontrollen beider Augen besonders wichtig sind.

10.15 Was versteht man unter dem pachychorioidalen Erkrankungsspektrum?

Das Spektrum pachychorioidaler Erkrankungen umfasst eine Gruppe unterschiedlicher Krankheitsbilder, die mit großlumigen Aderhautgefäßen und verdickter Aderhaut im Makulabereich einhergehen. Zu diesen zählen:

- Pachychorioidale Pigmentepitheliopathie
- Chorioretinopathia centralis serosa
- Polypoidale chorioidale Vaskulopathie
- Pachychoriodale Neovaskulopathie
- Peripapilläres pachychorioidales Syndrom

Dargestellt werden die sogenannten „Pachyvessel" am besten mithilfe einer ICG-Angiografie oder einer En-face-OCT-Darstellung auf Ebene der Aderhaut.

10.16 Was ist ein RPE-Riss?

Mit zunehmender seröser Komponente und Größe einer Pigmenthelabhebung steigt die Gefahr, dass das RPE einreißt. RPE-Risse treten in ca. 10–12 % aller Patienten mit fibrovaskulärer Pigmentepithelabhebung spontan auf, können jedoch auch unter Therapie mit Verteporfin (photodynamische Therapie, PDT) oder VEGF-Hemmern entstehen. Als Ursache werden Zugkräfte durch eine Kontraktion der MNV vermutet.

10.17 Nennen Sie bewährte Therapien der neovaskulären Form der altersabhängigen Makuladegeneration.

Bewährte Therapien für die neovaskuläre AMD umfassen die thermische **Laserkoagulation** für extrafoveale Läsionen, die **photodynamische Therapie** (PDT) sowie intravitreale Injektionen mit **VEGF Hemmern.** Nach den Empfehlungen der Fachgesellschaften stellt die anti-VEGF-Therapie derzeit die Therapie der Wahl dar. Aktuell zugelassene Medikamente sind Ranibizumab (Lucentis®), Aflibercept (Eylea®) und Brolucizumab (Beovu®). Zusätzlich kann Bevacizumab (Avastin®) off-label eingesetzt werden. In der Regel sind hierbei wiederholte Behandlungen erforderlich, meist über Jahre. Dabei wird derzeit zumeist entweder nach dem Pro-re-nata-(PRN-) oder dem T&E-(treat-&-extend-)Schema behandelt.

10.18 Nennen Sie Aktivitätszeichen einer makulären Neovaskularisation in bildgebenden Verfahren.

Bei aktiver MNV kommt es zu einer Störung der Blut-Retina-Schranke mit Flüssigkeitsausstrom aus den pathologischen Gefäßen sowie zum Wachstum der MNV. In bildgebenden Verfahren erkennbare Zeichen dieser Prozesse sind **Blutungen** (Fundusphotografie), **Leckagephänomene** (Fluoreszenzangiografie) sowie **intraretinale oder subretinale Flüssigkeitsansammlungen, unscharf begrenztes subretinales hyperreflektives Material (SHRM) sowie die Zunahme einer Pigmentepithelabhebung (PED)** im OCT.

10.19 Was ist der Unterschied zwischen dem PRN-(pro re nata) und dem T&E-(treat & extend-)Therapieschema?

Das PRN- sowie das T&E-Schema stellen individualisierte Behandlungsschemata einer makulären Neovaskularisation mittels intravitrealen Injektionen von VEGF-Hemmern dar.

Beim **PRN-Schema** erfolgen monatliche Kontrollen einschließlich Visusbestimmung und OCT-Untersuchung. Eine Behandlung erfolgt immer dann, wenn Aktivitätszeichen vorhanden sind. Ziel des PRN-Schemas ist es, die Anzahl der Injektionen im Vergleich zu den monatlichen Behandlungen zu verringern.

Beim T&E-Schema erfolgt bei jeder Kontrolluntersuchung eine Behandlung unabhängig davon, ob Aktivitätszeichen vorhanden sind oder nicht. Bei fehlenden Aktivitätszeichen wird jedoch der Abstand bis zur nächsten Injektion um 2 Wochen vergrößert (zumeist bis zu 12 Wochen), bei Rezidiven der Abstand wieder um 2 Wochen verkleinert. Ziel ist es, die Anzahl der Kontrolluntersuchungen zu verringern sowie Rezidive zu vermeiden.

10.20 Beschreiben Sie die Rolle der Vitamine bei der Behandlung und Prophylaxe der altersabhängigen Makuladegeneration.

Die vom National Eye Institute (NEI) und dem National Institutes of Health (NIH) geförderte Age-Related Eye Disease Study (AREDS) konnte den Nutzen hochdosierter Vitamine als Prophylaxe einer AMD-Spätform bei Patienten mit intermediärer AMD nachweisen. Personen mit mittlerem oder hohem Risiko für die Entwicklung von ARMD hatten eine 25-prozentige Verringerung des Risikos für einen Visusverlust durch exsudative oder nicht-exsudative Spätformen. Theoretisch wirkt die Aufnahme bestimmter Vitamine und Spurenelemente direkt oder indirekt durch die Verbindung mit bestimmten Enzymen bei Radikalfängern und moduliert so den Alterungsprozess. In der Studie zeigte sich ein potenziell erhöhtes Lungenkrebsrisiko bei früheren Rauchern die β-Carotin einnahmen, was zum Ersatz von β-Carotin durch Lutein/Zeoxanthin in der aktuellen AREDS2-Formula führte.

AREDS-Vitamine der AREDS2-Formula enthalten hohe Konzentrationen an Vitamin C und E, Lutein/Zeaxanthin, Zink und Kupfer. Die Veröffentlichung der AREDS2-Studie zeigte, dass der Ersatz von β-Carotin durch Lutein/Zeoxanthin sicher und effektiv ist, ergab jedoch keinen zusätzlichen Nutzen von ω-3-Fettsäuren.

10.21 Was ist eine photodynamische Therapie (PDT)? Worin besteht der Unterschied zur Laser-Photokoagulation?

Die PDT ist eine für die Therapie der neovaskulären AMD zugelassene Behandlung. Hierbei wird intravenös Verteporphin verabreicht (TAP Study Group). Das Medikament wird durch wellenlängenspezifische, niederenergetische, nicht-thermische Infrarot-Laserbelichtung aktiviert. Die Aktivierung der photosensibilisierenden Verbindungen führt zu lokalisierten Gefäßschäden durch die Bildung von freien Radikalen. Hierbei wird das Laserlicht gezielt auf die CNV gerichtet. Im Gegensatz zur Laser-Photokoagulation werden dabei die darüberliegenden Photorezeptoren nicht zerstört, somit kann die Behandlung auch bei subfovealen Läsionen erfolgen.

10.22 Welche Rolle spielt die Chirurgie bei der altersabhängigen Makuladegeneration?

Die „Submacular Surgery Trial" war eine prospektive randomisierte Studie, die den Nutzen invasiver Operationstechniken bei der Behandlung von neovaskulären AMD untersuchte. Die Entfernung der CNV zeigte keinen Vorteil, jedoch konnte gezeigt werden, dass die Entfernung oder Verschiebung von großen subretinalen Blutungen in ausgewählten Fällen hilfreich sein kann.

Makuläre Neovaskularisationen (MNV) anderer Ursache

10.23 Nennen Sie Erkrankungen, bei denen eine sekundäre MNV auftreten kann.

Neben der neovaskulären AMD kann eine makuläre Neovaskularisation (MNV) auch bei z. B. einer pathologischen Myopie, einer Chorioretinopathia centralis serosa, Pseudoxanthoma elasticum, angioiden Streifen, Morbus Best, idiopathischen makulären Teleangiektasien, Aderhautnävus, nach Trauma sowie bei unterschiedlichen Chorioretinitiden auftreten.

10.24 Wie unterscheidet sich eine MNV bei AMD von einer MNV bei hoher Myopie?

Bei einer neovaskulären AMD findet sich zumeist eine gemischte Typ-1- und Typ-2-MNV oder eine Typ-3-MNV. In den meisten Fällen sind wiederholte Injektionen über mehrere Jahre erforderlich. Bei jüngeren Patienten mit pathologischer Myopie liegt zumeist eine kleinere Typ-2-MNV vor, die in der Regel mit einer geringeren Anzahl an Injektionen behandelt werden muss.

Diabetische Retinopathie und Makulopathie

10.25 Welches sind die wesentlichen Ursachen für die Ausbildung einer diabetischen Retinopathie?

Drei wesentliche Ursachen führen zur Ausbildung einer diabetischen Retinopathie: Die **frühe Hyperglykämie** führt über Nebenreaktionen in der Atmungskette zur Bildung von Superoxid, das eine Hauptquelle des oxidativen Stresses darstellt. Die Schädigung und der Verlust von Perizyten und Endothelzellen führen über eine Rarifizierung des Kapillarnetzes zu einer **allgemeinen Hypoxie.** Dadurch kommt es zu einer Hochregulation von angiogenetischen Enzymen wie dem vascular endothelial growth factor (VEGF) und Angiopoetin-2 (Ang-2). Im weiteren Verlauf steigt auch die Konzentration verschiedener Interleukine, von Interferon-γ, Tumor-Nekrose-Faktor-α (TNF-α) und VEGF. VEGF reguliert nicht nur die Neubildung von Gefäßen, sondern steuert auch die Permeabilität der inneren Blut-Retina-Schranke, was eine der Hauptursachen für die Ausbildung des diabetischen Makulaödems ist. Weitere Faktoren, die die Permeabilität erhöhen, sind die Proteinkinase C und der platelet derived growth factor (PDGF). Proinflammatorische Zytokine werden im Verlauf von glialen Zellen, Neuronen und Endothelzellen gebildet und stellen mit der entstehenden **Entzündungsreaktion** die dritte Störung dar, die die Ausbildung der diabetischen Retinopathie triggert.

10.26 Welche Fundusmerkmale sind bei der diabetischen Retinopathie charakteristisch?

Mikroaneurysmen Hierbei handelt es sich um 25–100 µm durchmessende, tiefrote Punkte, die histologisch als Aussackung der Kapillarwand imponieren. Sie sind ein Schlüsselzeichen der nicht-proliferativen diabetischen Retinopathie. Eine Zunahme der Mikroaneurysmen geht mit einem zunehmenden Progressionsrisiko der Erkrankung einher.

Intraretinale Blutungen Diese Blutungen sind variabel im Erscheinungsbild. Häufig sind diese punktförmig mit scharfen Begrenzungen, teilweise auch schwer von Mikroaneurysmen abgrenzbar. Streifige Blutungen können größer sein und orientieren sich entlang der Nervenfaserverläufe.

Harte Exsudate Sie stellen sich als scharf begrenzte, gelb-weiße intraretinale Ablagerungen dar. Im OCT zeigen sich diese Ablagerungen mit einem hyperreflektiven Erscheinungsbild mit darunter liegender Signalauslöschung. Harte Exsudate sieht man am häufigsten im Umkreis von Netzhautödemen. In einigen Fällen formieren sich die Exsudate ringförmig um die Netzhautödeme, man spricht dann von einer Circinata-Figur. Harte Exsudate können auch Jahre nach Resorption eines Makulaödems noch sichtbar sein.

Cotton wool spots Diese „Baumwoll"-Flecken charakterisieren lokale ischämische Nervenfaserareale, also Mikroinfarkte. Klinisch zeigen sie sich als unscharf begrenzte helle Flecken am häufigsten im Bereich des hinteren Pols. Aufgrund der Lage können retinale Gefäße abgedeckt werden, dies differenziert diese Areale auch

Tab. 10.2 Internationale Klassifikation der diabetischen Retinopathie

Schweregrad	(funduskopisch sichtbare) Befunde
Keine diabetische Retinopathie	Keine Auffälligkeiten
Milde NPDR	Nur Mikroaneurysmata
Moderate NPDR	Mehr als nur Mikroaneurysmata (aber weniger als schwere NPDR)
Schwere NPDR	• > 20 Blutungen in allen 4 Quadranten oder • Perlschnurvenen in ≥ 2 Quadranten oder • Ausgeprägte intraretinale mikrovaskulare Veränderungen in ≥ 1 Quadranten • Keine Hinweise auf PDR
PDR	Neovaskularisation oder Glaskörperblutung oder präretinale Blutung

von harten Exsudaten. In der Fluoreszenzangiografie blockieren diese Bereiche die Hintergrundfluoreszenz. Die Rückentwicklung ist variabel und kann Wochen bis Monate dauern.

10.27 Was sind IRMA?

Diese Abkürzung bezeichnet **intraretinale mikrovaskuläre Anomalien** und beschreibt bestimmte Segmente von dilatierten und geschlängelten intraretinalen Gefäßen, die normalerweise nicht funduskopisch sichtbar sind. Die dilatierten teleangiektatische Kapillaren im Bereich neben Kapillarverschlüssen werden durch ihre Verbreiterung beim Spiegeln erst sichtbar. Die Abgrenzung zu Neovaskularisationen ist nicht immer einfach, in der Fluoreszenzangiografie zeigt sich eine Hyperfluoreszenz der Gefäße mit einer späten Leckage.

10.28 Wie wird die diabetische Retinopathie klassifiziert?

Die diabetische Retinopathie wird in **vier Stadien** eingeteilt (▶ Tab. 10.2): davon drei Stadien als **nicht proliferative diabetische Retinopathie** (**NPDR**) (mild, mittel und schwer) und eines als **proliferatives Stadium** (**PDR**).

Nicht-proliferative diabetische Retinopathie (NPDR) Diese Form wird willkürlich in drei Kategorien eingeteilt, je nach Schweregrad: mild, mittel und schwer. Merkmale einer milden und moderaten nicht-proliferativen Retinopathie resultieren überwiegend aus dem Verlust der Kapillarintegrität (d. h. Mikroaneurysmata, Punktblutungen, harte Exsudate und Makulaödeme). Merkmale einer schwereren NPDR stehen im Zusammenhang mit frühen Anzeichen einer Ischämie. Neben den Merkmalen einer leichten nicht-proliferativen Erkrankung zeigt der Fundus venöse Kaliberschwankungen, intraretinale mikrovaskuläre Anomalien (IRMAs) sowie umfangreichere intraretinale Blutungen.

Proliferative diabetische Retinopathie (PDR) Typische Merkmale stehen im Zusammenhang mit den Folgen einer ausgedehnten Perfusionsstörung der Netzhautkapillaren. Zu den Fundusbefunden gehören alle Merkmale der NPDR sowie die Ausbildung von Neovaskularisationen der Papille (neovascularisation of the disc, NVD), Neovaskularisationen an anderen Stellen der Netzhaut (neovascularisation elsewhere, NVE), präretinale und/oder Glaskörperblutungen und die vitreoretinale Traktion mit Traktionsamotio.

MERKE

Der Übergang zwischen den einzelnen Schweregraden ist fließend. Entscheidend ist der Übergang zu einer proliferativen diabetischen Retinopathie, da dies eine umgehende Behandlungsindikation darstellt.

10.29 Was ist die häufigste Ursache für einen Visusabfall bei einer diabetischen Retinopathie?

Die häufigste Ursache für eine Visusminderung bei diabetischer Retinopathie ist das Makulaödem. Es wird durch eine Schwellung der zentralen Netzhaut hervorgerufen und führt zur Schädigung der Photorezeptoren und der darüber liegenden Netzhautschichten.

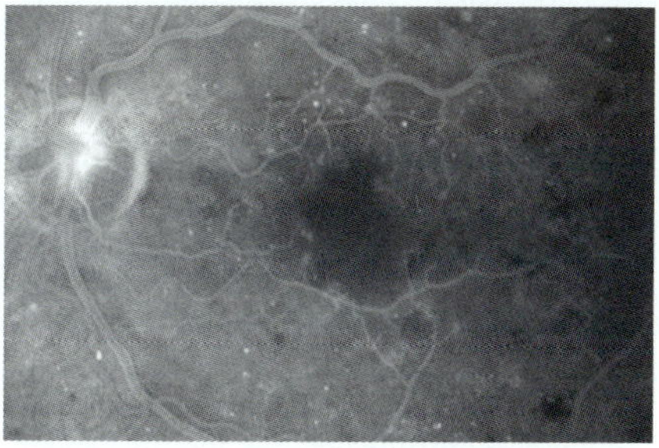

Abb. 10.2 Fluoreszenzangiografie, späte arteriovenöse Phase. Es zeigt sich eine deutlich vergrößerte makuläre Ischämiezone mit Kapillarabbrüchen ohne Ödem oder zentrale Leckagen. Der Visus ist hochgradig reduziert, eine Therapieoption besteht in diesem Stadium nicht mehr. [P855]

Das diabetische Makulaödem wird anhand der „International Classification of Diabetic Retinopathy and Diabetic Macular Edema“ aktuell wie folgt eingeteilt:

- Makulaödem ohne Foveabeteiligung
- Makulaödem mit Foveabeteiligung

Diese neuere OCT-basierte Klassifikation berücksichtigt nicht mehr die Durchblutung der Makula. Eine Vergrößerung der zentralen avaskulären Zone sollte mittels Fluoreszenzangiografie beurteilt werden, da hiervon die Visusprognose und Therapie nicht unerheblich abhängt (▶ Abb. 10.2).

10.30 Was ist die Definition von Hochrisikomerkmalen?

Hochrisikomerkmale wurden von der „Diabetic Retinopathy Study“ (DRS) verwendet, um Patienten mit einem hohen Risiko für einen schweren Sehverlust durch PDR zu beschreiben. Die Studie ergab, dass Patienten mit (1) retinalen Neovaskularisationen außerhalb der Papille (NVE) und Glaskörperblutungen, (2) leichten Neovaskularisationen der Papille (NVD) und Glaskörperblutungen und (3) mittelschweren oder schweren NVD mit oder ohne Glaskörperblutungen in den folgenden 3 Jahren einem hohen Risiko für schwere Sehstörungen ausgesetzt sind.

Mithilfe einer panretinalen Photokoagulation (PRP) konnte das Risiko eines schweren Sehverlusts bei Patienten mit Hochrisikomerkmalen erheblich reduziert werden. Anschließend stellte die EDTRS-Studiengruppe fest, dass es für Patienten mit schwerer nicht-proliferativer diabetischer Retinopathie und/oder früher proliferativer diabetischer Retinopathie ohne Hochrisikomerkmale keinen eindeutigen Nutzen einer PRP gab. Bei schwerer nicht-proliferativer diabetischer Retinopathie jedoch kann bei bestimmten Risikopatienten eine PRP erwogen werden (z. B. wenn adäquate Verlaufskontrollen nicht sichergestellt werden können).

MERKE

DRS-Hochrisikomerkmale für schweren Sehverlust bei PDR:
- Neovaskularisation der Papille (NVD) von mindestens ¼ der Papillenfläche
- NVD < ¼ der Papillenfläche mit Glaskörperblutungen
- Neovaskularisation an anderer Stelle der Netzhaut (NVE) mit Glaskörperblutung

10.31 Wer ist für die Entwicklung der diabetischen Retinopathie gefährdet?

Alle Patienten mit Diabetes mellitus haben das Risiko, an einer diabetischen Retinopathie zu erkranken. Zu den relativen Risikofaktoren gehören die folgenden:
- Dauer **des Diabetes:** Je länger der Diabetes besteht, desto größer ist das Risiko für eine diabetische Retinopathie. Nach 10–15 Jahren zeigen mehr als 75 % der Patienten Anzeichen einer Retinopathie.
- **Alter:** Die diabetische Retinopathie ist auch bei Patienten, die kurz nach der Geburt diagnostiziert wurden, vor der Pubertät selten. Eine NPDR tritt bei Patienten mit Diabetes nach dem 40. Lebensjahr früher auf. Dies kann mit der Dauer der Erkrankung vor der Diagnose zusammenhängen.
- **Diabeteseinstellung:** Die Diabetic Control and Complications Trial (DCCT) zeigte deutlich einen Zusammenhang zwischen einer schlechten langfristigen Glukosekontrolle und der anschließenden Entwicklung einer diabetischen Retinopathie sowie anderer Diabetes-Komplikationen.
- **Nierenerkrankung:** Die Proteinurie ist ein besonders guter Marker für die Entwicklung der diabetischen Retinopathie. Dieser Zusammenhang mag nicht kausal sein, aber ein Patient mit Nierenfunktionsstörungen sollte genauer beobachtet werden.
- **Systemische Hypertonie:** Auch hier ist die Kausalität der Beziehung nicht sicher.
- **Schwangerschaft:** Die diabetische Retinopathie kann bei schwangeren Patientinnen schnell fortschreiten. Besonders gefährdet sind Patientinnen mit bereits bestehender Retinopathie.

10.32 Was führt zum Visusabfall bei einer diabetischen Retinopathie?

- **Makulaödem:** schleichende zentrale Visusverschlechterung mit Metamorphopsien über einen längeren Zeitraum
- **Ischämische diabetische Makulopathie:** schleichende zentrale Visusverschlechterung über einen längeren Zeitraum
- **Glaskörperblutung:** plötzliche Visusminderung im gesamten Gesichtsfeldbereich
- **Rhegmatogene oder traktive Netzhautablösung:** häufig länger bestehende Visusminderung bei schlecht eingestellten Diabetikern

10.33 Was ist die Bedeutung des HbA1c? Welcher Zusammenhang besteht zur Entwicklung der diabetischen Retinopathie?

Das HbA1c ist ein Glykohämoglobin, also **serumglykosyliertes Hämoglobin.** Der Anteil des HbA1c am gesamten Hämoglobin wird als Wert bestimmt. Es ist ein Indikator für den durchschnittlichen Serumzuckerspiegel der letzten 3 Monate. So liefert es Informationen über die Glukosekontrolle der letzten 3 Monate, ohne Spitzen, Täler oder den Zeitpunkt der Glukoseschwankungen zu identifizieren. Der HbA1c-Wert korreliert am engsten mit der Entwicklung einer diabetischen Retinopathie. Nicht-diabetische Patienten haben in der Regel ein Niveau von 6 % oder weniger. Der Diabetic Control and Complications Trial (DCCT) konnte zeigen, dass ein HbA1c von weniger als 8 % mit einem signifikant reduzierten Retinopathierisiko verbunden war, verglichen mit einem Wert größer als 8 %.

10.34 Wie ist die Empfehlung für die Untersuchung von Patienten mit Diabetes mellitus?

Entsprechend der nationalen Versorgungsleitlinien sollen sich Patienten mit DM Typ 1 ab dem elften Lebensjahr oder erstmals 5 Jahre nach der Diagnose einer erweiterten ophthalmologischen Untersuchung unterziehen. Patienten mit DM Typ 2 im Erwachsenenalter sollten bei Erstdiagnose untersucht werden. Diabetiker ohne diabetische Netzhautveränderungen mit geringem Risiko sollten alle 2 Jahre kontrolliert werden, alle anderen Patienten einmal jährlich. Ist das allgemeine Risiko vom Augenarzt nicht abschätzbar, sollten die Kontrollen jährlich durchgeführt werden. Bei akuten Symptomen sollte eine zeitnahe Kontrolle durchgeführt werden.

10.35 Was ist die klassische Definition eines klinisch signifikanten Makulaödems?

Das **klinisch signifikante Makulaödem** (CSME) beschreibt die Fundusveränderungen der Makula. Die Sehschärfe und das angiografische Erscheinungsbild ist für die Definition des CSME nicht relevant. Nach der Early Treatment Diabetic Retinopathy Study (ETDRS) ist das CSME definiert durch folgende Veränderungen (▶ Abb. 10.3):

- Netzhautverdickung innerhalb von 500 µm vom Zentrum der Fovea entfernt
- Harte Exsudate innerhalb von 500 µm vom Zentrum der Fovea mit angrenzender Netzhautverdickung
- Ein Netzhautödem mit einem Durchmesser von mindestens einem Papillendurchmesser, das in einem Umkreis von 1.500 µm um die Fovea liegt

10.36 Was sind die Hauptaussagen der ETDRS-Studien?

Die Early Treatment Diabetic Retinopathy Study (ETDRS) war eine multizentrische, randomisierte, klinische Studie, die den Effekt von Laserkoagulation bei Patienten mit nicht-proliferativer und früher proliferativer diabetischer Retinopathie untersucht hat. Die Studie wurde unterstützt vom National Eye Institute in den USA und begann mit der Patientenrekrutierung im Dezember 1979, 3.711 Patienten

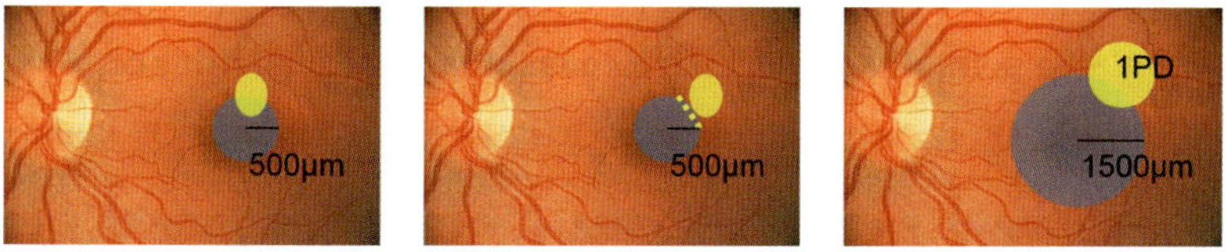

Abb. 10.3 Schematische Darstellung der drei Kategorien des klinisch signifikanten Makulaödems (Details siehe Text) [P855]

10

wurden eingeschlossen. Die letzte Nachkontrolle der Patienten fand 1989 statt, fast 3.000 Patienten wurden bis zum Studienende kontrolliert.

Die **drei Hauptfragestellungen** waren:

1. Wann im Verlauf der diabetischen Retinopathie ist der Beginn einer Laserkoagulation am effektivsten?
2. Ist die Laserkoagulation effektiv in der Behandlung des Makulaödems?
3. Hat die Gabe von Aspirin einen Effekt auf den Verlauf der diabetischen Retinopathie?

Die Ergebnisse zeigten, dass die frühe Laserkoagulation das Risiko eines schweren Visusabfalls und der Progression der diabetischen Retinopathie signifikant reduziert. Die Autoren der Berichte empfahlen eine panretinale Laserkoagulation je nach Risikoprofil bei der schweren NPDR und auf jeden Fall bei einer PDR.

Die Laserkoagulation von fokalen Makulaödemen im Umkreis von 2 Papillendurchmessern um die Fovea zeigte eine signifikante Reduktion des Makulaödems im Vergleich zur nicht behandelten Kontrollgruppe (50 % vs. 12–24 %). Allerdings zeigten nur 3 % einen Visusanstieg um 3 Zeilen oder mehr. Diese Werte werden durch heutige intravitreale Behandlungsmöglichkeiten deutlich übertroffen.

Der Einsatz von Aspirin bei Patienten mit diabetischer Retinopathie hatte keinen Effekt auf den Verlauf der diabetischen Retinopathie.

10.37 Was verbirgt sich hinter dem Begriff DRIL?

DRIL ist die englische Abkürzung für **Disorganization of the Retinal Inner Layers.** Sun et al. konnten erstmals zeigen, dass bei einer Strukturanomalie der inneren Netzhautschichten innerhalb eines Radius von 500 µm um die Foveola ein schlechterer Visus und eine schlechtere Visusprognose bei Behandlung eines Ödems besteht als bei intakten inneren Netzhautschichten unabhängig von anderen Pathologien wie zystoiden Räumen der Netzhaut. Hierbei werden die Grenzlinien zwischen der inneren nukleären Schicht, der äußeren plexiformen Schicht und der äußeren Körnerschicht im hochauflösenden OCT betrachtet. Weiterhin konnte eine Assoziation mit nicht-perfundierten Netzhautarealen nachgewiesen werden.

10.38 Welchen Einfluss hat die periphere Netzhaut beim Diabetiker auf das diabetische Makulaödem?

Durch den Einsatz der **Ultra-Widefield-Angiografie** (UWFA) wurde in verschiedenen Studien gezeigt, dass periphere retinale Ischämien einen Einfluss auf das diabetische Makulaödem haben. Wessel et al. zeigte bei 122 Augen, dass eine signifikante direkte Korrelation zwischen diabetischem Makulaödem und Ausmaß der peripheren ischämischen Zonen in der UWFA besteht. Bei peripheren Ischämien ist das Risiko um den **Faktor 3,75** erhöht, ein diabetisches Makulaödem zu bekommen.

10.39 Wie schnell können sich Neovaskularisationen bilden?

Die Wachstumsrate von Neovaskularisationen ist extrem variabel. Bei einigen Patienten kann man über Monate keine Änderungen nachweisen, in Einzelfällen ist eine klare Progression schon innerhalb von 1–2 Wochen nachgewiesen worden. Die Rückbildung von „Gefäßbäumchen“ beginnt meist an der Basis mit einer Abnahme der Gefäße und Kaliberverminderung.

10.40 Welche diabetischen Makulaödeme haben eine bessere Prognose?

Einzelne Studien haben versucht, OCT-Biomarker zu identifizieren, die eine Einschätzung über den Verlauf der Behandlung anhand von Baseline-Kriterien ermöglichen. Es zeigte sich in einigen Studien ein besseres Ansprechen und ein besseres Visusergebnis bei **subretinaler Flüssigkeit, kleinen intraretinalen zystoiden Räumen** und/oder **vitreomakulären Adhäsionen.**

Das Vorhandensein von **DRIL, Zerstörungen der inneren und äußeren Photorezeptorsegmente** und/oder **der externen limitierenden Membran** (ELM) und eine **verdünnte subfoveale Choroidea** sind dagegen Prognosefaktoren für ein schlechtes Ansprechen auf eine Therapie.

10.41 Zeigen alle mit panretinaler Laserphotokoagulation (PRP) behandelten Patienten eine Auflösung der Hochrisikomerkmale?

Nein. Bis zu einem Drittel der Patienten zeigen keinen kompletten Rückgang von NVD oder NVE und in einigen Fällen wird es keine offensichtliche Regression geben.

10.42 Was sind die Nebenwirkungen einer PRP?

Ziel einer PRP ist nicht die Verbesserung der Sehkraft, sondern die Verhinderung von Komplikationen bei der proliferativen Retinopathie und somit schwerem Sehverlust. Als Nebenwirkungen kann ein Verlust des peripheren Gesichtsfelds sowie des Nachtsehvermögens eintreten. Darüber hinaus kann eine PRP eine Verschlechterung eines Makulaödems bewirken und somit eine Verschlechterung der zentralen Sehkraft. In diesem Fall ist eine Therapie mit VEGF-Inhibitoren indiziert. Bei einer versehentlichen Laserung im Bereich der Fovea kann ein unwiderruflicher Sehverlust eintreten.

10.43 Welche Bedeutung hat die Neovaskularisation der Iris bei Diabetes?

Die Neovaskularisation der Iris (Rubeosis) ist Zeichen einer schweren PDR und erfordert in der Regel eine dringende Behandlung. Eine Rubeosis kann in relativ kurzer Zeit das Trabekelwerk verschließen, was zu einem schweren neovaskulären Glaukom führen kann. Diese gefürchtete Komplikation der proliferativen Erkrankung kann in der Regel durch rechtzeitige und ausreichende PRP vermieden werden.

10.44 Welche Indikationen gibt es für eine Vitrektomie bei diabetischer Retinopathie?

Glaskörperblutung: Glaskörperblutungen, die die Sichtachse verdecken, verursachen einen starken Sehverlust. Obwohl sie sich in der Regel spontan auflösen, kann bei Patienten mit größeren Blutungen eine Vitrektomie angezeigt sein. Die meisten Chirurgen warten mindestens einige Wochen, ob sich eine spontane Aufklarung zeigt. Erfordern berufliche oder persönliche Bedürfnisse eine frühzeitige Intervention oder besteht eine unbehandelte große traktive Neovaskularisation oder eine ausgeprägte Rubeosis, sodass zeitnah eine PRP erfolgen muss, kann eine frühzeitige PPV notwendig sein.

Traktive Netzhautablösung: Sofern aufgrund von Dauer der Traktion und Integrität der äußeren Netzhaut eine Verbesserung der Sehkraft nach Operation möglich erscheint, oder die Sehkraft durch eine progrediente Traktion in Richtung der Fovea bedroht ist, ist eine Indikation für eine Vitrektomie gegeben. Nach Operation einer lang andauernden traktiven Netzhautablösung zeigt sich in der Regel keine deutliche Sehverbesserung.

Kombinierte traktive-rhegmatogene Netzhautablösung: Die Entwicklung einer kombinierten Netzhautablösung mit durchgreifendem Netzhautforamen ist eine Indikation für eine Vitrektomie.

Therapierefraktäres Makulaödem: Wird ein therapierefraktäres Makulaödem durch eine ausgeprägte epiretinale Membran erzeugt, so kann dies ebenfalls eine Indikation zur Vitrektomie darstellen.

10.45 Was sind mögliche Komplikationen einer Vitrektomie bei Diabetes?

Glaskörperblutung: Bei diabetischen Netzhautveränderungen treten Nachblutungen in den Glaskörperraum postoperativ häufig auf. Meistens erfolgt eine Spontanresorption innerhalb weniger Wochen.

Augendruckschwankungen: Postoperativ können nach Vitrektomien sowohl hohe Augendruckwerte als auch Hypotonien auftreten, die teilweise eine medikamentöse oder chirurgische Intervention (z. B. Punktion bzw. Nahtrevision) notwendig machen können.

Kataraktentwicklung: Progressive Linsentrübungen treten häufig nach einer Vitrektomie auf.

Netzhautablösung: Durch ein peripheres Foramen der Netzhaut, z. B. in der Nähe einer Sklerotomiestelle, kann eine Netzhautablösung auftreten.

Schlecht heilende, korneale Epitheldefekte: Diabetische Patienten sind anfällig für eine schlechte Heilung von kornealen Epitheldefekten.

Endophthalmitis: Eine seltene, aber schwerwiegende Komplikation nach einer Vitrektomie ist die Endophthalmitis, die eine sofortige Behandlung erfordert.

10.46 Hilft die Injektion von Steroiden bei diabetischem Makulaödem?

Nach Empfehlung der deutschen Fachgesellschaften (Stellungnahme 2019) ist die intravitreale Gabe von Steroidpräparaten genau abzuwägen. Neben dem nachgewiesenen positiven Effekt auf den Visus und einer möglichen geringeren Injektionsfrequenz treten häufig Nebenwirkungen wie Druckerhöhung und eine Kataraktprogression auf, die zu beachten sind. Pseudophake Patienten zeigen ein etwas günstigeres Nutzen-Risiko-Profil. Klare Kriterien, wann eine Steroidgabe als Therapie nach oder statt einer Anti-VEGF-Gabe sinnvoll sein kann, sind bisher noch unzureichend untersucht. Regelmäßige Kontrollen des Augendrucks sind notwendig.

10.47 Sind VEGF-Hemmer bei diabetischem Makulaödem indiziert?

Ranibizumab (Lucentis®) und Aflibercept (Eylea®) haben sich in einer Reihe von klinischen Studien als wirksam erwiesen und sind in Deutschland für die Behandlung des **diabetischen Makulaödems mit fovealer Beteiligung** zugelassen. In den meisten Fällen zeigt sich ein positiver Effekt auf die Netzhautdicke und den Visus. Wiederholte Injektionen sind in der Regel notwendig, wobei der Bedarf an Injektionen oft 1–2 Jahre nach Beginn der Behandlung abnimmt. Bevacizumab (Avastin®) ist eine Off-label-Alternative, die ebenfalls wirksam ist. Für ein klinisch signifikantes Makulaödem ohne foveale Beteiligung steht die fokale Laserkoagulation als Therapieoption zur Verfügung.

10.48 Gibt es noch andere Indikationen für VEGF-Hemmer bei Diabetikern?

Intravitreale VEGF-Hemmer zeigen in klinischen Studien einen positiven Effekt auf den Schweregrad der diabetischen Retinopathie sowie die Aktivität der Neovaskularisationen bei PDR. Seit 2019 ist Ranibizumab (Lucentis®) für die Behandlung der **diabetischen Retinopathie** zugelassen. Da nach einigen Wochen eine Reaktivierung der Neovaskularisationen auftreten kann, sind bei alleiniger Behandlung mit VEGF-Hemmern entsprechend engmaschige Verlaufskontrollen dringend erforderlich.

Weiterhin zeigen VEGF-Hemmer einen positiven Effekt auf die Regression einer **Rubeosis.**

10.49 Was ist bei Durchführung einer Fluoreszenzangiografie bei diabetischer Retinopathie zu beachten?

Die Fluoreszenzangiografie ermöglicht die Darstellung **nicht-perfundierter Areale** der Netzhaut und erleichtert die Identifikation von **Neovaskularisationen.** Daher ist es sinnvoll, die Peripherie stets mit zu erfassen, entweder anhand peripherer Aufnahmen oder mittels Weitwinkelbildgebung. Kurze Zeit nach einer Behandlung mit VEGF-Hemmern ist die Aktivität von Neovaskularisationen in der Angiografie häufig deutlich reduziert und auch nicht-perfundierte Areale lassen sich schwerer abgrenzen. Eine besonders sorgfältige Beurteilung der Aufnahmen ist daher wichtig, um den Schweregrad der diabetischen Retinopathie nicht zu unterschätzen.

10.50 Welche Rolle spielt die OCT bei diabetischer Retinopathie?

Mithilfe der OCT ist eine detaillierte qualitative wie auch quantitative Beurteilung eines Makulaödems möglich, was insbesondere im Verlauf unter Therapie hilfreich ist. Mithilfe einer Follow-up-Funktion lassen sich Aufnahmen unterschiedlicher Untersuchungszeitpunkte besonders gut vergleichen. Segmentierungsfehler treten deutlich seltener auf als bei einer neovaskulären AMD, dennoch sollte die Position der Segmentierungslinien sowie die Position des Grids vor Beurteilung der Netzhautdickenwerte stets überprüft werden.

Weiterhin liefert das OCT wertvolle Hinweise über die Integrität der Netzhaut und die Prognose unter Therapie. So ist die Prognose bei ausgeprägter Affektion der äußeren Netzhautbanden, bei deutlicher vitreomakulärer Traktion oder bei DRIL (s. o. ▶ 10.37) reduziert.

10.51 Welche Rolle spielt die OCT-Angiografie in der Diagnostik der diabetischen Retinopathie?

Die OCT-Angiografie ermöglicht nicht-invasiv die Darstellung von Flußinformation retinaler Gefäße und somit die Identifikation einer Ischämie sowie die Darstellung von retinalen Neovaskularisationen. Durch Wahl der Position der Segmentierungslinien können z. B. der oberflächliche und der tiefe retinale Gefäßplexus separat dargestellt werden. Limitierend ist, dass mithilfe aktuell verfügbarer OCT-Angiografie-Systeme die äußere Peripherie der Netzhaut meist nicht erfassbar wird.

10.52 Welche Rolle spielt die Weitwinkelbildgebung in der Diagnostik der diabetischen Retinopathie?

Mithilfe von Weitwinkelaufnahmen ist es möglich, die Netzhautperipherie vollständiger zu erfassen als mittels herkömmlicher 7-Feld-Aufnahmen. Die Bedeutung sehr peripher gelegener und bislang mit herkömmlichen Kamerasystemen meist nicht erfassten Pathologien ist bislang nicht ausreichend untersucht. Wichtig zu beachten ist, dass periphere Veränderungen auf Weitwinkelaufnahmen größer dargestellt werden als makuläre Strukturen. Diese Verzerrungen sind zu berücksichtigen, sofern Pathologien quantitativ erfasst werden sollen.

Retinale arterielle Gefäßverschlüsse

10.53 Welche Patientengruppen sind am häufigsten betroffen?

Die kumulative Inzidenz, einen **Venenverschluss** zu erleiden, liegt über 15 Jahre bei 2,3 %. Mehr als ⅔ hiervon sind **Venenastverschlüsse** (VAV). Die meisten betroffenen Personen sind älter als 60 Jahre. Ursächlich sind meist Grunderkrankungen des kardiovaskulären Systems, die immer zeitnah abgeklärt werden sollten. In der Regel ist nur ein Auge betroffen. Das Risiko, am Partnerauge einen **Zentralvenenverschluss** (ZVV) zu bekommen, liegt bei 7 % in den ersten 5 Jahren nach Erkrankung des ersten Auges.

Arterienverschlüsse (Zentralarterienverschluss [ZAV], Arterienastverschluss [AAV]) treten ebenfalls am häufigsten im fortgeschrittenen Lebensalter auf und sind häufig assoziiert mit Gefäßerkrankungen wie Arteriosklerose.

Das **okuläre Ischämiesyndrom** betrifft auch Patienten, die meist älter als 65 Jahre sind und eine bekannte Anamnese für Arteriosklerose aufweisen. Männer sind häufiger betroffenen als Frauen. In 20 % der Fälle sind aufgrund der häufig ausgedehnten Gefäßbeteiligung **beidseits Anzeichen einer Minderperfusion** nachweisbar.

10.54 Wie kann man anhand der Symptome zwischen den verschiedenen Gefäßverschlüssen unterscheiden?

Aufgrund der Symptomatik kann man bereits Rückschlüsse auf die Art des Verschlusses stellen:

- **Arterienverschluss:**
  - Plötzlicher schmerzlose Visusminderung (der Patient kann den Zeitpunkt häufig genau benennen)
  - Gelegentlich Amaurosis fugax in der Anamnese

  - Bei Makulabeteiligung: hochgradige Visusminderung
- **Venenverschluss:**
  - Langsame Visusminderung (Patienten kann Zeitdauer nicht genau benennen)
  - Häufig ärztliche Konsultation erst bei Komplikationen (Makulaödem/Glaskörperblutungen/Sekundärglaukom)
- **Okuläres Ischämiesyndrom:**
  - Progredienter, langsamer Visusverlust über Wochen bis Monate
  - Teilweise periorbitale Schmerzen

10.55 Wann tritt eine Rubeosis iridis auf?

Bei **arteriellen retinalen Gefäßverschlüssen** sollte eine Rubeosis iridis im Mittel nach **4–5 Wochen** kontrolliert werden. Bei **Venenverschlüssen** kommt es in der Regel nach ca. **3 Monaten** zu Neovaskularisationen. Bei der Diagnosestellung eines **okulären Ischämiesyndrom** zeigen sich bereits **initial bei Patienten** eine Rubeosis iridis.

10.56 Wie häufig liegt eine zilioretinale Arterie bei einem ZAV vor?

Ungefähr **20–30 %** der Patienten zeigen eine zilioretinale Arterie. Diese versorgt die Makula unabhängig von der verschlossenen Zentralarterie. Je nach Größe des perfundierten Areals sind sehr gute Visuswerte möglich. Nichtsdestotrotz zeigen diese Patienten großflächige Gesichtsfeldausfälle, die gutachterlich z. B. bei **Fahrerlaubnisbegutachtungen** berücksichtigt werden müssen. **Verschlüsse der Zilioretinalarterien** sind selten und machen nur **5 %** der retinalen Gefäßverschlüsse aus.

10

10.57 Was ist die wichtigste diagnostische Maßnahme bei einem arteriellen Gefäßverschluss/okulären Ischämiesyndrom?

Es muss bei Patienten **> 50 Jahre** immer umgehend eine Bestimmung der Entzündungsparameter stattfinden, um eine **Riesenzellarteriitis(RZA)** auszuschließen. Das Versäumnis dieser diagnostischen Maßnahme und der daraus notwendigen Therapie kann fatale Folgen für den Patienten bis zur **beidseitigen Erblindung** haben.

MERKE

Die RZA ist die **häufigste primäre systemische Vaskulitis.** Eine Erhöhung der Akute-Phase-Proteine **BSG** (> 50 mm/1. Stunde) und **CRP** (> 90 mg/dl) haben eine für die klinische Routine ausreichende Sensitivität, um bei entsprechender okulärer Verdachtsdiagnose eine **sofortige hochdosierte intravenöse Steroidtherapie** einzuleiten.

10.58 Welche Symptome zeigt eine Riesenzellarteriitis?

Gemäß der europäischen (EULAR) und amerikanischen Rheumatologengesellschaften (ACR) sind nachfolgende Symptome hinweisend auf eine Verdachtsdiagnose einer RZA(vergleiche ▶ 13.39).

Ophthalmologische Beteiligung:
- Anteriore ischämische Optikusneuropathie (AION)
- Posteriore ischämische Optikusneuropathie (PION)
- Retinaler Arterienverschluss (AAV, ZAV)

- Amaurosis fugax
- Okuläres Ischämiesyndrom
- Doppelbildwahrnehmung (Muskel-, Hirnnerven-, Hirnstammbeteiligung)

Allgemeine Beteiligung:

- Symptome durch Beteiligung der kranialen Gefäße:
  - Kopfschmerzen
  - Kauschmerzen
  - Überempfindlichkeit der Kopfhaut
  - Pulslose, verhärtete, schmerzhafte Arteria temporalis
- Symptome durch Beteiligung großer Gefäße: Claudicatio der oberen Extremitäten
- Symptome durch systemische Entzündungen: Fieber, Nachtschweiß, Gewichtsverlust
- Polymyalgia rheumatica: proximal betonte Myalgien und Steifigkeit im Nacken, Schulter- und Beckengürtel

10.59 Wie schnell entwickelt sich ein irreparabler Schaden nach retinalem Arterienverschluss?

Erste irreparable hypoxische Schädigungen der Netzhaut liegen experimentell nach arteriellen Verschlüssen bereits **nach ca. 10 Minuten** vor.

10.60 Warum wird die Netzhaut weiß bei einem retinalen Arterienverschluss?

Die klassische Weißfärbung nach retinalem Arterienverschluss kommt durch eine Trübung der inneren Netzhautschichten, vor allem der retinalen Nervenfaserschicht und Ganglienzellschicht als Folge einer **Einstellung des axoplasmatischen Transports** durch die akute Ischämie zustande (▶ Abb. 10.4). Nur im Bereich der Fovea bleibt die charakteristische Rotfärbung erhalten, da hier die Ganglienzellschicht nur einlagig ist. Die äußere nukleäre und plexiforme Schicht sowie die retinalen Photorezeptoren bleiben intakt. In der Netzhautperipherie ist ebenfalls keine Weißfärbung zu erkennen, da die vorgenannten Schichten dort auch deutlich dünner sind. In Primatenmodellen konnte eine Weißfärbung bereits **7 Minuten** nach dem ischämischen Ereignis klinisch nachgewiesen werden.

10.61 Welche Therapie sollte bei einem arteriellen Gefäßverschluss eingeleitet werden?

Alle Therapieversuche beruhen auf **Studien mit geringen Fallzahlen** und **ohne ausreichende Kontrollgruppen oder Randomisierungen.** In bis zu 22 % der Patienten kommt es zu einer spontanen Visusverbesserung innerhalb von 3 Tagen. In Primatenexperimenten konnte gezeigt werden, dass die Netzhaut **4 Stunden** nach komplettem ZAV **irreparabel geschädigt** ist. Insofern ist auch beim Menschen der zeitliche Abstand zum ischämischen Ereignis ausschlaggebend für alle Therapieversuche. In Einzelfällen kann mittels **Bulbusmassage, Augeninnendrucksenkung** (Parazentese oder systemische Gabe von Carboanhydrase hemmern) oder **Lysetherapie** eine Verbesserung des Befunds erreicht werden, wobei letztere Behandlungsoption das nicht zu vernachlässigende Risiko von **zerebralen Blutungen** mit sich bringt. Einzelfälle berichten über Verbesserungen der Perfusion nach **hyperbarer O_2-The-**

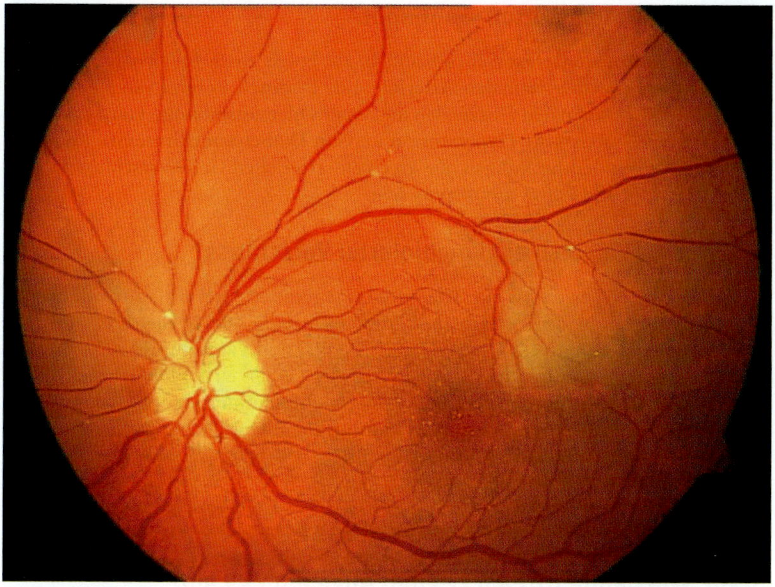

Abb. 10.4 Multiple arterielle Cholesterinemboli mit peripheren Arterienastverschlüssen. Großflächiges Netzhautödem in der oberen Zirkumferenz mit Aufhellung der Netzhaut. [P855]

rapie. Chirurgische Ansätze, Embolektomien oder disruptive Laserbehandlungen zur Zertrümmerung der sichtbaren Emboli bleiben ohne entsprechende Studien experimentelle Therapieversuche, die nur im Einzelfall nach sorgsamer Abwägung der Risiken eingesetzt werden sollten.

10.62 Wie kann man erkennen, ob ein alter Zentralarterienverschluss vorliegt?

Augen mit bereits vor längerer Zeit abgelaufenem ZAV zeigen häufig folgende Veränderungen, die hinweisend auf einen ZAV sein können:

- Enge arterielle Gefäße
- Optikusatrophie
- OCT: deutliche Ausdünnung der inneren Netzhautschichten, im Verlauf auch aller Netzhautschichten
- Zentralskotom in der Gesichtsfelduntersuchung

10.63 Wie ist die generelle Prognose für Patienten mit arteriellen Gefäßverschlüssen?

Patienten mit sichtbaren retinalen Emboli haben unabhängig von dem Auftreten eines Verschlusses eine **Mortalität von 56 % über 9 Jahre** im Gegensatz zu einer alterskorrelierten Vergleichsgruppe, die eine Mortalität von 27 % aufweist. Die durchschnittliche Lebenserwartung von Patienten mit ZAV ist ebenfalls signifikant geringer als bei alterskorrelierten Personen (5,5 vs. 15,4 Jahre).

10.64 Was ist ein Cotton-wool-spot?

Ein Cotton-wool-spot tritt wahrscheinlich als Folge einer fokalen Ischämie bei einem **Verschluss einer retinalen Arteriole** auf. Dadurch kommt es zu einer Zerstörung der intra-axonalen Organellen und einer Ödemausbildung. Häufigste Ursachen sind eine **systemische Hypertension** und ein **Diabetes mellitus.** Grundsätzlich können alle Grunderkrankungen, die zu einem arteriellen Gefäßverschluss führen, auch Ursache eines Cotton-wool-spots sein.

10.65 Wie zeigt sich ein kombinierter Verschluss?

Ein kombinierter Verschluss betrifft sowohl eine retinale Arterie als auch eine Vene. Somit treten auch beide Erscheinungsbilder gleichzeitig auf: ödematöse, weißliche Netzhautareale, kirschroter Fleck als auch Punkt- und Fleckblutungen sowie eine Tortuositas der Gefäße. Die Patienten berichten über eine plötzliche Visusverschlechterung, häufig bis auf Handbewegungswahrnehmung. Eine Rubeosis bildet sich bei 80 % der Patienten aus. Eine Abklärung auf entzündliche, autoimmune und infektiöse Grunderkrankungen ist notwendig.

Retinale venöse Gefäßverschlüsse

10.66 Wie häufig tritt am zweiten Auge ein ZVV auf?

Das jährliche Risiko eines Gefäßverschlusses jeglicher Art am Partnerauge liegt bei **1 %.** Das Risiko, einen ZVV am Partnerauge zu erleiden, liegt **nach 5 Jahren bei 7 %.**

10.67 Wo treten VAV am häufigsten auf?

Pathophysiologisch treten VAV fast immer **hinter arteriovenösen Kreuzungsstellen** auf. In 99 % der Fälle liegt die Arterie vor der Vene. An den Kreuzungsstellen „teilen“ sich häufig Arterie und Vene eine gemeinsame Adventitia. Das Lumen der Vene kann so bis zu 33 % komprimiert werden. Am häufigsten treten VAV im **superotemporalen Quadranten** (⅔ aller Fälle) auf, gefolgt vom inferotemporalen Quadranten und seltener in den nasalen Quadranten.

10.68 Kann ein VAV auch ohne Visusverlust ablaufen?

Sofern die Makula nicht betroffen ist, können VAV symptomlos ablaufen. Charakteristische Zeichen hierfür sind alte lokal begrenzte **streifige Blutungen** und **Shuntgefäße.** Sind die Blutungen bereits resorbiert, können mithilfe der Fluoreszeinangiografie avaskuläre Areale und Shuntgefäße nachgewiesen werden. Die streng auf die obere oder untere Hemisphäre begrenzten oder auf einen venösen Gefäßast beschränkten Netzhautveränderungen sind typisch.

10.69 Braucht man eine Fluoreszeinangiografie bei einem VAV?

Nur mittels einer Fluoreszeinangiografie kann das genaue Ausmaß der betroffenen Netzhautbereiche identifiziert werden. Die Untersuchung sollte erst dann durchgeführt werden, wenn die präretinalen Blutungen sich soweit zurückgebildet haben, dass eine sinnvolle Darstellung der Gefäße zu erwarten ist. Von Vorteil ist die Anfertigung von **Ultra-Widefield-Angiografieaufnahmen,** da so auch sehr periphere avaskuläre Areale, Leckagen und Neovaskularisationen detektiert werden und in die Therapieplanung einbezogen werden können. In der akuten Phase ist bei ausgedehnten präretinalen Blutungen zur Diagnostik eines therapiebedürftigen Makulaödems eine **optische Kohärenztomografie** ausreichend.

10.70 Was sollte bei einen retinalen Venenverschluss bei jungen Patienten (< 50 Jahre) abgeklärt werden?

Zur Abklärung gehören allgemein folgende Punkte:
- Routinelabor mit Differenzialblutbild
- C-reaktives Protein (CRP), Blutsenkungsgeschwindigkeit (BSG)
- Blutzuckertagesprofil
- Nüchternblutfette mit Serumelektrophorese, Fibrinogen
- 24h-Blutdruckprofil
- EKG
- Je nach Gefäßstatus ggf. Carotis-Sonografie z. A. hämodynamisch relevanter Stenosen (optional)

Bei Patienten **< 50 Jahre** oder **Rezidiven** sollte ein Thrombophilie-Screening durchgeführt werden, bestehend aus folgenden Laborbestimmungen:
- Faktor VIII
- Fibrinogen
- Antithrombin III
- APC-Resistenz
- Protein C + Protein S
- Antithrombin
- Lupus-Antikoagulans
- Cardiolipin-Antikörper
- Antikörper gegen Beta-2-Glycoprotein-I, Homocystein

10

10.71 Wie ist der natürliche Verlauf eines VAV?

Ein Drittel bis die Hälfte der Patienten mit einem VAV erreichen wieder eine Sehschärfe von 0,5 oder besser **ohne Therapie.** Die Patienten sollten trotzdem engmaschig kontrolliert werden, da folgende **ischämischen Komplikationen** auftreten können:
- Retinale Neovaskularisationen
- Rubeosis iridis
- Glaskörperblutungen
- Neovaskularisationsglaukom
- Traktive Netzhautablösung
- Makuläre Ischämie
- Makulaödem

Bei Auftreten eines **Makulaödems** ist eine frühzeitige Therapie mit **intravitrealen Anti-VEGF Medikamenten oder Steroiden** notwendig. Zeigen sich in einer Fluoreszeinangiografie ischämische Areale mit mehr als 5 Papillendurchmessern Fläche, ist die Wahrscheinlichkeit, dass sich Neovaskularisationen ausbilden, um das **3- bis 4-fache erhöht.**

10.72 Wie wird ein VAV und ZVV behandelt?

Ausschlaggebend ist das Auftreten eines Makulaödems sowie einer größerflächigen Ischämie (>5 PD) oder Neovaskularisation.

Makulaödem Bei einem Makulaödem sollte initial mit einer **intravitrealen Anti-VEGF- oder Steroidtherapie** begonnen werden. Der weitere Therapieverlauf richtet sich nach dem bevorzugten Injektionsschema (treat & extend, pro re nata etc.).

Die vor der Ära der intravitrealen Medikamentenapplikation übliche **fokale Laserkoagulation** beim VAV hat deutlich an Bedeutung verloren. Als Alternative bei fehlendem Ansprechen bzw. anhaltender Therapienotwendigkeit kann die fokale Laserkoagulation nach der aktuellen Stellungnahme der Deutschen Ophthalmologischen Gesellschaft, des Berufsverbands der Augenärzte und der Retinologischen Gesellschaft noch in Betracht gezogen werden. Beim ZVV ist eine fokale Laserkoagulation eines Makulaödems nicht sinnvoll.

Neovaskularisationen Beim Auftreten von Neovaskularisationen ist beim VAV eine sektorielle oder beim ZVV umgehend eine komplette (full scatter) **panretinale Laserkoagulation** notwendig. Inwieweit die prophylaktische Laserkoagulation ischämischer peripherer Areale einen positiven Effekt auf ein begleitendes Makulaödem hat, ist noch nicht abschließend geklärt. Zu einer prophylaktischen panretinalen Laserkoagulation wird beim ZVV – solange keine Neovaskularisationen auftreten – nicht geraten.

10.73 An welcher Stelle kommt es zum Verschluss bei einem ZVV?

Histopathologische Studien konnten zeigen, dass der Verschluss der Zentralvene fast immer direkt vor oder im Bereich der **Lamina cribrosa** auftritt.

Seltene retinale vaskuläre Erkrankungen

10.74 Nennen Sie Differenzialdiagnosen bei peripheren nicht-perfundierten Arealen.

10

Periphere nicht-perfundierte Areale finden sich bei fortgeschrittener diabetischer Retinopathie wie auch bei retinalen venösen Verschlüssen. Eine Merkhilfe für weitere seltenere Differenzialdiagnosen von peripheren nicht-perfundierten Arealen ist das Wort **FOREST: F**EVR **O**kuläres Ischämiesyndrom, **R**etinopathia praematurorum, **M**orbus Eales, **S**ichelzellretinopathie, **R**etinale Teleangiektasien (Morbus Coats).

10.75 Wie werden retinale arterielle Makroaneurysmen behandelt?

Solitäre Makroaneurysmen der retinalen Gefäße treten idiopathisch auf, können jedoch auch ein Hinweis auf z. B. einen Hypertonus sein. Bei Beeinträchtigung der Sehkraft durch ein begleitendes Makulaödem oder harte Exsudate kann eine **Laserkoagulation** des Aneurysmas erfolgen. In einigen Fällen kommt es zur **spontanen Regression.**

10.76 Was sind idiopathische makuläre Teleangiektasien (MacTel)?

Idiopathische makuläre Teleangiektasie (MacTel) ist eine seltene degenerative Erkrankung, die im Erwachsenenalter meist zwischen dem 50. und 60. Lebensjahr zu einer beidseitigen Erweiterung von retinalen Kapillaren im Bereich der Makula und zu einer Atrophie der juxtafovealen äußeren Netzhaut führt. Im

OCT zeigt sich typischerweise eine diffuse Verdickung der Netzhaut im Bereich der durch teleangiektatische Gefäße bedingte Leckage in der Fluoreszenzangiografie sowie ein zystoider Raum foveanah im Bereich der Atrophie der äußeren Netzhaut. Derzeit ist keine ursächliche Therapie zugelassen. Im Rahmen von klinischen Studien wird derzeit der Effekt von neurotrophen Faktoren geprüft. Bei Auftreten einer sekundären MNV sollte eine Behandlung mittels intravitrealer VEGF-Hemmer erfolgen.

10.77 Welche Therapieoptionen bestehen bei Morbus Coats?

Der Morbus Coats ist eine meist einseitige kongenitale Erkrankung mit Dilatation und Teleangiektasien retinaler Gefäße. Die Erkrankung beginnt meist im Kindesalter in der temporalen Peripherie und führt oft im Erwachsenenalter zu einer Visusminderung durch Makulaödem und Exsudationen. Therapeutisch ist eine **Laser- oder Kryokoagulation** der ischämischen Areale und vaskulären Anomalien erforderlich. Da Rezidive häufig sind, sind lebenslange Kontrollen erforderlich. Der Off-label-Einsatz von **intravitrealen VEGF-Hemmern** kann einen positiven Effekt auf den Visus haben.

10.78 Welche Befunde erkennt man bei Sichelzellretinopathie?

- Periphere nicht-perfundierte Areale
- Fächerartige retinale Neovaskularisationen
- Tortuositas vasorum
- Angioide Streifen
- Cotton-wool-Herde
- Salmon patches (rotorange fleckförmige subhyaloidale Blutungen)
- Hyperpigmentiertierungen (siehe auch ▶ 19.18)

Okuläres Ischämiesyndrom

10.79 Welchen Stenosierungsgrad hat das arterielle System bei einem okulären Ischämiesyndrom?

Patienten mit okulärem Ischämiesyndrom zeigen bei entsprechenden Untersuchungen normalerweise eine **90-prozentige Stenosierung** des ipsilateralen Carotissystems. Dieser Grad der Stenosierung führt zu einem **50 % geringeren arteriellen Perfusionsdruck** im okulären System. In 10 % der Fälle zeigt sich eine bilaterale 100-prozentige Carotisstenose.

10.80 Ist eine Amaurosis fugax pathognomonisch für ein okuläres Ischämiesyndrom?

Nein, nur **10 %** der Patienten mit einem okulären Ischämiesyndrom berichten über einen kurzzeitigen Visusverlust. Unabhängig davon zeigen ⅓ der Patienten mit einer Amaurosis fugax eine Carotisstenose von mehr als 75 %. **40 %** der Patienten berichten über Schmerzen in der peri- oder okulären Region als Zeichen einer **okulären Angina,** dies ist nicht zu verwechseln mit den Beschwerden bei einer Riesenzellarteriitis (siehe auch ▶ 13.32 und ▶ 13.33).

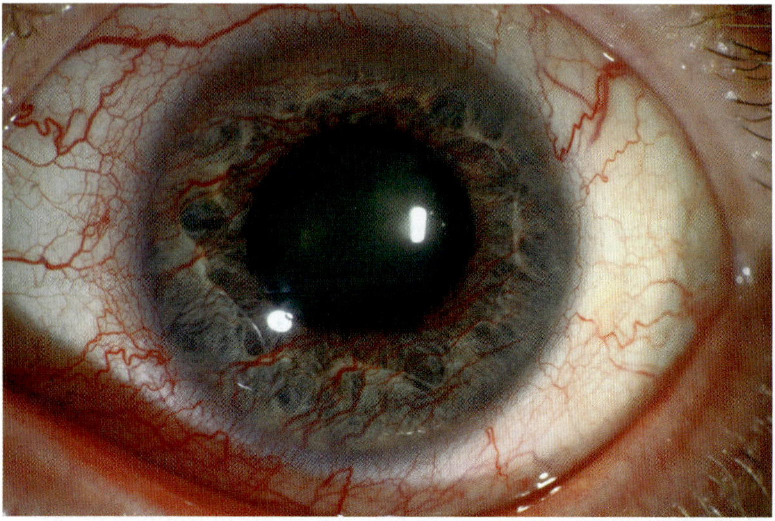

Abb. 10.5 Ausgeprägte Rubeosis bei okulärem Ischämiesyndrom bei klarer Hornhaut und ohne Augeninnendruckanstieg [P855]

10.81 Führt eine Rubeosis mit Kammerwinkelverschluss beim okulären Ischämiesyndrom zu einem Druckanstieg?

Da bei der generalisierten Durchblutungsstörung beim okulären Ischämiesyndrom auch der Ziliarkörper nicht adäquat perfundiert wird, führen ausgeprägte rubeotische Veränderungen bis hin zum Kammerwinkelverschluss nicht automatisch zu einem Anstieg des IODs. Daher entwickeln nur 50 % der Patienten mit Rubeosis (▶ Abb. 10.5) und/oder Kammerwinkelverschluss **einen IOD-Anstieg.**

10.82 Welche okulären Veränderungen können beim okulären Ischämiesyndrom auftreten?

- **Vorderer Augenabschnitt:**
  - Neovaskularisationen der Iris/des Kammerwinkels
  - IOD-Anstieg
  - Vorderkammerreiz/Tyndall-Phänomen
  - Endothelbeschläge
  - Bei längerem Verlauf: Entwicklung einer Katarakt
- **Hinterer Augenabschnitt:**
  - Enge arterielle Gefäße
  - Erweiterte venöse Gefäße ohne verstärkte Tortuositas
  - Retinale Blutungen (eher fleckförmig)
  - Neovaskularisationen an der Papille (nur sehr selten peripher)
  - Kirschroter Fleck (12 %)

10.83 Welche Veränderungen erwartet man in der Fluoreszeinangiografie bei einem okulären Ischämiesyndrom?

Die zu erwartende **verlängerte Arm-Retina-Zeit** (normal 7–15 Sek) lässt sich nur bei korrekt durchgeführter und dokumentierter Fluoreszeinangiografie nachweisen. Die homogene choroideale Füllung tritt normalerweise schon etwa 5 Sekunden nach Erscheinen des Farbstoffs im Auge auf, eine verspätete oder scheckige Füllung ist hinweisend für ein okuläres Ischämiesyndrom. Eine **verlängerte arteriovenöse Füllungszeit** (11 Sekunden bis zur Füllung der großen Venen) ist nahezu regelhaft, kommt aber auch beim ZAV vor. In der Spätphase zeigen sich häufig **diffuse Leckagen** der Gefäße und der Papille durch den hypoxischen Gefäßschaden.

10.84 Wie hoch ist die Mortalitätsrate beim okulären Ischämiesyndrom?

Studien konnten eine 5-Jahres-Mortalitätsrate von **ca. 40 %** beim okulären Ischämiesyndrom nachweisen. **⅔ der Patienten** versterben an **kardiovaskulären Erkrankungen,** die zweithäufigste Ursache sind Schlaganfälle. Die Diagnose eines okulären Ischämiesydroms ist in Studien in ca. ⅔ der Fälle die erste klinische Manifestation einer Gefäßerkrankung. Die Differenzialdiagnose **Riesenzellarteriitis** sollte in jedem Fall ausgeschlossen werden, häufigste Begleiterkrankungen sind die arterielle Hypertonie und der Diabetes mellitus.

10.85 Wie ist die Visusprognose beim okulären Ischämiesyndrom?

Die Visusentwicklung ist in der Regel schlecht, nach Auftreten einer Rubeosis iridis fällt der Visus **bei 90 % der Patienten** innerhalb eines Jahres auf < 0,05 ab.

10.86 Ist eine panretinale Lasertherapie zur Behandlung einer Rubeosis sinnvoll?

Anders als bei der sekundären Rubeosis bei proliferativer diabetischer Retinopathie ist durch eine ausgiebige panretinale Laserkoagulation nur in ca. ⅓ der Fälle eine **Regression der Rubeosis** zu erreichen. Zur intravitrealen Behandlung mit Anti-VEGF- und Steroid-Präparaten gibt es noch keine ausreichende Studienlage, um eine Empfehlung auszusprechen.

10.87 Ist eine gefäßchirurgische Intervention vorteilhaft für den Visusverlauf?

Bei **vollständigem Arteria-carotis-Verschluss** ist eine Endarteriektomie meist nicht zielführend, da sich bereits weitere Thromben im Gefäßverlauf gebildet haben. Weitere gefäßchirurgische Verfahren werden zurzeit evaluiert. Bei **partieller Stenosierung** der A. carotis ist die Studienlage bezüglich des Visusverlaufs sehr uneinheitlich. Die meisten Studien zeigen bei länger bestehendem Visusabfall und vor allem bei Ausbildung einer Rubeosis keinen signifikanten Visusanstieg nach einer chirurgischen Perfusionsverbesserung.

MERKE

Besondere Vorsicht ist geboten, wenn bei bereits ausgebildeter Rubeosis und Kammerwinkelveränderungen die Perfusion verbessert wird, da der Ziliarkörper dadurch wieder eine höhere Kammerwasserproduktion erreichen und es zu starken intraokularen Druckanstiegen kommen kann.

Frühgeborenenretinopathie

10.88 Was ist eine Frühgeborenenretinopathie?

Die **Frühgeborenenretinopathie (ROP)** ist eine vasoproliferative Netzhauterkrankung, die vorzeitig geborene Säuglinge betrifft. Frühgeborene sind definitionsgemäß Kinder, die vor der 37. Schwangerschaftswoche geboren wurden. Die Entwicklung des retinalen Gefäßsystems findet in drei Stufen statt. Im ersten Schritt entwickeln sich die großen Gefäßstämme ab der 14. Embryonalwoche durch Vaskulogenese und Angiogenese. Ab der 20. Woche findet die weitere Vaskularisation der Netzhaut ausschließlich über die Angiogenese, ausgelöst durch die Hypoxie der peripheren Netzhaut, statt. Dieser Ablauf wird über den Sauerstoffspiegel gesteuert. Normalerweise ist die Netzhaut zum geplanten Geburtstermin komplett vaskularisiert. Durch die höhere Sauerstoffkonzentration in der Umwelt als im Uterus kommt es zur Dysbalance mit anfänglichem Stopp der Angiogenese und darauffolgender Ischämie der peripheren Netzhaut mit VEGF-getriggerter Proliferation der Gefäße.

10.89 Welche Säuglinge sind für eine ROP gefährdet?

Säuglinge, die bei der Geburt weniger als **1.500 g** wiegen, und Säuglinge, die im Schwangerschaftsalter von **32 Wochen** oder weniger geboren werden, sind gefährdet, eine ROP zu entwickeln. Die Häufigkeit einer akuten ROP ist bei Säuglingen mit einem Geburtsgewicht von weniger als **1.000 g** dreimal so hoch wie bei Säuglingen mit einem Gewicht zwischen 1.000 und 1.500 g. Säuglinge, die zwischen der 23. und der 27. Schwangerschaftswoche geboren werden, haben eine besonders hohe Chance, eine ROP zu entwickeln (▶ Tab. 10.3).

10.90 Welche Säuglinge sollten auf Frühgeborenenretinopathie untersucht werden?

Die von der American Academy of Pediatrics, Section on Ophthalmology, der American Association of Pediatric Ophthalmology and Strabismus und der American Acade-

Tab. 10.3 Abhängigkeit der Behandlungswahrscheinlichkeit vom Gestationsalter bei Geburt (Daten aus dem German Neonatal Network 2009–2014)

Gestationsalter bei Geburt (in Schwangerschaftswochen, SSW)	Behandlungsbedürftigkeit
22. SSW	33 %
23. SSW	23 %
24. SSW	17 %
25. SSW	7 %
26. SSW	4 %

my of Ophthalmology veröffentlichten Richtlinien empfehlen, dass alle Säuglinge, die bei der Geburt weniger als 1.500 g wiegen, und alle Säuglinge mit einem Schwangerschaftsalter von 28 Wochen oder weniger untersucht werden sollten.

In Deutschland sollen nach Vorgabe der Leitlinie „Augenärztliche Screening-Untersuchungen von Frühgeborenen" aus dem Jahre 2010 alle Frühgeborenen mit einem Gestationsalter unter 32 Wochen (bei nicht sicher bekanntem Gestationsalter ≤ 1.500 g Geburtsgewicht) unabhängig von einer zusätzlichen Sauerstoffgabe sowie Frühgeborene zwischen der 32. und 36. Wochen Gestationsalter, wenn postnatal mehr als 3 Tage Sauerstoff gegeben wurde, einem ROP-Screening unterzogen werden.

10.91 Welche Säuglinge sind am stärksten für eine ROP gefährdet?

Besonders gefährdet sind Säuglinge, die bei der Geburt weniger als 1.000 Gramm wiegen und solche, die bei einer Schwangerschaft von weniger als 32 Wochen geboren werden. Die erste Untersuchung sollte ab der 6. Woche nach der Geburt, aber nicht vor der 31. Woche im postmenstruellen Alter (Gestationsalter) stattfinden.

10.92 Wann sollten Folgeuntersuchungen bei der Untersuchung auf ROP durchgeführt werden?

Die Häufigkeit der Nachuntersuchungen richtet sich nach dem Netzhautstatus. Kontrollen sollten erfolgen:

- **Wöchentlich bei:**
  - Vaskularisationsgrenze in Zone I oder zentraler Zone II ohne oder mit ROP.
  - Vaskularisationsgrenze in Zone II mit ROP-Stadium 2 oder 3
  - Jeder ROP mit Plus-Erkrankung.
  - Kürzere Kontrollabstände als eine Woche können bei rasch progredienter Retinopathie und/oder sehr unreifer Netzhaut nötig sein.
- **Zweiwöchentlich bei:**
  - Vaskularisationsgrenze in peripherer Zone II ohne ROP oder mit ROP-Stadium 1.
  - Vaskularisationsgrenze in Zone III ohne oder mit ROP.
- **Längere Untersuchungsabstände:**
  - Die oben genannten Untersuchungsabstände können um eine Woche verlängert werden, falls über mehrere Untersuchungstermine ein rückläufiger Befund festgestellt wurde.
  - Nach dem errechneten Geburtstermin.

Abschluss der Screening-Untersuchungen auf akute ROP

Das Screening auf akute RPM kann beendet werden, wenn

- die Netzhaut peripher zirkular vollständig vaskularisiert ist.
- eine deutliche Regression der peripheren Netzhautveränderungen der akuten ROP zu erkennen ist, aber erst nach dem errechneten Geburtstermin.

Es ist zu beachten, dass eine Befundregression durch eine passagere Vasokonstriktion (z. B. durch erhöhte Sauerstoffkonzentration im arteriellen Blut) vorgetäuscht werden kann.

Tab. 10.4 Zonen der ROP	
Zone	**Beschreibung**
I	Die zentrale Netzhaut innerhalb eines Kreises um die Papille mit dem Radius des doppelten Papillen-Fovea-Abstands
II	Die mittelperiphere Netzhaut peripher der Zone I mit einem Radius des Abstands von der Papille zur nasalen Ora serrata
III	Die periphere Netzhaut außerhalb von Zone II

10.93 Welche Zonen der Retinopathie gibt es bei der ROP?

Zur Einteilung wird die Netzhaut in drei Zonen unterschieden (▶ Tab. 10.4, ▶ Abb. 10.6). Das Zentrum bildet die Papille, da von hier aus die Gefäßversorgung ausgeht und nach peripher verläuft.

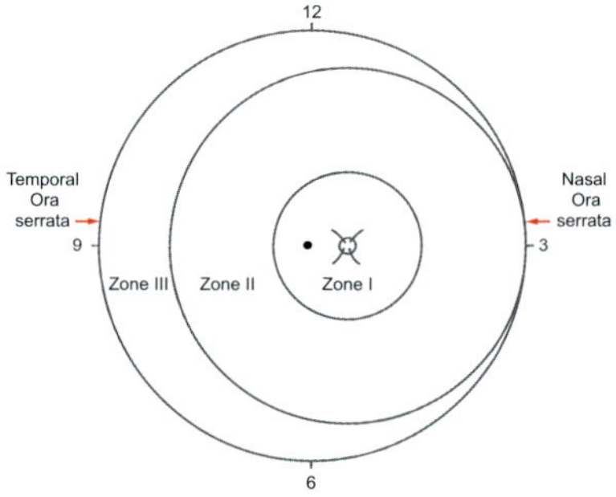

Abb. 10.6 Verteilung der Zonen [L231]

10.94 Wie sind die Stadien der ROP definiert?

Die Einteilung der Stadien wird von 1–5 vorgenommen und bezieht sich auf den Grad der beobachteten abnormalen Gefäßveränderung. ▶ Tab. 10.5 listet die unterschiedlichen Stadien auf.

10.95 Was ist die Plus-Krankheit?

Die Plus-Krankheit ist ein Hinweis auf einen hohen Spiegel an angiogenen Wachstumsfaktoren und ein **starker Risikofaktor für eine Progression** hin zu einer schwe-

Tab. 10.5 Stadien der ROP	
Stadium	**Beschreibung**
1	Eine dünne weiße, im Netzhautniveau liegende Linie zwischen vaskulärer und avaskulärer Netzhaut. Abnorme Gefäßverzweigungen oder besen-/reiserartige Gefäße können dorthin ziehen.
2	Prominente leistenförmige Netzhautverdickung, die sich im Bereich der Demarkationslinie gebildet hat und leicht über das Netzhautniveau erhaben ist. Die Leiste ist weißlich, durch entstehende arteriovenöse Shunts kann es zu einer relativen Hyperämie und damit Rotfärbung kommen.
3	Prominente Leiste und extraretinale fibrovaskuläre Proliferationen. Das neugebildet Gewebe durchbricht an der Leiste die Lamina limitans interna. In diesem Stadium entscheidet sich je nach Ausdehnung des Befunds, ob eine Therapieindikation besteht.
4	A: partielle Netzhautablösung, die die Makula nicht miteinbezieht. B: partielle Netzhautablösung unter Einbeziehung der Makula.
5	Komplette Netzhautablösung mit offenem oder geschlossenem Trichter. Durch die anteriore Verlagerung des retinalen und extraretinalen Gewebes kann es zu einer retrolentalen Membranbildung kommen.

reren ROP. Im vorderen Augenabschnitt können Gefäßerweiterungen der Iris sowie eine träge Pupillenreaktion auffallen. An der Netzhaut zeigen sich Erweiterungen der Venen und eine Tortuositas der Arterien am hinteren Pol. Wenn am hinteren Pol eine Plus-Krankheit vorliegt, wird dem Stadium ein Pluszeichen (d. h. +) hinzugefügt. Die Plus-Krankheit ist ein wichtiger Parameter zur Behandlungsentscheidung.

10.96 Was ist die aggressivste Form der akuten ROP?

Die aggressivste Form der ROP ist die **aggressiv-posteriore Frühgeborenenretinopathie.** Hierbei handelt es sich um eine sehr seltene Variante mit extrem ausgeprägter Gefäßaktivierung, die innerhalb von Tagen voranschreitet und ein hohes Risiko für schwere Komplikationen wie Netzhautablösungen birgt.

10.97 Warum sollte man eine ROP behandeln?

Da ROP zu Erblindung durch Netzhautablösung führen kann, ist eine Behandlung angezeigt, um ein Fortschreiten dieser Erkrankung zu verhindern. Allerdings durchlaufen 90 % der Säuglinge, die eine akute ROP entwickeln, eine **spontane Regression.** Die Behandlung sollte daher nur bei Säuglingen durchgeführt werden, die ein hohes Risiko für eine Netzhautablösung haben.

Amotio

10.98 Welche Arten einer Amotio retinae gibt es?

Grundsätzlich gibt es drei Arten der Entstehung einer Netzhautablösung:
- **Rhegmatogene Amotio retinae:** Dies ist die häufigste Form der Netzhautablösung, die durch einen durchgreifenden Netzhautdefekt zustande kommt.
- **Traktive Amotio retinae:** Durch prä- oder subretinae Strangbildungen kommt es zu traktiven Kräften an der Netzhaut. Dies ist beispielsweise bei der proliferativen diabetischen Retinopathie der Fall. Nicht selten kommen kombinierte Formen von traktiver und rhegmatogener Amotio vor, bei denen die initial führende Komponente nicht mehr differenziert werden kann.
- **Seröse Amotio retinae:** Durch Störungen der Blut-Retina-Schranke kommt es zur Exsudation von Flüssigkeit unter die Netzhaut, was durch Netz- und Aderhauterkrankungen sowie Tumoren etc. ausgelöst werden kann.

Die Amotio retinae tritt dann auf, wenn die physiologischen Adhäsionskräfte nicht mehr funktionieren und es zu einer Dissektion der Schichten kommt. Die Adhäsion zwischen Netzhaut und Aderhaut wird primär durch die metabolische Pumpe des retinalen Pigmentepithels, den osmotischen Druck der Aderhaut und die geringeren Interphotorezeptor-Adhäsionskräfte (Matrix) aufrechterhalten.

10.99 Führt jedes Netzhautloch zu einer Amotio retinae?

Nein, Autopsiestudien haben gezeigt, dass ca. **5–10 % aller Augen durchgreifende Netzhautlöcher** haben, die nicht zu einer Amotio retinae geführt haben. Drei Faktoren müssen erfüllt sein, damit sich eine rhegamtogene Amotio retinae entwickelt:
- Erhöhte Beweglichkeit von partiell verflüssigtem Glaskörper
- Traktionskräfte, die zur Ausbildung eines Netzhautlochs führen können

- Ein durchgreifender Netzhautdefekt, der verflüssigten Glaskörper unter die Netzhaut laufen lassen kann

Nur wenn diese drei Faktoren vorliegen, kann eine rhegmatogene Amotio retinae auftreten.

10.100 Müssen äquatoriale Degenerationen gelasert werden, damit keine Amotio retinae auftritt?

Äquatoriale Degenerationen treten bei 6–10 % der Bevölkerung auf, zeigen keine erhöhte Inzidenz für die Ausbildung einer rhegmatogenen Amotio retinae und müssen daher primär nicht gelasert werden. Empfohlen wird die prophylaktische Laserbehandlung nur noch bei einer am Partnerauge aufgetretenen Amotio retinae.

10.101 Welche Symptome und Befunde zeigt eine rhegmatogene Amotio retinae?

Die folgenden Symptome und Befunde können im Zusammenhang mit einer rhegmatogenen Amotio stehen:
- Neue Lichtblitze
- Neue Glaskörpertrübungen
- Visusabfall bei Makulabeteiligung
- Gesichtsfeldausfälle
- Pigmentzellen im Glaskörper
- Hintere Glaskörperabhebung
- Elevierte und mobile Netzhaut
- Wellen und Falten in der Netzhaut
- Verlust der retinalen Transparenz
- Netzhautlöcher
- Pigmentansammlungen unter der Netzhaut

MERKE
Bei Verdacht auf eine Netzhautablösung oder ein Netzhautforamen muss eine Untersuchung in **Mydriasis mit Kontaktglas** durchgeführt werden.

10.102 Was ist ein Riesenriss?

Ein Riesenriss ist definiert als durchgreifender Netzhautriss über **mindestens 3 Uhrzeiten.** Präsdisponiert sind Patienten mit hoher Myopie sowie Bindegewebsschwächen wie **Marfan-, Stickler- und Ehlers-Danlos-Syndrom.** Wichtig ist die genaue Untersuchung des Partnerauges, da in 36 % der Fälle eine Netzhautloch am Partnerauge auftritt. Aufgrund dieser hohen Rate an retinalen Kompliaktionen am Partnerauge favorisieren viele Retinologen eine **prophylaktische 360°-Laserkoagulation,** obwohl es keine evidenzbasierte Grundlage – außer beim Stickler-Syndrom – gibt.

10.103 Welche Risikofaktoren gibt es für eine Amotio retinae?

Die Hauptrisikofaktoren sind nachfolgend aufgeführt:
- Myopie
- Alter

- Pseudophakie
- Proliferative Vitreoretinopathien (PDR/ROP/VAV)
- Trauma
- Z. n. komplikativen Vorderabschnittsoperationen
- Uveitis (akute Retinanekrose, intraokulare Toxoplasmose-/Toxocara-Infektion)
- Retinoschisis (bei Auftreten von Innen- und Außenschichtforamen, Inzidenz ca. 2,5 %)

10.104 Um wieviel erhöht eine Katarakt-Operation das Risiko, eine Amotio retinae zu entwickeln?

Das Risiko, auch nach unkomplizierter Kataraktoperation eine Amotio retinae zu entwickeln, ist auch nach 10 Jahren noch **5,5-fach höher als ohne Operation.** Der Peak des Auftretens einer Amotio liegt bei 1–4 Jahren postoperativ. Bei jungen Patienten < 54 Jahren liegt die **Amotio-Rate bei ca. 4 % nach 4 Jahren.** Nach komplikativer Katarakt-Operation mit Hinterkapselruptur ist das Risiko, eine Amotio retinae zu entwickeln, 42-fach erhöht. Eine erhöhte Inzidenz, die nicht sicher in Zahlen ausgedrückt werden kann, da die Datenlage zu heterogen ist, liegt bei Katarakt-operierten Männern und hochmyopen Patienten vor.

10.105 Welche Ursachen gibt es für eine seröse Amotio?

Seröse Abhebungen der Netzhaut können durch folgende Veränderungen mit Störungen der Blut-Retina-Schranke auftreten:

- Maligne Erkrankungen:
  - Choroideale Melanome
  - Choroideale Hämangiome
  - Choroideale und retinale Metastasen
  - Intraokulare Lymphome
  - Leukämie
- Entzündliche Erkrankungen:
  - Posteriore Skleritis
  - Posteriore Uveitis
  - Vogt-Koyanagi-Harada-Syndrom
  - Retinopathia centralis serosa
  - Morbus Coats
- Kongenitale Veränderungen:
  - Grubenpapille
  - Morning-Glory-Papille
  - Nanophthalmus

10.106 Wann muss eine Retinoschisis behandelt werden?

Die degenerative oder senile Retinoschisis zeigt sich bei sehr vielen Augen mit zunehmendem Alter, überwiegend im **temporal unteren Quadranten** und **in 50–80 % bilateral.** Klinisch zeigt sich eine starre zystisch verdünnte Netzhautelevation mit Spaltung in der äußeren plexiformen Schicht. Eine häufige Assoziation besteht mit der **Hyperopie.** Differenzialdiagnostisch muss eine ältere Amotio retinae ausgeschlossen werden (dann auch Pigmentaussaat in den Glaskörper und Hochwasserlinie). Eine Ablatio retinae entsteht nur, wenn Foramina in der Innen- und Außenschicht auftreten. Eine isolierte Schisis ist nicht behandlungsbedürftig.

10.107 Wie unterscheiden sich die Gesichtsfeldausfälle bei einer Amotio retinae bzw. Retinoschisis?

Bei einer **Amotio retinae** kommt es zu **relativen Gesichtsfeldausfällen,** da die Netzhaut durch die retinalen Gefäße noch versorgt wird und die Reizweiterleitung der Photorezeptoren daher möglich ist. Im Verlauf kommt es dann aufgrund der Netzhautatrophie bei älteren Amotiones auch zu Erblindung.

Eine **Retinoschisis** hingegen führt zu einer Netzhautspaltung in der **äußeren plexiformen Schicht.** Somit ist hier keine Reizweiterleitung aus den Photorezeptoren möglich und es resultiert ein **absolutes Skotom.**

10.108 Was besagen die Lincoff-Regeln?

Die von **Lincoff, Schepens und Kreissig** aufgestellten Regeln erleichtern das Auffinden der Netzhautforamen bei einer rhegmatogenen Amotio retinae.

Die Regeln können wie folgt zusammengefasst werden:

- Bei einer **beidseits über die Papille** aufsteigenden Amotio retinae ist das Loch in 98 % innerhalb der 1,5 Uhrzeiten der höher abgelösten Netzhaut.
- Bei einer Ablatio retinae der **oberen Zirkumferenz inklusive der 12-Uhr-Position** liegen die Netzhautlöcher in 93 % in der Nähe der 12-Uhr-Position.
- **Inferior gelegene Amotiones** haben in 95 % die Lochlokalisation an der höchsten Stelle.
- **Inferiore hochbullöse Amotiones** sind häufig das Resultat von kleinen oben lokalisierten Netzhautlöchern.

Zusätzliche Hinweise auf die primäre Lochlokalisation können manchmal anamnestisch bei differenzierten Patienten erhoben werden (Lokalisation der Lichtblitze, Beginn des Gesichtsfeldausfalls). Bei sehr schneller Progression ist dies ein Hinweis auf größere Foramina und eher posteriorer Lage der Foramina.

10.109 Wie wird die proliferative Vitreoretinopathie eingeteilt?

5–10 % der rhegmatogenen Amotios zeigen eine PVR-Reaktion. Es kommt zur Ausbildung von Membranen, die durch Entzündungen und überschießende Wundreaktionen ausgelöst werden. Durch Kontraktionen der Membranen treten Netzhautverkürzungen auf, die die Amotio retinae intensivieren. Die genaue Pathogenese ist nicht bekannt. Die Klassifikation der PVR ist aus dem Jahre 1983 und wurde 1991 revidiert und gilt seitdem unverändert (▶ Tab. 10.6).

10.110 Welche operativen Möglichkeiten bestehen bei einer rhegmatogenen Amotio?

Kommt es zu einer kleinen Abhebung der Netzhaut um ein Loch, kann **eine 3- bis 5-reihige Umstellung** mittels Laserkoagulation versucht werden. Da die endgültige Vernarbung der Lasereffekte aber ca. 2 Wochen benötigt, kann bei rasch fortschreitenden Abhebungen eine weitere operative Intervention notwendig werden. Diese Patienten müssen sehr engmaschig kontrolliert werden.

Tab. 10.6 PVR-Klassifikation (Retina Society Terminology Committee 1991)	
Grad	**Klinische Zeichen**
A	Glaskörpertrübungen, Pigmentklumpen im Glaskörperraum
B	Schrumpfen der inneren Netzhautoberfläche, eingerollte Netzhautlochränder, Steifigkeit der Netzhaut, Tortuositas der Gefäße
CP 1–12	Fokale, diffuse oder subretinale Netzhautfalten oder subretinale Stränge hinter dem Äquator (1–12 entsprechen der betroffenen Uhrzeiten)
CA 1–12	Fokale, diffuse oder subretinale Netzhautfalten oder subretinale Stränge anterior des Äquator (1–12 entsprechen der betroffenen Uhrzeiten)

Weitere operative Methoden zur Behandlung einer rhegmatogenen Amotio retinae:

- **Pneumatische Retinopexie:** Hierbei wird der retinale Defektbereich mit Laserkoagulations- oder Kryokoagulationsherden umstellt und eine Luft-/Gasblase in den Glaskörper eingebracht. Eine strenge Lagerung des Kopfes postoperativ ist notwendig, um die Tamponade des Foramenareals zu erreichen. Diese Methode funktioniert bei einzelnen Löchern, die eine Ausdehnung von kleiner als drei Uhrzeiten besitzen, ohne PVR-Reaktion sind und nicht inferior liegen, und bei sehr guter Mitarbeit des Patienten. Die Wiederanlage- und Reoperationsrate ist bei optimaler Selektion der Patienten vergleichbar mit der bei der Buckelchirurgie. Die Methode wird überwiegend im angloamerikanischen Raum eingesetzt.
- **Buckelchirurgie:** Bei der Buckelchirurgie wird eine Kryo- oder Lasertherapie mit einer eindellenden Skleraoperation kombiniert. Als Buckelelemente kommen in der Regel Silikonschaumstoffplomben unterschiedlichster Formen und Größe zum Einsatz. Wird eine zirkuläre Umschnürung des Bulbus angestrebt, werden Cerclagebänder genutzt, die um den ganzen Bulbus unter den geraden Muskeln hindurch vernäht werden. Die Wahl des eindellenden Elements ist abhängig vom Operateur. Eine Kombination mit einer Gaseingabe und/oder subretinalen Punktion ist möglich.
- **Pars-plana-Vitrektomie** (**PPV**): Für komplexe Ausgangssituationen ist die PPV die Methode der Wahl zur Behandlung einer Netzhautablösung. Der intraokulare Zugang ermöglicht die Visualisierung auch unter schwierigen Bedingungen. Weiterhin besteht die Möglichkeit, traktive Membranen zu entfernen. Bei dünnen Skleraverhältnissen, die kein Aufnähen eines Buckelelements ermöglichen, ist auch die PPV die Methode der Wahl. Typischerweise wird die PPV mit einer vollständigen Glaskörperentfernung, Endo-Laserkoagulation um die Foramenareale und der Eingabe eines Luft/Gas-Gemisches oder Silikonöls kombiniert.

Essenziell ist bei allen Verfahren die genaue präoperative Inspektion der Netzhaut, um das geeignete Operationsverfahren auswählen zu können.

10.111 Wie schnell schreitet eine rhegmatogene Amotio retinae voran?

Studien haben gezeigt, dass sich rhegmatogene Ablationes retinae teilweise innerhalb von Stunden über die gesamte Netzhaut ausbreiten können. Eine klare Abhängigkeit besteht zur präoperativen Aktivität des Patienten. Toilettengang, Lesen und das Einnehmen von Mahlzeiten beschleunigen die Ablösung, wohingegen Bettruhe und strenge Lagerung ein weiteres Voranschreiten verhindern können. Dies sollte beim Transport dieser Patienten bei noch anliegender Makula berücksichtigt werden.

10.112 Welche Amotio-OP ist besser: eindellende Operation oder Pars-plana-Vitrektomie?

Die **SPR-Studie** konnte zeigen, dass bei phaken Patienten die Re-Amotiorate **nach eindellenden Verfahren 26,3 %** und **nach Vitrektomie 25,1 %** betrug. Bei pseudophaken Augen hingegen betrug die Re-Amotiorate **nach eindellenden Verfahren 39,8 %** und **nach Vitrektomie 20,4 %**. Ergo sind bei phaken Patienten beide Methoden gleichwertig, bei pseudophaken hingegen lässt sich mit Vitrektomie eine bessere Wiederanlagerate erzielen. Nicht berücksichtig ist in diesem Vergleich, dass für die eindellenden Verfahren mehr Erfahrung notwendig ist, um hohe Primäranlageraten zu erreichen.

10.113 Was ist ein String-Syndrom?

Kommt es durch eine stark eindellende Cerclage zu einer **Ischämie des vorderen Augenabschnitts,** spricht man von einem String-Syndrom. Das Syndrom ist selten, die Symptome sollten aber bekannt sein. Der Patient berichtet über Schmerzen, bei der Untersuchung zeigt sich ein korneales Ödem und ein Tyndall-Effekt in der sehr tiefen Vorderkammer. Der Augendruck kann initial erhöht sein, fällt dann aber im Verlauf durch die Ischämie des Ziliarkörpers ab. Gering ausgeprägte Fälle können mit topischen Steroiden behandelt werden, meistens muss aber das Cerclageband gelockert oder entfernt werden.

10.114 Welche Gasendotamponaden werden eingesetzt?

Je nach Notwendigkeit, die vom Operateur individuell entschieden wird, kann ein unterschiedlicher Glaskörperersatz gewählt werden.

- **BSS (Balanced Salt Solution):** Dies stellt die einfachste Art des Glaskörperersatzes dar. Sie ermöglicht eine sehr schnelle Visusrehabilitation, da kein Brechkraftunterschied durch die Endotamponade auftritt. Weiterhin kommt es nicht zu einer postoperativen Gaskataraktentwicklung durch die Störung des Linsenstoffwechsels bei phaken Patienten. Dafür besteht kein Tamponadeneffekt. Sie wird am ehesten bei einfachen PPVs eingesetzt, z. B. einem Peeling bei epiretinalen Gliosen.
- **Luft:** Die Eingabe von Luft bewirkt eine geringe Tamponade, ist aber nach 2–3 Tagen fast vollständig resorbiert. Sie wird nicht bei Amotio-OPs eingesetzt, ist aber z. B. sinnvoll bei vorheriger Glaskörperblutung oder Trokarundichtigkeit.
- **Schwefelhexafluorid** (SF_6) : Dieses Gas wird in kleinen Mengen unverdünnt injiziert, bei einem kompletten Glaskörperaustausch muss das Gas aufgrund des Expansionsverhaltens (2 ×) verdünnt werden (i. d. R. ca. 20 %). Vorteil ist die prolongierte Endotamponadefunktion für **10–14 Tage.** Es wird bevorzugt bei einfachen Amotiones oder nach Glaskörperblutungen eingesetzt. Bei der pneumatischen Retinopexie wird nur eine kleine pure SF_6-Gasblase in die Glaskörperkavität eingegeben. Die Expansionsphase hält **24–48 Stunden** an.
- **Octafluorpropan** (C_3F_8): Dieses Gas muss in jedem Fall verdünnt eingesetzt werden, da es einen hohen **Expansionsgrad von 4×** hat. Um die Expansion so gering wie möglich zu halten, sollte eine Verdünnung von ca. 14 % erreicht

werden. Die Expansionsphase reicht bis **96 Stunden.** Die Resorption ist deutlich langsamer und liegt bei **6–8 Wochen.** Daher wird diese prolongierte Endotamponade vorwiegend bei komplizierteren Netzhautablösungen eingesetzt.

10.115 Was ist nach einer intraokularen Gaseingabe zu beachten?

Da alle Gase in den ersten Stunden expandieren, ist der wichtigste postoperative Kontrollparameter der **postoperative Augeninnendruck.** Je nach Gas und eingesetzter Konzentration können extreme Druckanstiege postoperativ in der Expansionsphase des Gases auftreten (siehe ▶ 10.46), die umgehend behandelt werden müssen. Reicht eine medikamentöse Drucksenkung mit topischen und systemischen Drucksenkern nicht aus, kann bei anhaltend hohen Augeninnendruckwerten auch eine Gasablassung mittels Spritze über die Pars plana durchgeführt werden. Bei minimalinvasiver Operation mit nicht übernähten Sklerostomien kann bei vollständiger Vitrektomie das Gas in Einzelfällen auch unter die Bindehaut oder nach außen ausweichen und damit ein starker Druckanstieg vermeiden werden. Im Rahmen der Gasfüllung kann sich in den ersten Tagen in einem phaken Auge eine Gaskatarakt entwickeln, wahrscheinlich bedingt durch die Störung des Linsenstoffwechsels durch den Kontakt mit Gas. Die Gaskatarakt zeigt sich charakteristisch durch eine Fiederung ähnlich der Kontusionsrosette bei der traumatischen Katarakt. Da Gas leichter als das intraokular nachproduzierte Kammerwasser ist, steigt die Luftblase immer nach oben auf. Eine Lagerung auf dem Rücken sollte daher vermieden werden, da hierbei das Iris-/Linsendiaphragma nach anterior gedrückt wird und selten sogar ein **sekundärer Winkelblockanfall** ausgelöst werden kann. Je nach Lokalisation der Netzhautlöcher muss der Patient eine bestimmte Lagerung einhalten, um diese Bereiche zu tamponieren. Aufgrund der Expansionsfähigkeit des Gases ist auch in jedem Fall darüber aufzuklären, dass Patienten mit einer Gasfüllung **nicht fliegen oder tauchen** dürfen, ebenso sollte das **Überqueren von Gebirgspässen** vermieden werden. Welche Höhe als kritisch anzusehen ist, ist strittig und abhängig von dem Volumen des Restgases. Eine **Beatmung mit Lachgas** (N_2O) sollte ebenfalls vermieden werden, da auch hierdurch starke Druckanstiege möglich sind.

10.116 Was bedeutet 1.000er-Silikonöl?

Silikonöl wird seit den 1960er-Jahren als Endotamponade verwendet. Der Vorteil ist die langfristige und lagerungsunabhängige Endotamponade gerade bei schwierigen Ausgangssituationen wie komplizierten Netzhautablösungen oder geringer Patientenmitarbeit. Silikonöl für den intraokularen Gebrauch wird in verschiedenen Viskositäten angeboten. Die Viskosität beschreibt die Zähigkeit einer Flüssigkeit und wird in der Einheit Stokes (St) angegeben. Die in der Ophthalmochirurgie eingesetzten Silikonöle haben eine Viskosität zwischen 1.000 und 5.700 cSt. Normales Silikonöl ist leichter als Wasser, Densiron 68 (f6H8 [30,5 %] + Polydimethylsiloxan 5.000er [69,5 %]) ist schwerer. 1.000er-Silikonöl soll über einen längeren Zeitraum eher emulsifizieren und damit kleinere Bläschen bilden als 5.000er-Öl. Da die Emulsifikation aber wahrscheinlich mehr von der Reinheit des Silikonöls abhängt als von der Viskosität, ist heutzutage der längerfristige Einsatz von 1.000er-Öl auch ohne Probleme durchführbar. Der Einsatz der Silikonöle richtet sich nach der Größe des intraokularen Zugangs (20G, 23G, 25G) und dem gewünschten Effekt (Tamponade der Netzhaut oben oder unten gewünscht). Die Ölfüllung sollte in der Regel nicht länger als 3 Monate belassen werden, da es unter Öltamponade zu einem Visusabfall durch eine Netzhautatrophie kommen kann, deren Genese bis heute nicht abschließend erklärbar ist. In Einzelfällen wird bei schlechter Visusprognose, instabilen Netzhautverhältnissen und unkontrollierbaren Hypotonien Silikonöl auch dauerhaft im Auge belassen.

10.117 Was ist nach einer intraokularen Silikonöleingabe zu beachten?

Genauso wie nach einer Gasendotamponade kann es nach einer Silikonöleingabe zu einem **intraokularen Druckanstieg** kommen. Da es zu keiner zunehmenden Expansion kommt, sind Druckanstiege durch eine Überfüllung („Overfill") in der Regel früh postoperativ nachweisbar. In seltenen Fällen muss eine operative Silikonölablassung durchgeführt werden. Selten kommt es zu einem Winkelblockanfall, hierbei sollte bei flacher Vorderkammer bereits intraoperativ eine Iridektomie bei 6 Uhr durchgeführt werden (**Ando-IE**). Auch bei aphaken Patienten, bei denen regelmäßig Silikonöl in die Vorderkammer fließt, sollte eine chirurgische Iridektomie bei 6 Uhr durchgeführt werden. Langfristig kann es durch Akkumulation von emulsifiziertem Silikonöl auch zur Drucksteigerung kommen, daher ist die regelmäßige Augeninnendruckkontrolle auch bei lange bestehender Silikonöl-Endotamponade wichtig. Bei Kontakt des Hornhautendothels mit Silikonöl sollte eine möglichst kurzfristige Zeitphase bis zur Silikonölentfernung eingeplant werden. Bei unzureichendem Verschluss der Sklerostomien kann Silikonöl auch unter die Bindehaut gelangen und dort persistieren. Selten sammelt sich so viel Silikonöl an, dass es zu einer Benetzungsstörung der peripheren Hornhaut kommt und das Öl unter der Bindehaut entfernt werden muss. Bei phaken Patienten kommt es obligat nach einigen Monaten zu einer progredienten Linsentrübung. Der Zeitpunkt der geplanten Ölentfernung sollte, falls möglich, bereits präoperativ mit dem Patienten besprochen werden, damit dieser sich auf diesen zweiten notwendigen Eingriff einstellen kann. Bereits nach einigen Wochen lassen sich Silikonölbläschen in der Netzhaut und im Bereich des Nervus opticus nachweisen. In einzelnen Fällen wurden intraventrikuläre Silikonölbläschen in der Kernspintomografie nachgewiesen. Inwieweit dies funktionelle oder andere Folgen hat, ist bislang nicht nachgewiesen.

Makulopathien

10.118 Was sind die Differenzialdiagnosen einer Schießscheiben-Makulopathie?

- Chloroquin-Retinopathie
- Zapfendystrophien
- Stäbchen-Zapfen-Dystrophien
- Benigne konzentrische annuläre Makuladystrophie
- Speichererkrankungen wie z. B. Zeroidlipofuszinose
- Morbus Stargardt

10.119 Was ist eine Solarretinopathie?

Als Solarretinopathie wird eine pathologische Veränderung der Netzhaut durch direkten Blick in die Sonne bezeichnet. Insbesondere bei einer Sonnenfinsternis wird das Phänomen gehäuft beobachtet. Bei der Solarretinopathie zeigt sich im akuten

Stadium eine Weißfärbung der Netzhaut sowie eine umschriebene Hyperreflektivität der Körnerschicht im Bereich der Fovea, die mit einer teils deutlichen Visusminderung einhergehen kann. Im Akutstadium kann eine Therapie mit systemischen Kortikosteroiden einen positiven Effekt haben. In einigen Fällen kann ein Makulaforamen entstehen, das bei Persistenz operativ versorgt werden sollte.

10.120 Wie behandelt man ein Makulaforamen?

Ein Makulaforamen bezeichnet einen Defekt der Netzhaut im Bereich der Fovea, der mit einer akuten Visusminderung einhergeht. In einigen Fällen kann sich das Foramen spontan verschließen. Für die Behandlung von vitreomakulären Traktionen mit kleineren Foramina < 400 µm ist die intravitreale Injektion von Ocriplasmin zugelassen. Meist ist jedoch eine Vitrektomie mit Gas- oder Öltamponade erforderlich.

10.121 Beschreiben Sie Symptome und Therapie bei epiretinaler Gliose.

Eine epiretinale Gliose führt zu Metamorphopsien, die mit dem Amsler-Test erfasst werden können, sowie zu einer Visusminderung. Funduskopisch ist ein vermehrter Reflex erkennbar sowie eine Fältelung der Netzhaut mit Verziehung der Gefäße. Die SDOCT stellt die Gliose sensitiv dar. Die Behandlung erfolgt operativ durch Vitrektomie und Peeling, sofern ausgeprägte Beschwerden bestehen.

10.122 Nennen Sie mögliche Ursachen für angioide Streifen.

Angioide Streifen sind meist bilaterale Defekte der Bruch-Membran, die am Augenhintergrund als vom Sehnerven ausgehende, radiär verlaufende rötliche Streifen sichtbar sind, die sich in der Angiografie als Fensterdefekte darstellen. Häufige Ursachen für angioide Streifen sind das **Pseudoxanthoma elasticum, Ehlers-Danlos-Syndrom, Morbus Paget, Hämoglobinopathien,** weiterhin können sie **idiopathisch** auftreten. Bei Auftreten einer sekundären MNV kann eine Visusminderung eintreten, die mit intravitrealer anti-VEGF-Therapie behandelt werden kann.

10.123 Welche bildgebenden Verfahren sind empfehlenswert bei Chorioretinopathia centralis serosa?

Hilfreiche bildgebende Verfahren zur Diagnostik der Chorioretinopathia centralis serosa sind die **OCT, Autofluoreszenz, Fluoreszeinangiografie** sowie **ICG-Angiografie.** Mittels OCT ist subretinale Flüssigkeit erkennbar, sowie eine Verdickung der Aderhaut und zumeist eine kleinere seröse Pigmentepithelabhebung im Bereich des Quellpunkts. Die Fluoreszenzangiografie zeigt eine Leckage im Bereich des Quellpunkts, die ICG-Angiografie stellt die Areale mit vermehrter Durchlässigkeit der Aderhautgefäße dar sowie häufig vorhandene Pachyvessel. In der Autofluoreszenz sind Bereiche mit länger bestehender subretinaler Flüssigkeit typischerweise hyperautofluoreszent.

10.124 Welche Therapieoptionen gibt es bei Chorioretinopathia centralis serosa?

In vielen Fällen ist ein spontaner Rückgang der subretinalen Flüssigkeit zu beobachten. Allgemeine unterstützende Maßnahmen sind Stressreduktion, die Vermeidung einer

Steroidtherapie sowie die Behandlung einer vorhandenen Schlafapnoe. Die Einnahme von Eplerenon hat sich in neueren Studien als nicht wirksam erwiesen. Bei persistierender Flüssigkeit kann off-label eine photodynamische Therapie mit halber Dosis oder eine Subliminarlaserung hilfreich sein.

Hereditäre Netzhautdystrophien

10.125 Wie hoch ist die Inzidenz hereditärer Netzhaut- und Makuladystrophien in Deutschland?

Etwa jeder 3.000. Mensch in Deutschland ist von einer hereditären Netzhaut- oder Makuladystrophie betroffen. Die Krankheitsbilder gehören somit zu den seltenen Erkrankungen. Mehr als 100 verschiedene Krankheitsbilder sind bislang beschrieben.

10.126 In welchem Lebensalter kann sich eine hereditäre Netzhaut- oder Makuladystrophie manifestieren?

Hereditäre Netzhaut- oder Makuladystrophien können **in jedem Lebensalter** auftreten. Da die Erkrankungen oft langsam schleichend voranschreiten, werden sie zum Teil erst spät oder gar nicht diagnostiziert. Häufig verlaufen die Erkrankungen chronisch und können zur Erblindung führen.

10.127 Welche Untersuchungsmethoden spielen eine Rolle bei der Diagnostik erblicher Netzhaut- und Makuladystrophien?

Für die Diagnostik erblicher Netzhaut- und Makuladystrophien spielen Anamnese, Familienanamnese, Visusprüfung, Gesichtsfeldprüfung, Farbsehtestung, retinale Bildgebung (insbesondere Funduskopie/Fundusphotografie, Autofluoreszenz und OCT) sowie elektrophysiologische und molekulargenetische Untersuchungen eine Rolle.

10.128 Schließt eine unauffällige Familienanamnese eine erblich bedingte Netzhauterkrankung aus?

Nein. Die Familienanamnese kann negativ sein trotz vorliegender genetisch bedingter Erkrankung, wenn z. B. ein rezessiver Erbgang vorliegt und Generationen übersprungen wurden, wenn die Erkrankung bei Familienmitgliedern bislang nicht oder falsch diagnostiziert wurde oder wenn sie durch eine Neumutation erstmals aufgetreten ist.

10.129 Warum erhöht eine Konsanguinität der Eltern das Risiko für eine erblich bedingte Netzhauterkrankung?

Erblich bedingte Netzhauterkrankungen werden zum Teil autosomal rezessiv vererbt. In diesen Fällen tritt die Erkrankung auf, wenn ein Kind von beiden Elternteilen die gleiche genetische Mutation vererbt bekommt. Das Risiko, dass beide Eltern Träger der gleichen Mutation sind, steigt, wenn die Eltern miteinander verwandt sind.

10.130 Warum sollte bei einer ABCA4-Mutation die Einnahme von hochdosiertem Vitamin A vermieden werden?

Bei ABCA4-Mutationen (z. B. Morbus Stargardt oder Zapfen-Stäbchen-Dystrophien) ist der Sehzyklus auf Photorezeptorebene gestört. Die toxische Vitamin-A-Unterform A2E reichert sich an und wird als Lipofuszin in Form von gelblich-weißlichen Ablagerungen am Fundus sichtbar. Hochdosiertes Vitamin A fördert diesen Zyklus und beschleunigt so die Krankheitsprogression.

10.131 Welche bildgebenden Befunde zeigen sich bei einer Retinopathia pigmentosa?

Die Retinopathia pigmentosa ist eine erbliche Stäbchen-Zapfen-Dystrophie, die sich in jedem Lebensalter manifestieren kann. Funduskopisch sind typischerweise eine wachsgelbe Papille, verengte retinale Gefäße sowie Hyperpigmentierungen in der Peripherie erkennbar, sog. **„Knochenkörperchen"**. Diese stellen sich in der Autofluoreszenz dunkel dar. In vielen Fällen zeigt die Autofluoreszenz zudem einen **hyperautofluoreszenten Ring** im Bereich der Makula, welcher die Grenze zwischen intakten und untergegangenen Photorezeptoren markiert. Im SDOCT ist im betroffenen Bereich eine **Verdünnung der äußeren Körnerschicht** erkennbar. In einigen Fällen besteht ein **zystoides Makulaödem** im Bereich der Fovea.

10.132 Was ist eine Lebersche kongenitale Amaurose?

Die Lebersche kongenitale Amaurose ist eine **erblich bedingte Stäbchen-Zapfen-Dystrophie,** die bereits in den ersten Lebensmonaten mit einer ausgeprägten Sehbeeinträchtigung einhergeht. Typischerweise besteht ein Nystagmus. Das Elektroretinogramm ist schon früh erloschen. Unterschiedliche genetische Veränderungen können ursächlich sein. Bei etwa 15 % der Betroffenen liegt eine Mutation im RPE65-Gen vor. Seit 2018 ist bei biallelischer RPE65-Mutation die Genersatztherapie mit Luxturna zugelassen.

10.133 Welche Therapiemöglichkeiten bestehen bei Retinopathia pigmentosa?

Bislang steht außer der **Gentherapie bei biallelischer RPE65-Mutation** keine zugelassene ursächliche Behandlungsoption zur Verfügung. Als allgemeine Maßnahmen werden bei der Retinopathia pigmentosa eine ausgewogene Ernährung und **ausreichender UV-Schutz** empfohlen. Bei Blendung helfen **Kantenfiltergläser.** Bei Katarakt ist eine Operation möglich, die Visusprognose jedoch ggf. durch die Grunderkrankung begrenzt. Weitere Therapien wie die transkorneale Elektrostimulation sowie Gentherapien werden in klinischen Studien untersucht.

10.134 Nennen Sie Dystrophien der Aderhaut sowie deren Behandlungsoptionen.

Chorioideremie und Atrophia gyrata zählen zu den hereditären Aderhautdystrophien. Die Therapie der Atrophia gyrata besteht in einer argininarmen Diät. Für die Behandlung der Chorioideremie werden derzeit Gentherapien in klinischen Studien untersucht.

10.135 Was ist der Unterschied zwischen Morbus Best und einer Bestrophinopathie?

Sowohl Morbus Best als auch die Bestrophinopathie werden durch Mutationen des *Best1*-Gens verursacht und gehen mit einem pathologischen EOG einher. Morbus Best wird autosomal-dominant vererbt, während die Bestrophinopathie autosomal-rezessiv vererbt wird. Während bei Morbus Best vitelliforme Veränderungen im Bereich der Makula vorhanden sind, zeigen sich bei der Bestrophinopathie typischerweise diffuse retinale Pigmentveränderungen.

10.136 Beschreiben Sie morphologische Veränderungen bei Morbus Stargardt.

Morbus Stargardt ist eine hereditäre Makuladystrophie, bei der es aufgrund einer *ABCA4*-Mutation zu einer vermehrten Ablagerung von Lipofuscin kommt. Es zeigen sich funduskopisch am hinteren Pol gelbliche Stargardt-Flecken (Fundus flavimaculatus), die in der Autofluoreszenz hell erscheinen. Im fortgeschrittenen Stadium tritt eine Atrophie des retinalen Pigmentepithels in der Makula ein.

10.137 Welche Therapieoptionen bestehen bei Morbus Stargardt?

Momentan gibt es keine ursächliche zugelassene Therapie für den Morbus Stargardt. Auf eine hochdosierte Einnahme von Vitamin A sollte verzichtet werden und ein ausreichender UV-Schutz erfolgen. Klinische Studien untersuchen derzeit verschiedene Therapieansätze, einschließlich gentherapeutischer Verfahren.

10.138 Welches diagnostische Verfahren ist hilfreich, um eine Zapfendystrophie von einer Makuladystrophie zu unterscheiden?

Bei einer Zapfendystrophie sind die Antworten im photopischen ERG erloschen, im Unterschied zu einer Makuladystrophie mit retinalen Funktion der peripheren Zapfen.

10.139 Was ist eine kongenitale stationäre Nachtblindheit?

Die kongenitale stationäre Nachtblindheit bezeichnet eine klinisch und genetisch unterscheidbare Gruppe von nicht-progressiven Netzhauterkrankungen. Typischerweise besteht ein unauffälliger Fundus sowie oft ein Strabismus und Nystagmus. Der Visus ist reduziert und es besteht eine unterschiedlich ausgeprägte Störung des Nachtsehvermögens. Oft ist ein sog. elektronegatives ERG (normale a-Welle bei verminderter b-Welle) erkennbar, welches auf eine Störung der Signalübertragung von Photorezeptoren zu Bipolarzellen hindeutet. Die Vererbung kann autosomal-dominant, autosomal-rezessiv oder x-chromosomal sein.

10.140 Welchen Befund erkennt man im OCT bei einer juvenilen Retinoschisis?

Die juvenile Retinoschisis ist eine x-chromosomal vererbte Netzhauterkrankung. Im OCT sind typischerweise beidseits hochovale zystoide Räume in der inneren Körnerschicht im Bereich der Makula erkennbar.

10.141 Warum ist es wichtig, ein Stickler-Syndrom frühzeitig zu erkennen?

Das Stickler-Syndrom ist eine hereditäre vitreoretinale Dystrophie. Bei den typischerweise myopen Patienten zeigen sich ein optisch leerer Glaskörper sowie periphere Netzhautdegenerationen. Das Risiko für eine rhegmatogene Amotio ist deutlich erhöht. Eine frühzeitige Diagnose ist daher wichtig, damit regelmäßige Kontrollen erfolgen und eine prophylaktische Laserung erwogen werden kann.

10.142 Was ist eine Musterdystrophie?

Musterdystrophien des retinalen Pigmentepithels (RPE) sind eine genetisch heterogene Gruppe von Erkrankungen. Sie gehen mit musterartigen Veränderungen im Bereich der Makula einher. Die schmetterlingsförmigen, makroretikulären oder multifokalen Veränderungen sind auf Autofluoreszenzaufnahmen oft leichter erkennbar als funduskopisch. Einige Autoren rechnen auch die adulte vitelliforme Makuladystrophie zu den Musterdystrophien.

10.143 Wodurch kann eine Gesichtsfeldeinengung verursacht werden?

- Retinitis pigmentosa
- Fortgeschrittenes Glaukom
- Endokrine Orbitopathie
- Tolosa-Hunt-Syndrom
- Drusen im Bereich des Nervus opticus
- Vitamin-A-Mangel
- Schlaganfälle
- Sehr dichte panretinale Laserkoagulation
- Hysterie
- Tumoren und maligne Erkrankungen

10

Literatur

Age-Related Eye Disease Study Research Group. Risk factors for the incidence of advanced age-related macular degeneration in the age-related eye disease study (AREDS). AREDS report no. 19. Ophthalmology 2005; 112: 533–539.

American Academy of Pediatrics. Screening examination of premature infants for retinopathy of prematurity. Pediatrics 2001; 108: 809–811.

An International Committee for the Classification of Retinopathy of Prematurity. The International Classification of Retinopathy of Prematurity revisited. Arch Ophthalmol. 2005; 123: 991–999.

AREDS2 Research Group. Lutein/Zeaxanthin and Omega-3 fatty acids for age-related macular degeneration. The Age-Related Eye Disease Study 2 (AREDS2) controlled randomized clinical trial. JAMA. 2013; 309(19): 2005–2015.

Committee for the Classification of Retinopathy of Prematurity. An international classification of retinopathy of prematurity. Arch Ophthalmol. 1984; 102: 1130–1134.

Cryotherapy for Retinopathy of Prematurity Cooperative Group. Multicenter trial of cryotherapy for retinopathy of prematurity: Snellen visual acuity and structural outcome at 5½ years after randomization. Arch Ophthalmol. 1996; 114: 417–424.

Dansingani KK, Balaratnasingam C, Naysan J, Freund KB. En face imaging of pachychoroid spectrum disorders with SWEPT-source optical coherence tomography. Retina. 2016; 36(3): 499–516.

Diabetic Retinopathy Clinical Research Network. Expanded 2-year follow-up of ranibizumab plus prompt or deferred laser or triamcinolone plus prompt laser for diabetic macular edema. Ophthalmology. 2011; 118: 609–614.

Diabetic Retinopathy Study Research Group. Photocoagulation treatment of proliferative diabetic retinopathy. Clinical application of Diabetic Retinopathy Study (DRS) findings, DRS report number 8. Ophthalmology. 1981; 88: 583–600.

Early Treatment for Diabetic Retinopathy Study Research Group. Photocoagulation for diabetic macular edema: Early Treatment for Diabetic Retinopathy Study report number 1. Arch Ophthalmol. 1985; 103: 1796–1806.

Early Treatment For Retinopathy of Prematurity Cooperative Group. Revised indications for the treatment of retinopathy of prematurity: results of the early treatment of retinopathy of prematurity randomized trial. Arch Ophthalmol. 2003; 121: 1684–1694.

Ferris FL, Wilkinson CP, Bird A, et al. Clinical classification of age-related macular degeneration. Ophthalmology. 2013 Apr;120(4):844–51.

Gross JG, Glassman AR, Liu D, et al. Five-year outcomes of panretinal photocoagulation vs intravitreous ranibizumab for proliferative diabetic retinopathy: A randomized clinical trial. JAMA Ophthalmol. 2018; 136(10): 1138–1148.

Hartnett ME, Maguluri S, Thompson HW, McColm JR. Comparison of retinal outcomes after scleral buckling or lens-sparing vitrectomy for stage 4 retinopathy of prematurity. Retina. 2004; 24: 753–757.

International Committee for the Classification of the Late Stages of Retinopathy of Prematurity. An international classification of retinopathy of prematurity. II: The classification of retinal detachment. Arch Ophthalmol. 1987; 105: 906–912.

Jandeck C, Kellner U, Foerster MH. [Retinopathy of prematurity]. Klin Monbl Augenheilkd. 2004; 221(3): 147–159.

Lakhanpal RR, Sun RL, Albini TA, Holz ER. Anatomic success rate after 3-port lens-sparing vitrectomy in stage 4A or 4B retinopathy of prematurity. Ophthalmology. 2005; 112: 1569–1573.

McNamara J, Tasman W, Brown G, Federman J. Laser photocoagulation for stage 3+ retinopathy of prematurity. Ophthalmology. 1991; 98: 576–580.

McNamara J, Tasman W, Vander J, Brown G. Diode laser photocoagulation for retinopathy of prematurity preliminary results. Arch Ophthalmol. 1992; 110: 1714–1716.

Quinn G, Dobson V, Barr C, et al. Visual acuity in infants after vitrectomy for severe retinopathy of prematurity. Ophthalmology. 1991; 98: 5–13.

Relhan N, Flynn HW Jr. The Early Treatment Diabetic Retinopathy Study historical review and relevance to today's management of diabetic macular edema. Curr Opin Ophthalmol. 2017; 28(3): 205–212.

Schachat AP, Wilkinson CP, Hinton DR. Ryan's Retina. 6th ed. Oxford: Saunders Elsevier Ltd, 2017.

Schmidt-Erfurth U, Garcia-Arumi J, Bandello F, et al. Guidelines for the Management of Diabetic Macular Edema by the European Society of Retina Specialists (EURETINA). Ophthalmologica. 2017; 237(4): 185–222.

Spaide RF, Jaffe GJ, Sarraf D, et al. Consensus Nomenclature for Reporting Neovascular Age-Related Macular Degeneration Data: Consensus on Neovascular Age-Related Macular Degeneration Nomenclature Study Group. Ophthalmology. 2020; 127(5): 616–636.

Spaide RF. Improving the age-related macular degeneration construct: A new classification system. Retina. 2018; 38(5): 891–899.

Stahl A, Göpel W. Screening and treatment in retinopathy of prematurity. Dtsch Arztebl Int 2015; 112: 730–735.

Stellungnahme von DOG, RG und BVA zur Therapie der diabetischen Makulopathie (2014).

Sun JK, Lin MM, Lammer J, Prager S, Sarangi R, Silva PS, Aiello LP. Disorganization of the retinal inner layers as a predictor of visual acuity in eyes with center-involved diabetic macular edema. JAMA Ophthalmol. 2014;132(11):1309–1316.
Treatment of Age-related Macular Degeneration with Photodynamic Therapy (TAP) Study Group. Photodynamic therapy of subfoveal choroidal neovascularization in age-related macular degeneration with verteporfin: Two-year results of two randomized clinical trials-TAP report 2. Arch Ophthalmol. 2001; 119: 198–207.
Vander J, Handa J, McNamara J, et al. Early laser photocoagulation for posterior retinopathy of prematurity: randomized controlled clinical trial. Ophthalmology. 1997; 104: 1731–1731.
Wessel MM, Nair N, Aaker GD, Ehrlich JR, D'Amico DJ, Kiss S. Peripheral retinal ischaemia, as evaluated by ultra-widefield fluorescein angiography, is associated with diabetic macular oedema. Br J Ophthalmol. 2012; 96(5): 694–698.
Wong TY, Chakravarthy U, Klein R, et al. The natural history and prognosis of neovascular age-related macular degeneration: a systematic review of the literature and meta-analysis. Ophthalmology 2008; 115: 116–126.
Yannuzzi LA, Freund KB, Takahashi BS. Review of retinal angiomatous proliferation or type 3 neo-vascularization. Retina 2008; 28: 375–384.
Yanoff M, Duker JS. Ophthalmology. 4th ed. Oxford: Saunders Elsevier Ltd, 2014.

11 Uvea und Uveitis

Rafael S. Grajewski

Grundlagen und Einteilung der Uveitis

11.1 Welche Strukturen gehören zur Uvea und wie definieren Sie eine Uveitis?

Zur Uvea (von lat. uva, die Traube) gehören die entwicklungsgeschichtlich zusammen gehörenden Strukturen Iris, Ziliarkörper (Corpus ciliaris) und Aderhaut (Chorioidea). Eine Uveitis ist demzufolge eine Entzündung dieser Strukturen. Aufgrund der engen Nachbarschaft der Uvea zu Glaskörper, Retina und zum N. opticus umfasst eine erweiterte Definition der Uveitis sämtliche intraokulären Entzündungen.

11.2 Was sind die SUN-Kriterien?

Die Standardization of Uveitis Nomenclature (SUN) beruht auf einer Konsensuskommission der International Uveitis Study Goup (IUSG) und definiert klinische Kriterien und die Nomenklatur zur standardisierten Klassifikation der Uveitis.

11.3 Wie wird die Uveitis anatomisch nach SUN klassifiziert?

Die anatomische Einteilung erfolgt nach der Lokalisation des Entzündungsschwerpunkts.

- **Uveitis anterior:** Entzündung im Bereich von Iris (Iritis) und Ziliarkörper (Iridozyklitis).
- **Uveitis intermedia:** periphere Netzhaut und Pars plana und ihre Gefäße führen häufig zu einer Glaskörperentzündung (Vitritis). Manche Autoren bezeichnen eine idiopathische Form der intermediären Uveitis auch als Pars planitis.
- **Uveitis posterior:** Entzündungen der Netzhaut (Retinitis) oder der Aderhaut (Chorioiditis). Kombinierte Formen werden als Retinochorioiditis (Entzündung primär von der Retina ausgehend) oder Chorioretinitis (Entzündung primär von der Chorioidea ausgehend) bezeichnet.
- **Panuveitis:** Bei einer Entzündung sämtlicher Augenabschnitte liegt eine Panuveitis vor.
- Eine Sonderform stellt eine **gleichzeitige anteriore Uveitis mit deutlicher Vitritis** dar, die über das bei anteriorer Uveitis zu erwartende Maß hinausgeht (häufig finden sich nämlich auch bei anteriorer Uveitis einzelne Zellen im Glaskörper, v. a. im anterioren Bereich, die vom Ziliarkörper stammen oder durch „Spill-over" aus der Vorderkammer dorthin gelangt sind). Diese Uveitisform sollte als Uveitis anterior et intermedia klassifiziert werden, nicht als Panuveitis!

MERKE

Anatomische Einteilung der Uveitis nach SUN in vier Formen: Uveitis anterior, intermedia, posterior und Panuveitis.

11.4 Wird die Uveitis bei Vorliegen eines Makulaödems automatisch als Uveitis posterior eingestuft?

Nein, die Komplikationen der Uveitis stellen kein Klassifikationskriterium dar. Ein Makulaödem kann sich als Folge sämtlicher Uveitisformen entwickeln, einschließlich der anterioren Uveitis. Es wird vermutet, dass proinflammatorische Mediatoren wie Zytokine über Diffusion an die Makula gelangen und dort zu einer Schrankenstörung führen, die in einem Makulaödem resultieren kann. Es läge dann z. B. eine Uveitis anterior mit sekundärem Makulaödem vor, keine Uveitis posterior.

MERKE

Für die anatomische Einteilung der Uveitisform ist die **Lokalisation der Entzündung** maßgeblich und nicht die **Lokalisation der Komplikationen.**

11.5 Was wissen Sie zur Epidemiologie der Uveitis in Deutschland?

Es liegen keine genauen Zahlen vor, basierend auf der Literatur wird aber eine Inzidenz zwischen 17–60/100.000/Jahr und eine Prävalenz von ca. 38/100.000/Jahr angenommen. Die Uveitis ist die dritthäufigste Erblindungsursache im erwerbstätigen Alter. Am häufigsten findet sich eine Uveitis anterior (> 50 %), gefolgt von Uveitis intermedia und posterior (jeweils ca. 20 %). Am seltensten die Panuveitis (< 10 %).

11.6 Wie wird der zeitliche Verlauf einer Uveitis nach SUN klassifiziert?

Es wird ein akuter von einem schleichenden Erkrankungsbeginn unterschieden. Außerdem werden die Dauer der einzelnen Schübe (≤ oder > 3 Monate) und deren Abstand (ebenfalls ≤ oder > 3 Monate) berücksichtigt, entsprechend ▶ Tab. 11.1.

Tab. 11.1 Zeitlicher Verlauf der Uveitis nach SUN

Kategorie	Deskriptor	Definition
Beginn	Akut	Akuter Beginn
	Schleichend	Schleichender Beginn
Dauer	Limitiert	≤ 3 Monate Dauer
	Persistierend	> 3 Monate Dauer
Verlauf	Akut	Akuter Beginn und limitierte Dauer
	Rezidivierend	Rezidive mit > 3 Monaten Abstand zwischen den Episoden
		Persistierende Uveitis mit Rezidiv (≤ 3 Monate) nach Therapieende

Nach Jabs et al. 2005.

Tab. 11.2 Einteilung des Entzündungsgrades der anterioren Uveitis

Grad	Zellzahl	Klinisch*	Tyndall/Lichtweg
0	<1	Keine Zellen	Kein
0,5+	1–5	Vereinzelte Zellen	-
1+	6–15	Zahlreiche Zellen, aber gut zählbar	Angedeutet
2+	16–25	Viele Zellen, schwere Entzündung	Moderat (Irisdetails klar erkennbar)
3+	26–50	Sehr viele Zellen, auch in kleinem Bildausschnitt sehr dicht	Deutlich (Irisdetails verschwommen)
4+	>50	Außergewöhnlich viele Zellen, wird so nur sehr selten bei schwerster Entzündung gesehen	Intensiv (Fibrinöses Kammerwasser)

* Nicht in SUN enthalten

11.7 Wie werden Vorderkammerzellen nach SUN quantifiziert? Welche Einstellungen an der Spaltlampe nehmen Sie hierzu vor?

An der Spaltlampe wird ein 1 × 1 mm großes Feld mit maximaler Helligkeit eingestellt und die Zellzahl und Tyndall festgestellt (▶ Tab. 11.2).

Ein Hypopyon wird separat dokumentiert.

11.8 Welche Ursachen einer Uveitis sind Ihnen bekannt?

Es gibt infektiöse Ursachen, hervorgerufen durch ein breites mikrobielles Spektrum, das Bakterien, Viren, Parasiten und Pilze beinhaltet. Zu den nicht-infektiösen Ursachen werden insbesondere autoimmune und autoinflammatorische Ursachen gerechnet. Eine Infektion kann aber auch autoimmune Reaktionen des Immunsystems triggern.

11.9 Welche Uveitisformen sind am ehesten infektiös bedingt?

Die Uveitis posterior, insbesondere die Retinitis, stellt die häufigste Form einer infektiösen Uveitis dar (> 50 %). Am häufigsten ist die Retinochorioiditis durch Toxoplasma gondii. Wichtige Auslöser der infektiösen Retinitis sind darüber hinaus die Herpesviren (HSV, VZV und CMV, sehr selten auch EBV). Die Uveitis intermedia ist nur sehr selten infektiös bedingt (< 5 %), hier ist vor allem an Lues, Borrelien und Bartonellen zu denken. Die infektiöse anteriore Uveitis wird vor allem durch Viren der Herpesgruppe ausgelöst. Auch hier sollte eine Lues ausgeschlossen werden.

MERKE

Eine Retinitis ist bis zum Beweis des Gegenteils **hochgradig verdächtig** für eine Infektion. Aufgrund der häufig fulminanten Verläufe, insbesondere der herpetischen posterioren Uveitiden, ist eine unmittelbare Abklärung erforderlich, meistens mittels diagnostischer Vorderkammerpunktion oder Glaskörperprobe zum Erregernachweis mittels PCR.

11.10 Wie unterscheidet sich eine granulomatöse von einer nicht-granulomatösen Uveitis?

Auf pathologischer Ebene ist die granulomatöse Uveitis durch knötchenförmige Ansammlungen von epitheloiden Zellen und Riesenzellen charakterisiert, die häufig von Lymphozyten umgeben sind. Die nicht-granulomatöse Uveitis hingegen ist durch eine diffuse Infiltration von Lymphozyten und/oder Plasmazellen gekennzeichnet. Beide Formen lassen sich auch klinisch unterscheiden. So sind z.B. bei der granulomatösen Uveitis anterior ausgeprägte, sogenannte „speckige" Endothelpräzipitate der Hornhaut im Arlt-Dreieck und kleine entzündliche Knötchen der Iris typisch. Bei einer nicht-granulomatösen Uveitis fehlen diese klinischen Zeichen. Außerdem ist der Verlauf eher durch akute und stark symptomatische Entzündungsschübe geprägt, gelegentlich mit einem Hypopyon.

11.11 Welche Arten von inflammatorischen Irisknötchen sind Ihnen geläufig?

- Koeppe-Knötchen: kleine Knötchen am Pupillarrand
- Busacca-Knötchen: größere Knötchen des Irisstromas
- Berlin-Knötchen: periphere Knötchen im Bereich des Kammerwinkels

11.12 Welche Irisknötchen können sowohl bei granulomatöser als auch nicht-granulomatöser Uveitis auftreten?

Die kleinen Koeppe-Knötchen am Pupillarsaum sind kein sicheres Unterscheidungskriterium hinsichtlich des Vorliegens einer granulomatösen oder nicht-granulomatösen (hier sind die Knötchen i.d.R. kleiner) Entzündung, da sie bei beiden Formen der anterioren Uveitis auftreten können.

11

11.13 Was ist der Hauptgrund für eine Uveitis im Kindesalter?

Die JIA(juvenile idiopathische Arthritis)-assoziierte anteriore Uveitis ist die häufigste Uveitisform bei Kindern. Das Tückische an dieser Form ist ein sehr schleichender und zunächst **symptomarmer Verlauf** (**„weißes Auge"**) mit gravierenden Folgeschäden bis hin zur Erblindung und Phthisis. Das höchste Risiko besteht beim **oligoartikulären Verlauf** der JIA (orientierend „je weniger Gelenke betroffen, desto höhere Wahrscheinlichkeit einer Augenbeteiligung"), v.a. bei frühem Erkrankungsbeginn von Mädchen mit ANA (antinukleäre Antikörper)-positivem Serumtiter. Kinder aus dieser Hochrisikogruppe werden auch bei JIA ohne Augenbeteiligung bei der Erstvorstellung in den folgenden **7 Jahren alle 3 Monate** auf das Vorhandensein einer Uveitis augenärztlich **gescreent.** Die HLA-B27-assoziierte anteriore Uveitis verläuft im Kindesalter ähnlich wie beim Erwachsenen (symptomatisch mit rotem Auge und Schmerzen) und betrifft eher Jungen.

11.14 Wie wird die JIA-assoziierte chronische anteriore Uveitis behandelt?

Hierzu existieren zur Therapie der JIA-assoziierten Uveitis gut ausgearbeitete Leitlinien (siehe Leitlinien von DOG und BVA). Zusammengefasst werden initial lokale

Glukokortikoide (in Kombination mit einem Mydriatikum) appliziert (z. B. Prednisolonacetat 1 % AT stündlich, wöchentliche Reduktion), falls nicht ausreichend, zusätzlich systemisch (häufig als intravenöse Megadosis Methylprednisolon für 3 Tage durch einen rheumatologisch versierten Pädiater mit anschließender oraler Erhaltungsdosis). Falls keine Reizfreiheit innerhalb von 3 Monaten zu erzielen ist, dann Einleitung einer Immunsuppression mit Methotrexat (nach Körperoberfläche, typischerweise 12,5 mg, 1 × pro Woche als Tablette oder subkutan). Im nächsten Schritt wird zusätzlich Adalimumab verordnet. Weitere Biologicals oder andere Kombinationen sind bei unzureichendem Ansprechen der Therapie im Einzelfall (off-label) zu prüfen (z. B. Infliximab oder Tocilizumab).

11.15 An welche Erkrankung denken Sie bei einem spontanen kindlichen Hyphäma?

An das juvenile Xanthogranulom. Hierbei handelt es sich um eine Histiozytenproliferation, die bei Irisbeteiligung zu einer diffusen gelblichen Läsion führen kann, die gelegentlich spontan blutet. Ein gelegentlich auftretender Zellreiz in der Vorderkammer kann eine anteriore Uveitis imitieren.

11.16 Welchen Stellenwert nimmt die Anamnese in der Uveitisdiagnostik ein?

Die Anamnese in der Uveitisdiagnostik nimmt einen hohen Stellenwert ein, der mit den internistischen Disziplinen vergleichbar ist. Neben der allgemeinen ophthalmologischen Anamnese (Eigenanamnese, Allgemein-, Sozial- und Familienanamnese einschließlich Reiseanamnese, Ethnizität, Schwangerschaftskomplikationen, übertragbare Erkrankungen wie z. B. Tuberkulose im Umfeld, Beruf, Suchtmittel und Sexualverhalten) können folgende Aspekte eine Rolle bei Uveitis spielen:

- Allgemein: Fieber, Gewichtsabnahme, Nachtschweiß
- Muskuloskelettal: Schwellungen, Rötungen, Schmerzen und Bewegungseinschränkungen der Muskeln und Gelenke
- Haut: orale Aphthen, Exantheme und Ulzerationen, Vitiligo, Insektenstiche (Zecken, Mücken)
- Respiratorisch: Husten, Kurzatmigkeit, Sputum
- Gastrointestinal: Diarrhö, Blutbeimengungen im Stuhl, gastrointestinale Schmerzen und Krämpfe
- Neurologisch: Kephalgien, Tinnitus, Meningismus, Parästhesien, Muskelschwächen, Paralysen, mentale Veränderungen

11.17 Was gehört zur Basisdiagnostik bei jeder Uveitis?

Grundsätzlich können sowohl die Lues als auch die Sarkoidose und mit Einschränkungen die Borreliose extrem heterogene entzündliche Veränderungen verursachen. Darüber hinaus können diese Erkrankungen auch erhebliche systemische Probleme verursachen, ggf. Jahre nach Primärinfektion. Daher sollte ein Screening diese Entitäten bei jeder Uveitisform durchgeführt werden. Ebenso ein allgemeiner Gesundheitsstatus, um Hinweise für eine systemische Erkrankung zu erhalten. Dies ist auch vor der Einleitung einer systemischen Therapie relevant. Eine Basisdiagnostik sollte bei Uveitis demzufolge beinhalten:

- Röntgen-Thorax (Screening für Sarkoidose/Tuberkulose)
- Routine-Labor mit Differenzialblutbild und BSG/CRP, Blutglukose, Leber- und Nierenwerten
- Sarkoidoseparameter im Serum: ACE (Angiotensin Converting Enzyme) und sIL-2-R (löslicher Interleukin-2-Rezeptor); ggf. Lysozym, falls z. B. ACE durch eine ACE-Hemmer-Therapie nicht verwertbar sein sollte
- Serologie: Lues (Borrelien: v. a. bei anamnestischen oder klinischen Hinweisen, insbesondere Erythema migrans)

Mehr ist meistens nicht nötig! Entscheidend sind die Anamnese und der Befund (beides okulär und systemisch)!

Weiterführende Diagnostik daher nur:
- Befundorientiert und individuell maßgeschneidert (keine Schrotschussdiagnostik)
- Zur Überprüfung einer Verdachtsdiagnose
- Bei Rezidiven
- Bei Therapieresistenz und/oder Visusbedrohung

11.18 Bei welchen Uveitisformen ist eine HLA-Bestimmung sinnvoll?

Folgende Bestimmungen sind klinisch bedeutsam:
- HLA-B27: bei akuter fibrinöser anteriorer Uveitis
- HLA-B51: bei Morbus Behçet
- HLA-A29: bei Birdshot-Chorioretinopathie

Positive Ergebnisse stellen jedoch immer nur einen Teilaspekt der Diagnostik dar, während negative Ergebnisse die Erkrankung nicht sicher ausschließen. Es gibt weitere Assoziationen von bestimmten Uveitisformen und HLA-Subtypen, aber die Assoziation ist geringer als bei den oben genannten Erkrankungen. Darüber hinaus sind viele Uveitistypen bereits klinisch gut einzuordnen. Beispiele für weitere HLA-Assoziationen mit Uveitis sind HLA-B7 und HLA-DR2 (POHS, APMPPE und z. T. intermediäre Uveitis), HLA-DR4 (VKH-Syndrom und sympathische Ophthalmie) und HLA-DRB1*0102 (TINU-Syndrom).

11.19 Welche erweiterte Diagnostik ist bei einer anterioren Uveitis sinnvoll?

Bei einer akuten fibrinösen Uveitis anterior sollte zusätzlich zur Basisdiagnostik (siehe ▶ 11.17) das HLA-B27 bestimmt werden. Bei gehäuften oralen Aphthen in der Anamnese zusätzlich das HLA-B51 (Morbus Behçet, siehe ▶ 11.18). Bei einer granulomatösen Uveitis anterior (z. B. „speckige" Endothelpräzipitate) sollte ein besonderes Augenmerk auf dem Ausschluss einer Sarkoidose und Tuberkulose liegen. Hier könnte ein internistisch-pulmonologisches Konsil nützlich sein, um das weitere diagnostische Vorgehen festzulegen. Bei Verdacht auf eine herpetische Genese der anterioren Uveitis kann eine Vorderkammerpunktion mit Herpes-PCR (HSV, VZV, CMV und EBV) zum Direktnachweis sinnvoll sein. Nicht selten ist aber eine dezidierte Unterscheidung von granulomatös versus nicht-granulomatös nicht möglich, weil z. B. eine Fibrinreaktion und endotheliale Präzipitate fehlen und z. B. lediglich ein Tyndall und Vorderkammerzellen vorliegen. Hier sollte eine breitere Diagnostik erfolgen, die beide Entzündungsformen einschließt.

11.20 Wie gehen Sie bei einer Uveitis intermedia diagnostisch vor?

Entsprechend den möglichen Differenzialdiagnosen der Uveitis intermedia sollte im ersten Schritt das Alter des Patienten beachtet werden. Bei jungen Patienten sollte an eine Multiple Sklerose (MS) gedacht werden, bei älteren Patienten an ein Masquerade-Syndrom, vor allem ein vitreoretinales malignes großzelliges B-Zell-Lymphom. In allen Altersgruppen an eine Sarkoidose. Zur Diagnostik gehört daher in der Regel ein kranielles MRT. Ansonsten ein Basisprogramm (siehe ▶ 11.17), das eine Röntgen-Thorax-Untersuchung und die Serologie für Sarkoidose, Lues und ggf. Borreliose und Bartonellose beinhaltet. Weiterführende Untersuchungen erfolgen auf klinischen Verdacht hin.

MERKE
Zur Diagnostik bei Uveitis intermedia gehört grundsätzlich eine kranielle Bildgebung (cMRT) zum Ausschluss von entzündlichen oder neoplastischen ZNS-Läsionen.

11.21 Welche Diagnostik ist bei einer Uveitis posterior sinnvoll?

Hier sollte zunächst klinisch eine Unterscheidung zwischen einer Retinitis und einer Chorioiditis erfolgen. Neben dem Ausschluss einer Lues und Sarkoidose im Rahmen der Basisdiagnostik, sollte eine Tuberkulose ausgeschlossen werden. Die weiteren diagnostischen Maßnahmen sind stark von klinischem Bild und Verlauf abhängig. Bei einer Retinitis, die nicht genau einzuordnen ist, und bei Verdacht auf eine Infektion besteht eine dringliche Indikation zur Materialentnahme (initial Vorderkammerpunktat, je nach Ergebnis und weiterem Verlauf ggf. auch eine diagnostische Vitrektomie) inklusive PCR-Diagnostik zum DNA-Nachweis von HSV-, VZV, CMV-, EBV-Viren, Toxoplasma gondii oder Bakterien und Pilzen.

MERKE
Bei Uveitis posterior hängen die diagnostischen Maßnahmen von der exakten Diagnose ab, mindestens einer Unterscheidung von Retinitis und Chorioiditis.

11.22 Was ist diagnostisch bei einer Panuveitis zu beachten?

Die Panuveitis ist überdurchschnittlich häufig mit systemischen Infektionen und Erkrankungen assoziiert, vor allem mit Sarkoidose, Lues, Toxoplasmose (v. a. bei atypischen Verläufen im Rahmen von AIDS), Morbus Behçet und dem Vogt-Koyanagi-Harada-Syndrom. Ansonsten sollten vor allem die Ursachen für eine posteriore Uveitis berücksichtigt werden.

MERKE
Die Panuveitis ist besonders häufig mit systemischen Infektionen assoziiert.

11.23 Welche Uveitisformen sollten frühzeitig immunsuppressiv behandelt werden?

Grundsätzlich alle Formen mit einem visusbedrohendem Verlauf. Dies gilt insbesondere für:

- Uveitis posterior/retinale Vaskulitis bei Morbus Behçet
- Sympathische Ophthalmie
- Vogt-Koyanagi-Harada-Syndrom
- Rheumatoide Sklerouveitis
- Serpiginöse Chorioiditis
- Birdshot-Chorioiditis

11.24 Wann ist generell eine immunsuppressive Therapie zur Behandlung einer nicht-infektiösen Uveitis indiziert?

Bei einer unzureichenden Kontrolle der nicht-infektiösen Uveitis durch lokale und/oder systemische Glukokortikosteroide, d. h. bei Rezidiv oder Verschlechterung, Persistenz und (visusbedrohenden) Komplikationen (z. B. Makulaödem) während der Dosisreduktion oder bei maximaler Glukokortikosteroid-Erhaltungstherapie (> 10 mg tgl. systemisch oder > 2–3 gtt. lokal).

11.25 Welche Medikamente zur immunsuppressiven Therapie einer nicht-infektiösen Uveitis stehen Ihnen zur Verfügung? Welche davon sind hierfür auch zugelassen? Können Sie kurz die Wirkmechanismen skizzieren?

Immunsuppressive Medikamente (auch immunmodulatorische Therapie [IMT] oder Disease Modifying Antirheumatic Drugs [DMARD]) werden grundsätzlich in zwei Hauptgruppen eingeteilt: Non-Biologica und Biologica. Die Non-Biologica werden ferner unterteilt in Antimetaboliten, Alkylanzien und T-Zell-Inhibitoren.

Antimetaboliten Zeigten in vielen Studien eine gute Wirksamkeit bei allen Formen der nicht-infektiösen Uveitis. Bisher ist noch kein Präparat zugelassen (Off-label use).

- Azathioprin: Prodrug, in Leber erfolgt eine Umwandlung in 6-Mercaptopurin, dadurch Hemmung des Purinstoffwechsels über Hemmung der IMP-Dehydrogenase, vor allem in T- und B-Zellen. **Cave:** bei gleichzeitiger Gabe von Allopurinol Dosisreduktion erforderlich, vor Therapiebeginn Bestimmung des Abbauenzyms Thiopurinmethyltransferase empfohlen.
- Methotrexat: hemmt Dihydrofolsäure-Reduktase und wird an Polyglutamate gekoppelt, blockiert AICAR (Aminoimidazol-Carboxamid-Ribonukleotid) und nachfolgend Zellproliferation, Energiestoffwechsel und Genexpression.
- Mycophenolat mofetil: hemmt selektiv die Inosinmonophosphatdehydrogenase (IMPDH) und dadurch die Purinsynthese, bevorzugt in T- und B-Zellen, da diese keinen alternativen Purin-Syntheseweg haben.

Alkylantien Werden aufgrund ihres ungünstigen Nebenwirkungsprofils nur noch bei besonders schweren und therapierefraktären, visus- und/oder lebensbedrohlichen Verläufen einer Uveitis (mit/ohne Systemerkrankung) eingesetzt, z. B. im Rahmen einer Granulomatosis mit Polyangiitis (Morbus Wegener).

Cyclophosphamid (Alkylierung von Nukleinsäuren und dadurch Hemmung der Zellproliferation) wird häufig kontinuierlich oral (täglich 2 mg/kg KG) und gelegentlich durch intermittierende intravenöse Pulstherapie verabreicht (z. B. 1.000 mg alle 3 Wochen i. v.). Die wichtigsten Nebenwirkungen sind eine Knochenmarksuppression, hämorrhagische Zystitis (durch das Abbauprodukt Acrolein: Vorbeugung durch Trinkmenge > 2 l täglich und durch Gabe von MESNA [2-Mercaptoethansulfonat], das Acrolein neutralisiert). Weitere schwerwiegende Nebenwirkungen beruhen auf dem kanzerogenen (z. B. Blasenkarzinom) und teratogenen Potenzial. Das Medikament wird nur selten länger als 1 Jahr verabreicht. Die meisten Patienten werden danach auf Methotrexat oder Azathioprin umgestellt. Es sind auch komplette Remissionen möglich.

Der Wirkmechanismus und das Nebenwirkungsprofi von Chlorambucil ist dem Cyclophosphamid sehr ähnlich.

T-Zell-Inhibitoren

- **Ciclosporin A:** das einzige für die nicht infektiöse Uveitis zugelassene Non-Biologicum, Wirkmechanismus: blockiert ein Immunophilin (Ciclophilin) und nachfolgend Calcineurin; dadurch Blockade der IL-2-Synthese und Hemmung der T-Zell-Aktivierung
- **Tacrolimus:** wirkt ähnlich wie Ciclosporin, aber über ein anderes Immunophilin

Biologica Bei den Biologica ist nur **Adalimumab** zur Therapie der nicht-infektiösen Uveitis intermedia, posterior und Panuveitis bei Erwachsenen und zur Therapie der chronischen anterioren Uveitis bei Kindern (sofern eine konventionelle Therapie, d. h. Lokaltherapie mit Prednisolon, und systemische Therapie mit MTX sich als nicht ausreichend wirksam erweisen) zugelassen. Hinsichtlich der therapeutischen Angriffspunkte lassen sich die Biologica wie folgt einteilen:

- Antikörper gegen Tumornekrosefaktor-α (TNF-α): **Adalimumab,** Infliximab, Golimumab, (Certolizumab: bisher wenig Erfahrung bei Uveitis), (Etanercept: relativ geringe Wirksamkeit gegen Uveitis)
- Antikörper gegen Interleukine
  - IL-1: Anakinra und Gevokizumab: vielversprechende Ergebnisse bei Uveitis
  - (IL-2: Daclizumab: für MS zugelassen, **cave:** z. T. tödliche Autoimmunhepatitiden, nur selten in Gebrauch bei Uveitis)
  - IL-6: Tocilizumab: vielversprechende Ergebnisse bei Uveitis, insbesondere bei uveitischem Makulaödem
  - (IL-17: Secukinumab: SHIELD-, INSURE- und ENDURE-Studie: Endpunkt dieser Studien wurde nicht erreicht, therapeutische Relevanz bei Uveitis daher fraglich, aber noch nicht abschließend geklärt)
- Antikörper gegen Oberflächenmarker von Immunzellen: CD20 (Rituximab: anti-B-Zell-Therapie): JIA-Uveitis

11

11.26 Was sind typische Nebenwirkungen einer Therapie mit Ciclosporin A? Stimmt es, dass die Patienten keinen Grapefruitsaft trinken sollten? Wenn ja, warum nicht?

Zu den typischen Nebenwirkungen gehören (dosisabhängig) Nierenschädigung, arterielle Hypertonie, Gingivahyperplasie, Hypertrichose, Tremor, Parästhesien, Kopfschmerzen, Leberschädigung, Hyperlipidämie, Kardiotoxizität und Ödeme.

Das im Grapefruitsaft enthaltene Naringin führt zu einer irreversiblen Hemmung des Cytochrom CYP3A4 in der Darmschleimhaut. Die Enzymaktivität wird danach erst nach Tagen durch Neusynthese wiederhergestellt. Da Ciclosporin A durch CYP3A4 metabolisiert wird, kann Grapefruitsaft die Wirkung und somit auch die Nebenwirkungen deutlich verstärken (geringe therapeutische Breite). Patienten unter Ciclosporin-A-Therapie sollten daher auf Grapefruitsaft verzichten.

MERKE

Kein Grapefruitsaft (Cytochrom-CYP3A4-Hemmer) unter der Therapie mit Ciclosoprin A. Grundsätzlich mögliche Interaktionen von Ciclosporin A und zahlreichen Medikamenten beachten.

FALLBEISPIEL

Beim Einsatz von Immunmodulatoren sind stets Arzneimittelinteraktionen zu berücksichtigen. Sie planen den Einsatz von Ciclosporin A bei einer Patientin, die keine sonstige Medikation außer Prednisolon einnimmt. Nach genauerer Befragung, berichtet sie noch von gelegentlicher Einnahme eines Johanniskrautpräparats gegen „Verstimmungen".

11.27 Was empfehlen Sie?

Johanniskraut wird häufig bei milden Depressionen eingenommen, nicht selten unkontrolliert und in hohen Dosen, da es rezeptfrei erhältlich ist. Entgegen einer weitverbreiteten Ansicht, dass es sich um eine pflanzliche und damit „harmlose" Arznei handelt, ist der Wirkstoff Hyperforin ein potenter Induktor des Cytochrom CYP3A4. Hierdurch kann das Ciclosporin A seine Wirksamkeit verlieren. Diese Kombination sollte demzufolge nicht eingesetzt werde. Es sollte auch eine Evaluation der „Verstimmungen" empfohlen werden, bei Bedarf durch konsiliarische Mitbeurteilung durch einen psychiatrischen Kollegen. In diesem Zusammenhang ist auch eine mögliche Verstärkung einer Depression durch das Kortikosteroid zu berücksichtigen.

MERKE

Kein Johanniskraut (Cytochrom-CYP3A4-Induktor) unter der Therapie mit Ciclosoprin A.

11.28 Welche Vorsichtsmaßnahmen sollten einem Patienten unter Immunsuppression im Alltag nahegelegt werden? Was ist im Rahmen von Pandemien, wie z. B. durch das Coronavirus SARS-CoV-2, zu beachten?

Die Behandlung mit Immunsuppressiva beinhaltet ein erhöhtes Risiko für Infektionen. Dieses Risiko steigt vor allem mit dem Alter und weiteren Komorbiditäten. Zur Reduktion des Risikos sollten allgemeine Hygieneregeln beachtet werden, im Idealfall und bei Hochrisikopatienten analog zu den Empfehlungen während einer Pandemie, z. B.:

- Häufiges und gründliches Händewaschen (mindestens 20–30 s, insbesondere nach Aufenthalt in der Öffentlichkeit)
- Nicht mit den (ungewaschenen) Händen ins Gesicht greifen
- Abstand zu anderen Personen von mindestens 1,5 Metern („Social Distancing")
- Mundschutz in der Öffentlichkeit (insbesondere in geschlossenen Gebäuden, vor allem in gefährdeten Bereichen wie Krankenhaus oder Supermarkt)

Ansonsten sollte nach momentaner Sachlage (03/2020) eine Immunsuppression während der Pandemie mit SARS-CoV-2 fortgesetzt werden, da ansonsten Rezidive mit erhöhtem Glukokortikoidbedarf drohen, und weil noch kein eindeutig erhöhtes Erkrankungsrisiko bei Einhaltung der Hygieneregeln bekannt ist. Manche immunmodulatorischen Substanzen könnten sogar mit einem günstigeren Verlauf von COVID-19 assoziiert sein, da sie einem gewebeschädlichen „Zytokinsturm" vorzubeugen scheinen (das wird momentan bei Tocilizumab untersucht, einem IL-6-Antikörper). Eine abschließende Bewertung liegt hierzu aber noch nicht vor. Die Neuverordnung einer Immunsuppression während einer Pandemie wie COVID-19 sollte allerdings streng gestellt werden, ggf. können intravitreale Glukokortikoidgaben eine gute Alternative darstellen (siehe ▶ 11.29 und ▶ 11.32). Bei fieberhaften Erkrankungen sollte eine immunsuppressive Therapie bei Uveitis grundsätzlich pausiert werden.

11.29 Wie gehen Sie bei der Therapie der nicht-infektiösen posterioren Uveitis vor?

Die Behandlung erfolgt nach einem Stufenschema, wobei initial mit Glukokortikoiden begonnen wird (▶ Abb. 11.1). Neben einem Dexamethason-Implantat (Ozurdex®) steht auch ein für die nicht-infektiöse Uveitis mit Beteiligung des hinteren Augensegments zugelassenes Fluocinolon-Implantat (Iluvien®) zur Verfügung (vergleiche ▶ 11.32).

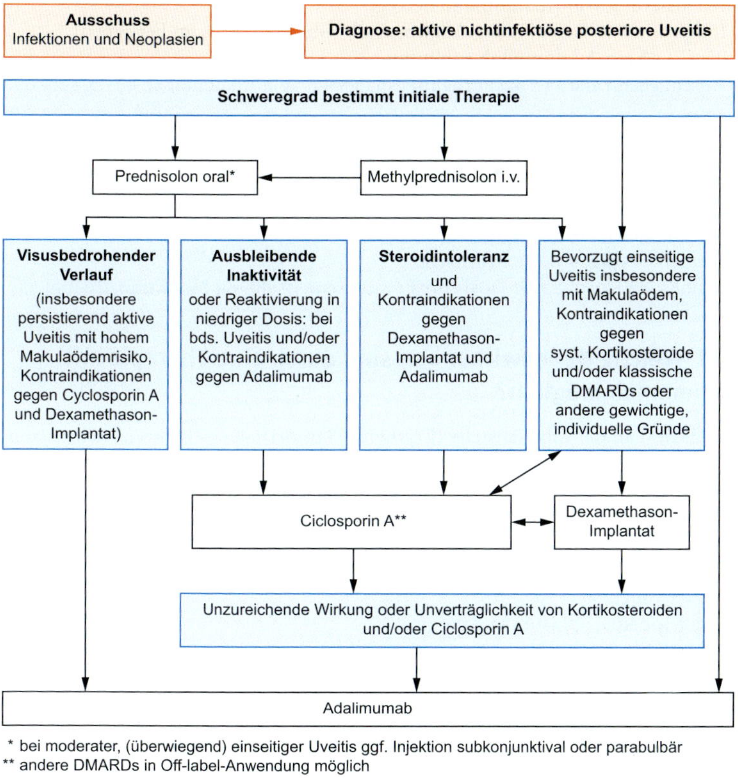

Abb. 11.1 Therapie der nicht-infektiösen Uveitis posterior nach Leitlinie LL24b von DOG und BVA [L231]

11.30 Sie planen die Therapie einer nicht-infektiösen posterioren Uveitis mit dem Biological Adalimumab: Welche Kontraindikationen müssen vorher ausgeschlossen werden? Wie wird das Präparat dosiert und wie lange wird die Therapie durchgeführt?

Am wichtigsten vor Therapiebeginn ist der sichere Ausschluss einer aktiven oder latenten **Tuberkulose,** da diese durch Adalimumab reaktiviert und deutlich verschlechtert werden kann. Dies erfolgt durch einen Quantiferon-TB-Test und eine Röntgen-Thorax-Aufnahme. Weitere Kontraindikationen für den Einsatz für Adalimumab:

- Andere aktive Infektionen (insbesondere Hepatitis B oder C, HIV, Sepsis)
- Dekompensierte Herzinsuffizienz (NYHA Grad III–IV)
- Multiple Sklerose (**cave:** insbesondere bei Uveitis intermedia)
- Schwangerschaft
- Fehlende Überprüfung und Aktualisierung des Impfstatus (keine Lebendimpfstoffe unter Humira®-Therapie!)

Die für die nicht-infektiöse Uveitis intermedia oder posterior des Erwachsenen übliche Dosierung von Adalimumab beträgt:

- Induktion am Tag 0: 80 mg Adalimumab subkutan (z. B. im Fertigpen)
- Tag 7: 40 mg Adalimumab subkutan
- Anschließend alle 14 Tage: Erhaltungsdauertherapie Adalimumab 40 mg subkutan

Die Therapie wird üblicherweise für mindestens 2 Jahre durchgeführt, bei vielen Patienten auch dauerhaft (bei guter Wirksamkeit und akzeptablen Nebenwirkungen), abhängig vom langfristigen Verlauf.

Bei der nicht-infektiösen chronischen anterioren Uveitis im Kindesalter beträgt die Dosierung gewichtsabhängig:

- Kinder > 30 kg = wie Erwachsene
- Kinder < 30 kg = halbe Dosis für Erwachsene (= 40 mg Induktion, 20 mg).

11

11.31 Welche Nebenwirkungen sind durch eine Therapie mit Adalimumab möglich?

- Reaktion an der Einstichstelle (Erythem, Hämorrhagien, Juckreiz, Schmerzen und Schwellungen)
- Erhöhte Infektanfälligkeit (v. a. Respirations- und Urogenitaltrakt)
- Verschlechterung einer Herzinsuffizienz
- Lymphome und Hautkrebs (unklare Datenlage)
- Multiple Sklerose (unklare Datenlage)
- Kopfschmerzen
- Panzytopenie, aplastische Anämie

11.32 Unter welchen Bedingungen ist ein intravitreales Glukokortikoidpräparat bei nicht-infektiöser Uveitis besonders sinnvoll? Welche Präparate sind hierfür zugelassen?

Eine intravitreale Gabe ist besonders sinnvoll bei

- einseitiger Uveitis,
- fehlender systemischer Grunderkrankung,

- unzureichender systemischer Therapie,
- befürchteten Nebenwirkungen einer systemischen Therapie (Diabetes mellitus, arterielle Hypertonie, Niereninsuffizienz etc.) und
- befürchteter Infektanfälligkeit.

Für die Therapie der nicht-infektiösen Uveitis intermedia und posterior sind die Präparate Ozurdex® (Dexamethason-Stäbchen, löst sich langsam auf, wirkt ca. 3 Monate) und (für die „nicht-infektiöse Uveitis mit Beteiligung des hinteren Augensegmentes") Iluvien® (Fluocinolon-Stäbchen, löst sich nicht auf, da mit Kunststoffhülle, wirkt ca. 3 Jahre) zugelassen (vergleiche ▶ 11.29).

Uveitis anterior

11.33 Was sind die wichtigsten Formen der anterioren Uveitis?

Akute fibrinöse Uveitis anterior, chronische Uveitis anterior, granulomatöse Uveitis anterior, herpetische Uveitis anterior, Fuchs-Uveitis-Syndrom (auch bekannt als Heterochromie-Zyklitis oder Fuchs-Uveitis), Posner-Schlossman-Syndrom, TINU-Syndrom (siehe ▶ 11.34 bis ▶ 11.46).

11.34 Wie kann Ihnen die Art und die Verteilung von Endothelpräzipitaten der Hornhaut diagnostische Hinweise geben?

Die Farbe, Form, Größe und Verteilung der Endothelpräzipitate geben bereits wichtige ätiologische Hinweise:

- Sehr feine Ablagerungen am Endothel, „sand- oder staubartig" (engl. „dust"): nicht-granulomatös, z. B. HLA-B27-assoziiert (▶ 11.37)
- Speckige Beschläge im Arlt-Dreieck: granulomatöse Entzündung, z. B. Sarkoidose (**nicht** HLA-B27-assoziiert)
- Feine weißliche Endothelpräzipitate mit „zipfeligen" Ausziehungen, z. T. „sternförmig", meist gleichmäßig über das gesamte Endothel verteilt: V. a. Fuchs-Uveitis-Syndrom (▶ 11.42)
- Ebenfalls feine weißliche Endothelpräzipitate mit „zipfeligen" Ausziehungen, z. T. „sternförmig", aber fokale Gruppierung am Endothel, meist nicht im Arlt-Dreieck, gelegentlich mit einer weiteren Hornhautbeteiligung (Trübung, Narbe) assoziiert: V. a. herpetische Genese (▶ Abb. 11.2) (Hornhautsensibilität testen!)
- Weißliche versus pigmentierte Präzipitate: alte versus neue bzw. aktive versus inaktive Präzipitate
- Transparente („glasige") „Präzipitate": inaktive Reste früherer Präzipitate

11.35 Wie lässt sich ein Hypopyon näher charakterisieren?

Das Hypopyon (Ansammlung von Pus am Boden der Vorderkammer) lässt sich hinsichtlich Farbe, Form und Konsistenz beurteilen.

- Gelblich, Spiegellinie gerade, viel Fibrin, wenig mobil: typisch für HLA-B27-assoziierte Uveitis anterior (**cave:** DD Endophthalmitis, s. u.)
- Gelblich, Spiegellinie gerade, kaum Fibrin und deshalb bei Kopfbewegungen gut beweglich: häufig bei Morbus Behçet

11

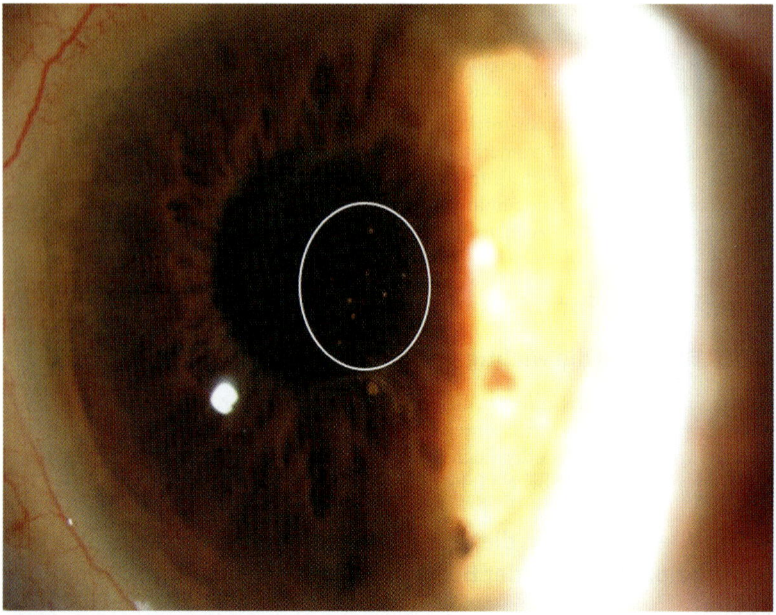

Abb. 11.2 Fokale zentrale Endothelpräzipitate (weißer Ring) bei herpetischer Uveitis anterior [P867]

- Weißlich-gelblich, Spiegellinie gerade, kein Fibrin und kein Tyndall: **cave:** DD Masquerade-Syndrom (z. B. Leukämie oder Lymphom)
- Weißlich-gelblich, Spiegellinie zeltförmig nach oben gerichtet: **cave:** DD Pilzinfektion
- Pink bis rötlich (Hinweis für Blutbeimengung): **cave:** DD herpetische Genese, Neovaskularisation/Rubeosis, postoperativer Status

11.36 Beschreiben Sie die Irispathologie bei verschiedenen Formen der anterioren Uveitis.

Bei der anterioren Uveitis kann bereits durch eine Differenzierung der assoziierten sekundären Irisveränderungen eine genauere ätiopathogenetische Einordnung erfolgen (▶ Tab. 11.3).

11.37 Beschreiben Sie die typischen Symptome und Befunde einer HLA-B27-assoziierten anterioren Uveitis.

Symptome: Prodromalstadium (typisch!) mit dumpfem Druckgefühl und Photophobie (**cave:** in diesem Stadium häufig noch keine erhebbaren Befunde; sofortiger Therapiebeginn bei bereits vorbekannter Diagnose empfohlen). Im Verlauf Schmerzen und Visusminderung.

Tab. 11.3 Irisveränderungen bei anteriorer Uveitis	
Irisveränderung	**Assoziation**
Sektorielle Irisatrophie	Am ehesten Varizella-Zoster-Virus (VZV), **cave:** DD Z. n. Winkelblock
Fleckförmige unregelmäßige Irisatrophie	Am ehesten Herpes-simplex-Virus (HSV), ▶ Abb. 11.3
Feine gleichmäßige Pigmentblatt- und Stromadefekte (ggf. Heterochromie)	Fuchs-Uveitis-Syndrom (FUS)
Pupille entrundet und vergrößert	Sphinkterdefekte, DD herpetische Genese
Posteriore Synechien	Diverse anteriore Uveitiden, nie bei FUS (ausser gelegentlich postoperativ), häufig bei HLA-B27
Kleine rundliche weiße kristalline Ablagerungen auf der Irisvorderfläche	Fuchs-Uveitis-Syndrom (FUS)
Irisknötchen/-granulome	Sarkoidose, Tuberkulose, kleine Koeppe-Knötchen auch bei FUS

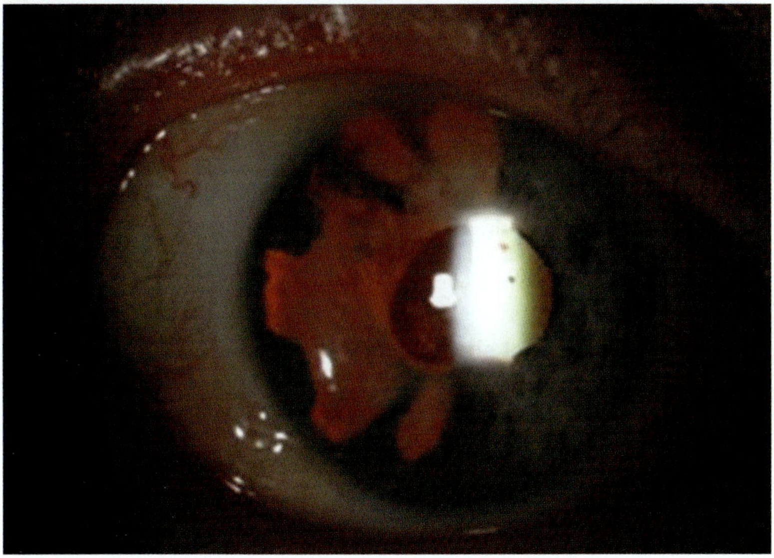

Abb. 11.3 Pigmentblattdefekte der Iris nach Herpesinfektion [P867]

Befunde: gemischte oder ziliare konjunktivale Injektion, gelegentlich feine Ablagerungen am Endothel im Arlt-Dreieck (keine geformten rundlichen oder gar „speckigen" Präzipitate!), Zellen und Fibrin in der Vorderkammer, gelegentlich Hypopyon, Iris hyperämisch, hintere Synechien, häufig Pupille etwas enger („Reizmiosis", DD durch hintere Synechien bedingt), Zellen im anterioren Glaskörper, Auge häufig hypoton-normoton (der entzündete Ziliarkörper produziert weniger Kammerwasser).

MERKE

Bei HLA-B27-assoziierter akuter Uveitis anterior ist ein Prodromalstadium (dumpfes Druckgefühl und Photophobie) noch vor erhebbaren klinischen Befunden sehr typisch. Diese Chance für einen frühzeitigen Therapiebeginn sollte man nicht verstreichen lassen.

11.38 Was sind die häufigsten Fehler bei der Therapie der HLA-B27-assoziierten anterioren Uveitis?

Die Wahl der Medikamente ist meistens korrekt und beinhaltet lokale Kortikosteroide (bevorzugt Prednisolonacetat 1 %) und Mydriatikum (z. B. Tropicamid 1–3 × täglich bei milden Verläufen, Atropin AT 1–3× täglich bei schweren Entzündungen). Häufige Fehler betreffen allerdings den zu späten Therapiebeginn (initial häufig noch keine konjunktivale Hyperämie und keine Vorderkammerzellen in der Prodromalphase, aber typische Symptome mit dumpfem Druckgefühl und Photophobie; diese sind aber erst bei vorbekannter Erkrankung gut verwertbar, da ansonsten mehrdeutig; ansonsten sofortiger Therapiebeginn empfohlen), die zu geringe Dosierung (Beginn mit Prednisolon AT 3–6 × täglich; hier sollte auch bei mildem Reiz hochfrequent begonnen werden: mindestens stündlich in der Wachzeit; bei initial schwerwiegender Uveitis anterior mit Hypopyon initial und kurzzeitig auch alle 5–15 Minuten möglich, z. B. für einige Stunden am ersten Tag oder länger). Auch die Dauer der Therapie wird nicht selten zu kurz angesetzt, z. B. nur bis zum Verschwinden der Entzündungszeichen. Hier sollte grundsätzlich eine mehrwöchige Therapie (wöchentlich reduzieren) erfolgen, um eine vollständige Abheilung zu ermöglichen und zur Rezidivprophylaxe. Das Mydriatikum kann abgesetzt werden, sobald keine Entzündung mehr erkennbar ist. In diesem Sinne sollte auch eine optimierte Lokaltherapie erfolgt sein, bevor weitere Therapieschritte erwogen werden, z. B. die Einleitung einer Immunsuppression (hier bevorzugt Methotrexat und im weiteren Verlauf ggf. Adalimumab).

11.39 Wie häufig findet sich HLA-B27 in der Allgemeinbevölkerung? Wie häufig bei assoziierten Erkrankungen?

HLA-B27 wird bei ca. 8 % der gesunden kaukasischen Bevölkerung gefunden (**cave:** klinisch irrelevante Ergebnisse bei „Schrotschussdiagnostik"). Bei assoziierten Erkrankungen definitionsgemäß häufiger: in ca. 50 % bei akuter fibrinöser Uveitis anterior und bei Morbus Reiter, sowie > 90 % bei Morbus Bechterew.

MERKE

Die Bestimmung von HLA-B27 macht nur bei klinisch passender Uveitis (akuter fibrinöse Uveitis anterior) Sinn.

11.40 Welche weiteren Ursachen sind bei einer nicht-granulomatösen anterioren Uveitis häufig?

Mehr als 50 % sind idiopathischer Natur. Weitere Formen sind z. B. die chronische Uveitis anterior in Assoziation mit der juvenilen idiopathischen Arthritis (JIA) und das Fuchs-Uveitis-Syndrom. Es ist aber extrem wichtig zu berücksichtigen, dass einige granulomatöse Uveitiden zu Beginn häufig noch keine granulomatösen Zeichen entwickelt haben, z. B. bei Sarkoidose und Lues. Die nicht-granulomatösen Uveitisformen entwickeln hingegen nie granulomatöse Kennzeichen.

11.41 Was ist die häufigste Ursache für eine granulomatöse anteriore Uveitis?

Bei Erwachsenen ist die **Sarkoidose** die häufigste Ursache (siehe auch ▶ 11.93 bis ▶ 11.96). Differenzialdiagnostisch sollte weiterhin an Lues, Borreliose und Tuberkulose gedacht werden. Auch die herpetische anteriore Uveitis verläuft häufig granulomatös. Weitere granulomatöse Uveitiden, die auch sekundär mit einer Mitbeteiligung des anterioren Segments einhergehen können, sind die sympathische Ophthalmie, das Vogt-Koyanagi-Harada-Syndrom, die akute Retinanekrose, chronisch postoperative und phakolytische Endophthalmitis.

11.42 Was ist ein Fuchs-Uveitis-Syndrom? Was spricht klinisch dafür und was dagegen?

Das Fuchs-Uveitis-Syndrom (FUS, auch bekannt als Heterochromie-Zyklitis oder Fuchs-Uveitis) wurde erstmals 1906 von Ernst Fuchs beschrieben. Es handelt sich in erster Linie um eine spezifische Form der anterioren Uveitis, häufig mit intermediärer Komponente. Pathogenetisch handelt es sich um eine Immunreaktion, die vermutlich durch eine Infektion getriggert wurde (vieles spricht für das Rötelnvirus als auslösendes Agens, möglicherweise führen aber auch verschiedene Auslöser zu diesem Krankheitsbild).

Folgende Befunde sprechen für das FUS:

- Milder anteriorer Zellreiz mit fast reizfreier Bindehaut.
- Feine weißliche Endothelpräzipitate mit einzelnen „zipfelartigen" Ausläufern; charakteristischerweise über die gesamte Hornhaut verteilt (**cave:** durch Vorbehandlung mit lokalen Glukokortikoiden können sich die Beschläge z. T. zurückbilden).
- Fehlen von hinteren Synechien. Frühe Kataraktentwicklung, insbesondere in Form einer hinteren Schalentrübung.
- Amsler-Zeichen: Blutungen aus Brückengefäßen im Kammerwinkel während Kataraktoperation (dennoch in der Regel gute postoperative Prognose).
- Heterochromie (**cave:** nur in ca. 30 % der Fälle; daher wurde auch der Name Heterochromiezyklitis überwiegend aufgegeben, betroffenes Auge i. d. R heller; bei sehr hellen Irisfarben kann aber durch eine Stromaatrophie das Pigmentblatt gelegentlich stärker zum Vorschein kommen; das Auge wirkt dann dunkler, als auf der gesunden Seite; es liegt dann eine sogenannte „inverse Heterochromie" vor).
- Vitritis (kann in Einzelfällen sehr ausgeprägt sein)

Dagegen sprechen:

- Akute und ausgeprägte Symptomatik
- Fibrin oder Hypopyon in der Vorderkammer
- Große „speckige" Endothelpräzipitate, keine diffuse Verteilung
- Hintere Synechien (es sei denn postoperativ)
- Eine deutlich fokal betonte Heterochromie

- Sekundärkomplikationen außer Katarakt, Sekundärglaukom und Glaskörpertrübungen (**cave:** eine isolierte Papillenhyperfluoreszenz des betroffenen Auges in der Fluoreszenzangiografie ist häufig und spricht nicht zwingend gegen FUS)

CAVE
FUS ist eine der am häufigsten **unterdiagnostizierten** Uveitisformen. Bei Patienten, die primär über Glaskörpertrübungen klagen, wird bei nur mildem Vorderkammerreiz häufig eine Uveitis intermedia fehldiagnostiziert. Ohne das Vorhandensein einer Heterochromie (nur in 30 % bei FUS) wird nur selten an eine „Heterochromiezyklitis" gedacht.

11.43 Wie wird ein Fuchs-Uveitis-Syndrom behandelt?

Es ist keine effektive Therapie bekannt (und meistens auch nicht notwendig). Der Einsatz von Glukokortikoiden wird nicht empfohlen, da er sekundäre Komplikationen fördert, ohne die Entzündung komplett zu beseitigen (gelegentlich kann bei seltenen symptomatischen Exazerbationen eine kurzfristige Lokaltherapie mit Glukokortikoiden oder nicht-steroidalen Antiphlogistika versucht werden, aber keinesfalls als Dauertherapie). Eine Mydriasis ist bei fehlender Synechienbildung ebenfalls nicht notwendig. Dasselbe gilt für eine systemische Behandlung. Die weitere Therapie richtet sich primär gegen die Sekundärkomplikationen Katarakt, Glaukom und Vitritis.

11.44 Bei welcher Form der anterioren Uveitis ist eine Fundusuntersuchung in Mydriasis notwendig?

Bei allen Formen der Uveitis anterior ist auch eine Fundusuntersuchung in Mydriasis obligat, da sonst visusbedrohende posteriore Uveitiden übersehen werden können, die häufig auch mit einem anterioren Reiz einhergehen. Dies ist z. B. bei der akuten Retinanekrose essenziell, da sie in der Netzhautperipherie beginnt und sich von da aus zentripetal ausbreitet, was eine dauerhafte massive Visusreduktion zur Folge hat, sobald die Makula betroffen ist.

MERKE
Bei jeder Uveitisform ist eine Fundusuntersuchung in Mydriasis obligat.

11.45 Welche Formen der Uveitis gehen häufig mit einer Tensiodekompensation einher?

Meistens treten Tensiodekompensationen bei anteriorer Uveitis auf (Ausnahme: HLA-B27 assoziierte Uveitis anterior: hier Tensio initial eher erniedrigt durch Reduktion der Kammerwasserproduktion des Ziliarkörpers aufgrund der Entzündung; im Verlauf aber auch hier Sekundärglaukom möglich) oder bei sekundärem Vorderkammerreiz bei posterioren Entzündungen.

- HSV- und VZV-bedingte anteriore Uveitis
- Fuchs-Uveitis-Syndrom (möglicherweise durch Rötelnviren)
- Posner-Schlossman-Syndrom (vermutlich durch CMV bedingt)
- Uveitis anterior bei Sarkoidose
- Zusätzlicher begleitender Vorderkammerreiz (z. B. „Spill-over" der Retinochorioiditis) bei okulärer Toxoplasmose (eine isolierte anteriore Uveitis durch Toxoplasma wurde bisher noch nicht beschrieben)

- Masquerade-Syndrom: z. B. Schwartz-Syndrom (Erhöhung des Abflusswiderstands für das Kammerwasser durch Phororezeptorfragmente bei länger bestehender unbehandelter Ablatio retinae), Tumorzellen

11.46 Welche Viren lösen am häufigsten eine anteriore Uveitis aus?

Typischerweise Viren der Herpesgruppe: am ehesten Herpes-simplex- (HSV) und Varizella-Zoster-Virus (VZV), daneben Zytomegalieviren (CMV) und vermutlich Rötelnviren (Fuchs-Uveitis-Syndrom, siehe ▶ 11.42).

MERKE
Häufigste Ursache für virale Uveitis anterior: Viren der Herpesgruppe.

Uveitis intermedia

11.47 Erläutern Sie bitte die wichtigsten Differenzialdiagnosen der Uveitis intermedia.

Die intermediäre Uveitis wird zu 70–80 % als **idiopathisch** eingestuft. Ca. 10 % der Fälle sind mit einer **Sarkoidose** assoziiert. Weitere 10 % weisen eine Assoziation zur **multiplen Sklerose** (MS) auf. Diese kann der Uveitis vorangehen, zeitgleich oder auch erst im weiteren Verlauf auftreten. Selten kann auch eine Borreliose ursächlich sein.

11.48 Wie können Sie den Aktivitätsgrad einer bereits länger bestehenden Uveitis intermedia mit vielen alten Zellen und Trübungen im Glaskörper einschätzen?

Die Einschätzung gestaltet sich häufig schwierig. Hilfreich ist die genaue Analyse der Verteilung der Zellen im Glaskörperraum. Bei inaktiver Uveitis intermedia finden sich die Zellen dann hauptsächlich im Bereich der Glaskörperschlieren. Die lakunären Zwischenräume sind ohne Zellen oder deutlich reizärmer. Bei aktiver Uveitis sind die Zellen in der Regel auch in den Lakunen homogen verteilt zu finden. Hierbei sind die aktiven Zellen meistens weißlich und nicht pigmentiert, wie es bei älteren Zellen und Zellfragmenten der Fall wäre. Weitere Anhaltspunkte für eine entzündliche Aktivität ist das Vorhandensein von frischen (d. h. weißlichen, unscharf begrenzten) Einscheidungen der retinalen Gefäße, typischerweise in der Netzhautperipherie. Auch Komplikationen wie ein zystoides Makulaödem oder Papillenschwellung können (indirekte) Aktivitätsparameter darstellen. Sollte eine klinische Festlegung der Aktivität nicht möglich oder nur unsicher sein, empfiehlt sich die Durchführung einer Fluoreszenzangiografie unter besonderer Berücksichtigung der peripheren Retina (Leckagen?).

PRAXISTIPP
Falls eine sichere Einschätzung des Aktivitätsgrades einer Uveitis intermedia klinisch nicht möglich erscheint, empfiehlt sich die Durchführung einer Fluoreszenzangiografie unter besondere Beachtung peripherer Gefäße (Leckagen?).

11.49 Eine 30-jährige Patientin mit intermediärer Uveitis beklagt eine einseitige Visusminderung seit einigen Tagen. Was müssen Sie diagnostisch besonders beachten?

Die intermediäre Uveitis ist zu ca. 10 % mit einer MS assoziiert. Diese Patienten können daher im Verlauf auch eine Neuritis nervi optici (NNO) entwickeln, die für eine Sehminderung verantwortlich sein kann (Pupillomotorik: RAPD?, Farbentsättigung für rote Farbe? Bewegungsschmerz? Gesichtsfeld: Zentralskotom?).

MERKE

Bei Patienten mit Uveitis intermedia immer auch an die Möglichkeit einer **Neuritis nervi optici denken!**

11.50 Wie gehen Sie therapeutisch bei einer nicht-infektiösen Uveitis intermedia vor?

Bei vollem Visus und nur geringer subjektiver Störung durch die „Mouches volantes" kann aufgrund des häufig benignen und selbstlimitierenden Verlaufes zunächst auch eine abwartende Haltung erwogen werden. Bei Visusminderung und/oder deutlicher Vitritis und bei ausgeprägten vaskulären Leckagen in der Fluoreszenzangiografie sollte zunächst mit systemischen Glukokortikoiden behandelt werden. Therapierefraktäre rezidivierende Verläufe sollten immunsuppressiv behandelt werden, z. B. mit Ciclosporin, Azathioprin, Methotrexat oder Adalimumab (**cave:** insbesondere hinsichtlich MS und Tuberkulose: hier wäre Adalimumab kontraindiziert). Auch eine intravitreale Therapie mittels Dexamethason- (Ozurdex®) oder Fluocinolon-Implantat (Iluvien®) wäre möglich und insbesondere bei therapierefraktärem Makulaödem sinnvoll.

Uveitis posterior

11

11.51 Welche grundlegenden Formen und Ursachen der Uveitis posterior sind Ihnen bekannt?

Die Uveitis posterior ist durch eine Entzündung der Strukturen der Netzhaut und/oder der Aderhaut definiert. Wenn beide Strukturen betroffen sind, lassen sich abhängig vom primären Fokus der Entzündung eine Retinochorioiditis (primär Netzhaut, sekundär Chorioidea) von einer Chorioretinitis unterscheiden. Im Unterschied zu anderen Uveitisformen (anterior und intermediär) ist die posteriore Uveitis durch einen hohen Anteil an infektiösen Formen gekennzeichnet (> 50 %), v. a. die Retinitis. Am häufigsten tritt die Retinochorioiditis durch Toxoplasma gondii auf, die fast die Hälfte aller posterioren Uveitiden betrifft. Eine Retinitis wird auch häufig durch Viren der Herpesgruppe ausgelöst. Zu den nicht-infektiösen Ursachen gehören z. B. Sarkoidose und Morbus Behçet.

MERKE

Häufigste Ursache für eine Retinochorioiditis: Infektion durch Toxoplasma gondii.

11.52 Wie verläuft eine typische okuläre Toxoplasmose?

Typisch ist eine unilaterale entzündliche Aktivität. Das betroffene Auge ist in der Regel weder gerötet noch schmerzhaft. Abhängig von der Lokalisation der Läsion steht entweder die Visusminderung durch die Glaskörpertrübungen und/oder durch den retinochorioidalen Defekt selbst im Vordergrund. Die Erkrankung verläuft schubweise mit selbstlimitierenden Episoden, die nach 4–6 Wochen mit einer vernarbten Defektheilung wieder abklingen. Es wird davon ausgegangen, dass eine antibiotisch-antiinflammatorische Therapie die Defektgröße limitiert und die Rezidivrate senkt.

11.53 Muss jede aktive okuläre Toxoplasmose behandelt werden? Falls nein, nach welchen Kriterien würden Sie entscheiden?

Aktive kleine Läsionen, die in der Netzhautperipherie liegen und nur wenig störenden Glaskörperreiz verursachen, müssen beim Immunkompetenten nicht unbedingt behandelt werden, da sie keinen visusrelevanten Schaden anrichten und einen selbstlimitierenden Verlauf aufweisen. Zusammenfassend sollten folgende Kriterien herangezogen werden:

- Lokalisation und Größe der Läsion: Nähe zu Makula oder N. opticus
- Immunstatus des Patienten: z. B. bei Immunsuppression im Rahmen von AIDS oder medikamentös nach Organtransplantationen. Hier sind fulminante Verläufe mit großflächigen retinalen Nekrosen möglich.
- Ausmaß der Vitritis: Visusminderung? Subjektive Störung?
- Allgemeinzustand des Patienten und Kontraindikationen gegen medikamentöse Therapien: z. B. multiple Allergien
- Klinischer Verlauf: unerwartete flächige Zunahme der Läsionen, atypische Verläufe
- Auftreten von schweren Komplikationen: Papillen- und Makulaödem, Gefäßverschlüsse
- Erkrankungsalter: z. B. spezielle Situation im Rahmen von Schwangerschaft und bei Neugeborenen

11.54 Welche Therapieoptionen sind Ihnen bei der okulären Toxoplasmose bekannt?

Es gibt kein weltweit einheitliches Therapieschema. Neben einer mehrwöchigen (4–6 Wochen) antibiotischen Therapie, wird zur Reduktion der assoziierten Entzündungsreaktion noch der moderate Einsatz von systemischen Glukokortikoiden empfohlen. Bei visusbedrohendem Verlauf und/oder bei Kontraindikationen gegen systemische Therapien kann auch eine intravitreale Injektion von Clindamycin erwogen werden. Ein in Deutschland gängiges Schema bei rein okulärer Toxoplasmose des Immunkompetenten:

- Clindamycin 4 × 300 mg täglich p. o. für mindestens 4 Wochen (alternativ z. B. Trimethoprim-Sulfamethoxazol 2 × 960 mg täglich p. o.)
- Zusätzlich Prednisolon, z. B. 0,5 mg/kg KG p. o., alle 3 Tage reduzieren. Beginn i. d. R. erst ca. 2 Tage nach bereits begonnener Antibiotikatherapie.
- Optional ist eine intravitreale Eingabe von Clindamycin möglich (1,0 mg in 0,1 ml).

Bei systemischen Manifestationen und beim Immunsupprimierten, z. B. im Rahmen von AIDS, sowie bei besonders ausgeprägtem okulären Befund ist in der Regel eine

Mehrfachtherapie notwendig (in enger Kooperation und Abstimmung mit dem behandelnden Internisten/Infektiologen):

- z. B. Pyrimethamin 50(–100) mg am 1. (ggf. bis 2.) Behandlungstag, danach 25(–50) mg täglich, Sulfadiazin 4 × 1000–1500 mg täglich.
- Folinsäure (**cave:** nicht Folsäure!) 10–15 mg jeden 2. Tag, jeweils für mindestens 4 Wochen.
- Eine sinnvolle mögliche Therapieerweiterung scheint eine zusätzliche Gabe von Azithromycin (250–500 mg täglich) zu sein.
- Eine weitere Therapieoption stellt Atovaquon dar (z. B. 4 × 250 mg täglich).
- Für Schwangere mit okulärer Toxoplasmose bis zur 16. Schwangerschaftswoche zunächst Spiramycin 9 MIU/d (in 2–4 Gaben) für 3–4 Wochen, danach wie oben angegeben möglich.

11.55 Welchen Stellenwert hat die Serologie zur Diagnosesicherung einer okulären Toxoplasmose?

Die okuläre Manifestation der Toxoplasmose korreliert in der Regel nicht mit Veränderungen der Serumparameter wie anti-Toxoplasma-IgG und -IgM. Es ist daher nicht sinnvoll, Verlaufsbestimmungen dieser Titer zum Therapiemonitoring durchzuführen. Eine systemische Exposition mit dem Erreger vor einer okuläre Manifestation wird grundsätzlich postuliert, da eine direkte okuläre Transmission bisher nicht bekannt ist. Somit passen jegliche positive Serologien (egal ob IgM oder IgG als Hinweis für systemisch abgelaufene Infektionen) zu einem klinisch typischen Bild (**cave:** mit dem Lebensalter Zunahme der Seroprävalenz in der Normalbevölkerung), wohingegen die komplett negative Serologie Anlass zur gründlichen Überprüfung der Diagnose geben sollte. Aber auch hier kann es Ausnahmen geben (negative Serologie bei frischen Infektionen, insbesondere von Immunsupprimierten). Diagnostisch höhere Aussagekraft besitzt die PCR für Toxoplasma-DNA im Kammerwasser oder Glaskörperpunktat. Diese kann die Infektion direkt bestätigen, ist aber in der Regel nur bei atypischen Verläufen sinnvoll.

11.56 Wofür steht die Abkürzung PORT im Zusammenhang mit einer okulären Toxoplasmose?

Punctate Outer Retinal Toxoplasmosis (PORT) ist eine atypische Manifestation der okulären Toxoplasmose. Sie ist durch multifokale weißliche kleine Läsionen auf Höhe der äußeren Retina gekennzeichnet. Hierbei findet sich, im Gegensatz zur typischen Verlaufsform der okulären Toxoplasmose, in der Regel keine Vitritis.

11.57 Was sind die White-Dot-Syndrome und welche Erkrankungen gehören dazu?

Bei den White-Dot-Syndromen handelt es sich um eine Gruppe von entzündlichen Erkrankungen mit charakteristischen **weiß gelblichen punkt- oder fleckförmige Läsionen unterhalb der Netzhaut.** Sie machen etwa 10–15 % der posterioren Uveitiden aus. Der Begriff White-Dot-Syndrom ist rein deskriptiv und ansonsten etwas unglücklich gewählt, denn es handelt sich um eine sehr heterogene Gruppe von Krankheiten mit unterschiedlicher Ätiologie, Pathogenese und Prognose. Vermutlich sind es überwiegend Autoimmunerkrankungen. Üblicherweise werden folgende Krankheitsbilder dazugerechnet:

- APMPPE (akute posteriore multifokale plakoide Pigmentepitheliopathie, 2–5 %)
- Birdshot-Chorioretinopathie (3–6 %)
- Serpiginöse Choroiditis (2–5 %)
- MEWDS (Multiple Evanescent White Dot Syndrome)
- Multifokale Choroiditis mit Panuveitis

Seltenere Formen sind:

- AZOOR (Acute Zonal Occult Outer Retinopathy)
- AIBSE (Acute Idiopathic Blind Spot Enlargement)
- AMN (Acute Macular Neuroretinopathy)
- PIC (Punctate Inner Choriopathy)
- DUSN (Diffuse Unilateral Subacute Neuroretinitis)

11.58 Durch welche Symptome macht sich eine APMPPE bemerkbar und wie ist der normale Verlauf?

Zu den Symptomen gehören eine Visusminderung und insbesondere Photopsien. Die Erkrankung ist bilateral, jedoch häufig mit asymmetrischem Beginn. Nach mehreren Wochen kommt es in den meisten Fällen zu einer vollständigen Visuserholung, gelegentlich bleiben feine Metamorphopsien zurück. Bei deutlicher Visusminderung wird meistens eine systemische Therapie mit Kortikosteroiden empfohlen. Viele Autoren empfehlen grundsätzlich eine systemische Kortikosteroidtherapie, da es bei einer Minderheit der Patienten zu einem chronisch progredienten Verlauf kommen kann.

11.59 Welche Verlaufsform der APMPPE ist chronisch progredient und nicht selbstlimitierend?

Die sogenannte „Relentless Placoid Chorioretinitis", die sich initial nicht von der „klassischen" APMPPE unterscheiden lässt, sondern erst im Verlauf durch den chronisch progressiven Verlauf. Diese Patienten benötigen eine systemische Langzeittherapie, i. d. R. inklusive Immunsuppression.

11.60 An welche nicht-okulären Symptome sollten Sie bei einer APMPPE denken und warum ist das klinisch relevant?

Patienten mit APMPPE sollten auch nach neu aufgetretenen Kephalgien im Zusammenhang mit der Uveitis befragt werden. Das ist wichtig, weil die APMPPE selten mit einer zerebralen Vaskulitis assoziiert ist, die unbehandelt tödlich verlaufen kann. Eine neurologische Mitbeurteilung und Therapie ist dann notwendig. Die Therapie der Wahl bei der APMPPE-assoziierten Enzephalitis/Meningoenzephalitis ist die hochdosierte intravenöse Glukokortikoidgabe.

MERKE

Bei Kopfschmerzen im Zusammenhang mit einer APMPPE immer an die Möglichkeit einer assoziierten zerebralen Vaskulitis denken (neurologisches Konsil).

11.61 Welche Infektionserkrankung kann ein ähnliches Krankheitsbild wie die APMPPE verursachen?

Eine häufige Verlaufsform der Uveitis bei Lues ist die „akute syphilitische posteriore plakoide Chorioretinitis“ (ASPPC). Auch wenn die Läsionen meistens weniger zahlreich und dafür etwas größer zu sein scheinen, lassen sich die beiden Erkrankungen klinisch häufig nicht gut unterscheiden. Wie bei jeder anderen Uveitis sollte auch hier eine Basisdiagnostik einschließlich Lues-Serologie erfolgen.

MERKE

Typisch bei Lues: „akute syphilitische posteriore plakoide Chorioretinitis“ (ASPPC).

11.62 Wie ist das klinische Bild einer serpiginösen Chorioretinitis („Serpiginosa“)? Warum ist es wichtig, verschiedene Formen zu unterscheiden?

Es werden drei Formen der serpiginösen Chorioretinitis unterschieden:

- **Typische klassische Serpiginosa** (▶ Abb. 11.4): Sie verläuft bilateral mit chorioretinalen Läsionen, die von der Papille ausgehen und sich „schlangenförmig“ (daher der Name) am hinteren Pol ausbreiten. Rezidive treten an den Rändern der Läsionen auf.
- **Atypische serpiginosaartige Uveitis:** Beginnt mit multifokalen chorioretinalen Läsionen, die im weiteren Verlauf konfluieren und so das Bild einer „typischen“

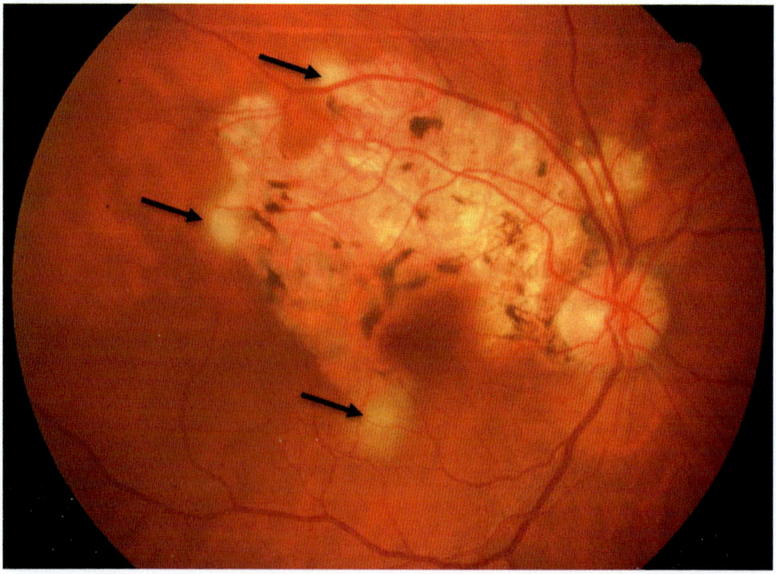

Abb. 11.4 Klassische serpiginöse Chorioretinitis. Pfeile zeigen auf aktive Entzündungen im Randbereich der Narbenregion. [P867]

Serpiginosa ergeben können. Hier sind, anders als bei der „typischen“ Form, auch häufig periphere Läsionen vorhanden.

- **Ampiginosa:** Diese Form geht aus einer APMPPE hervor und ähnelt durch die Vernarbung der Herde ebenfalls der typischen Serpiginosa. Der Begriff Ampiginosa setzt sich zusammen aus APMPPE und Serpiginosa.

Die klinische Unterscheidung ist wichtig, da die atypische Form eine infektiöse Form der Tuberkulose darstellen kann. Auch die beiden anderen Formen zeigen eine Assoziation zur Tuberkulose, werden jedoch als (ggf. postinfektiöse) Immunerkrankungen eingestuft, bei vorangegangener Exposition mit Mykobakterium tuberculosis (häufig positiver Quantiferon-TB-Test ohne weitere Hinweise für eine Tuberkulose). Entsprechend werden die Immunformen meistens mit Glukokortikoiden und häufig immunsuppressiv (z. B. Ciclosporin A) behandelt, die atypische Form mittels tuberkulostatischer Therapie nach infektiologischen Prinzipien.

MERKE

Bei „serpiginösen“ posterioren Uveitisformen immer an einen möglichen Zusammenhang mit Tuberkulose denken.

11.63 Wie wird das MEWDS therapiert?

Gar nicht. Diese meist unilaterale Erkrankung hat einen benignen selbstlimitierenden Verlauf.

11.64 Womit kann das MEWDS verwechselt werden?

Die Befunde beim MEWDS sind häufig nur sehr dezent sichtbar und „evaneszent“. Daher steht häufig die Symptomatik und weitere Befunde mit Visusminderung, Gesichtsfeldausfällen und gelegentlich sogar ein RAPD im Vordergrund. Diese Konstellation kann gelegentlich mit einer NNO verwechselt werden. Um dies zu vermeiden, sollte eine sehr gründliche Fundusuntersuchung und idealerweise auch eine ICG-Angiografie erfolgen, mit der sich die Läsionen eindeutig darstellen lassen.

11.65 Kennen Sie diagnostische Kriterien für eine Birdshot-Chorioretinopathie?

Eine internationale Konsensus-Konferenz hat diagnostische Kriterien für eine Birdshot-Chorioretinopathie festgelegt, vornehmlich für Studien- und Forschungszwecke. Diese sind aber als Richtschnur auch für den klinischen Alltag sinnvoll (▶ Tab. 11.4). HLA-A29 ist bei > 95 % der Patienten positiv (**cave:** auch bei ca. 7 % der gesunden Kaukasier positiv). Dies ist eine der stärksten bekannten Assoziationen einer Erkrankung mit einem HLA-Subtyp. Allerdings wurde auch eine idiopathische retinale Vaskulitis mit HLA-A29 assoziiert.

MERKE

HLA-A29 ist bei > 95 % der Patienten mit Birdshot-Chorioretinopathie positiv.

Tab. 11.4 Diagnostische Kriterien der Birdshot-Chorioretinopathie

Erforderliche Charakteristika	1. Bilaterale Erkrankung 2. Vorhandensein von mindestens drei peripapillären „Birdshot-Läsionen" inferior oder nasal zur Papille in mindestens einem Auge 3. Geringe Entzündung im vorderen Augensegment (Vorderkammerzellen < 1+) 4. Geringe Entzündung im mittleren Augensegment (Glaskörperzellen < 2+)
Supportive Befunde	1. HLA-A29-positiv 2. Retinale Vaskulitis 3. Zystoides Makulaödem
Ausschlusskriterien	1. Hornhautpräzipitate 2. Hintere Synechien 3. Vorhandensein einer infektiösen, neoplastischen oder anderen entzündlichen Erkrankung, die multifokale chorioidale Läsionen verursachen kann

HLA: humanes Leukozyten-Antigen

11.66 Woran orientieren Sie sich bei den Verlaufskontrollen einer Birdshot-Chorioretinopathie?

Ein Aktivitätszeichen sind neu aufgetretene chorioidale Läsionen. In der täglichen Praxis ist es aber häufig sehr schwierig, den Aktivitätsgrad bereits vorhandener Läsionen korrekt einzuschätzen, selbst mittels Fluoreszenz- und Indocyanin-Angiografie. Viel wichtiger zur Verlaufskontolle sind daher Untersuchungen hinsichtlich Funktionsstörungen und Komplikationen der Netzhaut. Es sollte nach retinaler Vaskulitisaktivität und nach dem Vorhandensein eines zystoiden Makulaödems geschaut werden. Als weitere Parameter dienen die Außengrenzen in der Goldmann-Perimetrie und eine elektrophysiologische Verlaufskontrolle (progressive Reduktion der a-Wellen- und b-Wellen-Amplituden. Am sensitivsten scheint hierbei die 30-Hz-Flickerantwort der Zapfen zu sein).

11.67 Was sind die Diagnosekriterien für eine akute Retinanekrose (ARN)?

Die American Uveitis Society hat Standardkriterien zur Diagnose der ARN festgelegt:

- Ein oder mehrere Herde retinaler Nekrose mit abgrenzbarem Randbereich, in der peripheren Retina (▶ Abb. 11.5)
- Schnelle Progression ohne Therapie
- Zirkuläre Ausbreitung
- Okklusive Vaskulopathie mit arterieller Beteiligung
- Deutliche Vitritis, Entzündung in der Vorderkammer
- Optikusneuropathie/-atrophie, Skleritis, Schmerzen supportiv, aber nicht obligat

11.68 Wie wird die akute Retinanekrose behandelt? Was sind häufige Komplikationen?

Entscheidend ist ein umgehender Therapiebeginn mittels intravenöser Gabe von Aciclovir (3× 10 mg pro kg KG täglich, vorher möglichst diagnostische Vorder-

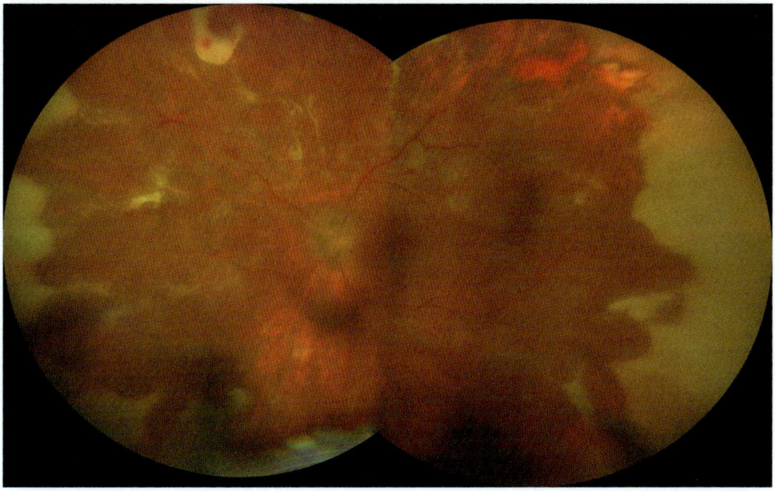

Abb. 11.5 Akute Retinanekrose (durch VZV). Beachte die zunächst sehr peripheren nekrotischen Läsionen. [P867]

kammerpunktion). Die nekrotische Netzhaut neigt sehr stark zur Ausbildung von Rissen und Foramina, sodass eine sekundäre Ablatio retinae zu den häufigsten Komplikationen gehört.

11.69 Wofür steht die Abkürzung PORN?

Für **„Progressive Outer Retinal Necrosis"**. Hierbei handelt es sich um eine Variante der akuten Retinanekrose, die insbesondere bei hochgradig immunsupprimierten Patienten auftritt. Sie beginnt im Gegensatz zur ARN meistens am hinteren Augenpol, mit multiplen weißlichen Infiltraten, die rasch konfluieren und nach peripher fortschreiten (eine komplette Nekrose und Erblindung ist innerhalb weniger Tage möglich). Im Gegensatz zur ARN zeigt sich nur eine geringe entzündliche Begleitreaktion (Immunsuppression!) und Schmerzen sind selten.

11.70 Welche Formen der Zytomegalie-Retinitis sind Ihnen bekannt? Wie unterscheiden sich jeweils die Therapie und Diagnostik?

Es sind drei Hauptverlaufsformen zu unterscheiden:
- Klassische Form mit Retinitis und assoziierten Blutungen
- Indolente Form mit peripher beginnender granulärer Retinitis
- Vaskulitis, v. a. als Frosted-Brach-Angiitis

Die Standardtherapie aller drei Formen besteht in einer dreiwöchigen Induktionsphase mit intravenöser Gabe von Ganciclovir (5 mg/kg KG, 2 × täglich) oder oraler Therapie mit Valganciclovir (900 mg, 2 × täglich), gefolgt von einer oralen Erhaltungstherapie mit Valganciclovir (900 mg, 1 × täglich). Die wichtigste Nebenwirkung und Komplikation einer Therapie mit Ganciclovir und Valganciclovir ist eine Myelosuppression.

Tab. 11.5 Befunde des hinteren Augenabschnitts bei ARN, PORN, CMVR und EBV-Chorioiditis

Erkrankung	Gefäße	Netzhaut	Glaskörper	RPE	N. opticus
ARN	Okklusive Vaskulitis, deutliche Gefäßeinscheidungen	Konfluierende Nekrosen, Blutungen, Beginn peripher	Vitritis +++	Im Verlauf: Pigmentverklumpungen	Atrophie im Verlauf
PORN	Kaum Vaskulitis	Multifokale Nekrosen, Beginn hinterer Pol	Vitritis (+)	Im Verlauf: Pigmentverklumpungen	Atrophie im Verlauf
CMVR	Okklusive Vaskulitis, deutliche Gefäßeinscheidungen	Umschriebene Nekrosen, deutliche Blutungen	Vitritis meist (+), variabel	Granuläre RPE, Atrophie	Neuritis
EBV	Keine Vaskulitis		Vitritis variabel	Multifokale Chorioiditis, „Punched-out"-Areale	

11.71 Wie können Sie die verschiedenen Formen der herpetischen posterioren Uveitis voneinander abgrenzen?

Bei der Einordnung des Krankheitsbildes sollten neben retinalen Veränderungen auch Veränderungen an den retinalen Gefäßen, dem Glaskörper, dem retinalen Pigmentepithel (RPE) und am Nervus opticus berücksichtigt werden. Eine zusammenfassende Gegenüberstellung findet sich in ▶ Tab. 11.5.

11.72 Was ist eine Immune Recovery Uveitis (IRU) und wie wird sie behandelt?

Die Zytomegalie-Retinitis tritt primär bei Immunsuppression auf, klassischerweise bei AIDS oder unter immunsuppressiver Therapie nach Organtransplantation. Nach Besserung des Immunstatus tritt häufig eine Reaktivierung der okulären Entzündungsreaktion auf, die vermutlich durch eine Immunreaktion gegen intraokulär verbliebene Antigene von CMV bedingt ist. Sie wird primär mit Glukokortikoiden behandelt.

11.73 Welche nicht-herpetischen viralen Erreger einer Uveitis sind Ihnen bekannt?

Nicht-herpetische virale Uveitiden sind in Europa sehr selten, könnten aber durch den Klimawandel (Mücken) und Migration bei uns an Bedeutung zunehmen. Derzeit ist keine spezifische antivirale Therapie bekannt. Die Behandlung erfolgt symptomatisch. Mögliche Erreger einer viralen Uveitis sind z. B. Dengue-, Rifttal-, West-nil-, Chikungunya-, Zika- oder Ebola-Viren. In unseren Breiten auch Masern- und Rötelnvirus. Siehe auch ▶ Tab. 11.5.

11.74 Was sind die häufigsten Ursachen für eine Panuveitis?

Die Panuveitis ist vergleichsweise häufig mit einer systemischen Erkrankung assoziiert. Am häufigsten mit Sarkoidose (▶ 11.93 ff.) und Morbus Behçet (▶ 11.97), gelegentlich auch mit einem VKH-Syndrom (▶ 11.99 ff.). Auch Lues, Borreliose, Brucellose oder Tuberkulose können zu einer Panuveitis führen. Bei immunsupprimierten Patienten können auch herpetische Viren und Toxoplasmose das klinische Bild einer Panuveitis verursachen. Ca. 20–30 % sind idiopathisch, wobei die Angaben hierzu in der Literatur stark schwanken.

11.75 Was ist eine sympathische Ophthalmie?

Eine sympathische Ophthalmie ist eine schwere Verlaufsform einer autoimmunen Uveitis, die durch ein Trauma oder einen intraokulären Eingriff am anderen Auge ausgelöst wurde. Die Gewebe des Auges und die darin enthaltenen spezifischen Antigene, die das Immunsystem erkennen könnte, sind vom übrigen Körper durch einige wirksame Barrieren, u. a. die Blut-Retina-Schranke, und durch fehlenden Lymphabfluss aus dem Augeninneren getrennt. Werden diese Antigene freigesetzt und die Barrieren durchbrochen, z. B. durch Verletzungen mit begleitenden Entzündungen, wird gelegentlich eine Immunantwort gegen diese an sich körpereigenen Strukturen induziert. Da auch das zweite, bisher unversehrte („sympathisierende") Auge, dieselben antigenen Strukturen exprimiert, erkennt das Immunsystem sie dort in gleicher Weise wie beim induzierenden Auge. Es resultiert eine beidseitige schwere granulomatöse Uveitis.

MERKE
Die sympathische Ophthalmie kann noch Jahre nach einem okulären Trauma auftreten.

11.76 Wie wird eine sympathische Ophthalmie behandelt? Muss das auslösende Auge enukleiert werden, um die Immunreaktion zu stoppen und das andere Auge zu retten?

Die sympathische Ophthalmie stellt einen visusbedrohenden Notfall für beide Augen dar. Sie wird umgehend mit hochdosierter intravenöser Methylprednisolon-Gabe (initial i. d. R. 1 g Megadosis täglich, an 3 aufeinander folgenden Tagen) und der Einleitung einer Immunsuppression (z. B. Adalimumab) behandelt. Eine Enukleation nach bereits begonnener Entzündung führt nach heutigem Stand nicht zu einer zusätzlichen Besserung des Krankheitsbildes, da die bereits begonnene Immunreaktion auf systemischer Ebene erfolgt.

11.77 Was ist das IRVAN-Syndrom?

Die idiopathische retinale Vaskulitis mit Aneurysmen und Neuroretinitis (IRVAN) ist eine seltene Erkrankung jüngerer Patienten. Typischerweise sind Arterien an Verzweigungsstellen betroffen. Sie kann mit Papillenschwellungen und einer anterioren Uveitis assoziiert sein. Retinale Minderperfusionen und sekundäre Neovaskularisationen stellen typische Komplikationen dar, sowie ein Neovaskularisationsglaukom. Therapeutisch wichtig ist eine frühzeitige retinale Laserkoakulation.

11.78 Welche Vaskulitiden betreffen typischerweise Augen, Ohren und das ZNS?

Einige seltenen Erkrankungen betreffen bevorzugt Augen, Ohren und das ZNS. Zu Ihnen gehören:

- **Cogan-Syndrom:** Okulär entwickeln die meisten Patienten eine bilaterale interstitielle Keratitis und/oder anteriore Uveitis. Gelegentlich treten eine Episkleritis/Skleritis oder retinale Vaskulitis auf.
- **Susac-Syndrom:** auch bekannt als SICRET-Syndrom (Small Infarctions of Cochlear, Retinal and Encephalic Tissue). Okulär entwickeln die Patienten charakteristischerweise multifokale meist bilaterale präkapilläre Arterienastverschlüsse. Fluoreszenzangiografisch finden sich Perfusionsausfälle mit typischen Anfärbungen der Gefäßwände im Randbereich. Weitere Entzündungszeichen einschließlich Uveitis fehlen. Die neurologische Bildgebung zeigt typischerweise Mikroinfarkte im Bereich von Corpus callosum und Capsula interna.
- **Primäre ZNS-Angiitis:** okulär nur selten mit anteriorer Uveitis oder Panuveitis assoziiert.

11.79 Welche diagnostischen Hinweise erhalten Sie bei einer Vaskulitis aus der Differenzierung der beteiligten retinalen Gefäße?

Die zugrunde liegenden Ätiologien unterscheiden sich, je nachdem, ob hauptsächlich die Arterien, Venen oder beide Gefäßabschnitte der Netzhaut beteiligt sind (▶ Tab. 11.6).

11.80 Wie unterscheiden Sie den Morbus Eales von einer primären retinalen Vaskulitis?

Beide Entitäten sind klinisch schwierig zu unterscheiden, da es sich in beiden Fällen um eine idiopathische primäre retinale Vaskulitis handelt. Dennoch weist der Morbus Eales einige Besonderheiten auf, die eine semantische Trennung rechtfertigen. Insbesondere die Kombination aus relativ milder peripherer Vaskulitis kombiniert mit dazu im Verhältnis ungewöhnlich schweren vaskulären Okklusionen mit Neovaskularisationen (typischerweise aus „korkenzieherartig" geschlängelten Shuntgefäßen hervorgehend und mit weiter zentral gelegenen „Strickleitergefäßen" aus dilatierten Kapillaren assoziiert) und rezidivierenden Glaskörpereinblutungen, vorwiegend bei jungen Männern auftretend, wird bevorzugt unter dem Begriff Morbus Eales geführt. Eine eher posteriore, sektorielle und exsudative Vaskulitis

Tab. 11.6 Welche retinalen Gefäße sind bei welcher Uveitis beteiligt?

Venen	Arterien	Gemischt
• Uveitis intermedia • Sarkoidose • Morbus Behçet • Morbus Eales • Multiple Sklerose • Chronisch entzündliche Darmerkrankungen	• Systemische Vaskulitis • Herpetische Retinopathie • Toxoplasma-Retinitiochorioiditis • Lues	• Systemische Vaskulitis • Toxoplasma-Retinitiochorioiditis • Lues • Tuberkulose

ohne oder nur mit seltenen Neovaskularisationen und Glaskörperblutungen und bei beiden Geschlechtern in etwa gleich häufige Verlaufsform als „idiopathische retinale Vaskulitis".

11.81 Wie sind die okulären Manifestationen bei Infektion durch Toxocara canis und wie werden sie diagnostiziert und therapiert?

Diese zwar relativ bekannte, aber dafür sehr seltene (vermutlich < 1 % der Uveitiden) durch Toxocara canis (meist von Hundewelpen) oder Toxocara catis (Katzen) übertragene Infektion tritt fast immer unilateral auf. Es können im Wesentlichen drei klinische Muster unterschieden werden:

- **Chronische Endophthalmitis** (ca. 25 % der Fälle, Patientenalter meist 2–9 Jahre): mit einer chronischen unilateralen Uveitis, die durch dichte Glaskörpertrübungen und zyklitische Membranen gekennzeichnet ist
- **Lokalisiertes Granulom** (ca. 25 %, Patientenalter meist 6–14 Jahre): mit einer solitären weißlichen Läsion von ca. 1–2 Papillendurchmesser Größe in der Makula und der peripapillären Region
- **Peripheres Granulom** (ca. 50 %, Patientenalter meist 6–40 Jahre): mit peripheren weißlichen Läsionen, die häufig über Bindegewebsstränge mit der Papille in Verbindung stehen

Es handelt sich primär um eine klinische Diagnose. Neben den charakteristischen klinischen Läsionen können noch eine Serologie und ggf. diagnostische PPV die Diagnose sichern. Eine bei Parasitosen ansonsten typische Eosinophilie findet sich bei der okulären Toxokariasis i. d. R. nicht, im Gegensatz zur systemischen Manifestation der Toxokariasis (▶ 11.83). Therapeutisch wird eine Reduktion der starken Entzündungsreaktion mittels systemischer und periokulärer Kortikosteroide angestrebt. Eine zusätzliche antihelminthische Therapie mit Albendazol oder Thiabendazol ist noch nicht etabliert, erscheint aber sinnvoll. Traktionen und rhegmatogene Ablationes werden vitreoretinal versorgt.

11.82 An welche okulären Differenzialdiagnosen denken Sie bei okulärer Toxocara-canis-Infektion?

Die wichtigste Differenzialdiagnose bei den meist jungen Patienten stellt das Retinoblastom dar. Zur Unterscheidung kann hilfreich sein, dass sich beim Retinoblastom im CT Kalziumanreicherungen finden. Daneben sprechen eine Zunahme der Läsionsgröße und das Fehlen entzündlicher Zeichen eher für das Retinoblastom. Weitere Differenzialdiagnosen stellen die infektiöse Endophthalmitis, der persistierende primäre Glaskörper, die familiäre exsudative Vitreoretinopathie, die Toxoplasmose und die intermediäre Uveitis dar.

MERKE

Bei unklaren, insbesondere weißlich entzündlichen Prozessen von Netzhaut und Glaskörper bei Kindern immer auch an die Differenzialdiagnose **Retinoblastom** denken!

11.83 Wie wird Toxocara übertragen und welche systemischen Manifestationen sind Ihnen bekannt?

Toxokariasis wird durch Toxocara canis oder catis übertragen, Rundwürmern, die ihren Lebenszyklus im Dünndarm von Hunden (v. a. Welpen) oder Katzen komplettieren. Die Übertragung erfolgt durch kontaminierte Erde/Sand (z. B. aus Sandkästen) oder kontaminierte Nahrungsmittel. Die fäkal-orale Route spielt bei der Essstörung Pica einiger Kinder eine Rolle. Über den Dünndarm verteilen sich die Larven beim Menschen über die Pfortaderzirkulation systemisch und resultieren in der viszeralen Larva Migrans (VLM), die häufig mit Fieber, Myalgien, Urtikaria, Müdigkeit und Gewichtsverlust einhergeht. Die systemische und die okuläre Manifestation scheinen unabhängige Verlaufsformen darzustellen.

11.84 Was ist eine diffuse einseitige subakute Neuroretinitis (DUSN)?

DUSN ist eine parasitär bedingte Form der posterioren Uveitis mit unilateraler progressiver retinaler Destruktion und nachfolgender Optikusatrophie, retinaler Gefäßrarefizierung und Pigmentepithelschädigung (daher auch als „unilateral wipeout syndrome" bezeichnet). Im Anfangsstadium zeigen sich gruppierte, unscharf begrenzte, gelblich-weiße, tiefe retinale Läsionen, häufig mit Vitritis und gelegentlich Papillitis. Bei einigen Patienten lässt sich bei genauer Beobachtung ein kleiner mobiler subretinaler Wurm lokalisieren. (Therapie: Laserkoagulation, ansonsten systemisch Albendazol 400 mg täglich p. o. für 30 Tage). Vermutlich können unterschiedliche Erreger diese Art von Entzündung auslösen, neben den (größeren) Larven des Nematoden Baylisascaris procyonis möglicherweise auch die (kleineren) Larven von Ankylostoma caninum und Toxocara canis. DUSN betrifft vorwiegend Kinder und junge Erwachsene und wurde zuerst in den USA beschrieben. Mittlerweile sind weltweit Fälle bekannt geworden. Der Endwirt von Baylisascaris procyonis ist der Waschbär, der sich dem Menschen auch in Stadtgebieten immer mehr annähert, u. a. durch Nahrungssuche in Abfällen. Als Zwischenwirte dienen auch Kaninchen und Vögel.

11.85 Kennen Sie außer Toxoplasma, Toxocara und DUSN noch weitere okulär relevante Parasitosen?

Weitere Parasitosen sind in Europa extrem selten. Die meisten finden sich endemisch in Afrika oder Indien, z. B.: Onchocerciasis, Cysticercosis, Gnathostomiasis, Amöbiasis, Giardiasis, Echinokokkose und Ophthalmomyiasis.

11.86 Nennen Sie die wichtigsten Erreger für eine mykotische Uveitis.

Die häufigsten Pilzinfektionen im Auge werden durch Candida spp. und Aspergillus spp. verursacht. Typischerweise finden sich flauschige weißliche Herde in Glaskörper und Netzhaut/Aderhaut. Beide Infektionen verlaufen ähnlich, allerdings tendiert Aspergillus spp. zu früherer und schwererer Makulabeteiligung und zum Durchbruch einer chorioretinalen Läsion in den Glaskörperraum mit massiver Vitritis. Infektionen durch Candida albicans werden primär durch Fluconazol, nicht-albicans *Candida spp.* und andere Mykosen durch Voriconazol behandelt.

11.87 Wie wird eine Histoplasmose übertragen und welche Augenmanifestationen sind Ihnen bekannt?

Die Erkrankung wird durch Inhalation von Sporen des Pilzes Histoplasma capsulatum übertragen. Sie ist endemisch in den Flusstälern des Mississippi in den USA. Es werden im Wesentlichen drei Formen unterschieden:

- Endophthalmitis mit diffuser chorioretinaler Beteiligung: sehr selten, bei disseminierter systemischer Histoplasmose; hauptsächlich bei immunsupprimierten Patienten, v. a. bei AIDS.
- Solitäres chorioretinales Granulom: extrem seltene, bei Immunsupprimierten auftretende unscharf begrenzte unilaterale solitäre chorioidale Läsion mit variabler Vitritis.
- Okuläres Histoplasmose-Syndrom (OHS): mit Abstand häufigste okuläre Manifestation der Histoplasmose. Von einigen Autoren als POHS bezeichnet mit P für „presumed", da die kausale Beziehung des klinischen Bildes mit einen Infektion durch den Pilz Histoplasma capsulatum noch nicht ausreichend gesichert erscheint. Darüber hinaus tritt das Syndrom auch in Gegenden auf, in denen Histoplasma capsulatum nicht endemisch ist. Möglicherweise führen mehrere Erreger zu einem ähnlichen Krankheitsbild. Vermutlich ist eine Immunreaktion im Zusammenhang mit der Histoplasmose ursächlich für die Veränderungen. Ein Keimnachweis konnte in den Läsionen bisher nicht erbracht werden. Das Syndrom beinhaltet:
  - Peripapilläre chorioretinale Atrophie.
  - Fehlen von Zellen in Vorderkammer und Glaskörper (wichtiges Unterscheidungsmerkmal zur multifokalen Chorioiditis mit Panuveitis).
  - Häufig chorioretinale Neovaskularisationen (meistens ursächlich für die ersten Symptome).
  - „Ausgestanzt" („punched out") wirkende, kleine (0,2–0,6 Papillendurchmesser) rundliche bis ovale chorioretinale Narben in der mittleren Peripherie und am hinteren Pol („histo spots"). Häufig mit pigmentierten Rändern. Gelegentlich in einer Linie angeordnet („histo streak").

11.88 Wie wird die Histoplasmose behandelt?

Eine systemische Infektion bei Immunsupprimierten wird antimykotisch behandelt. Das POHS bedarf keiner Behandlung mit Ausnahme der sekundären chorioidalen Neovaskularisation. Hier ist eine intravitreale Anti-VEGF-Therapie Mittel der Wahl. Zugelassen ist hierfür Lucentis® (Ranibizumab).

11.89 Kennen Sie Mykosen, die vorwiegend eine chorioidale Beteiligung der Uveitis verursachen?

Pneumocystis spp. führen zu einer charakteristischen Chorioiditis mit multiplen und scharf begrenzten chorioidalen Infiltraten. Der Visus ist dabei selbst bei zentraler Lage der Läsionen häufig nicht beeinträchtigt. Die Erkrankung wurde früher primär im Rahmen der AIDS-Erkrankung beschrieben, ist heute aufgrund der verbesserten Behandlungsmöglichkeiten aber extrem selten geworden.

Infektionen durch *Cryptococcus spp.*, ebenfalls mit der AIDS-Erkrankung assoziiert, treten nur sehr selten auf. Hier wird ebenfalls eine Chorioiditis mit multifokalen weißlichen Läsionen beobachtet, gelegentlich auch eine Papillitis, da sich der Erreger sowohl über das Blut als auch über das ZNS ausbreiten kann. Eine Kokzidioidomykose kann typischerweise eine schwere anteriore granulomatöse Uveitis verursachen, gelegentlich aber auch eine multifokale Chorioiditis.

11.90 Wie gehen Sie differenzialdiagnostisch bei vermuteter infektiöser Genese der Uveitis vor?

Im ersten Schritt sollte eine genaue Befunderhebung mit Lokalisation des Entzündungsschwerpunkts erfolgen (anteriore, intermediäre, posteriore oder Panuveitis?). Lateralität? Tensioerhöhung? Bisheriger Verlauf? Die weiteren diagnostischen Maßnahmen richten sich nach Verdachtsdiagnose (▶ Tab. 11.7), Erkrankungsschwere und geplanter Therapie. So ist bei Verdacht auf die herpetische Genese einer anterioren Uveitis eine Vorderkammerpunktion mit anschließender PCR zum Virusnachweis sinnvoll. Diese Untersuchung ist meistens jedoch nur ergiebig, wenn ein erkennbarer Vorderkammerreiz vorliegt. Eine serologische Testung ist bezüg-

Tab. 11.7 Differenzialdiagnosen der infektiösen Uveitis

Ursachen	Bemerkungen
Häufig bzw. dringend	
Herpetische Uveitis anterior	Meistens einseitig, HSV, VZV, seltener CMV und EBV, häufig Hornhautbeteiligung (mit reduzierter Hornhautsensibilität) und Tensioerhöhung. Chronische Verläufe und Rezidive.
Herpetische Uveitis posterior • Akute Retina Nekrose (ARN) • **Progressive äußere Retinanekrose** (PORN)	Beginn einseitig. Unbehandelt häufig zweites Auge im Verlauf beteiligt. Sofortige Ursachenabklärung und Therapieeinleitung. Schlechte Prognose. **ARN (HSV, VZV): Patienten fast immer immunkompetent,** periphere nekrotisierende Retinitis, rasch nach zentral fortschreitend, deutliche entzündliche Reaktion mit Vorderkammerzellen und Vitritis. Okklusive Arteriitis mit Hämorrhagien. Häufig Schmerzen. **PORN (meistens VZV): Patienten fast immer immunsupprimiert!** Beginn hinterer Augenpol, multiple weißliche Infiltrate, rasch konfluierend und nach peripher fortschreitend (komplette Nekrose und Erblindung innerhalb weniger Tage möglich), im Gegensatz zu ARN nur geringe entzündliche Begleitreaktion, selten Schmerzen.
CMV-Retinitis	3 Verlaufsformen: • Klassisch, fulminant: „buschfeuerartiges" Ausbreitungsmuster: „flammenförmige" retinale Hämorrhagien, weißliche retinale Infiltrate (deskriptiv „Ketchup- und Mayonnaise-Retinitis" oder „Pizza-Retinitis") • Granuläre, langsam von der Peripherie her fortschreitende Variante (meist ohne Blutungen) • Retinale Vaskulitis ohne Netzhautinfiltrate („frosted-branch"-Angiitis) Immune Recovery Uveitis (IRU): Verschlechterung der Uveitis durch Immunreaktion gegen verbliebene Virusantigene nach Einleitung von HAART (Therapie: lokale und systemische Glukokortikoide).
Toxoplasma-Retinochorioiditis	Klassisch: unscharf begrenztes, weißliches retinales Infiltrat direk neben pigmentierter chorioretinaler Narbe. Lokalisation der Läsion bestimmt Therapie und Folgeschäden.

Tab. 11.7 Differenzialdiagnosen der infektiösen Uveitis *(Forts.)*	
Ursachen	**Bemerkungen**
Luetische Uveitis	„Chamäleon“: alle okulären Strukturen können beteiligt sein: Konjunktivitis, Keratitis, Skleritis, Uveitis anterior, intermedia und posterior, Neuroretinitis und Papillitis. Typisch ist eine syphilitische posteriore plakoide Chorioretinitis (SPPC). Gute Prognose bei rascher Therapieeinleitung.
Daran denken	
Leptospirose	Uveitis meist nach systemischer Phase, variabel zwischen milder anteriorer Uveitis bis zu Panuveitis mit retinaler Vaskulitis. Häufig Beginn mit zirkumkornealer konjunktivaler Hyperämie.
Borreliose	Diagnose schwierig und unwahrscheinlich ohne typische systemische Manifestationen und Anamnese. Stadium 1: follikuläre Konjunktivitis und Photophobie (meist selbstlimitierend). Stadium 2 + 3: Uveitis, variabel: alle Formen. Relativ typisch ist eine multifokale periphere Chorioiditis mit multiplen kleinen rundlichen „ausgestanzt“ erscheinenden Läsionen. Papillitis und Hirnnervenaffektionen (v. a. II, III, IV, V, VI und VII).
Bartonellose	Bartonella henselae, variabel, typisch als okuloglanduläres Syndrom Parinaud (einseitige granulomatöse Konjunktivitis mit regionaler Lymphadenopathie) und als Neuroretinitis (Papillitis und makuläre Retinitis mit sternförmig angeordneten harten Exsudaten).
Selten	
Brucellose	Initial häufig granulomatöse Uveitis anterior, gel. Hypopyon, gel. Vitritis und Chorioretinitis, Keratitis und Skleritis, Optikusneuritis bei neurol. Beteiligung.
Rickettsiose	Variabel, häufig asymptomatisch und selbstlimitierend, gel. Retinitis (weiße Läsionen nahe Gefäßen), retinale Vaskulitis und Optikusbeteiligung.
Toxocara canis	Einseitig, meistens Kinder und Jugendliche, 3 Verlaufs formen: chronische Endophthalmitis, zentrales Granulom, peripheres Granulom.
Tuberkulose	Granulomatöse anteriore Uveitis (i. d. R nicht isoliert; gleichzeitig posteriore Beteiligung). Retinale Vaskulitis. Charakteristisch ist eine disseminierte multifokale Chorioiditis, alternativ als einzelne, aber großflächige chorioidale Infiltration, dann häufig mit subretinaler Flüssigkeit.
Mykosen	Systemisch fast nur bei Immundefekten, parenteraler Ernährung über zentrale Katheter, i. v.-Drogen; flauschige weißliche Herde in Glaskörper und Netzhaut/Aderhaut i. S. einer Endophthalmitis.
Nokardiose	Sehr variabel, in ausgeprägten Fällen chorioidale oder subretinale Abszesse (klinisch ähnlich einer mykotischen Endophthalmitis).
Tropheryma whipplei	Okuläre Beteiligung selten (< 5 %), bilaterale Panuveitis und retinale Vaskulitis, multifokale Chorioretinitis.
Rubella	Kongenitale Chorioretinitis: „Salz-und Pfeffer-Fundus“. Erworben möglicherweise der Auslöser einer speziellen milden Form der anterioren Uveitis (Fuchs-Uveitis-Syndrom).
Chikungunyavirus	Retinitis mit Hämorrhagien am hinteren Pol, wenig Vitritis, gel. Uveitis anterior, seltener: Papillitis, Konjunktivitis, Skleritis, epitheliale Keratitis.
Rifttalvirus	Variabel, typischerweise makuläre Retinitis.

Tab. 11.7 Differenzialdiagnosen der infektiösen Uveitis *(Forts.)*

Ursachen	Bemerkungen
Ebolavirus	Augenbeteiligung häufig als Post-Ebola virus syndrome: auftreten können Epikleritis, Keratitis, anteriore Uveitis und chorioretinale Läsionen, ggf. Viruspersistenz in Zellen des retinalen Pigmentepithels.
Westnilvirus	Charakteristisch sind linear angeordnete rundliche chorioretinale Läsionen im Verlauf der retinalen Nervenfasern, Verlauf schwerwiegender bei Diabetes mellitus.
Denguevirus	Petechiale subkonjunktivale Blutungen, Zellen in Vorderkammer und Glaskörper, spezielle Form einer zentralen Makulopathie: bei 10 % der Patienten, 1 Monat nach systemischem Beginn: Makulaödem, subretinale Flüssigkeit, Photorezeptorstörungen; funduskopisch häufig ohne eindeutig erkennbare Läsionen. Rückläufig unter systemischen Glukokortikoiden.
Zikavirus	Akute Infektion bei Erwachsenen, gelegentlich mit nicht-eitriger Konjunktivitis, bilateraler anteriorer Uveitis (Tensio normal oder erhöht) und posteriorer Uveitis mit multiplen gelblich-weißlichen chorioretinalen Läsionen in der mittleren Peripherie. Kongenital: bisher keine Uveitis beschrieben, Mikrophthalmus, Katarakt und Glaukom, chorioretinale Atrophie, Optikushypoplasie.
Onchocerca volvulus	Iridozyklitis (gel. Hypopyon durch Mikrofilarien), disseminierte Chorioretinitis mit diffuser chorioretinaler Vernarbung und Pigmentverklumpung, häufig unter Aussparung der Makula (Visus bis Spätstadium erhalten), Optikusatrophie.

lich der Herpesviren bei hohem Durchseuchungsgrad in der Bevölkerung nur wenig hilfreich.

11.91 Was ist eine Endophthalmitis und wie wird sie behandelt?

Die **Endophthalmitis** stellt eine infektiöse Entzündung sämtlicher intraokulärer Gewebe mit Ausnahme der Sklera dar. Ätiologisch wird eine **exogene** (z. B. nach intraokulärer Augenchirurgie oder nach Trauma) von einer **endogenen** Form (über die hämatogene Aussaat einer Infektion) unterschieden. Es handelt sich um einen akuten **Notfall,** der unverzüglich behandelt werden muss. Vor Therapiebeginn ist eine diagnostische Probenentnahme mittels Glaskörperaspiration anzustreben. Haupterreger sind Koagulase-negative Staphylokokken, Staphylococcus aureus, Streptokokken, Pseudomonas aeruginosa sowie Candida und Aspergillus spp. Die Behandlung bakterieller Formen erfolgt systemisch und lokal mit intravenöser und intraokulärer Gabe von Vancomycin, Ceftazidim und zur Dämpfung der entzündlichen Reaktion mit einem Kortikosteroid. Mykotische Formen durch Candida albicans werden primär durch Fluconazol und nicht-albicans Candida spp. und andere Mykosen durch Voriconazol behandelt.

11.92 Was ist das TASS (Toxic Anterior Segment Syndrome) und wie unterscheiden Sie es klinisch von einer postoperativen Endophthalmitis?

Beim TASS handelt es sich um eine akute sterile, postoperative Entzündungsreaktion im vorderen Augenabschnitt (meist nach Katarakt-OP), die durch toxische Effekte auf das Hornhautendothel bedingt ist. Ursächlich kommen intraoperativ verabreichte Substanzen infrage, z.B. Desinfektionsmittel, BSS und Antibiotika oder bakterielle Produkte wie das Endotoxin. Typischerweise tritt die TASS sehr zeitnah (12–48 Stunden) nach der Operation auf, in der Regel am Folgetag, gelegentlich sogar am OP-Tag. Im Gegensatz hierzu beginnt die postoperative Endophthalmitis meist 3–7 Tage nach der OP. Beim TASS findet sich charakteristischerweise ein diffuses Hornhautödem („von Limbus zu Limbus“) und eine fibrinöse Entzündung, die auf den Vorderabschnitt beschränkt bleibt. Die Visusminderung steht im Vordergrund, in der Regel finden sich nur geringe Schmerzen. Die Behandlung besteht in hochfrequenter lokaler Gabe von Kortikosteroiden. Initial sollten tägliche Kontrollen zum Ausschluss einer Endophthalmitis erfolgen.

Uveitis bei Systemerkrankungen

11.93 Welche okulären Manifestationen gibt es bei einer Sarkoidose?

Die Sarkoidose gleicht hinsichtlich der okulären Manifestationen einem Chamäleon (hierin ähnlich der Lues): Es können sämtliche okuläre und benachbarte Strukturen beteiligt sein. Dennoch gibt es Befunde und Manifestationen, die typischerweise an eine Sarkoidose denken lassen: granulomatöse Uveitis anterior, Uveitis intermedia, granulomatöse Uveitis posterior (v.a. Aderhautgranulome) und retinale Vaskulitis (v.a. segmentale Periphlebitis). Ferner kommen auch ein Tränendrüsenbefall und eine Orbitabeteiligung vor. Selten finden sich auch in der Bindehaut granulomatöse Knötchen.

11.94 Ist die klinische Präsentation der Sarkoidose abhängig vom Alter?

Grundsätzlich kann das gesamte Spektrum der Sarkoidose in jedem Alter auftreten. Bei Kindern unter 5 Jahren ähnelt das klinische Bild mit Uveitis, Arthritis und Hautausschlag gelegentlich der typischerweise mit der kindlichen anterioren Uveitis assoziierten juvenilen idiopathischen Arthritis (JIA). Im Alter von ca. 20–40 Jahren finden sich eher bilaterale anteriore granulomatöse Uveitiden oder Panuveitiden mit typischen pulmonalen Veränderungen (bihiläre Lymphadenopathie). Bei älteren Patienten dominieren eher posteriore Läsionen, die differenzialdiagnostisch an multifokale Chorioiditis oder an die Birdshot-Chorioiretinopathie erinnern können, sowie eine interstitielle Lungenbeteiligung.

11.95 Wie wird die okuläre Sarkoidose klassifiziert?

Entsprechend den Empfehlungen des International Workshop on Ocular Sarcoidosis (IWOS). **Leitbefunde bei der Diagnose einer okulären Sarkoidose:**

1. Granulomatöse „speckige“ Hornhautendothelpräzipitate
2. Knötchen im Trabekelmaschenwerk und/oder zeltförmige anteriore Synechien
3. Glaskörpertrübungen: „Schneebälle“
4. Multiple periphere chorioretinale Läsionen
5. Segmentale Periphlebitis (+/– Kerzenwachsphänomen) und/oder Makroaneurysmata
6. Papillengranulome oder solitäre Aderhautgranulome

11

7. Beidseitigkeit (**cave:** unilaterale Verläufe sind durchaus möglich)
8. Weitere okuläre Manifestationen, z. B. Granulome von Bindehaut und Lidern, Tränendrüsenbefall

Unter Berücksichtigung dieser Leitbefunde und weiterer diagnostischer Maßnahmen Einteilung der **Diagnosewahrscheinlichkeit einer okulären Sarkoidose** in vier Niveaus:
1. Gesicherte okuläre Sarkoidose: bioptische Diagnose und kompatible Uveitis
2. Wahrscheinliche okuläre Sarkoidose: es wurde keine Biopsie durchgeführt, aber eine bihiläre Lymphadenopathie und vereinbare Uveitis liegen vor
3. Vermutete okuläre Sarkoidose: keine Biopsie, keine bihiläre Lymphadenopathie, aber mind. 3 klinische okuläre Befunde (s. o) und mind. 2 Laborwerte pos., v. a. ACE und löslicher IL-2-Rezeptor im Serum
4. Mögliche okuläre Sarkoidose: negative Lungenbiopsie, aber mind. 4 klinische okuläre Befunde und 2 Labortestes positiv

11.96 Welche diagnostischen Maßnahmen sind zur Diagnosesicherung einer Sarkoidose sinnvoll?

1. Allgemein bei Uveitis: Sarkoidose-Screening mittels Röntgen-Thorax und serologischer Parameter: ACE und löslicher Interleukin-(IL)-2-Rezeptor.
2. Bei auffälligen Befunden unter Punkt 1 und/oder kompatibler Uveitis (▶ 11.95) weitere Maßnahmen in Abstimmung mit einem Pulmonologen: z. B. Computertomografie des Thorax, Bronchiallavage und Probebiopsie. Weiteres Organscreening je nach Befunden.

MERKE

Die Einnahme von ACE-Hemmern ist weit verbreitet. Unter dieser Therapie ist der ACE-Spiegel im Serum abnorm erniedrigt und nicht verwertbar. Dann sollte neben dem löslichem Interleukin-(IL)-2-Rezeptor auch das Lysozym im Serum als weiterer Parameter bestimmt werden.

PRAXISTIPP

Bei ausreichendem Gesamtverdacht auf Sarkoidose und bei Vorliegen von Granulomen der Bindehaut (immer bewusst an der Spaltlampe kontrollieren), ggf. Probebiopsie der Bindehautgranulome zur histopathologischen Diagnosesicherung erwägen.

11.97 Was sind die Diagnosekriterien des Morbus Behçet?

Die gängigste Klassifikation beruht auf den Kriterien der International Study Group for Behçet's Disease. Hierbei sind orale Aphthen obligat:
- **Rezidivierende orale Aphthen** mindestens dreimal im Jahr
  und 2 der folgenden Kriterien:
  - Rezidivierende genitale Ulzerationen
  - Uveitis
  - Hautläsionen
  - Positiver Pathergie-Hauttest

Die Kriterien des Behçet's Disease Research Committee of Japan unterscheiden unterschiedliche Evidenzgrade, basierend auf Haupt- und Nebenkriterien:
- **Hauptkriterien**
  - Rezidivierende orale Aphthen

- Hautläsionen
- Rezidivierende genitale Ulzerationen
- Uveitis
- **Nebenkriterien**
  - Arthritis
  - Gastrointestinale Ulzerationen
  - Epididymitis
  - Systemische Vaskulitis oder assoziierte Komplikationen
  - Neuropsychiatrische Symptome
- **Bewertung und Typ des Morbus Behçet**
  - Komplett: 4 Hauptkriterien
  - Inkomplett: 3 Hauptkriterien oder okuläre Beteiligung plus 1 anderes Hauptkriterium
  - Verdächtig: 2 Hauptkriterien ohne okuläre Beteiligung
  - Möglich: 1 Hauptkriterium

11.98 Wie verläuft eine Uveitis beim Morbus Behçet?

Typischerweise ist der Verlauf durch fulminante akute Rezidive gekennzeichnet, gefolgt von Ruhephasen. Grundsätzlich manifestiert sich die Uveitis beim Morbus Behçet in zwei Hauptformen:

- **Uveitis anterior:** typischerweise mit fibrinarmem und daher beweglichem Hypopyon (erkennbar bei Kopfneigung; auch hierfür ist der Bielschowsky-Test sinnvoll)
- **Uveitis posterior/retinale Vaskulitis:** Gefäßeinscheidungen, Gefäßverschlüsse, retinale Blutungen und Infiltrate

11.99 Was ist das Vogt-Koyanagi-Harada-Syndrom (VKH-Syndrom) und wie wird es behandelt?

Beim VKH-Syndrom handelt es sich um eine Systemerkrankung, die durch eine Immunreaktion gegen körpereigene Melaninantigene bedingt ist. Pathophysiologisch maßgeblich für die Augenbeteiligung ist vor allem eine stromale Chorioiditis (gelegentlich wird die posteriore okuläre Beteiligung auch nur als Harada-Syndrom bezeichnet). Das VKH-Syndrom ähnelt vom ophthalmologisch-klinischen Verlauf her sehr stark der sympathischen Ophthalmie. Obwohl weltweit verbreitet, ist sie bei Kaukasiern sehr selten und wird häufiger in Japan, Brasilien und Saudi-Arabien gesehen. Typisch sind vier Krankheitsstadien:

1. **Initiales Prodromalstadium:** häufig meningitische Zeichen, meist keine okulären Symptome
2. **Akutes uveitisches Stadium:** vorwiegend posteriore granulomatöse Panuveitis mit multifokalen serösen retinalen Abhebungen (▶ Abb. 11.6)
3. **Chronisches/rekonvaleszentes Stadium:** Rückgang der subretinalen Flüssigkeit, häufig noch schleichender Entzündungsprozess mit Atrophie und Depigmentierung der Chorioidea
4. **Chronisch-rezidivierendes Stadium:** meistens als rezidivierende bilaterale granulomatöse anteriore Uveitis

Die Erkrankung ist mit zahlreichen systemischen Veränderungen assoziiert, v. a. Meningismus, Tinnitus, Hörminderung, Vitiligo und zerebrospinale Pleozytose.

11

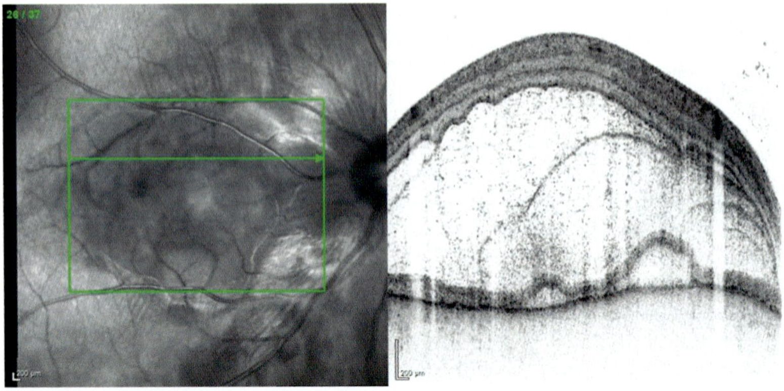

Abb. 11.6 SD-OCT Aufnahme der Makula mit seröser Abhebung und typischen Septen bei VKH-Syndrom [P867]

International definierte Diagnosekriterien unterscheiden eine komplette, inkomplette und wahrscheinliche VKH-Erkrankung (▶ Tab. 11.8). Im klinischen Alltag ist aber zu beachten, dass viele Kriterien häufig erst im weiteren Verlauf erfüllt werden. Für den Ophthalmologen sind daher hinsichtlich der Diagnose und vor allem der Therapie die okulären Kriterien maßgeblich.

Die Therapie unterscheidet sich in Abhängigkeit vom Stadium. Im Prodromalstadium bestehen i. d. R. noch keine okulären Symptome, sondern eher Kopfschmerzen, Schwindel, Erbrechen und subfebrile Temperaturen durch eine aseptische Meningitis variabler Ausprägung. Im akuten uveitischen Stadium ist meistens eine Hospitalisierung des Patienten mit hochdosierter intravenöser Gabe von Glukokortikoiden (z. B. 1 g Methylprednisolon i. v. täglich für 3 Tage und anschließende orale Gabe, z. B. Prednisolon ab 1–1,5 mg kg/KG, 1–2 wöchentliche Reduktion). Bei unvollständigem Ansprechen sollte eine zeitnahe Immunsuppression geplant werden (z. B. Ciclosporin oder Adalimumab).

Die Fortsetzung der systemischen Therapie nach der akuten uveitischen Phase (chronisches, rekonvaleszentes Stadium) dient auch der Vorbeugung einer schleichenden Atrophie der Chorioidea, die zur Depigmentierung und Entstehung des typischen Sunset-glow-Fundus führt. Spätere Rezidive in der chronisch-rekurrenten Phase betreffen bei den meisten Patienten eher den vorderen Augenabschnitt i. S. einer bilateralen granulomatösen anterioren Uveitis. Hier ist meistens eine Kontrolle der Entzündung durch eine Lokaltherapie möglich (z. B. Prednisolonacetat 1 % AT, zu Beginn stündlich, wöchentliche Reduktion, therapeutische Mydriasis).

11.100 An welche Erkrankungen müssen Sie neben dem VKH-Syndrom noch denken beim Vorliegen einer entzündlich bedingten serösen Netzhautablösung?

Differenzialdiagnostisch sollten auch die sympathische Ophthalmie (Trauma? Augenoperationen?), eine Sarkoidose, eine posteriore Skleritis, ein systemischer Lupus erythematodes, eine Syphilis und ein uveales Effusionssyndrom in Betracht gezogen werden.

Tab. 11.8 Diagnosekriterien für das VKH-Syndrom

Bewertung	Kriterien
Komplettes VKH-Syndrom	1. Kein penetrierendes oder perforierendes okuläres Trauma und keine intraokuläre Chirurgie in der Vorgeschichte 2. Keine klinische oder laborchemische Evidenz für eine andere okuläre oder systemische Erkrankung 3. Bilaterale Augenerkrankung (und A oder B): A) Frühe Manifestationen Diffuse Chorioiditis (mit **a** fokaler oder **b** diffuser seröser Flüssigkeit/Abhebung) Bei uneindeutigen, aber verdächtigen Fundusläsionen müssen folgende beide Befunde vorliegen: a) Fokale Areale mit verzögerter chorioidaler Perfusion, multifokale Areale mit punktförmigen Leckagen, große plakoide, hyperfluoreszente Areale, Pooling subretinaler Flüssigkeit, Papillenhyperfluoreszenz und b) Diffuse sonografische Verdickung von Chorioidea ohne Hinweise für Skleritis B) Späte Manifestationen 1. Zeichen abgelaufener Veränderungen wie unter 3A oder Zeichen von **2.** und **3.** unten, bzw. mehrere Punkte von **3.** 2. Okuläre Depigmentierung: Sunset-glow-Fundus oder Sugiura-Zeichen (perilimbale Depigmentierung) 3. Andere okuläre Zeichen: **a** nummuläre depigmentierte chorioretinale Narben oder **b** Verklumpungen oder Verschiebungen des retinalen Pigmentepithels oder **c** rezidivierende oder chronische anteriore Uveitis 4. Neurologische/audiologische Befunde (können zum Zeitpunkt der Untersuchung bereits abgeklungen sein): **a** Meningismus (Krankheitsgefühl, Fieber, Kopfschmerzen, Übelkeit, Bauchschmerzen, Nacken- und Rücken-Steifigkeit) oder eine Kombination dieser Faktoren (Kopfschmerzen allein nicht hinreichend für Definition Meningismus), **b** Tinnitus, **c** Liquor-Pleozytose 5. Hautveränderungen (gehen dem Beginn der ZNS- und okulären Veränderungen nicht voraus): **a** Alopezie, **b** Poliosis (Weißfärbung der Zilien), **c** Vitiligo
Inkomplettes VKH-Syndrom	Obige Kriterien 1–3 und entweder 4 oder 5
Wahrscheinliches VKH-Syndrom	Obige Kriterien 1–3, isolierte Augenerkrankung

Nach Read RW et al. 2001

11

11.101 Was ist das TINU-Syndrom?

Beim TINU-Syndrom (**T**ubulo**i**nterstitial **N**ephritis and **U**veitis Syndrome) handelt es sich um eine Erkrankung des Jugend- und frühen Erwachsenenalters, die folgende Charakteristika aufweist:

- Durchschnittsalter 21 Jahre, überwiegend weiblich
- Tubulointerstitielle Nephritis, Beginn meistens vor Uveitis
- Bilaterale, nicht-granulomatöse anteriore Uveitis
- Gelegentlich Vitritis, Papillen- und Makulaödem
- Häufig Allgemeinsymptome wie Fieber, Müdigkeit, Gewichtsverlust
- Serumkreatinin und β2-Mikroglobulin im Urin erhöht
- Assoziation mit HLA-DRB1*0102

- I. d. R. gutes Ansprechen auf Glukokortikoide

11.102 Wie manifestiert sich eine okuläre Syphilis?

Die Syphilis gilt als „Chamäleon" unter den Infektionskrankheiten. Alle okulären Strukturen können entzündlich verändert sein. Eine Uveitis kann in jedem Stadium und in jeder Form auftreten. Als pathognomonisch gilt eine akute syphilitische posteriore plakoide Chorioretinitis (ASPPC, vergleiche ▶ 11.61).

11.103 Wie ist der Stellenwert der serologischen Diagnostik bei okulärer Syphilis?

Im Gegensatz zu Herpesviren oder Toxoplasmose, die in der Bevölkerung eine hohe Seroprävalenz aufweisen, kann die Diagnose der Syphilis serologisch gesichert werden.

11.104 Wie wird eine Uveitis bei Syphilis behandelt?

Die Behandlung erfolgt zusammen mit den internistischen Kollegen nach allgemeininfektiologischen Prinzipien. Das wichtigste Medikament ist nach wie vor Penicillin, mit dem sich in der Regel eine Heilung erzielen lässt. Alternativen sind Doxycyclin oder Tetrazyklin.

11.105 Kennen Sie außer Treponema pallidum noch weitere Spirochäten, die eine Uveitis auslösen können?

Gelegentlich kann eine Uveitis auch durch Borrelien (▶ 11.106) oder Leptospiren (▶ 11.107) ausgelöst werden.

11.106 Wie kann sich die Borreliose in den einzelnen Krankheitsstadien an den Augen manifestieren und wie wird jeweils behandelt?

Die Borreliose kann sich in jedem Stadium am Auge manifestieren, mit stadienabhängigen Unterschieden:

- Stadium 1: Konjunktivitis und eine Photophobie, beide selbstlimitierend
- Stadium 2: Hirnnervenaffektionen, z. B N. VII (Fazialisparese mit Lidschlussdefizit) und N. VI (Abduzensparese mit Doppelbildern)
- Stadium 3: ernste okuläre Manifestationen wie Entzündungen der Hornhaut (Keratitis) und des Augeninneren (Uveitis, alle Formen, z. B. periphere Chorioretinitis, Papillitis)

Eine Beteiligung des vorderen Augensegments kann mit lokalen Glukokortikoiden behandelt werden, Hirnnervenaffektionen und eine posteriore Beteiligung nach den Kriterien der Neuroborreliose (z. B. 2 Wochen Ceftriaxon i. v.).

11.107 Was ist eine Leptospirose und wie manifestiert sie sich an den Augen?

Bakterien der Gattung Leptospira interrogans verursachen eine Leptospirose, bei der die Erreger hämatogen streuen und prinzipiell jedes Organ befallen können. Es handelt sich hierbei um eine seltene Zoonose, ca. 40–170 gemeldete Patienten jährlich in Deutschland. Es wird aber aufgrund atypischer oder nicht erkannter Krankheitsverläufe, die z. B. einer Grippe ähneln können, von einer deutlich höheren Dunkelziffer ausgegangen. Die Erkrankung wird direkt oder indirekt (durch Urin infizierter Tiere kontaminiertes Wasser, Erde und Schlamm) vom Tier (zahlreiche Wild- und Nutztierarten, u. a. Nagetiere, Hunde, Schweine, Rinder und Pferde) auf den Menschen (meistens Männer; häufig bei Kanal- und Feldarbeitern, Tierärzten, Triathleten) übertragen. Eine Übertragung von Mensch zu Mensch spielt keine Rolle (gelegentliche Übertragung über Muttermilch scheint jedoch möglich). Neben leichteren anikterischen Formen sind schwere ikterische Formen mit Leber- und Nierenversagen und z. T. tödlichen Verläufen möglich (Morbus Weil).

Der Erkrankungsbeginn ist typischerweise durch ein hohes und sehr plötzlich aus völligem Wohlbefinden heraus einsetzendes Fieber bis 40 °C gekennzeichnet. Nach diesem septikämischen Stadium folgt ein bis zu 30 Tage dauerndes Immunstadium mit multiplen Organbeteiligungen. Obwohl die Augenbeteiligung in jeder Krankheitsphase auftreten kann, manifestiert sie sich meistens als Spätkomplikation nach Abklingen der systemischen Symptome. In der Frühphase ist eine **zirkumkorneale Hyperämie** und Chemosis am häufigsten. Das Spektrum der Uveitis reicht von milder anteriorer Uveitis bis hin zu **Hypopyon und Panuveitis mit retinaler Vaskulitis.** Therapie der Wahl sind Penicillin und Doxycyclin. Bei monatelanger Latenz der Uveitis nach Systemmanifestation überwiegt vermutlich eine Immunreaktion, die zusätzlich mit Kortikosteroiden (je nach Lokalisation lokal und/oder systemisch) behandelt wird.

11.108 Bei welcher durch Masernviren ausgelösten Erkrankung tritt typischerweise eine makuläre Retinitis auf?

Bei der subakuten sklerosierenden Panenzephalitis (SSPE), die eine Spätkomplikation nach Maserninfektion darstellt. Das Risiko für SSPE steigt deutlich mit früherem Erkrankungsalter bei der primären Infektion (am größten bei Kindern < 1 Jahr, hierbei 16-mal größer als bei Primärinfektion nach dem 4. Lebensjahr). Okuläre Manifestationen werden bei ca. 50 % der Patienten beschrieben. Am häufigsten mit vermutlich > 30 % ist eine zentrale makuläre Retinitis, die nach einigen Tagen bis in die Peripherie fortschreiten kann. Eine Vitritis findet sich dabei nicht (deutlicher Unterschied zur Toxoplasma-Retinochorioiditis).

11.109 Was wissen Sie über die Augenbeteiligung bei einer Ebolavirus-Infektion?

Bei akut an der Ebolavirus-Infektion Erkrankten wurden üblicherweise hämorrhagische Konjunktivitiden beschrieben. Zu den intraokulären Befunden im Akutstadium gibt es bisher nur wenige Daten. Bei Überlebenden (Mortalitätsrate ca. 40–50 %) wurden typischerweise kleine rundliche chorioretinale Narben beschrieben. Vorderkammerzellen und hintere Synechien, Hornhautendothelpräzipitate und Hornhautödem, sowie Glaskörperzellen und Optikusatrophie wurden ebenfalls beschrieben. Bei einem Patienten wurde das Virus 9 Wochen nach beendeter Virämie im Kammerwasser nachgewiesen. Möglicherweise dient das Auge als immunprivilegiertes Reservoir für das Virus (siehe auch ▶ 2, ▶ 2.57 Immunprivileg des Auges).

Literatur

Deutsche Gesellschaft für Rheumatologie (DGRH): Überwachungsbögen bei immunsuppressiver Therapie für Patienten und Ärzte zum Ausdrucken https:dgrh.de/Start/Versorgung/Therapieüberwachung/Therapieüberwachungsbögen.html

Doycheva D, Deuter C, Grajewski RS. Topical Corticosteroids and Non-steroidal Anti-inflammatory Drugs in the Therapy of Non-infectious Uveitis. Klin Monbl Augenheilkd. 2018; 235(5): 586–591.

Foster CS. Diagnosis and Treatment of Uveitis. 2nd ed. New Delhi: Jaypee Brothers Medical Publishers, 2013.

Grajewski RS, Caramoy A, Frank KF, et al. Spectrum of Uveitis in A German Tertiary Center: Review of 474 Consecutive Patients. Ocul Immunol Inflamm. 2015; 23(4): 346–352.

Grajewski RS. Kapitel 11: Augeninfektionen. In: Lehmann C, Ruf BR, Jung N. (Hrsg.). FAQ Infektiologie. 1. Aufl. München: Elsevier GmbH, 2018.

Jabs DA, Nussenblatt RB, Rosenbaum JT. Standardization of Uveitis Nomenclature (SUN) Working Group. Am J Ophthalmol. 2005; 140(3): 511.

Jones NP. Uveitis. 2nd ed. London: JP Medical Publishers, 2012.

Nussenblatt R.B., Whitcup SM. Uveitis, Fundamentals and Clinical Practice. 4th ed. Philadelphia: Mosby, 2010.

Pleyer U (Hrsg.). Entzündliche Augenerkrankungen. 1. Aufl. Heidelberg: Springer-Verlag, 2014.

Read RW, Holland GN, Rao NA, et al. Revised diagnostic criteria for Vogt-Koyanagi-Harada disease: report of an international committee on nomenclature. Am J Ophthalmol. 2001; 131(5): 647–652.

Robert Koch-Institut (RKI): Infektionskrankheiten A-Z: https://www.rki.de/DE/Home/homepage_node.html.

Sen NH et al. 2019–2020 Basic and Clinical Science Course: Section 9: Uveitis and Intraocular Inflammation. San Francisco: American Academy of Ophthalmology (AAO), 2019.

Zierhut M, Pavesio C, Ohno S, et al (eds.). Intraocular Inflammation. 1. A., Heidelberg: Springer-Verlag, 2016.

12 Tumoren des Auges

Alexander C. Rokohl und Ludwig M. Heindl

Tumoren der Augenlider

12.1 Welche klinischen Hinweise und Zeichen deuten bei einer Raumforderung der Lider auf eine maligne Genese hin?

Die Größe, der Ort, das Alter des Auftretens, die Wachstumsrate, das Vorhandensein von Blutungen oder Ulzerationen, farbliche Veränderungen, der Verlust von Wimpern (sog. Madarosis), infiltratives Wachstum und Vaskularisationen können auf eine maligne Genese bei einer Raumforderung der Lider hindeuten. Bei einer über Monate therapierefraktären unilateralen Blepharokonjunktivitis sollte der Kliniker ebenfalls wachsam sein.

12.2 Was ist der klinische Unterschied zwischen der seborrhoischen und der aktinischen Keratose?

Beide Läsionen sind Papillome, zeigen ein unregelmäßiges Wachstum mit einem zentralen Gefäßstiel und treten meist bei älteren Patienten auf.

Bei der seborrhoischen Keratose (auch Basalzellpapillom genannt) sind die Ausgangszellen der Hautwucherung die Keratinozyten in der Basalschicht der Epidermis. Eine genetische Disposition spielt bei der Entstehung im Gegensatz zu äußeren Faktoren eine Rolle. Die seborrhoische Keratose tritt am häufigsten im Gesicht, an den Vorderseiten der Arme, am Oberkörper und Handrücken auf. Die Läsion grenzt sich meist scharf zur umgebenden Haut ab und wächst exophytisch. Die Oberfläche zeigt sich matt, gefeldert oder in fortgeschrittenen Stadien auch zerklüftet und fühlt sich ölig, speckig, fettig oder talgig an, was zu der etwas irreführenden Bezeichnung „seborrhoisch" bei der Namensgebung führt, obwohl eine Seborrhöe weder Ursache noch Begleiterscheinung ist. Eine seborrhoische Keratose hat kein erhöhtes Risiko für maligne Veränderungen, kann aber mit Basalzellkarzinomen oder malignen Melanomen verwechselt werden. Sollte der klinische Befund unklar sein, ist eine Exzision mit histopathologischer und immunhistochemischer Aufarbeitung zur Diagnosesicherung sinnvoll.

Die aktinische (solare) Keratose dagegen entsteht vor allem auf sonnenexponierten Arealen der Haut wie Gesicht, Handrücken, Stirn, Glatze, Nase, Ohr, aber auch an Unterarmen oder am Dekolleté. Sie zählt zu den Präkanzerosen und kann in ca. 10 % der Fälle in ein invasives Plattenepithelkarzinom übergehen. Klinisch erscheint die aktinische Keratose als eine flache, hyperkeratotische oder papilläre, meist unscharf begrenzte Läsion. Diese prämalignen Läsionen sollten chirurgisch oder mit einem Laser entfernt werden.

12.3 Welche Blutuntersuchungen sollten Sie bei jungen Patienten mit Xanthelasmen veranlassen?

Xanthelasmen sind meiste gelbliche Plaques, die bevorzugt im medialen Kanthalbereich der oberen und unteren Augenlider auftreten. Sie bestehen aus Ansammlungen von lipidbeladenen Histiozyten. Bei älteren Patienten sind Xanthelasmen häufig und es besteht kein Grund zur Besorgnis. Bei jüngeren Patienten können sie dagegen ein Zeichen einer Hypercholesterinämie oder eines Diabetes mellitus sein. Daher sollten die Nüchternblutzucker-, die Cholesterin- und die Triglyzeridwerte bestimmt und bei erhöhten Werten eine internistische Behandlung eingeleitet werden. Falls die Xanthelasmen kosmetisch stören, können diese chirurgisch oder mittels Laser abgetragen werden, jedoch sind Rezidive nicht selten.

12.4 Was ist ein Keratoakanthom und mit welcher malignen Läsion besteht ggf. eine Verwechslungsgefahr?

Ein Keratoakanthom ist eine schnell wachsende gutartige Läsion, die sich über wenige Wochen bis Monate entwickelt. Klinisch zeigt sie sich hyperkeratotisch mit einem zentralen Krater und bildet sich meist ohne Therapie genau so plötzlich zurück, wie sie aufgetreten ist. Klinisch kann die Läsion mit einem Basalzellkarzinom verwechselt werden. Mikroskopisch stellt sich das Keratoakanthom dagegen ähnlich einem Plattenepithelkarzinom dar. Bei längerer Persistenz oder in klinisch nicht eindeutigen Fällen kann es auch chirurgisch entfernt werden.

12.5 Was ist der häufigste maligne Tumor der Augenlider?

Das Basalzellkarzinom ist der häufigste maligne Augenlidtumor und tritt meist bei Patienten nach dem 60. Lebensjahr auf.

12.6 Die WHO teilt das Basalzellkarzinom in Low-risk- und High-risk-Typen ein. Benennen Sie diese.

- **Low-risk-Typen:** nodulär, superfiziell, pigmentiert, infundibulozystisch, fibroepithelial
- **High-risk-Typen:** basosquamös, sklerosierend, infiltrativ, mit sarkomatoider Differenzierung, mikronodulär

12.7 Können Basalzellkarzinome metastasieren?

Meist zeigen Basalzellkarzinome ein lokales, infiltratives und destruierendes Wachstum. Eine Metastasierung ist extrem selten. Raten bis zu 0,55 % der Fälle wurden publiziert. Anzumerken ist, dass es sich dabei stets um extrem fortgeschrittene Basalzellkarzinome handelt.

12.8 Warum sollte man Basalzellkarzinome der Augenlider trotzdem entfernen, obwohl sie nur sehr selten metastasieren?

Durch ihr aggressives lokal-destruierendes Wachstum können diese Tumoren die Orbita, die Tränenwege, die Nasennebenhöhlen und die Nasenhöhle infiltrieren oder sogar bis intradural wachsen. Je früher das Basalzellkarzinom entfernt wird, desto geringer sind in der Regel die Komplikationsraten und desto besser ist das kosmetische Ergebnis.

12.9 Wie behandeln Sie eine Läsion der Augen lider bei Verdacht auf ein Basalzellkarzinom?

Die Therapie der Wahl beim Basalzellkarzinom der Lider ist die vollständige chirurgische Tumorexzision mit histopathologischer Kontrolle der Tumorränder (R0-Resektion). Nach einer R0-Resektion werden, je nach Defektlokalisation und -größe, verschiedene Deckungsstrategien angewendet. Bei primärer Inoperabilität, bei R1- oder R2-Resektionen, fehlender Narkosefähigkeit oder auf Wunsch des Patienten, kann eine Strahlentherapie durchgeführt werden. Für inoperable oder metastasierte Basalzellkarzinome und für Patienten mit Gorlin-Goltz-Syndrom stellt Vismodegib, ein Hedgehog-Inhibitor, eine alternative Therapiemöglichkeit dar.

12.10 Nennen Sie Genodermatosen mit einem erhöhten Risiko für die Entstehung von Basalzellkarzinomen.

Patienten mit Erbkrankheiten wie dem Basalzellkarzinomsyndrom (Gorlin-Goltz-Syndrom), dem Bazex-Dupré-Christol-Syndrom, dem Rombo-Syndrom, dem Dugois-Colomb-Berthon-Syndrom, Xeroderma pigmentosum oder Albinismus haben ein erhöhtes Risiko für die Entstehung von Basalzellkarzinomen.

12.11 Nennen Sie weitere Risikofaktoren für die Entstehung von Basalzellkarzinomen.

Größte Risikofaktoren sind die UV-B-Strahlung, ein heller Hauttyp, eine T-Zell-Immundefizienz sowie eine positive Familienanamnese.

12.12 Nennen Sie die Haupt- und Nebenkriterien für die Diagnosestellung eines Basalzellkarzinomsyndroms (Gorlin-Goltz-Syndrom).

Major-Kriterien	Minor-Kriterien
• Erstes BZK < 20. Lebensjahr oder exzessive Anzahl an BZK • Kieferzysten < 20. Lebensjahr • Palmares oder plantares Pitting • Verkalkung der Falx cerebri • Medulloblastom (meist desmoplastisch) • Erstgradig Verwandter mit Basalzellkarzinomsyndrom	• Rippenanomalien • Andere spezifischen Skelett-Malformationen oder radiologische Anomalien • Makrozephalie • Gaumen- oder Lippenspalte • Kardiale oder ovarielle Fibrome • Lymphomesenterische Zysten • Augenanomalien (Strabismus, Hypertelorismus, kongenitaler Katarakt, Glaukom, Kolobom)

12.13 Beschreiben Sie das Bazex-Dupré-Christol-Syndrom. Wie wird es vererbt?

Das seltene Bazex-Dupré-Christol-Syndrom wird X-chromosomal dominant vererbt. Neben der frühzeitigen Entwicklung von Basalzellkarzinomen ist es durch

12

folgende weitere klinische Merkmale gekennzeichnet: generalisierte Hypotrichose, Alopezie, Atrophodermie vermiculata (Hand- und Fußrücken) und Hypohidrose. Mutationen im ACTRT1-Gen sind für die abnorme Aktivierung des Hedgehog-Signalwegs bei diesem Syndrom verantwortlich.

12.14 Beschreiben Sie das Rombo-Syndrom. Wie wird es vererbt?

Das seltene Rombo-Syndrom wird wahrscheinlich autosomal-dominant vererbt. Neben der Entwicklung von Basalzellkarzinomen können eine Akrozyanose, eine Keratosis follicularis, eine Atrophodermia vermiculata, eine spärliche Behaarung sowie eine Hypohydrose auftreten. Auffallend ist das frühe Auftreten der Symptome noch vor dem 10. Lebensjahr. Die klinische Abgrenzung zum Bazex-Dupré-Christol-Syndrom ist dabei meist sehr schwierig.

12.15 Nennen Sie potenzielle okuläre Komplikationen einer (peri-) okulären Bestrahlungstherapie.

Eine Bestrahlungstherapie kann kurz- und langfristige Auswirkungen haben. Die potenziellen kurzfristigen Auswirkungen sind folgende:
- Akutes sekundäres Sicca-Syndrom
- Verlust von Zilien
- Strahlendermatitis
- Keratokonjunktivitis

Zu den langfristigen Komplikationen gehören potenziell die folgenden:
- Chronisches sekundäres Sicca-Syndrom
- Katarakt
- Strahlen-Retinopathie
- Optikoneuropathien
- Orbitale Fettatrophie
- Fehlentwicklung der Orbitalknochen
- Sekundärmalignome
- Tränenwegsstenosen
- Kosmetische Deformitäten bei Kindern, die sich noch in der Wachstumsphase befinden

12.16 Bei einem 60-jährigen Mann wurde zum dritten Mal ein rezidivierendes Chalazion von seinem linken Oberlid entfernt. Was ist eine wichtige Differenzialdiagnose?

Ein Talgdrüsenkarzinom ist eine wichtige Differenzialdiagnose bei rezidivierenden Chalazien. Zum Ausschluss einer Malignität sollte daher immer eine histopathologische Aufarbeitung erfolgen.

12.17 Nennen Sie benigne und maligne Lidtumoren sowie ihre relative Häufigkeit.

Häufigkeit benigner Lidtumoren:

1.	Chalazion	32 %
2.	Keratosen (seborrhoisch und invertiert follikulär)	23 %

3.	Squamöses Papillom1	2 %
4.	Melanozytärer Nävus	12 %
5.	Apokrine und ekkrine Hydrozystome	5 %
6.	Epidermale Einschlusszysten	4 %
7.	Granulome (pyogen, Fremdkörper, Paraffin)	4 %
8.	Dermoidzyste	3 %
9.	Keratoakanthom	2 %
10.	Molluscum contagiosum	2 %
11.	Hämangiom	2 %
12.	Pilomatrixom	1 %

Häufigkeit maligner Lidtumoren:

1.	Basalzellkarzinom	91 %
2.	Plattenepithelkarzinom	3 %
3.	Talgdrüsenkarzinom	3 %
4.	Malignes Melanom	2 %
5.	Merkelzellkarzinom	0,5 %
6.	Metastasen	0,2 %
7.	Adenokarzinom der Schweißdrüsen	0,2 %

Tumoren der Bindehaut

12.18 Nennen Sie die wichtigsten Gruppen konjunktivaler Tumoren und ihre jeweilige relative Häufigkeit.

Häufigkeit konjunktivaler Tumoren:

1.	Melanozytäre Tumoren: melanozytäre Nävi, primär erworbene Melanose, maligne Melanome, rassische Melanose	51 %
2.	Epitheliale Tumoren: Papillom, pseudokarzinomatöse Hyperplasie, Keratoakanthom, konjunktivale intraepitheliale Neoplasie, Plattenepithelkarzinom, Mukoepidermoidkarzinom, Talgdrüsenkarzinom	18 %
3.	Lymphyoide Tumoren: reaktive lymphoide Hyperplasie, MALT-Non-Hodgkin-B-Zell-Lymphom, andere Lymphome	9 %
4.	Pseudotumoren: Epithelimplantationszysten, Fremdkörpergranulome, Conjunctivitis lignosa, Amyloidose, Pinguecula	8 %
5.	Vaskuläre Tumoren: pyogenes Granulom, Lymphangiom, kapilläres/kavernöses Hämangiom, Hämangioperizytom, Kaposi-Sarkom	5 %
6.	Choristome: solides Limbusdermoid, Dermolipome, komplexes Choristom, ossäres Choristom, Tränendrüsenchoristom	3 %

12.19 Was ist ein Limbusdermoid (epibulbäres Dermoid)?

Das Limbusdermoid ist ein angeborener benigner Tumor im Bereich des Hornhautlimbus, der sich klinisch meist als runder, vorgewölbter Tumor auf der Bindehaut,

Sklera oder teilweise der Kornea präsentiert. Das Limbusdermoid kann Haare und andere Hautanhangsgebilde enthalten. Meist wird das Limbusdermoid aus kosmetischen Gründen chirurgisch entfernt.

12.20 Mit welchem Syndrom sind Limbusdermoide assoziiert?

Goldenhar-Syndrom.

12.21 Aus welchen Läsionen kann ein Bindehautmelanom entstehen? Beinflusst die Art der Vorläuferläsion die Prognose?

Das Bindehautmelanom kann sich aus folgenden Läsionen entwickeln:
- Entsteht meist aus einer primär erworbenen Melanose (ca. 75 %)
- De novo (ca. 20 %)
- Aus einem Bindehautnävus (ca. 5 %)

Dabei scheint die Vorläuferläsion die Prognose zu beeinflussen:

Eine de-novo-Entstehung ist mit einer schlechteren Prognose assoziiert, eine Entstehung aus einem Bindehautnävus mit einer besseren Prognose.

12.22 Nennen Sie klinische Merkmale zur Abgrenzung eines Bindehautnävus zu einem Bindehautmelanom.

Bindehautnävi sind die häufigsten pigmentierten Tumoren der Bindehaut und treten zumeist solitär im Lidspaltenbereich auf. Sie sind in 80 % der Fälle pigmentiert, gut abgrenzbar, mäßig erhaben, zeigen oft kleine, klare Einschlusszysten (sog. Pseudozysten) und sind über der Sklera verschieblich. Meist zeigen sich keine Feeder-Vessels. Die Pigmentierung kann sich mit hormonellen Veränderungen (z. B. Schwangerschaft) verändern. Das Entartungsrisiko ist insgesamt sehr gering (< 0,1 %) Bindehautnävi der tarsalen Bindehaut und der Fornices sind dagegen sehr selten, hier ist eher an ein malignes Geschehen zu denken.

12.23 Nennen Sie verschiedene Differenzial diagnosen von Bindehauttumoren je nach Pigmentierung.

Braun:
- Malignes Melanom
- Bindehautnävus
- Primär erworbenen Melanose (ca. 75 %)
- Kongenitale Melanose

Rötlich:
- Pterygium
- Hyposphagma
- Papillome
- Hämangiom

Gelblich („lachsfarben"):
- Lymphome

Gelblich-grau:
- Pinguecula

Hautfarben:
- Dermoide

Weißlich:
- Plattenepithelkarzinome
- Konjunktivale intraepitheliale Neoplasien (CIN)
- Unpigmentierte Bindehautnävi oder Melanome
- Zysten

FALLBEISPIEL

Ein HIV-positiver Patient stellt sich Ihnen aufgrund eines Bindehauttumors unklarer Genese vor. Der Bindehaut imponiert als dunkelroter, stark vaskularisierter, von ausgedehnten Blutungen, umgebener Knoten. Des Weiteren klagt der Patient über weitere multiple, ovale bis rundliche, leicht erhabene Hautläsionen mit rotblauem bis bräunlichem Farbton.

12.24 Welche Verdachtsdiagnose stellen Sie und mit welchem weiteren Virus ist diese Erkrankung häufig assoziiert?

Bei Patienten mit AIDS können neben den häufigeren retinalen Veränderungen in bis zu 10 % der Fälle konjunktivale Kaposi-Sarkome beobachtet werden. Viele Patienten mit einem Kaposi-Sarkom der Bindehaut zeigen einen generalisierten Befall. Das Kaposi-Sarkom ist höchstwahrscheinlich auf das Humane Herpesvirus Typ 8 (HHV-8) in Verbindung mit weiteren Kofaktoren wie beispielsweise einer Immunsuppression durch AIDS zurückzuführen.

12.25 Ein seltene, aber dennoch wichtige Differenzialdiagnose einer konjunktivalen Raumforderung ist die Amyloidose. Wie werden die verschiedenen Amyloidosen klassifiziert?

Amyloidose ist ein Oberbegriff für seltene Proteinfaltungskrankheiten, bei denen sich Proteine infolge einer Konformationsänderung als unlösliche fibrilläre Aggregate extrazellulär in verschiedenen Organen und Geweben ablagern. Dies kann systemisch oder lokalisiert erfolgen (▶ 19.33). Die Einteilung der Amyloidosen erfolgt dabei nicht mehr wie früher in primäre oder sekundäre Formen, sondern entsprechend dem amyloidbildenden Protein, welches immunhistochemisch differenzierbar ist. Meist tritt die okuläre Amyloidose unilateral auf und typischerweise ist v. a. oberflächliches Gewebe wie beispielsweise die Konjunktiva betroffen. Folgende Amyloidosen sind bis heute bekannt:
- AL-Amyloidose (Immunglobulin-Leichtketten)
- AA-Amyloidose (Amyloid A)
- ATTR-Amyloidose (Transthyretin)
- ACys-Amyloidose (Cystatin C)
- Apo-A1-Amyloidose (Apolipoprotein A-I)
- AGel-Amyloidose (Gelsolin)
- AFib-Amyloidose (Fibrinogen-Aα-Ketten)
- ALys-Amyloidose (Lysozym)
- Apo-A2-Amyloidose (Apolipoprotein A-II)
- ALECT2-Amyloidose (Leukozyten Chemotaktischer Faktor 2, LECT2)
- Aβ2-m-Amyloidose (β2-Mikroglobulin)

- AS-Amyloidose (verschiedene Proteine, die eine senile Amyloidose zur Folge haben; vielfach sind die auslösenden Proteine noch nicht charakterisiert und mit einem gehäuften Auftreten der Alzheimer-Krankheit assoziiert)

12.26 Welches ist der häufigste Typ der lokalisierten okulären Amyloidose?

Der häufigste Typ der lokalisierten okulären Amyloidose ist die Leichtketten-Amyloidose (AL-Amyloidose).

12.27 Wie therapieren Sie die lokalisierte Bindehaut-Amyloidose?

Die Therapie einer lokalisierten Amyloidose der Bindehaut besteht vornehmlich in einer chirurgischen Exzision des Tumors. Bei kleineren konjunktivalen Tumoren, nach einem kleineren Rezidiv oder nach einer unvollständigen Exzision ist auch eine konservative Therapie nicht zu unterschätzen. Oft reichen hier Tränenersatzmittel und ggf. schützende Kontaktlinsen als symptomatische Therapie aus, sofern der Tumor palpebral lokalisiert ist.

12.28 Wie ist die Prognose einer lokalisierten okulären Amyloidose?

Die Prognose einer lokalisierten Amyloidose der Bindehaut ist sehr gut. Im Gegensatz zu den systemischen Formen hat eine lokalisierte okuläre Amyloidose keinen Einfluss auf die Überlebenszeit, und knapp 25 % aller Patienten erleiden ein Rezidiv nach einer Tumorexzision.

Tumoren der Aderhaut und Netzhaut

12.29 Wie hoch ist die Inzidenz des Retinoblastoms in Europa?

Das Retinoblastom ist der häufigste intraokulare Tumor bei Kindern und tritt in Europa ungefähr mit einer Häufigkeit von etwa 1 von 15.000 Lebendgeburten auf.

12.30 Welche Genmutation liegt dem Retinoblastom zugrunde?

Dem Retinoblastom liegt eine Genmutation auf Chromosom 13 auf dem langen Arm q14 zugrunde (Rb-Gen).

12.31 Wie wird das Retinoblastom-Gen klassifiziert?

Das Retinoblastom-(Rb-)Gen ist ein typisches Beispiel für ein rezessives Tumorsuppressorgen. Es müssen beide Kopien des Gens verloren gehen oder inaktiviert werden, bevor sich ein Tumor entwickeln kann. Das Proteinprodukt des Gens, das sogenannte Rb-Protein, befindet sich im Zellkern, wo es mit anderen Transkriptionsfaktoren interagiert, um den Zellzyklus zu steuern. Das Fehlen von Rb-Proteinen ermöglicht eine kontinuierliche Zellteilung und reduziert die Zelldifferenzierung.

12.32 Welches weitere Syndrom ist mit einer erhöhten Inzidenz eines Retinoblastoms assoziiert? Nennen Sie die weiteren klinische Zeichen dieses Syndroms.

Das 13q-Deletionssyndrom ist mit dem Retinoblastom assoziiert. Charakteristische klinische Merkmale sind:

- Mikrozephalie
- Breiter, markanter Nasenrücken
- Hypertelorismus
- Mikrophthalmus
- Epikanthus
- Ptosis
- Vorstehende obere Schneidezähne
- Mikrognathie
- Kurzer Hals
- Große, tiefersitzende Ohren
- Gesichtsasymmetrien
- Genitale Fehlbildungen
- Damm-Fisteln
- Hypoplastische oder fehlende Daumen
- Zehenanomalien
- Psychomotorische Verzögerung
- Geistige Verzögerung

12.33 Welche weiteren Erkrankungen mit einer okulären Beteiligung oder Symptomatik werden durch eine Genveränderung auf demselben Chromosom, das auch für das Auftreten eines Retinoblastoms ursächlich ist, verursacht?

Eine diabetische Retinopathie kann als Komplikation auftreten, da ein juveniler Diabetes mit verspätetem Auftreten im Erwachsenenalter (Maturity Onset Diabetes of the Young, MODY Typ) durch einen Gendefekt auf Chromosom 13 verursacht werden kann. Auch das ATP7B, das „Wilson-Gen", liegt auf Chromosom 13 und verursacht die Erkrankung Morbus Wilson, eine Kuperstoffwechselkrankheit, die multiple okuläre Mitbeteiligungen aufweisen kann. Der Kayser-Fleischer-Kornealring kommt durch die Einlagerung von Kupfer in die Hornhaut zustande und zeigt sich dabei als goldbrauner bis grünlicher Rand, der die Iris umgibt. Auch eine Nachtblindheit, ein Sonnenblumen-Katarakt, Strabismus oder eine Neuritis nervi optici sind mit dem Morbus Wilson assoziiert. Mutationen in den Genen GJB2-GJB6 auf dem langen Arm des Chromosom 13 verursachen dagegen das Keratitis-Ichthyosis-Taubheitssyndrom, das mit verhornenden Hautrötungen (Erythrokeratodermie), Innenohrschwerhörigkeit und einer vernarbenden Hornhautentzündung (vaskularisierende Keratitis) einhergeht. Seltener zeigt sich auch eine reduzierte Behaarung inklusive dem Fehlen von Augenbrauen und Wimpern.

Ein weiteres bekanntes Syndrom das mit Gendefekte auf Chromosom 13 assoziiert ist, ist das Waardenburg-Syndrom. Es zeichnet sich durch eine variable Kombination aus Pigmentstörungen der Augen, der Haut und der Haare, durch Innenohrschwerhörigkeit und Gesichtsdysmorphien aus. Entwickungsstörungen führen zu einer Hypopigmentierung der Iris und der Augenbrauen, die auch nur unilateral auftreten kann und somit eine Irisheterochromie bedingt. Auch Augenfehlstellungen und Fehlbildungen des knöchernen Schädels sind Teil des Waardenburg-Syndroms. Teilweise resultiert dies in anatomischen Veränderungen der Lidfalte oder in eine Dystopia canthorum. Auch das Pätau-Syndrom (Trisomie 13) kann mit einer okulären Beteiligung wie einer Mikrophthalmie, einem Hypotelorismus oder auch einer Anophthalmie einhergehen.

12.34 Wie häufig tritt, prozentual gesehen, das Retinoblastom unilateral auf?

Das Retinoblastom tritt in etwa 67 % der Fälle unilateral und in 33 % der Fälle bilateral auf. Selten tritt es auch trilateral (dann meist als Pinealom) auf.

12.35 Definieren Sie die Keimbahnmutation beim Retinoblastom.

Bei der Keimbahnmutation befindet sich der genetische Defekt, also die erste Mutation eines der zwei Allele, bereits in der Keimzelle (in der Eizelle der Mutter oder der Samenzelle des Vaters, germinale Mutation). Durch Zellteilungen während der embryonalen Entwicklung tritt die Mutation dann in allen Zellen des Körpers auf. Das veränderte Gen kann dabei entweder vererbt worden sein (familiäres Retinoblastom) oder es kann aufgrund einer Keimbahnmutation in der Keimbahn eines Elternteils neu entstanden sein (sporadisches Retinoblastom). Jedoch entsteht ein Retinoblastom erst dann, wenn in einer retinalen Zelle auch das zweite Allel des Rb-Gens verändert ist.

Praktisch alle bilateralen und familiären Retinoblastome und auch zwischen 10 % und 15 % der einseitigen sporadischen Retinoblastome weisen eine Keimbahnmutation auf. Bei einer Keimbahnmutation treten Retinoblastome meist früher, häufiger bilateral und häufiger auch an mehreren Stellen (multifokal) innerhalb eines Auges auf.

12.36 Für welche weiteren Tumoren haben Patienten mit einer Keimbahnmutation ein erhöhtes Risiko?

Patienten mit einer Keimbahnmutation haben ein erhöhtes Risiko, an anderen Krebsarten zu erkranken (Zweitmalignome), insbesondere an Osteosarkomen, Weichteilsarkomen und an malignen Melanomen. Der Alterspeak für das Auftreten liegt dabei bei ca. 13 Jahren. Außerdem haben Patienten nach einer Bestrahlungstherapie ein zusätzlich erhöhtes Risiko für sekundäre Orbitatumoren.

12.37 Definieren Sie das somatische Retinoblastom.

Bei einer somatischen Mutation tritt eine Veränderung der beiden Allele nur in einer einzigen Netzhautzelle und ihren Klonen auf. Daher entwickeln diese Patienten typischerweise ein einseitiges sporadisches Retinoblastom. Diese Patienten haben in der Regel kein erhöhtes Risiko für Pinealome oder weitere maligne Erkrankungen.

12.38 Nennen Sie typische Symptome und klinische Zeichen eine Retinoblastoms.

- Leukokorie
- Strabismus

- Schmerzhafte Rötung durch ein sekundäres Glaukom
- Visusminderung
- Orbitale Zellulitis
- Unilaterale Mydriasis
- Heterochromia iridis
- Hyphäma
- Weiße Irisflecken
- Anorexie/Entwicklungsstörung

12.39 Nennen Sie Differenzialdiagnosen der Leukokorie.

Nur ca. 50 % der Patienten, bei denen initial der Verdacht auf Retinoblastom aufgrund einer Leukokorie gestellt wurde, haben auch ein Retinoblastom. Wichtige Differenzialdiagnosen sind daher:

- Retinopathia praematurorum
- Persistierender hyperplastischer primärer Glaskörper
- Morbus Coats
- Okuläre Toxokariose
- Angeborene Katarakt
- Endophthalmitis
- Amotio retinae
- Retinales Astrozytom
- Funduskolobom
- Retinale myelinisierte Nervenfasern
- Retrolentale Fibroplasie

Dennoch ist eine Leukokorie bis zum ophthalmologischen Beweis des Gegenteils als Retinoblastom (▶ Abb. 12.1) zu betrachten.

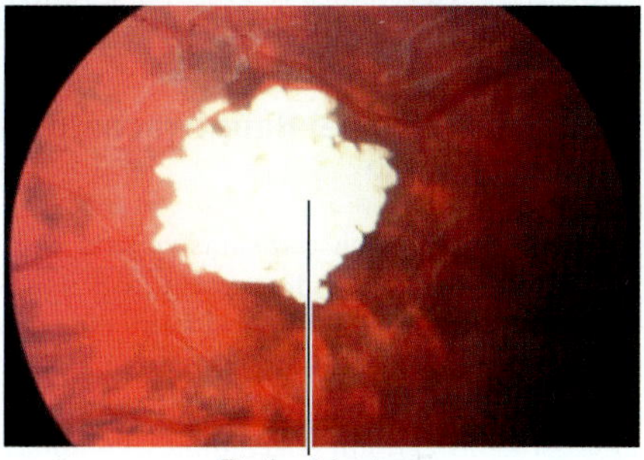

Abb. 12.1 Ein Retinoblastom präsentiert sich als weißlicher Tumor. [G977]

12.40 In welchem Alter wird das Retinoblastom in Europa typischerweise diagnostiziert?

Das Retinoblastom wird im Durchschnitt im Alter von ca. 18 Monaten diagnostiziert. Bilaterale Fälle (Keimbahnmutationen) treten etwas früher auf und werden mit durchschnittlich 12 Monaten auch etwas früher diagnostiziert. Unilaterale Fälle werden im Durchschnitt nach ca. 23 Monaten festgestellt. In bis zu 8 % der Fälle wird das Retinoblastom allerdings erst nach dem 5. Lebensjahr diagnostiziert.

12.41 Was ist ein trilaterales Retinoblastom?

Beim trilateralen Retinoblastom treten zusätzlich Hirntumoren auf. In den meisten Fällen handelt es sich dabei um ein Pinealom. Bis zu 25 % der Tumoren entstehen allerdings auch in der Sella-Region. Noch seltener ist eine Kleinhirnbeteiligung. Trilaterale Erkrankungen machen bis zu 3 % aller Retinoblastomfälle aus.

12.42 Nennen Sie die wichtigste Differenzialdiagnose eines Pinealoms.

Benigne Pinealzysten sind eine wichtige Differenzialdiagose zum Pinealom.

12.43 Wie häufig und welche Arten eines Glaukoms treten beim Retinoblastom auf?

Aus klinischer Sicht haben bis zu 17 % der Augen mit Retinoblastom ein Glaukom, meist neovaskulärer Genese oder aufgrund eines Winkelblocks.

12.44 Wie häufig infiltriert das Retinoblastom den N. opticus?

Histopathologische Studie zeigen, dass die Infiltration des N. opticus durch ein Retinoblastom bei 29 % der Augen auftritt, die enukleiert wurden. Zu den wichtigen Risikofaktoren gehören die Tumorgröße (exophytischer Tumor von mehr als 15 mm Größe) und das Sekundärglaukom.

12.45 Welche zwei Hauptwachstumsmuster gibt es beim Retinoblastom?

Die zwei Hauptwachstumsmuster sind endophytisch und exophytisch. Das **exophytische Retinoblastom** entsteht in den äußeren Schichten der Netzhaut, wächst in den subretinalen Raum und kann eine Amotio verursachen. Das **endophytische Retinoblastom** entsteht in der inneren Netzhaut und kann den Glaskörper infiltrieren. Auch eine Streuung von Tumorzellen in die vordere Augenkammer ist möglich. Hierbei kann ggf. ein sogenanntes Pseudohypopyon aus Tumorzellen beobachtet werden. Viele Retinoblastome zeigen eine Kombination aus einem endophytischen und einem exophytischen Wachstumsmuster. Die Wachstumsmuster beeinflussen dabei die Prognose nicht.

12.46 Kann beim Retinoblastom eine spontane Regression auftreten?

Ja, etwa 3 % aller Fälle werden als spontan regressiv eingestuft. Sie werden dann auch als Retinom und Retinozytom bezeichnet. Diese Tumoren bergen jedoch ein hohes Rezidivrisiko.

12.47 Wie stellt sich ein Retinoblastom im Ultraschall dar?

In der standardisierten okulären Echografie erscheint das Retinoblastom als eine von der Netzhaut ausgehende solide Raumforderung mit hoher Reflektivität. Teilweise können auch Kalziumeinlagerungen dargestellt werden (▶ 4.107).

12.48 Welches Klassifikationsschema wurde bereits Mitte des 20. Jahrhunderts entwickelt? Benennen und beschreiben Sie dieses.

Das **Reese-Ellsworth-Klassifikationsschema** wurde bereits in den 1950er-Jahren entwickelt. Dabei handelt es sich nicht, wie bei den meisten anderen Tumorentitäten, um ein klassisches Staging-System. Es wurde vielmehr entwickelt, um die

Prognose des Bulbuserhalts nach perkutaner Strahlentherapie vorauszusagen. Die Strahlentherapie war damals die einzige etablierte Behandlungsmethode, um das Auge zu erhalten. Je höher die Klassifikation, desto weiter vorne im Auge sitzt das Retinoblastom und umso schlechter ist die Prognose. Mit der Entwicklung weiterer Therapien wird dieses Klassifikationssystem jedoch zunehmend infrage gestellt.

Gruppe I – Wahrscheinlichkeit des Bulbuserhalts sehr hoch:

- Ia: solider Tumor, mit einem Durchmesser von weniger als 4 Papillendurchmesser (PD), am oder hinter dem Äquator
- Ib: multiple Tumoren, mit einem Durchmesser von weniger als 4 PD, am oder hinter dem Äquator

Gruppe II – Wahrscheinlichkeit des Bulbuserhalts hoch:

- IIa: solider Tumor, mit einem Durchmesser von 4–10 PD, am oder hinter dem Äquator
- IIb: multiple Tumoren, mit einem Durchmesser von 4–10 PD, am oder hinter dem Äquator

Gruppe III – Wahrscheinlichkeit des Bulbuserhaltes fraglich:

- IIIa: alle Läsionen vor dem Äquator
- IIIb: solider Tumor mit einem Durchmesser von mehr als 10 PD hinter dem Äquator

Gruppe IV – Wahrscheinlichkeit des Bulbuserhaltes niedrig:

- IVa: multiple Tumoren, mit einem Durchmesser von mehr als 10 PD hinter dem Äquator
- IVb: alle Läsionen anterior der Ora serrata

Gruppe V – Wahrscheinlichkeit des Bulbuserhaltes sehr niedrig:

- Va: massiver Tumor, der mehr als die Hälfte der Retina einnimmt
- Vb: Glaskörperaussaat

12.49 Welche neuere Klassifikationsschemata neben der TNM-Klassifikation kennen Sie? Benennen Sie diese und beschreiben Sie das Klassifikationsschema für Retinoblastome mit einer extraokulären Ausbreitung.

Die neueren Klassifikationsschemata für rein intraokuläre Tumoren umfassen die Intraocular Classification of Retinoblastoma (ICRB) und die International Intraocular Retinoblastoma Classification (IIRC). Für extraokuläre Retinoblastome mit Ausbreitung in die Orbita oder mit einer Metastasierung kann das International Retinoblastoma Staging System (IRSS, ▶ Tab. 12.1) verwendet werden. Diese neueren Klassifikationen wurden aufgrund neuer Behandlungsoptionen entwickelt und berücksichtigen die Größe und die Lage des Tumors sowie das Vorhandensein und Ausmaß einer Glaskörperbeteiligung.

12.50 Nennen Sie mögliche Therapieoptionen des Retinoblastoms.

- Enukleation
- Chemotherapie (auch intravitreal)
- Thermotherapie
- Kryotherapie

Tab. 12.1 International Retinoblastoma Staging System (IRSS)

Stadium	Definition
0	Konservativ behandelter Patient, keine Enukleation
I	Enukleation erfolgt, histologisch komplette Resektion
II	Enukleation erfolgt, histologisch inkomplette Resektion
III	Regionale Tumorausbreitung a) **Orbita** betroffen b) Präaurikuläre oder zervikale **Lymphknoten** betroffen
IVMetastasiertes Retinoblastom	a) Hämatogene Metastasierung (ohne ZNS-Beteiligung) – Solitäre Metastasen – Multiple Metastasen b) ZNS-Metastasierung (unabhängig von anderen Merkmalen) – Prächiasmatische Läsion – Hirnmetastase – Tumoraussaat in Leptomeningen und Liquor cerebrospinalis (Meningeosis neoplastica)

- Laser-Photokoagulation
- Intraokulare Strahlentherapie
- Externe Bestrahlung

12.51 Seit einigen Jahrzehnten gehört zu den Therapieoptionen des Retinoblastoms die intravenöse Chemotherapie. Welche Wirkstoffe werden hierbei meist standardmäßig verwendet?

Das Standardprotokoll für die intravenöse Chemotherapie beim Retinoblastom ist die Verabreichung einer Dreifach-Arzneimitteltherapie, die Vincristin, Etoposid und Carboplatin (VEC-Schema) umfasst. Typischerweise werden sechs Zyklen durchgeführt.

12.52 Eine Alternative zur intravenösen Verabreichung stellt beim Retinoblastom die intra-arterielle Chemotherarpie dar. Welche Wirkstoffe werden hierbei meist standardmäßig verwendet und was sind mutmaßliche Vorteile dieser Technik?

Das Standardprotokoll der intra-arteriellen Chemotherapie beinhaltet die Injektion konzentrierter Dosen von Chemotherapeutika (z.B. Melphalan, Topotecan oder Carboplatin) mit einem modernen Mikrokatheter direkt in die Arteria ophthalmica. Die Injektion direkt in die Arteria ophthalmica erhöht die Konzentration der Chemotherapeutika im Bereich des Tumors um das 10- bis 30-Fache und verringert gleichzeitig die Konzentration im peripheren Blut. Aufgrund der hohen lokalen Konzentration der chemischen Wirkstoffe, die bei diesen Methoden Verwendung finden, besteht jedoch ein höheres Risiko lokaler Komplikationen, wie z.B. arterieller Gefäßverschlüsse. Jedes Auge scheint durchschnittlich drei Behandlungszyklen für eine erfolgreiche Therapie zu benötigen.

12.53 Wie hoch ist die Überlebensrate beim Retinoblastom in Europa?

Heutzutage ist die Überlebensrate in Europa höher als 95 %.

12.54 Wie stehen die Chancen, dass zukünftige Nachkommen eines Kindes mit bilateralem Retinoblastom ebenfalls erkranken?

Bei einer positiven Familienanamnese beträgt das Risiko ca. 40 %.

12.55 Welche Entität ist der häufigste maligne Tumor der Uvea?

Metastasen sind als die häufigsten malignen Tumoren der Uvea anzusehen. In 81 % der Fälle ist dabei die Choroidea betroffen. Typischerweise befinden sich die Metastasen in der Nähe der Makula, da dort die choroidale Blutversorgung am ausgeprägtesten ist.

12.56 Welche primären Tumoren sind für die meisten Uveametastasen verantwortlich?

Mehr als 50 % aller Patientinnen mit Metastasen der Uvea haben als Primarius ein Mammakarzinom. Bei Männern dagegen stellt meist ein Lungenkarzinom den primären Tumor dar.

12.57 Nennen Sie die wichtigsten Differenzialdiagnosen einer flachen, nicht-prominenten pigmentierten Fundusläsion.

- Aderhautnävus
- Angeborene Hypertrophie des retinalen Pigmentepithels (CHRPE)
- (Aderhautmelanom)

12.58 Nennen Sie Differenzialdiagnosen einer promimenten pigmentierten Fundusläsion.

- (Aderhautnävus)
- Aderhautmelanom
- Subretinale Blutungen
- Tumoren des retinalen Pigmentepithels

12.59 Welche funduskopischen Merkmale können helfen, um einen Aderhautnävus von einem Aderhautmelanom abzugrenzen?

Hilfreich ist hier der englische Merkspruch „To Find Small Ocular Melanoma“:

- T = Thickness greater than 2 mm
- F = Subretinal fluid
- S = Symptoms
- O = Orange pigment
- M = Margin touching optic disc

Aderhautnävi, die keinen dieser Faktoren aufweisen, haben ein Risiko von ca. 3 % innerhalb von 5 Jahren ein Aderhautmelanom zu entwickeln. Tumoren mit zwei oder mehr Risikofaktoren zeigen dagegen in mehr als 50 % der Fälle zumindest eine Wachstumstendenz.

12.60 Welche bildgebenden Verfahren können bei der Diagnosestellung eines Aderhautmelanoms weitere wertvolle Informationen liefern und zur Abgrenzung zu anderen Diagnosen beitragen?

- Optische Kohärenztomografie (OCT) der Läsion (inklusive OCT-Angiografie)
- Fluoreszeinangiografie
- Standardisierte okuläre Echografie mit A- und B-Bild (▶ 4.106)
- Autofluoreszenz des Fundus
- Fundusphotodokumentation

12.61 Was ist die charakteristische Form eines fortgeschrittenen malignen choroidalen Melanoms?

Etwa 60 % der fortgeschrittenen malignen Melanome der Aderhaut haben eine Pilz- oder Kragenknopf-Konfiguration (▶ Abb. 12.2). Im Anfangsstadium haben Aderhautmelanome zunächst eine scheiben- oder mandelförmige Form. Die Pilz- oder Kragenknopfkonfiguration entwickelt sich, nachdem die Bruch-Membran durchbrochen wird und der Tumor in den subretinalen Raum eindringt.

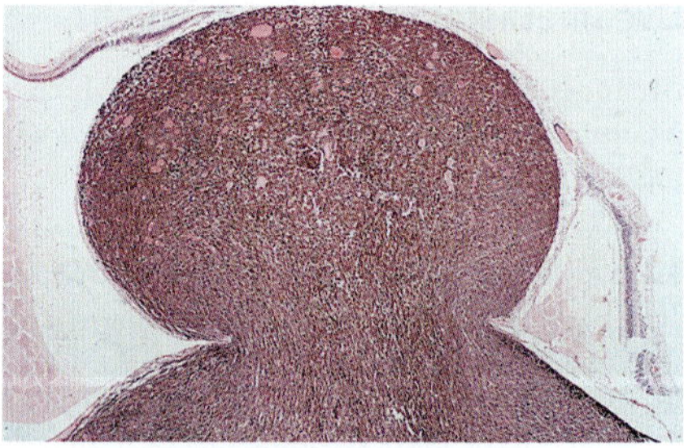

Abb. 12.2 Fortgeschrittenes Aderhautmelanom in einer pilzähnlichen Konfiguration [G978]

Von einem Knapp-Roenne-Melanom spricht man, wenn der Tumor die Netzhaut durchbrochen hat, mit intravitrealer Tumorzellaussaat.

12.62 Ist eine Pilzkonfiguration für ein Aderhautmelanom pathognomonisch?

Eine Pilz- oder Kragenknopfkonfiguration bedeutet fast immer, dass ein choroidaler Tumor am ehesten ein Aderhautmelanom ist. Nur sehr selten können auch Metastasen und Hämangiome ein ähnliches Aussehen haben.

12.63 Welche kongenitalen Augenerkrankungen sind mit einer höheren Inzidenz von Aderhautmelanomen assoziiert?

Patienten mit einer kongenitalen okulären Melanozytose, einer okulodermalen Melanozytose (Nävus von Ota) oder Patienten mit einem Syndrom des dysplastischen Nävus (DNS) haben ein erhöhtes Risiko für ein Aderhautmelanom.

12.64 Welche epidemiologischen Risikofaktoren gibt es für die Entstehung eines Aderhautmelanoms?

Das Aderhautmelanom tritt meist bei Patienten im Alter zwischen 40 und 70 Jahren auf. Es sind meist Kaukasier betroffen, nur in 1–2 % der Fälle sind Afroamerikaner oder Asiaten betroffen.

12.65 Welches äußere klinische Zeichen deutet auf ein Ziliarkörper- oder auch auf ein peripheres Aderhautmelanom hin?

Ein oder mehrere dilatierte, gewundene episklerale Blutgefäße in der Ziliarkörperregion, sogenannte Sentinelgefäße, deuten auf ein Ziliarkörper- oder auch auf ein peripheres Aderhautmelanom hin. Naumann prägte den Begriff des „Bonamour-Zeichens".

12.66 Wie metastasieren Aderhautmelanome in der Regel?

Das Aderhautmelanom metastasiert hämatogen mit einem ausgeprägten Tropismus zur Leber (> 90 %). Metastasen in die Haut, die Lunge in Knochen oder in andere Organe sind eher seltener. Da es keine intraokulären Lymphgefäße gibt, metastasiert das Aderhautmelanom nicht lymphogen.

12.67 Welche molekulargenetische Mutation in den Zellen eines Aderhautmelanoms ist mit einer schlechteren Prognose assoziiert?

Bei 50–60 % der uvealen Melanome, die mit einer Enukleation behandelt wurden, bestand eine Chromosom-3-Monosomie; Melanome mit einer solchen Chromosom-3-Monosomie haben eine schlechtere Prognose, da sie mit einem erhöhten Risiko für Mikrometastasen assoziiert sind, die mit den aktuellen bildgebenden Verfahren klinisch nicht nachweisbar sind. Die Verbesserung des Überlebens beim Aderhautmelanom ist wahrscheinlich nur durch eine adjuvante Therapie dieser Hochrisikopatienten möglich. Auf der anderen Seite werden Patienten mit Tumoren ohne Monosomie 3 vor einer unnötigen systemischen Therapie bewahrt.

12.68 Was ist ein Melanozytom?

Ein Melanozytom ist eine Variante eines gutartigen Nävus, der verschiedene typische klinische und histopathologische Merkmale besitzt. Das Melanozytom befindet sich in der Regel auf oder/und neben dem Nervus opticus. Es ist meist stark pigmentiert und kann aufgrund der Beteiligung der retinalen Nervenfaserschicht eine gefiederte Abgrenzung besitzen. Nur sehr selten zeigt sich das Melanozytom nicht papillennah. Histopathologisch zeigen sich runde bis ovale Zellen mit dicht gepackten zytoplasmatische Melanosomen, kleinen einheitlichen Kernen und wenigen prominenten Nukleoli. Eine maligne Entartung wird als selten beschrieben.

12.69 Nennen Sie verschiedene Behandlungs optionen des Aderhautmelanoms.

1. Brachytherapie, z. B. mittels Ruthenium-106- (Beta-Strahlung) oder Iod-125-Applikatoren (Gamma-Strahlung).
2. Enukleation.
3. Teletherapie: Bestrahlung des Auges von außen, z. B. mittels Protonentherapie oder CyberKnife-Therapie.
4. Thermotherapie bei kleinen Tumoren.
5. Lasertherapie: starke Erhitzung durch Laserbehandlung.
6. Kryotherapie: extreme Abkühlung (<-70 °C) mittels Kältestift.
7. Chirurgische lokale Entfernung des Malignoms (nur in Ausnahmefällen).
8. Bei Metastasierung sind ggf. lokale Exzision, Chemoembolisation, Chemotherapie, Interleukintherapie möglich.

12.70 Was ist die mögliche und sinnvolle Therapieoption für ein nicht-metastasiertes Ziliarkörpermelanom, das sich über zwei Uhrzeiten erstreckt?

Die vollständige Resektion des Tumors durch Blockexzision (inklusive Hornhaut, Sklera, Ziliarkörper und Iris en bloc) mit tektonischer Korneoskleralplastik ist der Goldstandard. Auch eine Anwendung von Plaques ist ggf. möglich.

12.71 Welche Art von Hämangiomen können in der Aderhaut auftreten?

Choroidale Hämangiome können in kapillare, kavernöse oder gemischte unterteilt werde. Diese Tumoren bestehen aus dünnwandigen Gefäßen und haben wenig Stroma.

12.72 Welche neurokutane Phakomatose ist mit einem erhöhten Risiko für das Auftreten von choroidalen Hämangiomen assoziiert?

Das Sturge-Weber-Syndrom ist mit einem erhöhten Risiko für das Auftreten von choroidalen Hämangiomen assoziiert (▶ 19.59). Es ist zudem gekennzeichnet durch gutartige Angiome im Gesichtsbereich, im Bereich der Meningen und im Bereich der ipsilateralen Leptomeninx. Äußerlich erkennbar sind die Gefäßfehlbildungen in der Regel an einer kapillären vaskulären Malformation in Form eines meist einseitigen rötlichen bis portweinfarbenen Naevus flammeus im Gesicht der Patienten.

12.73 Warum werden choroidale Hämangiome behandelt, obwohl sie benigne sind?

Obwohl sie gutartig sind, können choroidale Hämangiome verschiedenste Komplikationen entwickeln wie eine Abhebung der sensorischen Netzhaut im Bereich der Makula, eine Amotio retinae oder ein sekundäres Glaukom aufgrund von Irisneovaskularisation. Diese Komplikationen könnten unbehandelt zu einer Erblindung führen. Hämangiome können mit einer photodynamischen Therapie (PDT) oder einer Laserphotokoagulation behandelt werden.

12.74 Welcher ist der zweithäufigste primäre intraokulare Tumor in der Kindheit?

Das embryonale Medulloepitheliom ist der zweithäufigste primäre intraokulare Tumor bei Kindern. Die meisten dieser seltenen Tumoren werden symptomatisch im Alter von ca. 4 Jahren.

12.75 Wo sind die meisten Medulloepitheliome lokalisiert?

Bei den meisten Medulloepitheliomen handelt es sich um Ziliarkörpertumoren, die aus den neuroepithelialen Schichten an der innere Oberfläche entstehen. Seltener zeigen sich Medulloepitheliome im Bereich des Nervus opticus.

Tumoren der Orbita

12.76 Nennen Sie die häufigsten orbitalen Tumoren im Kindesalter und ihre relativen Häufigkeiten.

Häufigkeit orbitaler Tumoren im Kindesalter:

1. Dermoidzyste	37 %
2. Hämangiom	12 %
3. Rhabdomyosarkom	9 %
4. Optikusgliom	6 %
5. Neurofibrom	4 %
6. Metastatisches Neuroblastom	3 %
7. Lymphangiom	3 %
8. Entzündlicher Pseudotumor	3 %
9. Leukämie und Lymphom	3 %
10. Lipom	2 %
11. Meningeom	2 %
12. Schwannom	2 %

FALLBEISPIEL

Bei einem 4-jährigen Kind entwickelt sich langsam eine schmerzlose, progressive, einseitige axiale Proptosis mit einhergehender Visusminderung und einem relativen afferenten Pupillendefizit (RAPD) auf der betroffenen Seite. In der orbitalen Bildgebung zeigt sich eine fusiforme Vergrößerung des Sehnerves.

12.77 Welche Diagnose ist am wahrscheinlichsten und bei welcher Phakomatose kommt diese Diagnose gehäuft vor?

Die wahrscheinlichste Diagnose ist ein juveniles pilozytisches Astrozytom. Viele Fälle sind mit Neurofibromatosen assoziiert (▶ 19.59).

12.78 Welche klinische Entität, die zugleich der häufigste maligne Orbitatumor im Kindesalter darstellt, zeichnet sich dagegen durch einen rasch fortschreitenden Verlauf aus und kann einen unilateralen Exophthalmus, eine Verlagerung des Bulbus nach inferior und Schwellung des Oberlids verursachen?

Das Rhabdomyosarkom ist das häufigste Malignom der Orbita in der Kindheit. Das Durchschnittsalter der Patienten liegt bei 7 Jahren. Dieser maligne, sehr schnell wachsende Tumor aus gestreiftem Muskelgewebe zeigt sich klinisch typischerweise durch die oben genannten Symptome. Eine frühzeitige Diagnosestellung und eine therapeutische Intervention sind aufgrund des schnellen Wachstums von entscheidender Bedeutung.

12.79 Nennen Sie die häufigsten Gruppen orbitaler Tumoren im Erwachsenenalter.

1. **Lymphoide Tumoren:** Lymphoide Hyperplasie, Non-Hodgkin-Lymphom, andere	*24 %*
2. **Vaskuläre Tumoren:** kapilläres und kavernöses Hämangiom, Malformationen, Hämangioperizytom, Angiosarkom	*16 %*
3. **Inflammatorische Prozesse:** „Pseudotumor", Fasziitis, Sarkoid	*12 %*
4. **Tränendrüsentumoren:** pleomorphes Adenom, Adenokarzinom, adenoid-zystisches Karzinom, Mukoepidermoidkarzinom, Talgdrüsenkarzinom	*9 %*
5. **Sekundäre Tumoren:** Metastasen, lokale Invasion	*8 %*
6. **Dermoidzysten und andere Zysten**	*7 %*

12.80 Was sind die häufigsten orbitalen Tumoren im Kindesalter?

Tumorentität	**Relative Häufigkeit**
1. Dermoidzyste	37 %
2. Hämangiom	12 %
3. Rhabdomyosarkom	9 %
4. Optikusgliom	6 %
5. Neurofibrom	4 %
6. Metastatisches Neuroblastom	3 %
7. Lymphangiom	3 %
8. Entzündlicher Pseudotumor	3 %
9. Leukämie und Lymphom	3 %
10. Lipom	2 %
11. Meningeom	2 %
12. Schwannom	2 %

12.81 Nennen Sie Differenzialdiagnosen einer gut abgrenzbaren orbitalen Raumforderung.

- Kavernöses Hämangiom
- Schwannom
- Histiozytom
- Neurofibrom
- Solitärer fibröser Tumor
- Hämangioperizytom
- Dermoidzyste

12.82 In einigen Fällen ist bei Patienten mit einer malignen okulären Raumforderung eine Enukleation medizinisch indiziert. Diese Patienten werden danach mit Augenprothesen versorgt. Aus welchem Material werden die meisten Augenprothesen in Deutschland hergestellt?

In Deutschland werden am häufigsten Augenprothesen aus Kryolithglas verwendet. Diese maßgefertigten Prothesen werden von Okularisten in Handarbeit hergestellt. Die Prothesen sind für enukleierte Patienten optimal geeignet, da sie neben einer ansprechenden Optik auch eine sehr gute Ausfüllung der Augenhöhle bei nur geringem Gewicht gewährleisten. In ausgewählten Fällen können Patienten auch mit einer Prothese aus Kunststoff (Polymethylmethacrylat, PMMA) die im Normalfall schwerer, aus solidem Material und nicht hohl ist, versorgt werden.

12.83 Welche Formen von Augenprothesen gibt es? Beschreiben Sie diese.

Es gibt drei Hauptformen von Augenprothesen:

- Schalenprothesen
- Reformaugen
- Bulbusschalen

Schalenprothesen sind einwandig, dünn und sehr leicht. Typische Indikationen sind die Enukleation und die Eviszeration. Die sogenannten Reformaugen dagegen sind doppelwandig, hohl und haben dieselbe Indikation wie Schalenprothesen. Sie werden dann verwendet, wenn eine größere Volumenausfüllung der Orbita durch die Augenprothese nötig ist. Bulbusschalen sind dagegen einwanding, extrem dünn und kommen zum Einsatz, wenn der Bulbus noch vorhanden, aber verkleinert ist. Typische Indikationen sind hier die Phthisis oder der Mikrophthalmus.

12.84 Wie werden Patienten nach einer Exenteratio orbitae prothetisch versorgt?

Patienten, bei denen eine orbitale Exenteratio durchgeführt wurde, können mit einer Epithese versorgt werden. In diesem Fall arbeitet dann ein multiprofessionelles Team aus Chirurgen, spezialisierten Epithesenherstellern und Okularisten zusammen, um ein optimales ästhetisches Ergebnis für diese Patienten zu erzielen.

Literatur

Guthoff R, Heindl LM, Holbach LM. Orbit. In: Naumann GOH, Holbach L, Kruse FE (eds.). Applied pathology for ophthalmic microsurgeons. Berlin: Springer; 2008: 49–66.

Heindl LM, Holbach LM. Eyelids. In: Naumann GOH, Holbach L, Kruse FE (eds.). Applied pathology for ophthalmic microsurgeons. Berlin: Springer; 2008: 30–44.

Heindl LM, Hofmann-Rummelt C, Adler W, et al. Tumor-associated lymphangiogenesis in the development of conjunctival melanoma. Invest Ophthalmol Vis Sci. 2011; 52(10): 7074–7083.

Heindl LM, Mardin CY, Holbach LM, et al. Vitreal seeding from uveal melanoma detected by high-resolution spectral-domain optical coherence tomography. Arch Ophthalmol. 2009; 127(8): 1062–1064.

Heindl LM, Hofmann TN, Adler W, et al. Intraocular tumor-associated lymphangiogenesis a novel prognostic factor for ciliary body melanomas with extraocular extension? Ophthalmology. 2010; 117(2): 334–42.

Naumann GOH. Pathologie des Auges. Heidelberg: Springer-Verlag, 1980.

Naumann GOH, Holbach L, Kruse FE. Applied Pathology for Ophthalmic Microsurgeons. New York: Springer-Verlag, 2008.

Rokohl AC, Koch KR, Adler W, et al. Concerns of anophthalmic patients – a comparison between cryolite glass and polymethyl methacrylate prosthetic eye wearers. Graefes Arch Clin Exp Ophthalmol. 2018; 256(6): 1203–1208.

Rokohl AC, Kopecky A, Guo Y, et al. Chirurgische Resektion mit ophthalmoplastischer Rekonstruktion. Goldstandard beim periokulären Basalzellkarzinom. Ophthalmologe. 2020; 117(2): 95–105.

13 Strabologie und Neuroophthalmologie

Heimo Steffen

Strabologie

13.1 Welche Maßnahmen sind bei der Erstdiagnose eines Strabismus oder bei Verdacht auf Strabismus immer zu ergreifen?

Der erste Schritt ist immer der Ausschluss eines sekundären Strabismus, d. h., man mus sowohl eine okuläre Erkrankung (**immer** Fundusuntersuchung in Mydriasis durchführen!) als auch eine (neurologische) Systemerkrankung einschließlich eines Hirntumors ausschließen. Letzeres erfolgt durch eine genaue Anamnese und eine klinische Untersuchung des Patienten. Der zweite Schritt ist eine Refraktionsbestimmung in Zykloplegie und der Ausgleich einer eventuell vorhandenen Weitsichtigkeit bei Innenschielen. Danach kann man die Schielform klassifizieren und entsprechend therapieren.

13.2 Muss ich bei einem erworbenen Innenschielen im Kindesalter immer ein MRT durchführen?

Es gibt einige Publikationen, in denen ein nicht-paretisches, erworbenes Innenschielen als Erstsymptom eines Kleinhirntumors ohne weitere zusätzliche Symptome beschrieben wird. Deshalb sollte man bei einem erworbenen Innenschielen gezielt nach weiteren Kleinhirnzeichen und anderen neurologischen Anomalien fahnden (sakkadierte Folgebewegungen, Reboundnystagmus) und eine Stauungspapille ausschließen. Es hat sich bewährt, Kinder mit einem erworbenen Innenschielen 10–14 Tage später nachzuuntersuchen. Unabhängig davon empfehlen immer mehr Ärzte bei einem erworbenen Innenschielen im Kindesalter die systematische Durchführung einer Kernspintomografie. Bei einer gründlichen klinischen Untersuchung und einer zeitnahen Nachuntersuchung 1–2 Wochen später kann nach Auffassung des Autors ein Kleinhirntumor auch klinisch ausgeschlossen werden.

13.3 Bis zu welchem Alter kann/muss ich bei einem Kind eine Amblyopietherapie durchführen?

Es bestehen keine Zweifel darüber, dass amblyogene Faktoren wie Schielen, eine Refraktionsanomalie oder Medientrübung die normale Sehentwicklung umso mehr beeinträchtigen, je jünger das Kind ist. Umgekehrt ist eine Amblyopietherapie umso wirksamer, je früher damit begonnen wird. Entgegen früheren Vorstellungen ist auch nach dem 6. Lebensjahr eine gewisse Plastizität des visuellen Systems vorhanden, die dazu führt, dass eine Amblyopie sich nicht nur nach dem 6. Lebensjahr manifestieren, sondern auch bei älteren Kindern therapiert werden kann. Nicht selten beobachtet man bei einer streng einseitigen Führung eine Abnahme des Visus, wenn eine jahrelange Amblyopiebehandlung ohne „Ausschleichen" gestoppt wird. Bei einer Reduktion oder einem völligen Stoppen einer Amlyopiebehandlung, sollte man unbedingt den Visus nachkontrollieren, dies mindestens bis zum 12. Lebensjahr.

13.4 Wie sollte man vorgehen, wenn trotz einer Amblyopiebehandlung der Visus auf dem amblyopen Auge nicht oder nur wenig ansteigt?

Zunächst sollte die eigene Diagnose überprüft werden. Zweitens sollte man kritisch nachfragen, ob denn tatsächlich – so wie empfohlen – okkludiert wurde. Eine nicht erkannte Optikushypoplasie kann Ursache für eine einseitige therapierefraktäre Amblyopie sein. In diesem Zusammenhang sei noch einmal hervorgehoben, dass bei jedem Kind mit einem einseitigen Schielen **immer** die **Pupillomotorik** überprüft werden sollte und dies nicht nur bei Erstvorstellung.

Ist trotz lang dauernder Okklusionsbehandlung (bis etwa einem halben Jahr) keine Visussteigerung mehr messbar, sollte man eine sog. Erhaltungsokklusion durchführen (meist 30 Minuten bis eine Stunde am Tag), um das vorhandene Sehvermögen zu stabilisieren und einer weiteren Visusverschlechterung vorzubeugen.

13.5 Wie lange darf ich ein Kind okkludieren, ohne eine Okklusionsamblyopie befürchten zu müssen?

Bei einer hochgradigen Amblyopie möchte man am liebsten sehr viel okkludieren, um möglichst rasch einen Visusanstieg des amblyopen Auges zu erreichen. Als Faustregel gilt, dass die Anzahl der Tage, die man hintereinander ohne Pause okkludieren kann, dem Alter in Jahren entspricht. Beispiel: Ein dreijähriges Kind kann man drei Tage hintereinander das Führungsauge okkludieren, legt einen Tag Pause ein und okludiert wieder drei Tage hintereinander. Ist das Kind 5 Jahre alt, kann man 5 Tage hintereinander mit einem Tag Pause okkludieren usw. Es ist jedoch nicht evidenzbasiert, dass ein solch agressives Okkludieren einer kürzeren Okklusionszeit tatsächlich überlegen ist. Es gibt Autoren, die eine maximale Okklusionszeit von 4 Stunden empfehlen und keinen funktionellen Gewinn bei einer darüber hinausgehenden Okklusionszeit sehen.

13.6 Ist es sinnvoll, bei einer Augenmuskelparese, z. B. bei einer Abduzensparese, das nicht-paretische Auge zu okkludieren, um z. B. die Beweglichkeit des paretischen Auges zu trainieren und zu bessern?

Die Antwort lautet: nein. Im Erwachsenenalter sollte man bei einer Augenmuskelparese und störender Diplopie, die nicht anderweitig zu behandeln ist, entweder das paretische oder das nicht-paretische Auge okkludieren. Letzteres kann in Ausnahmefällen auch bei einer Augenmuskelparese das Führungsauge bleiben und sollte dann freigelassen werden. Eine wechselseitige Okklusion bei einer Augenmuskelparese ist nicht nur nutzlos, sondern kontraproduktiv, da bei jedem Wechsel der Okklusion auf das andere Auge ein sog. „past-pointing" induziert wird. Bei einer Augenmuskelparese müssen bei Fixation mit dem paretischen Auge alle visomotorischen Reflexe neu kalibriert werden. Diese Kalibrierung nimmt einige Zeit, d. h. Stunden bis Tage, in Anspruch und bedeutet eine erhebliche Belastung der Patienten ohne Nutzen. Eine alternierende Okklusion bewirkt also, dass ein Patient mit einer Augenmuskelparese sich ständig in einer Kalibrierungsphase befindet und z. B. über Gleichgewichtsprobleme und Schwindel beim Gehen klagt.

13.7 Worin unterscheidet sich die Symptomatik einer Augenmuskelparese im Kindesalter von der im Erwachsenenalter?

Einerseits erklärt sich die unterschiedliche Symptomatik einer Augenmuskelparese im Kindesalter im Vergleich zu der im Erwachsenenalter durch das Suppressionsvermögen, über das Kinder im Gegensatz zu Erwachsenen verfügen. Andererseits über die unterschiedliche Krankheitsbilder, die bei Kindern und Erwachsenen mit einer Augenmuskelparese einhergehen können. So kommen z. B. im Kindesalter, keine monosymptomatischen Paresen mikrovaskulärer Genese vor. Eine akute Augenmuskelparese im Kindesalter ist **immer** ein Alarmzeichen und sollte umgehend mit einer neurologischen Untersuchung einschließlich einer Kernspintomografie abgeklärt werden. Kinder reagieren mit einer akuten Abweichung vom Parallelstand nicht (oder nur für kurze Zeit) mit der Angabe von Diplopie. Manchmal deutet lediglich ein vorübergehendes „Reiben der Augen" oder ein wiederholtes „Zwinkern" auf einem Auge auf eine Stellungsänderung hin. Nicht selten wird – wenn die Schielwinkel es erlauben – die Abweichung mit einer spontanen Kopfzwangshaltung ausgeglichen. Wird keine Kopfzwangshaltung eingenommen, kann sich schnell auf dem nicht fixierenden Auge eine Amblyopie ausbilden. Bei einer Okulomotoriusparese sollte immer daran gedacht werden, dass auch das Akkommodationsvermögen auf dem betroffenen Auge reduziert sein kann, was die Verschreibung einer Bifokalbrille bei der Amblyopietherapie erfordert.

13.8 Wie kann ich im Kleinkindesalter ein frühkindliches Innenschielen mit Abduktionsdefizit von einer beidseitigen Abduzensparese unterscheiden?

Bei einem Abduktionsdefizit in Verbindung mit einem Innenschielen und großem Schielwinkel stellt sich manchmal die Frage, ob es sich um ein beim Innenschielen typisches Abduktionsdefizit handelt oder möglicherweise um eine beidseitige Abduzensparese. In einigen Fällen gibt einem die Prüfung des vestibulo-okulären Reflexes (VOR) eine Antwort. Am besten setzt man sich bei der Untersuchung des Reflexes mit dem Säugling auf einen Drehstuhl und dreht sich einmal im und einmal gegen den Uhrzeigersinn, während man die Augen des Kindes beobachtet. Eine deutliche Besserung der Abduktion über den VOR spricht gegen eine Abduzensparese, im Zweifel sollte man das Kind einem Neuropädiater vorstellen.

13.9 Bessert eine wechselseitige Okklusion ein eingeschränktes Abduktionsvermögen bei frühkindlichem Innenschielen?

Diese Frage ist ausschließlich eminenzbasiert zu beantworten, da es keine validen Studien zu dieser Fragestellung gibt. Grundsätzlich ist bei einer Befundbesserung durch kurzzeitige Okklusion immer auch an die (manchmal große) Wahrscheinlichkeit einer spontanen Befundbesserung zu denken.

13.10 Was sind die Unterschiede zwischen einer dekompensierenden Exophorie und einem Strabismus divergens intermittens?

Bei beiden Schielformen wechseln sich Parallelstand und divergente Augenstellung ab. Bei der dekompensierenden Exophorie bestehen normalerweise in der Abweichphase immer gekreuzte Doppelbilder und asthenopische Beschwerden. Die Beschwerden lindern sich häufig durch ein Prisma. Der Strabismus divergens intermittens macht typischerweise keine Beschwerden. In der Abweichphase ändern sich (im Gegensatz zur dekompensierenden Exophorie) die Korrespondenzverhältnisse und der Patient supprimiert den Seheindruck des abgewichenen Auges oder gibt Panoramasehen bzw. gleichnamige Diplopie (= paradoxe Diplopie) an. Prismen sind in der Regel wirkungslos.

13.11 Wie ist der Spontanverlauf bei Strabismus divergens intermittens? Wann sollte man operieren?

Der Strabismus divergens intermittens ist in Ausprägung und Qualität des Binokularsehens erheblichen Schwankungen unterworfen. Eine einmalige Verschlechterung der Kompensationsfähigkeit oder eine Verschlechterung der Qualität des Binokularsehens sollte in Folgeuntersuchungen bestätigt werden, bevor therapeutische Konsequenzen gezogen werden, z.B. eine Indikation zur Operation gestellt wird. Das Risiko, dass ein Patient mit einem Strabismus divergens intermittens ein permanentes Außenschielen entwickelt, ist relativ gering (nach Studienlage ca. 5 %). Außerdem ist der Strabismus divergens intermittens eine Schielform, die nach einer Augenmuskeloperation eine sehr hohe Rezidivquote aufweist (nach manchen Autoren bis zu 30 %). Man sollte den Patienten immer darüber aufklären, dass die geplante Operation nicht zwingend die letzte ist.

Wann sollte man operieren? Wenn den Patienten das Außenschielen stört. Viele Patienten merken, wenn ihr Auge „nach außen wegrutscht“ und empfinden das permanente Kompensieren der divergenten Augenstellung als anstrengend. Andere bemerken eine veränderte Sehweise, wenn das intermitterende Außenschielen manifest wird, und empfinden die Aufgabe des Binokularsehens in den Außenschielphasen als unangenehm. Eine weitere Gruppe von Patienten hat zwar überhaupt keine Beschwerden, auch nicht in der Abweichphase, fühlt sich aber durch das Echo der Umgebung („Du schielst schon wieder“, „heute schielst Du aber besonders viel“) unangenehm berührt. Die Frage, wie häufig sich ein Strabismus divergens intermittens manifestieren muss, um zu einer Verschlechterung des Binokularsehens zu führen, ist nicht genau geklärt. Viele Orthoptisten und Strabologen sind mit der Regel ausgebildet worden, dass eine manifeste Schielstelung von mehr als 50 % der Wachzeit zu einer Degradation der Binokularfunktionen führt oder führen kann. Unabhängig von der Tatsache, dass es schwierig ist, diese 50 % zuverlässig zu messen, darf angezweifelt werden, ob diese Zahl stimmt. Wahrscheinlich reichen schon sehr viel kürzere Phasen von täglichem Binokularsehen (d. h. kompensierter Augenstellung) aus, um dieses zu erhalten.

13.12 Wann operiere ich am besten ein Kind mit einem frühkindlichen Schielsyndrom?

Die Empfehlungen zum Operationszeitpunkt reichen von einer Frühoperation vor Ende des 1. Lebensjahres bis hin zur sog. Spätoperation im 5.–6. Lebensjahr.

Die derzeitige Studienlage lässt folgende Schlussfolgerungen zu:

Bei einer früheren Operation (um das 2. Lebensjahr) sind die Aussichten auf Simultansehen oder sehr rudimentäres Binokularsehen etwas größer als bei einer später durchgeführten Operation. Allerdings wird dieser funktionelle Vorteil mit einer höheren Zahl an erforderlichen Operationen erkauft, d.h. die Wahrscheinlichkeit, dass ein Kind mit einem frühkindlichen Innenschielen mehrfach operiert werden muss, steigt, je früher der Operationszeitpunkt ist. Außerdem hat sich gezeigt, dass einige Kinder mit einem frühkindlichen Innenschielen eine spontane Schielwinkelreduktion aufweisen, die so ausgeprägt sein kann, dass im Vorschulalter nur noch ein kleiner Restwinkel vorhanden ist, der dann keiner Operation mehr bedarf. Das betrifft vor allem Kinder mit einer höheren Weitsichtigkeit (ab +4.0 sph und mehr).

Der OP-Zeitpunkt sollte auch der Schielwinkelgröße und einer evtl. Kopfzwangshaltung Rechnung tragen. Bei sehr großen Schielwinkeln und Fixation in Adduktion sollte eine Operation schon früher, nach Meinung des Autors um das 2.–3. Lebensjahr durchgeführt werden.

13.13 Wie kann ich einen Mikrostrabismus diagnostizieren, wenn der einseitige Abdecktest kein eindeutiges Ergebnis liefert?

Bei einseitiger Visusreduktion im Kindesalter bei ansonsten unauffälliger Augenstellung gehört der Mikrostrabismus zur Differenzialdiagnose. Vorher sollte man jedoch unbedingt andere Ursachen durch gründliche Befragung der Eltern und eine ebensolche Untersuchung des Kindes (Pupillomotorik! Evtl. OCT) ausgeschlossen haben. Der Ausschluss bzw. die Diagnose eines Mikrostrabismus kann sich schwierig gestalten, insbesondere dann, wenn ein genauer einseitiger Abdecktest aus Kooperationsgründen nicht durchführbar bzw. auswertbar ist. In einer solchen Situation bietet sich der sog. 4-Prismen-Basis-außen-Test. Der Test kann auch mit dem Doppelprisma nach Gracis durchgeführt werden: Zunächst hält man ein Prisma mit 4 pdpt Basis außen vor das visusbessere Auge. Dies führt zunächst zu einer Ablenkung der Abbildung nach temporal, was wiederum eine Korrektursakkade (die von beiden Augen durchgeführt wird) nach außen induziert. Daran schließt sich eine (meist nicht sichtbare) Fusionsbewegung an. Die Korrektursakkade beobachtet man am besten auf dem Nichtprisma-Auge.

Anschließend hält man das Prisma vor das visusschlechtere Auge mit dem vermuteten Mikrostrabismus.

Bei einem (konvergenten) Mikrostrabismus lenkt das Prisma das Licht zu einem Netzhautareal nasal der Foveola (das Auge steht ja in Konvergenz), das der Suppressionszone im Makulabereich entspricht.

Korrektursakkade und anschließende Fusionsbewegung bleiben deshalb aus. Um die Korrektursakkade deutlich sichtbarer zu machen, kann man auch ein sog. Doppelprisma verwenden. Bei diesem Doppelprisma stehen 2 Einzelprismen mit gleicher Stärke mit entgegengesetzter Basis übereinander in Form einer kleinen Prismenleiste. Nachdem man 4 pdpt Basis außen vor ein Auge gehalten hat, wechselt man ohne Freigeben des Auges auf 4 pdpt Basis innen. Der «Sprung» von 8 pdpt induziert dann eine größere (und besser sichtbare) Korrekturbewegung.

13.14 Was versteht man unter Fehlregeneration und wie diagnostiziere ich sie?

Als Fehlregeneration bezeichnet man die Entstehung von nicht-physiologischen Innervationsmustern. Bei Augenmuskelparesen tritt sie am häufigsten nach einer Okulomotoriusparese auf. Typische Fehlregenerationsmuster bei N.-III-Parese sind die Erweiterung der Lidspalte durch Oberlidretraktion bei intendiertem Abblick (Pseudo-Gräfe-Zeichen), eine Adduktionsbewegung bei intendiertem Abblick, eine Lidhebung des ptotischen Augenlids bei Adduktion, eine Pupillenverengung bei Adduktion. Die Entstehung von Fehlregenerationsmustern tritt ausschließlich nach einer Läsion der Myelinscheiden eines Hirnnerven auf (Trauma, Kompression durch Aneurysmata), niemals aber nach einer mikrovaskulär bedingten Augenmuskelparese (z. B. im Rahmen eines Diabetes mellitus). Entstehen Fehlregenerationsmuster spontan, ohne dass vorher eine Augenmuskelparese diagnostiziert wurde, spricht man auch von primärer Fehlregeneration (primary synkinesis). Eine primäre Fehlregeneration tritt immer dann auf, wenn die Nervenschädigung sehr langsam ist und gleichzeitig Reparationsprozesse (mit fehlgeleiteten Nervenfasern) einsetzen. Klinisch sollte man bei primärer Fehlregeneration immer an ein Meningeom des Sinus cavernosus oder ein Schwannom des III. Hirnnerven denken. Interessanterweise weisen einige Kinder mit kongenitaler Okulomotoriusparese Fehlregenerationsmuster auf. Diagnostiziert wird eine Fehlregeneration durch Beobachtung des Oberlids in den unterschiedlichen Blickrichtungen. Sie kann im Kindesalter schon 1–2 Wochen nach der Manifestation einer Okulomotoriusparese, im Erwachsenenalter frühestens nach 3–4 Wochen diagnostiziert werden.

13.15 Wie sieht eigentlich jemand, der seit seiner Kindheit schielt?

Neben der fehlenden oder reduzierten Stereopsis ist die Sehweise Schielender mit beidseits offenen Augen vergleichweise wenig untersucht worden. Die meisten Publikationen beschäftigen sich mit der Sehweise amblyoper Augen unter monokularen Sehbedingungen. Bei beidseits offenen Augen wird der zentrale Seheindruck des schielenden, nicht fixierenden Auges supprimiert. Liegt nicht nur ein Schielen, sondern gleichzeitig eine Amblyopie vor, so ist der monokulare Anteil des Führungsauges am beidäugigen Gesichtsfeld größer, der monokulare Anteil des schielenden Auges kleiner. Allerdings supprimiert bei einer Schielstellung im beidäugigen Gesichtsfeld auch das gesunde Auge, und zwar vornehmlich in den sich überlappenden Gesichtsfeldbereichen, in denen das retinale Auflösungsvermögen des amblyopen Auges (eher zentrale Areale) dem des Führungsauges (peripherere Areale) überlegen ist.

Die fehlende Stereopsis kann sich im Kindesalter bei einigen Tätigkeiten manifestieren. So haben Kinder ohne Binokularsehen tendenziell mehr Schwierigkeiten, einen Ball zu fangen als Kinder mit voller Stereopsis. Die Lernkurve ist bei bestimmten Sportarten (Tischtennis, Tennis) etwas länger und verläuft flacher. Trotzdem sollte auf gar keinen Fall ein Kind wegen fehlendem Binokularsehen dahingehend stigmatisiert werden, dass ein Nichterfolg bei einer (sportlichen) Tätigkeit automatisch auf die bestehende Augenproblematik zurückgeführt wird.

13.16 Ist ein Kind mit Schielen und fehlenden Binokularfunktionen im Fach Geometrie benachteiligt?

Immer wieder verlangen Eltern eines schielenden Kindes vom Arzt eine Bescheinigung, dass fehlende Binokularfunktionen zu einer Benachteiligung der räumlichen Wahrnehmung und damit zu schlechteren Voraussetzungen für das Fach Geometrie führt. Für die Abschätzung von Entfernungen im Raum benutzen Kinder mit einem Schielen in der Tat andere Mechanismen als die horizontale Querdisparation, wie z. B. den Größenunterschied von Objekten, Parallaxe etc. Auch wenn es keine evidenzbasierten Studien zu dieser Frage gibt, ist es nicht nachvollziehbar, warum Einschränkungen in der Stereopsis auch das räumliche Vorstellungsvermögen beeinträchtigen sollten. Die geometrischen Abbildungen einschließlich der dargestellten Körper erfolgen zweidimensional (und nicht dreidimensional).

13.17 Wie kann ich bei einem Schielen mit einer hochgradigen Amblyopie den Schielwinkel möglichst genau messen (z. B. vor einer Augenmuskeloperation), wenn ich wegen des schlechten Sehvemögens des amblyopen Auges keinen Abdecktest durchführen kann?

In diesem Fall kann man das Prisma vor das gesunde Auge halten und mit dem Prismenreflextest eine Schielwinkelbestimmung vornehmen. Die Verschiebung des Hornhautreflexbildes einer Lichtquelle um 1 mm entspricht einer Abweichung von 12° (und nicht von 7°, wie in vielen Lehrbüchern steht).

13.18 Ab welchem Zeitraum kann ich eine Operation bei einer Augenmuskelparese durchführen?

Eine Augenmuskeloperation sollte nur bei einer stabilen Augenstellung durchgeführt werden. Viele Strabologen operieren 6 Monate nach Manifestation der Parese, wenn keinerlei Regeneration erkennbar ist. Allerdings sind schon mehrfach Fälle mit einer Regeneration nach dem 6. Monat dokumentiert worden, weshalb viele auch die Empfehlung eines Intervalls von 12 Monaten zwischen Manifestation der Parese und OP-Zeitpunkt empfehlen.

13.19 Ist Botulinumtoxin bei der Behandlung des Strabismus genauso wirksam wie eine konventionelle Augenmuskeloperation?

Die Verwendung von Botulinumtoxin als Alternative für eine operative Behandlung wird von einigen Autoren für immer mehr Schielformen propagiert. Die kritische Wertung hierzu vorliegender Studien lässt allerdings nicht den Schluss zu, dass eine Botoxbehandlung ein gleichwertiger Ersatz für eine konventionelle Augenmuskeloperation ist. Zurzeit laufen einige randomisierte prospektive Studien, die die Wirksamkeit von Botox versus Augenmuskel-OP bei bestimmten Schielformen untersuchen. Nach neueren Studien scheint bei einem **erworbenen** Innenschielen die Behandlung mit Botox einer Augenmuskeloperation gleichwertig. Bei einem frühkindlichen Schielen liegen zu dieser Fragestellung keine Studien mit hohem Evidenzgrad vor.

13.20 Kann ich auch im Erwachsenenalter ein langjährig bestehendes Schielen operieren oder ist hier die Gefahr einer operativ induzierten Diplopie zu groß?

Grundsätzlich ist das Risiko von störender Diplopie nach einer Augenmuskeloperation gering, auch bei Erwachsenen. Das Diplopierisiko lässt sich mit einem präoperativen Prismenausgleich häufig recht gut abschätzen. In einzelnen Fällen ist auch ein präoperativer Pinzettenzugtest durchzuführen. Risikopatienten sind diejenigen, die während ihrer Kindheit Schulungen bekommen haben, die der natürliche Suppressionstendenz mit beidseits offenen Augen entgegengewirkt haben.

Neuroophthalmologie

13.21 Muss ich bei der Manifestation einer monosymptomatischen Augenmuskelparese immer ein MRT durchführen?

Bei älteren Patienten (> 50 Jahre) mit einer isolierten Augenmuskelparese und dem Vorhandensein von sog. vaskulären Risikofaktoren (arterielle Hypertonie, Diabetes mellitus, Hypercholesterinämie) stellt sich die Frage, ob man bei Manifestation einer Augenmuskelparese umgehend eine Bildgebung veranlasst oder bei fehlenden zusätzlichen klinischen Symptomen und sonst unauffälliger neurologischer Untersuchung zunächst den weiteren Spontanverlauf abwartet. Man präjudiziert eine Durchblutungsstörung in den Vasa nervorum des betroffenen Augenmuskelnerven und spricht deshalb auch von „mikrovaskulärer Parese". Der weitere Verlauf zeigt bei vielen dieser Patienten in der Tat eine Spontanheilung in den ersten 3–4 Monaten. Allerdings haben sich Berichte über „nicht mikrovaskuläre Ursachen" einer monosymptomatischen Parese bei älteren Patienten mit bekannten Risikofaktoren dermaßen gehäuft, dass hier ein Paradigmenwechsel stattgefunden hat und (fast) unisono bei jeder Augenmuskelparese neben einer gründlichen klinischen Untersuchung und einem Blutbild auch die zügige Durchführung eines MRTs gefordert wird. Man schätzt, dass bei einer isolierten Abduzensparese (= häufigste Augenmuskelparese) im höheren Alter 5 % aller Paresen nicht mikrovaskulärer Genese sind, und bei Verzicht auf eine Bildgebung die richtige Diagnose verfehlt oder verzögert gestellt wird (Schädelbasistumoren, pontine Blutungen/Infarkte, Metastasen, Demyelinisierung). Bei partieller oder vollständiger N.-III-Parese **sollte auch bei fehlender Pupillenbeteiligung immer ein Aneurysma mittels Computerangiografie oder MR-Angiografie ausgeschlossen werden.** Die Ausnahmen über nicht mikrovaskuläre Ursachen haben sich auch bei partieller N.-III-Parese ohne Pupillenbeteiligung gehäuft, weshalb auch im höheren Alter und bei Vorhandensein sog. vaskulärer Risikofaktoren trotz unauffälliger neurologischer Untersuchung die Durchführung einer Kernspintomografie empfohlen wird.

13.22 Welches sind die fünf häufigsten Ursachen einer Anisokorie?

1. Physiologische Anisokorie
2. Horner-Syndrom
3. N.-III-Parese

4. Pupillotonie
5. Iatrogene Mydriasis

Bei einer physiologischen Anisokorie kann die Anisokorie bei dunklerer Umfeldleuchtdichte zunehmen, beim Horner-Syndrom ist dies obligatorisch. Bei den unter 3.–5. genannten Krankheitsbildern nimmt die Anisokorie bei hellerer Umfeldleuchtdichte zu.

13.23 Welches sind die Ursachen einer Pupillotonie und welche Untersuchungen sollte ich bei einem Patienten mit diesem Krankheitsbild veranlassen?

Ursache einer Pupillotonie ist eine Läsion des Ganglion ciliare und/oder der Nn. ciliares breves.

Ursächlich hierfür können eine Virusinfektion, aber auch lokale orbitale Enzündungen oder Operationen am Auge, z. B. eine Netzhautablösung, sein.

Auch eine panretinale Laserkoagulation kann die unter der Choroidea verlaufenden kurzen Ziliarnerven schädigen. Eine Pupillotonie kann aber auch idiopathisch ohne erkennbare Ursache auftreten. Von einem Adie-Syndrom spricht man, wenn zusätzlich die Achillessehnenreflexe abgeschwächt oder aufgehoben sind. Schließlich kann eine Pupillotonie bei Systemerkrankungen wie dem Shy-Draeger-Syndrom oder der familiären Dysautonomie vorkommen. Extrem selten ist eine Pupillotonie im Rahmen eines Tertiärstadiums einer Syphiliserkrankung.

Jeder Patient mit einer Pupillotonie sollte also klinisch-neurologisch untersucht werden. Die Durchführung eines MRTs ist – bei unauffälligem klinischem Befund – nicht zielführend.

13.24 Welches sind die klinischen Symptome und Zeichen einer Pupillotonie?

Im Akutstadium führt die Denervierung der parasympathischen Fasern zu einer Pupillenerweiterung, zu einer aufgehobenen Lichtreaktion sowie zu einem Akkommodationsverlust. Die Pupillenverengung bei Konvergenzanforderung bleibt hingegen häufig erhalten. Subjektiv empfindet der Patient Verschwommensehen und evtl. Lichtempfindlichkeit auf dem betroffenen Auge.

An der Spaltlampe erkennt man in 80–90 % eine etwas entrundete Pupille sowie wurmförmige Bewegungen der Iris bei Beleuchtung der Pupille, die dadurch zustande kommen, dass Teile des M. sphincter pupillae noch funktionieren. Im Laufe von Wochen und Monaten kann sich das Akkommodationsvermögen erholen, die schlechte Reaktion auf Licht bessert sich meist nicht, und die Pupille verengt sich langsam.

Nach wenigen Tagen tritt bei einer Pupillotonie eine sog. Denervierungshypersensitivität auf. Klinisch erkennt man sie dadurch, dass sich die Pupille bei Konvergenzanforderung auf der betroffenen Seite mehr verengt als auf der nicht betroffenen Seite. Hervorgerufen wird diese Denervierungshypersensitivität durch eine Vermehrung von Acetylcholinrezeptoren an der postsynaptischen Membran der Synapsen des M. sphincter pupillae. Nachweisen kann man die Denervierungshypersensitivität auch im sog. Pilocarpintest: Die Gabe von 0,1-prozentigem Pilocarpin führt zu einer Pupillenverengung bei einem Pupillotonieauge, ein normales Auge zeigt normalerweise keine Veränderung der Pupillenweite.

13.25 Ist die Verengung einer weiten, lichtstarren Pupille nach Gabe von Pilocarpin 0,1 % für die Pupillotonie spezifisch?

Nein, jeder Art von Denervierung parasympathischer Fasern, die vom Ganglion ciliare ausgehen, führt zu einer Denervierungshypersensitivität und damit auch zu einem positiven Test mit Pilocarpin 0,1 %. Auch eine Okulomotoriusparese mit Pupillenbeteiligung führt zu einer Pupillenverengung nach Gabe von Pilocarpin 0,1 %.

13.26 Warum ist bei der Pupillotonie die Pupille im akuten Stadium weiter als die nicht betroffene Pupille und verengt sich im Laufe von Wochen oder Monaten?

Im Akutstadium kommt es zu einer Denervierung aller parasympathischen Fasern (die 5 % parasympathischen Fasern, die zum M. sphincter pupillae ziehen **und** die 95 % parasympathischen Fasern, die den Ziliarmuskel innervieren). Der Ausfall des M. sphincter pupillae führt zu einer Mydriasis. Im Laufe der Zeit regenerieren die denervierten parasympathischen Fasern und wachsen wieder in den M. sphincer pupillae ein. Dabei wachsen auch parasympathische Fasern in den M. sphincter pupillae, die eigentlich für den Ziliarkörper vorgesehen waren. Bei der engen Pupille einer länger bestehenden (chronischen) Pupillotonie handelt sich also um eine Fehlregeneration parasympathischer Fasern.

FALLBEISPIEL

Eine junge Frau klagt über eine einseitige Pupillenerweiterung, die mehrere Stunden anhalten würde. Beschwerden habe sie sonst keine.

13.27 Muss hier eine notfallmäßige Bildgebung erfolgen?

Bei dieser Patientin handelt es sich mit großer Wahrscheinlichkeit um das Krankheitsbild der «benignen einseitigen Mydriasis», von der in erster Linie junge Frauen betroffen sind, häufig mit einer positiven Migräneanamnese. Eine Abklärung ist bei sonst unauffälligem neuroophtalmologischen Befund nicht erforderlich.

13

13.28 Kann eine Mydriasis ausschließliches Zeichen einer Okulomotoriusparese sein?

Bisher ist lediglich ein Fall (und dies vor fast 50 Jahren) publiziert worden, bei dem das angeblich der Fall war. Bei einer Okulomotoriusparese mit Pupillenbeteiligung (= innere Ophthalmoplegie) ist immer ein Motilitätsdefizit nachweisbar. Mit anderen Worten: Bei unauffälliger Motilität fällt eine N.-III-Parese als Ursache einer weiten Pupille aus!

13.29 Was muss ich bei der Abklärung einer Anisokorie bei einem einjährigen Säugling beachten?

Eine im Säuglings-/Kleinkindesalter – nicht selten zufällig – diagnostizierte Anisokorie ist ein häufiger Grund, den Augenarzt aufzusuchen. Die Differenzialdiagnose reduziert sich meist auf die Fragestelllung: physiologische Anisokorie versus Horner-Syndrom, das sich im Säuglingsalter in 10 % ohne Lidsymptomatik manifestieren kann. Letzteres würde u. U. eine sehr umfangreiche Abklärung nach sich ziehen, einschließlich einer Ganzkörper-MRT, um z. B. ein Neuroblastom auszuschließen.

Ein pharmakologischer Test mit 2,5 %-Cocain-AT ist nicht immer aussagefähig, da nicht selten nach Cocaingabe die Anisokorie persistiert, obwohl kein Horner-Syndrom vorliegt. Hierfür ist in erster Linie ein noch nicht vollständig ausgebildeter M. dilatator pupillae verantwortlich, der die Pupille (noch) nicht vollständig erweitert. Man dies kann dies überprüfen, indem man nach dem Cocain-Test oder im Rahmen einer 2. Vorstellung beide Pupillen mit Tropicamid-AT oder Phenylephrin-AT weittropft. Eine persistierende Anisokorie nach Tropicamidgabe spricht für einen nicht voll ausgebildeten M. dilatator pupillae auf der Seite der engeren Pupille. Weitere differenzialdiagnostische Kriterien sind: Fehlendes Dilatationsdefizit bei physiologischer Anisokorie: Eine nach Lichtstimulation verengte normale Pupille erweitert sich bei dunkler Umfeldleuchtdichte nach 5–7 s wieder auf die ursprüngliche Weite. Beim Horner-Syndrom nimmt die Pupillenerweiterung nach einer durch Licht induzierten Verengung fast doppelt soviel Zeit in Anspruch (13–16 s). Das Dilatationsdefizit bringt es mit sich, dass **die Anisokorie bei Vorliegen eines Horner-Syndroms ca. 5 s nach beidseitiger Pupillenbeleuchtung am ausgeprägtesten ist.** Die Zunahme der Anisokorie bei dunkler Umfeldleuchtdichte ist kein zuverlässiges differenzialdiagnostisches Kriterium, sie ist beim Horner-Syndrom obligat, kommt aber auch bei der physiologischen Anisokorie vor. Die Anisokorieausprägung bei gleicher Umfeldleuchtdichte variiert typischerweise bei physiologischer Aniskorie, während sie beim Horner-Syndrom konstant ist.

Eine Heterochromie deutet auf ein angeborenes oder früh erworbenes Horner-Syndrom hin und wird häufig erst Monate nach der Manifestation des Horner-Syndroms sichtbar. Die meisten Neuroophtalmologen bestehen auf einer Abklärung, wenn das Horner-Syndrom nicht mindestens schon 12 Monate besteht.

13.30 Sind Apraclonidin-AT und Cocain-AT bei der pharmakologischen Abklärung eines möglichen Horner-Syndroms gleichwertig?

Nein. Cocain-AT in einer Konzentration von 2,5–10 % können in jedem Alter verwendet werden. Cocain hemmt die Wiederaufnahme von Noradrenalin in der terminalen Nervenendigung. Eine Schädigung in einem der drei Neurone reduziert sofort die Adrenalinausschüttung in der terminalen Nervenendigung, weshalb die Gabe von Cocain-AT einem akuten Horner-Syndrom sofort ein positives Testergebnis liefert. Bei einem akuten Horner-Syndrom, z. B. bei einer traumatischen Dissektion der A. carotis nach Trauma, sollte der klinische Verdacht ausreichend sein, um sofort eine MR-Angiografie zu veranlassen, und nicht wertvolle Zeit mit einem pharmakologischen Test verschenkt werden.

Alternativ zu den Cocain-AT werden Apraclonidin-AT in 0,5- oder 1-prozentiger Konzentration für die pharmakologische Testung verwendet. Apraclonidin ist ein Sympathomimetikum, und zwar ein α2-Rezeptoragonist mit einer deutlich schwächeren α1-Rezeptor-agonistischen Wirkung. Bei einem Normalauge kommt es nach Gabe von Apraclonidin-AT zu einer geringgradigen Pupillenverengung, weil das Apraclonidin präsynaptische α2-Receptoren blockiert, wodurch es zu einer Verringerung der Noradrenalinausschüttung kommt und damit zu einer geringeren Aktivierung des M. dilatator pupillae. Bei einem Horner-Syndrom kommt es durch die Denervierung zu einer Vermehrung postsynaptischer α1-Rezeptoren und dadurch zu einer Hypersensitivität gegenüber Apraclonidin. Die Gabe von Apraclonidin führt bei einem Horner-Syndrom zu einer Pupillenerweiterung auf der betroffenen Seite, weshalb sich nicht selten die Anisokorie „umdreht". Die Denervierungssensitivität braucht mindestens 24 Stunden, um sich zu entwickeln, weshalb die Gabe von Apraclonidin bei V. a. Vorliegen eines **akuten** Horner-Syndroms nicht sinnvoll ist. Außerdem ist es bei bei Kleinkindern kontraindiziert und sollte auf gar keinen Fall vor Abschluss des ersten Lebensjahres gegeben werden.

13.31 Welches ist die häufigste Ursache einer plötzlichen, einseitigen vorübergehenden Sehverschlechterung?

Die häufigste Ursache für dieses Szenario ist eine Amaurosis fugax, hervorgerufen durch eine Stenose der gleichseitigen A. carotis.

13.32 Welche Kriterien sollten für die Diagnose einer Amaurosis fugax erfüllt sein?

- Alter > 50 Jahre
- Vorhandensein von vaskulären Risikofaktoren (arterielle Hypertonie, Hypercholersterinämie, Diabetes, Nikotinabusus, Adipositas)
- Plötzliche, meist nur Minuten anhaltende deutliche Visusreduktion, vollständige Erholung nach spätestens 1 Stunde (= meist schon nach 10 Minuten vorbei)
- Keine neurologischen Auffälligkeiten
- Keine Schmerzen
- Leere Traumaanamnese
- Keine anamnestischen Angaben, die auf Riesenzellarteriitis hindeuten
- Normales Gesichtsfeld
- Normaler Augenbefund

13.33 Wie kläre ich einen Patienten mit vermuteter Amaurosis fugax ab?

- Bestimmung von Blutsenkung (BSG) und C-reaktivem Protein (CRP)
- Umgehende Überweisung an die Stroke Unit (Ausschluss von Carotisstenose, Plaques mit Karotis-Doppler), kardiale Abklärung (EKG, transösophageale herzechografische Untersuchung)
- Kernspintomografie zum Ausschluss sog. stiller Hirninfarkte

13.34 An welche Differenzialdiagnosen sollte man bei einer einseitigen vorübergehenden Sehverschlechterung denken?

- Amaurosis fugax
- Beginnender Zentralarterienverschluss
- Beginnender Zentralvenenverschluss
- Intermittierender Winkelblock (bei jeder transitorischen Sehverschlechterung immer Augendruckmessung und Kammerwinkel anschauen)
- Sicca-Symptomatik
- Papillenödem

- Sehnervkompression
- Herzerkrankung

13.35 Welches ist die häufigste Ursache für eine beidseitige vorübergehende Sehverschlechterung?

Die Migräneaura, die typischerweise dem Kopfschmerzanfall vorangeht.

13.36 Welche Kriterien müssen zur Diagnosestellung einer Migräneaura erfüllt sein?

- Sehstörung immer beidseitig
- Von kurzer Dauer, typischerweise Flimmerskotom, das sich ausbreitet und nach 10–30 Minuten verschwunden ist
- Positive Migräneanamnese
- Nach Visusreduktion Kopfschmerzen mit Übelkeit/Erbrechen, Licht- und Lärmempfindlichkeit

CAVE
Bei älteren Patienten immer an Morbus Horton denken und ausschließen!

13.37 An welche Differenzialdiagnosen sollte man bei einer beidseitigen vorübergehenden Sehverschlechterung denken?

- Migräneaura
- Riesenzellarteriitis
- Transitorische visuelle Obskurationen (= Sekunden anhaltende Verdunkelungen) bei beidseitigem Papillenödem, beidseitige Kompression des N. opticus, z. B. durch Tumor
- Sicca-Symptomatik
- Intermittierender beidseitiger Winkelblock (meist zeitlich versetzt)
- Vertebrobasiläre Insuffizienz

13.38 Welche klinischen Kriterien sollten erfüllt sein, um die Diagnose einer vertebrobasilären Insuffizienz zu stellen?

- Alter über 50 Jahre **und** Vorhandensein vaskulärer Risikofaktoren (arterielle Hypertonie, Hypercholesterinämie, Diabetes mellitus, Nikotinabusus, Adipositas).
- Plötzlicher vorübergehender, schmerzloser Sehverlust in beiden Augen.
- Assoziierung von vorübergenden neurologischen Symptomen wie Schwindel, periorales Taubheitsgefühl, Ataxie, seitenbetonte motorische Schwäche.
- Nach einer Stunde müssen sämtliche Symptome verschwunden sein.
- Keine Schmerzen, leere Traumanamnese.
- Normaler ophthalmologischer und neurologischer Befund einschließlich normalem Gesichtsfeld.

CAVE
Immer an Morbus Horton denken und ausschließen!

13.39 Wie kann ich am zuverlässigsten die Diagnose einer Riesenzellarteriitis stellen? Ist die Biopsie der A. temporalis hierfür noch erforderlich?

Die Anamnese ist zunächst richtungsweisend. Häufigstes Symptom ist der (holozephale, machmal seitenbetonte) Kopfschmerz in Verbindung mit allgemeinem Krankheitsgefühl, Gewichtsabnahme und Symptomen der Polymyalgia rheumatica, die in 50 % mit der Riesenzellarteriitis vergesellschaftet ist. Der sog. Kauschmerz ist zwar ausgesprochen typisch, wird aber lediglich von einem Drittel der Patienten angegeben. Eine transitorische Sehverschlechterung ähnlich einer Amaurosis fugax kündigt die Sehnervenischämie an. Intermittierende Doppelbilder, die einige Minuten anhalten können, oder eine Augenmuskelparese können ebenfalls Erstsymptom sein. Neben C-reaktivem Protein (CRP) und Blutsenkung ist typischerweise auch die Thrombozytenzahl erhöht. In bis zu 10 % aller Riesenzellarterteritiden sind CRP und Blutsenkung im Normbereich, sodass man sich hier auf die Klinik und andere Parameter verlassen muss. Typisch, aber nicht spezifisch ist eine verzögerte chorioidale Füllung bei der Fluoreszenzangiografie. Die dopplersonografische Untersuchung der A. temporalis hat zwar eine hohe Spezifität und Sensitivität, bereits 24 Stunden nach Steroidgabe fällt die Aussagekraft dieser Untersuchung jedoch ab. Gleiches gilt für die Kernspintomografie der Äste der A. cerebri media, die ebenfalls eine hohe Spezifität und Sensitivität aufweist, die jedoch nach Therapiebeginn mit Steroiden rasch abfallen. Die **Biopsie der A. temporalis** ist nach wie vor die sicherste Methode, um die Diagnose einer Riesenzellarteriitis zu sichern (siehe auch ▶ 1.6). Sie sollte, wann immer möglich – bei Verdacht auf Morbus Horton – durchgeführt werden. Auch eine schon mehrere Wochen durchgeführte Steroidgabe mindert entgegen einer häufig verbreiteten Meinung nicht deren Aussagekraft.

13.40 Wie lange muss ich bei einer Riesenzellarteriitis therapieren?

Zu dieser Frage gibt es keine einheitliche Antwort. In der Akutphase sollte man hochdosiert Steroide geben. Bei einer arteriitischen ischämischen Optikusneuropathie sollte man wenigstens 5 Tage 250–500 mg Prednison i. v. täglich geben und dann weiter oral mit 1 mg Prednison/kg KG therapieren.

Eine Dosisreduktion sollte erst bei deutlicher Besserung der klinischen Symptome sowie einer Normalisierung der Entzündungsparameter (BSG, Blutsenkung) folgen. Therapeutisches Ziel ist es, unter die sog. Cushing-Schwelle zu kommen, die bei täglich ca. 7,5 mg Prednison liegt. Leider ist dies nicht immer möglich. Der monoklonale Antikörper Tocilizumab, ein Interleukin-6-Rezeptorantagonist, wird seit Neuestem auch erfolgreich (meistens mit Steroiden) bei der Riesenzellarteriitis eingesetzt, um Steroide einzusparen. Für eine solche Behandlung sollte der Patient an einen Rheumatologen/Immunologen überwiesen werden. Einen Auslassversuch sämtlicher Medikamente empfehlen manche Neuroophthalmologen nach 1 oder 2 Jahren Behandlung.

13.41 Welche Maßnahme ergreife ich bei einem Zentralarterienverschluss?

Ein Verschluss der A. centralis retinae oder ein Astarterienverschluss werden heute als Äquivalent eines Schlaganfalls gewertet. Häufig ist ein Embolus aus dem Strömungsgebiet der gleichseitigen A. carotis, des Aortenbogens oder des Herzens (Vorhofflimmern, Klappenvegetationen) die Ursache. Eine unmittelbare Weiterleitung des Patienten an eine Stroke Unit ist deshalb zwingend. Der Augenarzt sollte – um Zeit zu gewinnen – dem Patienten Blut entnehmen und durch Bestimmung von CRP und Blutsenkung einen Morbus Horton ausschließen, insbesondere dann, wenn funduskopisch kein Embolus sichtbar ist.

13.42 Was sollte man bei der Diagnose einer Neuritis nervi optici beachten und welche weiterführende Diagnostik sollte durchgeführt werden?

Die Diagnose einer Neuritis nervi optici wird klinisch gestellt (siehe auch ▶ Tab. 19.6). Typisch sind die plötzliche Sehverschlechterung, mit der ein Augenbewegungsschmerz vergesellschaftet ist, der ihr aber auch 1–2 Tage vorangehen oder gänzlich fehlen kann. Im Gesichtsfeld diagnostiziert man häufig ein Zentral- oder Zentrozökalskotom, wobei man wissen sollte, dass mit einer Neuritis des Sehnervs jede Art von Gesichtsfelddefekt vergesellschaftet sein kann. Weitere klinische Zeichen sind eine afferente Pupillenstörung und eine Farbensinnstörung (Farbentsättigung!). Sind Pupillenstörung und Farbentsättigung nicht eindeutig vorhanden, sollte unbedingt die Diagnose überprüft werden. Die ätiologische Abklärung hat zum Ziel, folgende Fragen zu beantworten:

Um welchen Typ einer Neuritis nervi optici (NNO) handelt es sich?

1. Sog. idiopathische demyelinisierende NNO
2. Multiple-Sklerose-assoziierte NNO, NNO kann Erstsymptom sein
3. NMOSD-(Neuromyelitis Optica Spectrum Disorder) assoziierte NNO
4. NNO bei anderen Systemerkrankung (Sarkoidose, Lupus erythematodes)
5. Infektiöse oder parainfektiöse NNO

Welche diagnostischen Maßnahmen sollten bei einer NNO durchgeführt werden?

1. Ausführliche neuro-ophthalmologische und neurologische Untersuchung
2. Kernspintomografie: Die Durchführung eines MRTs gilt als zuverlässigster Parameter, wenn es darum geht, das Erkrankungsrisiko einer multiplen Sklerose einzuschätzen. So besteht beispielsweise eine statistische Wahrscheinlichkeit von 75 %, in den nächsten 15 Jahren **nicht** an einer MS zu erkranken, wenn das bei Manifestation der NNO durchgeführte MRT unauffällig ist. Strittig ist, ob bei Erstmanifestation lediglich ein kraniales MRT durchgeführt oder aber die Halswirbelsäule gleich mitgeschichtet werden sollte, um die Diagnose einer evtl. NMOSD-Erkrankung nicht zu verzögern.
3. Bestimmung von anti-MOG und anti-Aquaporin-Antikörpern: Viele Neuroophthalmologen bestimmen die Antikörper gegen das **M**yelo-**O**ligodendrozyten **G**lykoprotein erst bei dem ersten Rezidiv einer NNO. Das Vorhandensein von anti-MOG-AK ist mit einer höheren Rezidivrate der NNO assoziiert und schließt nach neueren Studien eine MS als Ursache der NNO aus. Das Vorhandensein von anti-Aquaporine-AK ist ein wichtiges Kriterium bei der Diagnose einer NMSD-Erkrankung (**N**euro**m**yelitis **S**pectrum **D**isease). Diese Form der NNO verläuft häufig beidseitig und hat eine schlechtere Prognose im Hinblick auf das Sehvermögen. Je rascher die Diagnose gestellt und richtig therapiert wird, desto besser die Prognose.
4. Die NNO kann auch (Erst-)Symptom einer Kollagenose oder Vaskulitis (systemischer Lupus erythematodes, Sjögren-Syndrom, Morbus Behçet,

Antiphospholipid-Syndrom, Polyarteriitis nodosa) bzw. einer granulomatösen Erkrankung (Sarkoidose, Wegner-Granulomatose) sein.
5. Schließlich gilt es auch Infektionen mit Viren (Herpes), Pilzen (Histoplasma capsulatum), Bakterien (Bartonellose, Borreliose, Tuberkulose, Syphilis), Protozoen (Toxoplasmose) und Parasiten (Toxocariasis) auszuschließen.

13.43 Wie therapiere ich eine idiopathische Neuritis nervi optici?

Mit Glukokortikoiden. Viele wenden das in dem Optic Neuritis Treatment Trial angewendete Schema an: Predison 500 mg/Tag i. v. für die Dauer von 5 Tagen gefolgt von 11 Tagen mit 1 mg/KG Körpergewicht und einer anschließenden Ausschleichphase von 4 Tagen. Man kann auch ausschließlich an 5 Tagen 1 g Prednison i. v. geben ohne weitere orale Therapie.

13.44 Was bewirkt Kortison bei der Therapie einer NNO?

Es verkürzt das Regenerationsintervall. Ein statistischer Einfluss auf das visuelle Endergebnis (Sehschärfe, Gesichtsfeld) konnte nicht nachgewiesen werden.

Außerdem hat die Kortisongabe in den ersten beiden Jahren einen protektiven Effekt, an Multipler Sklerose zu erkranken.

13.45 Was versteht man unter einer Neuroretinitis?

Die klassische Trias der Neuroretinitis beschreibt:
1. Plötzliche Visusreduktion
2. Papillenödem
3. Sternfigur (harte Exsudate) der Makula

13.46 Welches ist die häufigste Ursache einer Neuroretinitis?

Die häufigste Ursache einer Neuroretinitis ist eine Infektion mit Bartonella henselae, dem Erreger der sog. Katzenkratzkrankheit.

13.47 Wie therapiere ich am besten eine nicht-arteriitische vordere ischämische Optikusneuropathie (NAION)?

Bis zum heutigen Tag gibt es keine evidenzbasierte Therapie bei nicht-arteriitischer vorderer ischämischer Optikusneuropathie. Die Wirksamkeit eines Aderlasses ist genauso umstritten wie die Gabe von Steroiden, die nach ihren Befürwortern die durch das Papillenödem druckbedingte Schädigung der Ganglienzellen minimieren soll. Auch die Wirksamkeit der Gabe von Aspirin zur Prophylaxe einer NAION auf dem Partnerauge ist nicht nachgewiesen.

Solange es keine nachgewiesene Therapie bei NAION gibt, sollte man sich auf die Behandlung der entsprechenden Risikofaktoren konzentrieren, um dadurch das Risiko eines Befalls des Partnerauges zu senken. Diese sind: Diabetes mellitus, arterielle Hypertension, Hypercholesterinämie, nächtliche Hypotension, obstruktive Schlafapnoe, evtl. die Einnahme von Amiodarion und Phosphodiesterasehemmer.

13.48 Wie groß ist bei NAION das Risiko eines Befalls des zweiten Auges?

Das 5-Jahres-Risiko beträgt ca. 15 %, das Lebensrisiko beträgt ca. 30–40 %. Nach einer neueren Studie ist der Befall des zweiten Auges bei Vorhandensein von Drusen des Sehnervens und Nichtbefolgen der CPAP-Behandlung bei obstruktiver Schlafapnoe im Vergleich zu einem Kontrollkollektiv erhöht.

13.49 Kann ein Auge ein zweites Mal von einer NAION befallen werden?

Dies ist äußerst selten und kommt etwa in 3–4 % aller Patienten vor.

13.50 Wie kann man zuverlässig die Diagnose einer NAION stellen? Müsste man nicht bei jeder vermuteten NAION zur Sicherheit ein MRT durchführen?

Die Diagnose einer NAION wird klinisch gestellt. Zwingend sind ein Alter über 50 Jahre, das Vorhandensein von mindestens einem sog. vaskulären Risikofaktor (arterielle Hpertension, Hypercholesterinämie, Diabetes mellitus, Nikotinabusus) und keinerlei Hinweise auf eine Krebserkrankung, eine Vaskulitis oder eine Autoimmunerkrankung. Die Visusreduktion muss für die Diagnose NAION plötzlich erfolgen (Sekunden bis Minuten) oder beim Aufwachen aus dem Schlaf auffallen. Vorübergehende kurzdauernde Visusreduktionen wie bei einer Amaurosis fugax oder bei transitorischen visuellen Obskurationen sind mit der Diagnose einer NAION **nicht** vereinbar (unbedingt an Morbus Horton denken!) Die Abwesenheit von Schmerzen (im Gegensatz zu einer NNO) ist ebenfalls zwingend. Bei der Untersuchung darf auf dem betroffenen Auge ausschließlich ein dezentes sektorielles oder diffuses Papillenödem festgestellt werden, evtl. mit einer Papillenrandblutung. Harte oder weiche Exsudate oder Entzündungszeichen sprechen gegen die Diagnose NAION. Auf dem Gegenauge sollte eine sog. „disc at risc“, d. h. eine Papille mit sehr kleiner oder fehlender Exkavation, vorhanden sein.

13.51 Wie entwickelt sich das Sehvermögen bei Patienten mit NAION?

Nach der plötzlichen Sehverschlechterung kann das entstehende Papillenödem wie bei einem Kompartmentsyndrom zu einer weiteren Sehverschlechterung führen. Diese weitere Visusreduktion dauert höchstens eine Woche. Visusreduktionen über einen längeren Zeitraum sollten Zweifel an der Diagnose wecken.

13.52 Ist das Schlaganfallrisiko bei Patienten mit einer ein- oder beidseitigen NAION erhöht?

Das Schlaganfallrisiko bei Patienten mit NAION ist erhöht, weil sich die Risikofaktoren, die mit einem erhöhten Schlaganfallrisiko einhergehen und Risikofaktoren, die zu einer NAION führen können, überschneiden. Die NAION selbst ist – anders als ein Zentralarterienverschluss – nicht als Risikofaktor für eine erhöhte Schlaganfallgefahr zu werten.

13.53 Welche wichtigen Differenzialdiagnosen gibt es bei einer einseitigen plötzlichen Visusreduktion mit einem Papillenödem auf dem betroffenen Auge?

- Neuritis nervi optici
- Leber-Optikusneuropathie
- Nicht-arteriitische vordere ischämische Optikusneuropathie (NAION)
- Arteriitische vordere ischämische Optikusneuropathie (A-AION)
- Seltener: Sehnervkompression

13.54 Wie kann ich bei einem jungen Mann, der eine einseitige akute Visusreduktion mit einer Papillenschwellung aufweist, eine Sehnervenentzündung von einer Leber-Optikusneuropathie unterscheiden?

Mit der Durchführung einer Fluoreszenzangiografie: Bei der NNO beobachtet man einen Farbstoffaustritt, der bei der Leber-Optikusneuropathie fehlt.

13.55 Welche MRT-Veränderungen kann man bei Patienten mit idiopathischer intrakranieller Hypertension beobachten?

- Stenose der venösen Sinus
- Empty-Sella-Syndrom
- Abflachung des hinteren Augenpols
- Erhöhtes Signal des Liquor cerebrospinalis im Bereich der N.-opticus-Scheiden
- Erweiterung der N.-opticus-Scheiden, vermehrte Tortuositas des Sehnerven

13.56 Wie kann ich am besten den Erfolg einer systemischen Therapie mit Acetazolamid oder aber sein Ausbleiben bei Patienten mit idiopathischer intrakranieller Hypertension dokumentieren?

Am genauesten lässt sich ein Therapieerfolg (oder sein Ausbleiben) durch eine Gesichtsfelduntersuchung dokumentieren. Die im OCT dokumentierte Änderung einer Papillenschwellung, Änderungen der klinischen Symptomatik (Kopfschmerzen, Tinnitus, transitorische visuelle Obskurationen) sind deutlich schlechter mit der Veränderung des Hirndrucks korreliert. Frühe Veränderungen des Gesichtsfelds bei idiopathischer intrakranieller Hypertension sind neben einer Vergrößerung des blinden Flecks und einer leichten konzentrischen Einengung beginnende Ausfälle im nasal unteren Quadranten.

13.57 Ab welchen Hirndruckwerten spricht man von einem idiopathisch erhöhten intrakraniellen Druck?

Bei Erwachsenen ab 200 mmH_20, bei Kindern ab 250 mmH_20.

13.58 Welche Medikamente können zu einer Erhöhung des intrakraniellen Drucks führen?

Vitamin A (auch Salbe!), Tetrazykline, Reduktion einer systemischen Steroidtherapie, seltener: Nalidixinsäure, Lithium.

13.59 Wie kläre ich am besten eine bei einem 60-jährigen Patienten zufällig festgestellte beidseitige Optikusatrophie ab?

Insbesondere bei der Erstuntersuchung ist es nicht immer möglich festzustellen, ob es sich um einen stationären Befund oder ein progredientes Krankheitsgeschehen handelt. Die Anamnese sollte gezielte Fragen nach Besonderheiten des eigenen Schwangerschaftsverlaufes, (Früh-)Geburt, evtl. Sauerstoffzufuhr sowie infektiöse Erkrankungen einschließlich Meningitis, sowie eine Traumanamnese und größere chirurgische Eingriffe beinhalten. Außerdem sollten eine Medikamentenanamnese, die eventuelle Exposition gegenüber Toxinen, Zeckenbisse und Ernährungsgewohnheiten (vegane Ernährung?) erfragt werden.

Daran anschließend sollte eine komplette neuro-ophthalmologische Untersuchung unter besonderer Begutachtung des Sehnervs erfolgen. Nicht selten geben die Papillenmorphologie zusammen mit dem Gesichtsfeld und dem OCT wertvolle Hinweise auf die Ätiologie der Optikusatrophie. Eine Bildgebung zum Ausschluss einer Raumforderung sowie eine neurologische Untersuchung sind ebenfalls angezeigt. Eine Lumbalpunktion bei asymptomatischen Patienten mit Optikusatrophie unklarer Ursache ist in der Regel nicht weiterführend, wenn das MRT unauffällig war.

Zu den infektiösen Erkrankungen, die immer abgeklärt gehören, zählen HIV, Tuberkulose, Syphilis sowie Borreliose. Auch eine Sarkoidose sollte gezielt ausgeschlossen werden, sowie die Bestimmung von antinukleären Antikörpern, SS-A, SS-B sowie ANCAs.

Schließlich gehört in jedem Lebensalter bei ungeklärter Optikusatrophie immer eine hereditäre Störung wie die Leber- oder dominante Optikusatrophie zur Differenzialdiagnose, die entsprechende genetische Untersuchungen nach sich ziehen sollte. Manche Neuroophthalmologen führen auch systematisch ein PET-Scan bei ungeklärter Optikusatrophie durch.

Literatur

Brodsky MC. Pediatric Neuro-Ophthalmology. 3rd ed. New York: Springer, 2016.
Foroozan R, Vaphiades M. Kline's Neuro-Ophthalmology Review Manual. 8th ed. Thorofare: SLACK Inc, 2018.
Lee LA, Sinclair AJ, Sadaka A et al. (eds.) Neuro-Ophthalmology – Global trends in diagnosis, treatment and management. New York: Springer 2019.
Liu GT, Volpe JN, Galetta SL. Neuro-Ophthalmology. 3rd ed. Elsevier, 2019.
Miller NR, Subramanian PS, Patel VR et al. (eds.) Walsh and Hoyt's Clinical Neuro-ophthalmology – The Essentials. 3rd ed. Philadelphia: Wolters Kluwer, 2016.
Pane A, Miller NR, Burdon M. Neuro-Ophthalmology Survival Guide. 2nd ed. Elsevier, 2018.
Steffen H, Kaufmann H. Strabismus. 5. Aufl. Stuttgart: Thieme, 2020.
Van Noorden GK, Campos EC. Binocular Vision and Ocular Motility. 6th ed. Mosby, 2002.

14 Pathologie des Auges

Alexander C. Rokohl und Ludwig M. Heindl

Allgemeine Pathologie des Auges

14.1 Nennen Sie die fünf klassischen Zeichen einer Entzündung.

- Rubor (Rötung)
- Dolor (Schmerz)
- Tumor (Schwellung)
- Calor (Überwärmung)
- Functio laesa (Funktionsverlust)

14.2 Beschreiben Sie die Histologie intraokularer granulomatöser Entzündungen.

Das wichtigste und auch entscheidenste histologische Kriterium ist das Vorhandensein von Epitheloidzellen (modifizierter Histiozyten). Um den entzündlichen Fokus schließt sich in der Regel ein lymphozytäres Infiltrat an. Im Zentrum kann sich zudem eine Gewebsnekrose ausbilden. Granulomatöse entzündliche Prozesse können das Auge fokal isoliert oder disseminiert befallen. Im histologischen Schnitt unterscheidet man zwischen der wohl abgegrenzten tuberkuloiden Form, der diffusen histiozytären Infiltration, der lepromatosen Form und dem bandförmig angeordneten, epitheloidzelligen Infiltrat.

14.3 Nennen Sie Ursachen für intraokulare granulomatöse Entzündungen.

Ursachen für granulomatöse intraokulare Entzündungen können verschiedene Erreger, Reaktionen auf autologe Gewebe und Fremdkörper sowie immunologische Prozesse sein.

I. Erregerbedingt:
   - Bakterien: Tuberkulose, Lues, Lepra
   - Mykosen: Histoplasmose, Coccidioidomykose, Kryptokokkose
   - Toxoplasmose
   - Andere: Toxocara canis, Zystizerkus

II. Reaktion auf autologes intraokulares Gewebe:
   - Endophthalmitis phakoanaphylactica: Linsenkern
   - Endophthalmitis haemogranulomatosa: kompaktes Blutkoagel im Glaskörper
   - Cholesterin-Granulom: Cholesterinkristalle aus alten subretinalen Blutungen

III. Fremdkörper

IV. Immunologische Prozesse:
- Sarkoidose Boeck
- Vogt-Koyanagi-Harada-Syndrom
- Morbus Still
- Sklero-Uveitis bei rheumatoider Arthritis
- Steinbrinck-Chediak-Higashi-Syndrom

14.4 Grenzen Sie den Begriff Hamartom vom Choristom ab.

Choristome sind kongenitale Tumoren aus Gewebeelementen, die normalerweise in dieser Lokalisation nicht vorhanden sind. Hamartome sind dagegen kongenitale Tumoren mit ortsständigen Gewebeelementen. Häufig sind Choristome oder Hamartome mit extraokulären Krankheitszeichen vergesellschaftet und Teilsymptom von Phakomatosen.

14.5 Nennen Sie Beispiele für Hamartome aus vaskulären und nervalen Geweben.

Vaskuläre Hamartome sind beispielsweise Hämangiome. Neurinome und Schwannome entstehen dagegen aus nervalen Geweben.

14.6 Definieren Sie den Begriff Hyperplasie und grenzen Sie diesen von der Hypertrophie ab.

Die Hyperplasie bezeichnet eine Zell-, Gewebe- oder Organvergrößerung durch Zunahme der Zahl der Einzelzellen, während es bei einer Hypertrophie zu einer Zell-, Gewebe- oder Organvergrößerung durch Zunahme des Volumens der Einzelzellen kommt.

Pathologie des vorderen Augenabschnitts

14.7 Für welche Systemerkrankung ist der „Sonnenblumenstar" charakteristisch?

Der „Sonnenblumenstar" ist charakteristisch für Morbus Wilson und zeichnet sich durch eine grünlich-braune blumenförmige Linsentrübung durch Kupferionen (Chalcosis lentis) aus (siehe auch ▶ 19.28).

14.8 Mithilfe welcher Substanzen können Sie Kupferablagerungen histochemisch nachweisen?

Der histochemische Nachweis von Kupfer gelingt mit der Kernecht-Rotfärbung, Alizarinblau, Rhodanin oder Rubeanwasserstoff.

14.9 Bei welchen weiteren Erkrankungen kann eine Chalcosis lentis auftreten?

Eine Chalcosis lentis kann bei Morbus Wilson, aber auch bei einem intraokularen Kupferfremdkörper, bei Patienten mit Hyperkuprämie im Rahmen eines multiplen Myeloms oder selten auch bei Lungenkarzinomen auftreten.

14.10 Beschreiben Sie die Histologie eines Chalazions.

Das Chalazion (Hagelkorn) geht auf eine granulomatöse Entzündung der Meibom-Talgdrüsen zurück. Dabei ruft freies extrazelluläres Fett der Meibomdrüse eine epitheloide Reaktion mit Riesenzellen hervor. Ein pathognomonischer Befund stellen nicht anfärbbare Fetttröpfchen innerhalb des Gewebes, umgeben von entzündlichen Zellen, dar. Zusätzlich zu dieser lipogranulomatösen Entzündung sind bei chronischen Läsionen extensive fibröse Vernarbungen zu beobachten.

14.11 Nennen Sie die wichtigsten histologischen Differenzialdiagnosen eines Chalazions.

Das Chalazion zeigt eine granulomatöse Entzündung und wird leicht mit ernsteren granulomatösen Entzündungen verwechselt. Wichtige Differenzialdiagnosen stellen hier Pilzerkrankungen, Sarkoidose, Tuberkulose, Lepra und Syphilis dar.

Daneben ist das Phänomen des sekundären Chalazions zu erwähnen, d.h., ein Tumor (z.B. Basalzellkarzinom) umwächst den Ausführungsgang einer Taldrüse, komprimiert diesen und führt dadurch zur Chalazionbildung. Darüber hinaus ist als wichtigste, klinische Differenzialdiagnose des Chalazions das Talgdrüsenkarzinom anzuführen, weshalb auch nach einer einfachen Chalazionoperation immer auch eine histopathologische Aufarbeitung erfolgen sollte.

14.12 Beschreiben Sie die Histopathologie von Xanthelasmen und grenzen Sie sie klinisch zum Xanthom ab.

Histopathologisch kann man sogenannte „Schaumzellen“ finden, d.h. Histiozyten mit Fett, das in Paraffinschnitten herausgelöst wird und sich daher in den Hämatoxylin-Eosin-Schnitten nicht anfärbt. In Gefrierschnitten kann dieses Fett jedoch mit speziellen Fett-Färbungen nachgewiesen werden. Die histiozytären Infiltrate liegen dabei in der oberflächlichen Dermis, die normalerweise aus fibrovaskulären Gewebe mit Hautanhangsgebilden besteht. Das physiologische Hautfettgewebe liegt deutlich tiefer. Während bei Xanthelasmen das Cholesterin im Blutserum meist erhöht ist, sind bei Xanthomen in der Regel die Neutralfette erhöht. Klinisch präsentiert sich das Xanthom zudem meist mehr orangenfarben, ist unregelmäßiger begrenzt, meist prominenter und bis zur Lidspalte heranreichend.

14.13 Welcher sehr seltenen Erkrankung ähnelt die Histopathologie von Xanthelasmen?

Die Histopathologie von Xanthelasmen ähnelt einer lepromatösen Erkrankung der Lider.

14.14 Nach der Exzision von klinisch aussehenden Xanthelasmen zeigt sich in der histopathologischen Aufarbeitung ein nekrobiotisches Xanthogranulom. Warum ist dieser Befund von besonderer Bedeutung?

Diese diagnostische Einordnung ist von besonderer Bedeutung, da nekrobiotische Xanthogranulome häufig mit lymphoproliferativen Erkrankungen assoziiert sind.

14.15 Für welche Erkrankung sind multiple konfluierende Lidrandtumoren mit Ablagerungen lipidhalter Substanzen pathognomonisch?

Multiple konfluierende Lidrandtumoren mit Ablagerungen lipidhaltiger Substanzen sind pathognomonisch für das Urbach-Wiethe-Syndrom, auch Lipoproteinose oder Hyalinosis cutis et mucosae genannt. Das Urbach-Wiethe-Syndrom ist eine seltene autosomal-rezessiv vererbte Systemerkrankung. Sie geht zudem mit weiteren Hautveränderungen, Schleimhautveränderungen und Verkalkungen der Amygdala einher. Der Ausfall der Strukturen der Amygdala führt zu Einschränkungen des Gefühlslebens, Störungen des Sozialverhaltens sowie Gedächtnisstörungen.

14.16 Aufgrund maligner Raumforderungen der Lider kann es zu eine Madarosis kommen. Nennen Sie weitere Gründe für eine Madarosis der Lider.

Ein Madarosis kann beispielsweise auch durch eine Vitamin-A-Überdosierung, durch die Gabe verschiedenster Zytostatika, durch eine Thalliumvergiftung oder beim Konsum von Kokain auftreten.

14.17 Beschreiben Sie die Histologie des Basalzellkarzinoms.

Das Basalzellkarzinom entsteht aus den epidermalen Stammzellen der äußeren Haarwurzelscheide. Lichtmikroskopisch zeigen sich meist unterminierende Infiltrate eines basaloiden Tumors mit ballenförmigem trabekulärem Wachstum. Des Weiteren erkennt man in der Regel eine prominente periphere Palisadierung der Zellkerne, die Zellen stellen sich überwiegend monomorph mit vereinzelt pleomorphen Nuklei und zum Teil eingeschlossenen Mitosen dar.

14.18 Welche immunhistochemischen Marker sollten bei einem Verdacht auf ein Basalzellkarzinom untersucht werden?

Immunhistochemisch sind die Zellen eines Basalzellkarzinoms meist kräftig positiv für BerEP4 (Synonym EpCAM: Epithelial Cell Adhesion Molecule) und negativ für EMA (Epithelial Membrane Antigen).

14.19 Bei welchem Tumor zeigt sich dagegen eine Negativität des BerEP4 (EpCAM: Epithelial Cell Adhesion Molecule) und eine Positivität für EMA (Epithelial Membrane Antigen)?

Das Plattenepithelkarzinom zeigt meist eine Negativität für das BerEP4 und eine Positivität für EMA. Diese beiden immunhistochemischen Marker sind daher essenziell für die Abgrenzung eines Basalzellkarzinoms gegenüber einem Plattenepithelkarzinom.

14.20 Was ist ein teratoides Medulloepitheliom?

Es handelt sich um eine sehr seltene embryonale Neoplasie, die meists als Ziliarkörperraumforderung auftritt. Neben verschiedenen Strukturen aus Neuroepithelium und Hyaluronsäuren enthalten teratoide Medulloepitheliome im Gegensatz zu nicht-teratoiden Medulloepitheliomen heteroplastisches Gewebe einschließlich Hyalinknorpeln, Rhabdomyoblasten, gestreifter Muskulatur und/oder Gehirnsubstanz. Mehr als ein Drittel der Medulloepitheliome sind teratoide Medulloepitheliome. Es können sowohl gutartige als auch maligne Varianten von teratoiden und nicht-teratoiden Tumoren auftreten.

Pathologie des hinteren Augenabschnitts

14.21 Beschreiben Sie die Histologie einer Drusenpapille.

Histologisch bestehen Drusen des N. opticus aus konzentrischen, kristalloid geschichteten Massen von hyalinem Material ohne Zellen oder Kapseln, häufig mit Verkalkungen basophilen Charakters. Meist treten zudem gesplitterte Schnittartefakte auf. Zudem erkennt man oft degenerativ veränderte Axonreste von retinalen Ganglienzellen.

14.22 Definieren Sie die Bezeichnung Grubenpapille.

Die Bezeichnung Grubenpapille steht nicht für eine tiefe physiologische oder etwa für eine glaukomatöse Exkavation des N. opticus, sondern für kongenitale, scharf begrenzte, loch- oder grubenförmige Defekte unterschiedlicher Größe und Tiefe innerhalb der physiologischen Papillensubstanz. Meist liegt der Defekt temporal. Auch doppelte Grubenbildungen können vorkommen.

14.23 Beschreiben Sie die Histologie einer Grubenpapille.

Bei einer Grubenpapille senkt sich die Netzhaut in die Papillensubstanz oder in die Sehnervenscheiden ein. Diese Aussackung kann Bindegewebe, Gliagewebe und hernienartige Nervenfaserschleifen enthalten.

14.24 Von welchen Zellen geht das Retinoblastom aus?

Der Begriff Retinoblastom wurde von Fredrick Herman Verhoeff 1926 geprägt, der als erster die Herkunft aus noch undifferenzierten Netzhautzellen, den Retinoblasten, beschrieb.

14.25 Was bedeuten Rosetten beim Retinoblastom?

Rosetten sind histologische Charakteristika für die Tumordifferenzierung beim Retinoblastom. Homer-Wright-Rosetten spiegeln eine geringgradige neuroblastische Differenzierung wider. Sie sind unspezifisch und kommen auch in anderen Tumoren wie z. B. dem Neuroblastom vor. Flexner-Wintersteiner-Rosetten dagegen stehen für die frühe Netzhautdifferenzierung und sind sehr charakteristisch für ein Retinoblastom. Sie sind jedoch nicht pathognomonisch, da sie auch bei einigen Medulloepitheliomen zu finden sind.

14.26 Wie unterscheiden sich Homer-Wright- und Flexner-Wintersteiner-Rosetten histopathologisch in ihrem Aussehen?

Die Nuklei der Homer-Wright-Rosetten umschließen ein zentrales Gewirr aus neuralen Filamenten, wobei kein Lumen erkennbar ist. Im Gegensatz dazu haben Flexner-Wintersteiner-Rosetten ein zentrales Lumen. Die Zellen, die das Lumen bilden, besitzen einen Gürtel aus apikalen, interzellulären Verbindungen, die analog zur äußeren Grenzmembran der Retina sind. Zilien, die Vorläufer von Photorezeptoren, projizieren sich teilweise in das Lumen der Rosette.

14.27 Was sind Fleuretten?

Fleuretten sind Ansammlungem von neoplastischen Photorezeptoren. Fleuretten bestehen aus Gruppen von bauchigen, eosinophilen Zellen, die den inneren Photorezeptorsegmenten entsprechen. Sie sind oft entlang einem Segment der neoplastischen äußeren Grenzmembran in einer bouquet-ähnlichen Anordnung ausgerichtet. Ein gutartiger Netzhauttumor, der sich vollständig aus Fleuretten zusammensetzt, wird auch Retinozytom oder Retinom genannt.

14.28 Warum sehen histologische Schnitte eines Retinoblastoms lichtmikroskopisch mit einer geringen Vergrößerung teilweise blau, pink oder lila aus?

Bei einer geringen lichtmikroskopischen Vergrößerung erscheinen die histologischen Schnitte eines Retinoblastoms blau, pink oder lila. Die blauen Areale repräsentieren ehemals vitales Gewebe. Dieses erscheint aufgrund der basophilen Nuklei mit nur geringem Zytoplasma blau. Nekrotische Areale dagegen erscheinen pink, aufgrund ihrer Eosinophilie und da sie nach dem Zelluntergang ihre basophile DNA verloren haben. Dystrophe Kalzifikationen treten oft in nekrotischen Arealen auf. Kalzium zeigt einen Lila-Farbton in der Hämatoxylin-Eosin-Färbung.

14.29 Welche wichtigen Prognoseparameter können während einer histopathologischen Aufarbeitung eines Aderhautmelanoms evaluiert werden?

Tumorgröße und Zelltyp sind zwei der wichtigsten prognostischen Faktoren, die bei einer histopathologischen Bewertung von Aderhautmelanomen evaluiert werden sollten. Weitere prognostische Merkmale sind die mitotische Aktivität, das Vorhandensein einer extraskleralen Ausbreitung, vaskuläre Muster und eine lymphozytäre Infiltration. Ebenso sollte eine molekulargenetische Untersuchung des Tumorgewebes angeschlossen werden (z. B. auf Monosomie 3).

Prognostische Faktoren beim Aderhautmelanom:

1. Größe (>15 mm)
2. Zelltyp
3. Extraokuläre Ausbreitung
4. Mitotische Aktivität
5. Lymphozytäre Infiltration des Tumors
6. Viele Gefäßschlingen

7. Beteiligung des Ziliarkörpers
8. Diffuses Wachstumsmuster

14.30 Was ist die Callender-Klassifikation?

Im Jahr 1931 entdeckte Major George Russell Callender, dass zwischen der Überlebensrate und dem Zelltyp der Aderhautmelanome ein Zusammenhang besteht. Er unterteilte die Aderhautmelanome nach den verschiedenen Zelltypen in spindelförmige (Typ A und B), faszikuläre, epitheloidzellige, gemischtzellige und nekrotische Melanome. Diese Klassifikation wurde von McLean et al. 1983 modifiziert. In Bezug auf die Überlebensprognose des Aderhaut- bzw. Ziliarkörpermelanoms werden zwei Gruppen unterschieden: Die Gruppe mit der besseren Prognose beinhaltet Tumoren mit Spin delzellen. Eine schlechtere Prognose haben das gemischtzellige, das epitheloidzellige und das nekrotische Melanom. Jedoch können spindelzellige Tumoren auch in den maligneren Epitheloidtyp übergehen.

14.31 Was ist der häufigste Zelltyp bei Aderhautmelanomen?

Bis zu 89 % der Aderhautelanome, die histopathologisch untersucht werden, zeigten gemischtzellige Tumoren, eine Mischung aus Spindel- und Epitheloidzellen.

14.32 Beschreiben Sie das mikroskopische Aussehen von Spindel- und Epitheloidzellen.

Spindel-Melanomzellen zeigen ein eher faszikelartiges Wachstum als Synzytium, sodass es teilweise schwer ist, einzelne Strukturen sicher voneinander abzugrenzen. Epitheloide Zellen grenzen sich dagegen deutlicher voneinander ab. Melanomzellen lassen sich mikroskopisch jedoch leicht durch die Eigenschaften ihrer Zellkerne unterscheiden. Spindel-A-Zellen haben lange, sich verjüngende zigarrenähnliche Kerne. Die Nucleoli sind entweder kaum oder nur sehr undeutlich darstellbar. Der charakteristische Längsstreifen des Zellkerns wird durch eine Falte in der Kernmembran verursacht. Zellkerne von Spindel-B-Zellen sind eher oval und etwas dicker. Sie weisen weniger feinverteiltes Chromatin und einen ausgeprägteren Nukleolus auf. Epithelioide Zellkerne sind typischerweise eher rund mit einem blasigen Aussehen und haben einen auffallenden rot-purpurnen Nucleolus. Das Chromatin ist eher grob, verklumpt und sammelt sich oft an der inneren Membran des Zellkerns.

14.33 Definieren Sie das Ektropium uveae.

Ein Ektropium uveae wird durch das Vorhandensein von Irispigmentepithel auf der Vorderfläche der Iris definiert. Beim Ektropium uveae handelt es sich in den meisten Fällen um eine erworbene Erkrankung, die sekundär nach Irisneovaskularisationen oder Iristumoren (wie Irisnävus oder -melanom) entsteht. Sehr selten tritt das Ektropium uveae auch als isolierte angeborene Anomalie oder in Verbindung mit systemischen Erkrankungen wie der Neurofibromatose I auf.

14.34 Erklären Sie den Pathomechanismus hinter dem Auftreten eines Ektropium uveae bei einer Rubeosis iridis.

Bei einer Rubeosis iridis bilden sich neue Gefäße auf der Irisvorderfläche. Im Verlauf schrumpft das gefäßführende Bindegewebe auf der Irisvorderfläche, wodurch das Irispigmentepithel nach vorn um den Pupillarsaum gezogen bzw. nach vorne umgeschlagen wird. Später wird auch der M. sphincter pupillae nach außen gezogen und gekippt.

14.35 Welche syndromalen Erkrankungen können mit einem Ektropium uveae assoziiert sein?

Das Axenfeld-Rieger-Syndrom, das iridokorneale endotheliale Syndrom (ICE-Syndrom), die Neurofibromatose I und das Prader-Willi-Syndrom sind mit dem Auftreten eines Ektropium uveae assoziiert.

Literatur

Guthoff R, Heindl LM, Holbach LM. Orbit. In: Naumann GOH, Holbach L, Kruse FE (eds.). Applied pathology for ophthalmic microsurgeons. Berlin: Springer, 2008: 49–66.

Heindl LM, Holbach LM. Eyelids. In: Naumann GOH, Holbach L, Kruse FE (eds.). Applied pathology for ophthalmic microsurgeons. Berlin: Springer, 2008: 30–44.

Heindl LM, Jünemann A, Holbach LM. Lacrimal drainage system. In: Naumann GOH, Holbach L, Kruse FE (eds.). Applied pathology for ophthalmic microsurgeons. Berlin: Springer, 2008: 45–48.

Heindl LM, Jünemann A, Holbach LM. Clinicopathologic features of lesions affecting the lacrimal drainage system in external dacryocystorhinostomy. In: Guthoff R, Katowitz JA (eds.). Oculoplastics and orbit (Essentials in ophthalmology). Berlin: Springer, 2010: 95–104.

Naumann GOH. Pathologie des Auges. Heidelberg: Springer-Verlag, 1980.

Naumann GOH, Holbach L, Kruse FE. Applied Pathology for Ophthalmic Microsurgeons. Heidelberg: Springer-Verlag, 2008.

15 Spezielle Medikamentennebenwirkungen am Auge

Thomas Neß

15.1 Welche topischen und/oder systemischen Medikamente können zu einer Keratokonjunktivitis sicca führen?

Die Keratokonjunktivitis sicca oder das Trockene Auge ist an sich sehr häufig. Eine Vielzahl an Medikamente kann sie auslösen oder verstärken. Hier eine Liste möglicher Auslöser:

- Betarezeptorenblocker (topisch und systemisch)
- Alle Antiglaukomatosa
- Amiodaron
- Anticholinergika
- Niacin
- Retinoide
- Botulinumtoxin
- Zytostatika
- Orale Kontrazeptiva
- Trizyklische Antidepressiva
- Antihistaminika
- Benzalkoniumchlorid als Konservierungsmittel

15.2 Mit welchen Nebenwirkungen ist bei einer Langzeittherapie mit Antiglaukomatosa zu rechnen?

Antiglaukomatosa werden üblicherweise für einen langen Zeitraum angewendet. Für alle Substanzen sind eine Keratokonjunktivitis sicca, eine allergische Konjunktivitis oder die Entwicklung eines medikamentös-induzierten okulären Pemphigoids als Nebenwirkung beschrieben. Daneben gibt es spezifische nicht erwünschte Wirkungen für einzelne Substanzen (▶ Tab. 15.1).

Tab. 15.1 Spezielle nicht erwünschte Wirkungen von Antiglaukomatosa

Epinephrin	• Makulaödem bei Aphakie • Hornhautablagerungen • Tränenwegsstenose durch Adrenozysten
Apraclonidin/Clonidin	• Konjunktivale Gefäßverengung • Geringe Mydriase • Oberlidretraktion
Brimonidin	• Bindehauthyperämie • Toxische Konjunktivitis • Granulomatöse anteriore Uveitis

Tab. 15.1 Spezielle nicht erwünschte Wirkungen von Antiglaukomatosa *(Forts.)*

Dipivefrin	Okuläres Pemphigoid
Betarezeptorenblocker	• Toxische epidermale Nekrolyse • Hornhaut-/Bindehaut-Anästhesie • Keratokonjunktivitis sicca • Kontaktlinsenunverträglichkeit • Myasthenes Syndrom • Ptosis • Uveitis anterior
Dorzolamid **Brinzolamid**	• Aderhautamotio • Erythema multiforme • Verminderte Hornhautsensibilität
Pilocarpin **Carbachol**	• Akkommodationsspasmus • Bindehauthyperämie • Gesichtsfeldeinengung • Hintere Synechien • Iris-/Ziliarkörperzysten • Okuläres Pemphigoid • Netzhautablösung • Okklusion des Tränenpünktchens • Myopie • Pupillarblockglaukom
Prostaglandinanaloga	• Bindehauthyperämie • Trichiasis • Hornhautverdünnung • Irispigmentierung • Hypertrichose • Lidhautpigmentierung • Makulaödem • Paradoxe Augeninnendrucksteigerung • Poliosis • Uveitis anterior • Orbitale Fettatrophie

15.3 Was ist ein medikamentös induziertes okuläres Pemphigoid? Welche Medikamente gelten als Verursacher?

Beim medikamentös induzierten okulären Pemphigoid handelt es sich um eine durch Medikamente getriggerte Schleimhauterkrankung, die zu Blasenbildung, Epithelaufbrüchen und zu einer Bindehautvernarbung mit Symblepharonbildung führt. Als Auslöser für das okuläre Pemphigoid gelten alle Antiglaukomatosa, vor allem Timolol und Pilocarpin. Auch der übermäßige Gebrauch von Phenylephrinhaltigen Augentropfen kann zu einem okulären Pemphigoid führen. Als weiterer Auslöser wurden 5-Fluorouracil und Penicillamin beschrieben.

Die ersten Maßnahmen bei Vorliegen eines medikamentös induzierten Pemphigoids bestehen im Absetzen des potenziell auslösenden Medikaments, in einer lokalen antiphlogistischen Behandlung und in der Gabe von Tränenersatzmitteln. Bei fehlendem Erfolg ist eine systemische antiinflammatorische Therapie erforderlich.

15

15.4 Welche Medikamente führen zu Ablagerungen in der Hornhaut?

Die auffälligste Form der Medikamenteneinlagerung an der Hornhaut ist die Cornea verticillata. Sie ist charakterisiert durch wirbelförmige Einlagerungen im Epithel der Hornhaut und in der Regel reversibel. Eine Cornea verticillata wird häufig bei der Gabe von Amiodaron und Chloroquin/Hydroxychloroquin und selten bei der Anwendung von Atovaquon oder einer Langzeittherapie mit Indomethazin beobachtet.

Bei Patienten mit chronischen Entzündungen oder einer beginnenden Phthisis bulbi kann es zu Kalkeinlagerungen auf der Bowmann-Membran im Lidspaltenbereich kommen. Man spricht dann von einer bandförmigen Keratopathie, die sich unter der Gabe von Augentropfen mit Phosphatpuffer verschlechtert.

Ablagerungen in der Hornhaut können auch bei der Langzeittherapie mit Chlorpromazin, Amantadin, Gold, Isotretinoin oder bei topischer Therapie mit Cipro- und Norfloxacin vorkommen.

15.5 Welche Wirkstoffe können eine Uveitis auslösen?

Medikamente als Auslöser einer Uveitis sollten in Betracht gezogen werden und in der Anamnese berücksichtigt werden (▶ Tab. 15.2).

Der Zusammenhang zwischen Uveitis und neuen Immuntherapien gilt als gesichert (siehe auch ▶ 2.64). Als Auslöser bekannt sind die Checkpointinhibitoren (z. B. Ipilimumab, Nivolumab, Pembrolizumab), die BRAF-Inhibitoren und die MEK-Inhibitoren (▶ 15.17). Alle Formen der Uveitis sind für diese Substanzen beschrieben.

Cidofovir wird intravenös und intravitreal zur Behandlung von Infektionen mit Zytomegalieviren verwendet. Die Substanz kann unabhängig von der Applikationsform eine nicht-granulomatöse anteriore Uveitis mit Hypotonie induzieren.

Rifabutin, ein oraler antimykobakterieller Wirkstoff, der zur Prophylaxe bei immunkompromittierten Patienten eingesetzt wird, ist assoziiert mit einer charakteristischen anterioren Hypopyonuveitis, aber auch mit intermediärer Uveitis, Panuveitis oder retinaler Vaskulitis. Die Reaktion ist unabhängig von der Dosis und Therapiedauer. Die Therapie besteht im Beenden der Anwendung und der Gabe von Steroiden.

Tab. 15.2 Medikamente, die eine Uveitis auslösen können

Systemische Medikation	• Checkpoint-Inhibitoren • BRAF-Inhibitoren • MEK-Inhibitoren • Cidofovir • Rifabutin • Sulfonamide • Bisphosphonate • Fluoroquinolone (v. a. Moxifloxacin) • Tumornekrosefaktor-Antagonisten
Lokale Medikation	• VEGF-Antagonisten • Metipranolol • Brimonidin • Prostaglandinanaloga

Sulfonamide (Antibiotika, Antikonvulsiva, Diuretika) können innerhalb einer Woche nach Beginn der Therapie eine milde anteriore, nicht-granulomatöse Uveitis verursachen.

Bisphosphonate werden zur Osteoporoseprophlaxe eingesetzt. Alle Substanzen dieser Wirkstoffklasse sind mit Uveitis, Skleritis, Episkleritis und orbitaler Entzündung vergesellschaftet. Die Entzündung ist dosisabhängig und reproduzierbar.

Die systemische, nicht die topische Therapie mit Fluoroquinolonen, insbesondere Moxifloxacin, kann eine spezielle Form der Uveitis mit bilateraler diffuser Iristranslumination auslösen (▶ 15.18).

Selten kann es bei Gabe eines Antagonisten des Tumornekrosefaktors zu einer paradoxen neuen intraokularen Entzündung kommen. Dies gilt vor allem für Etanercept, weniger für die monoklonalen Antikörper.

Eine anteriore Uveitis nach Injektion von Anti-VEGF-Wirkstoffen tritt bei wenigen Patienten auf und ist initial schwer von einer Endophthalmitis zu unterscheiden.

Metipranolol, ein topischer, nicht selektiver Betarezeptorenblocker, ist mit einer anterioren granulomatösen Uveitis vergesellschaftet.

Brimonidin und andere alpha-adrenergen Rezeptoragonisten führen nach längerer Therapiedauer, üblicherweise nach mehr als einem Jahr, zu einer charakteristischen granulomatösen anterioren Uveitis mit Anstieg des Augeninnendrucks. Die Entzündung ist nach Therapiebeendigung reversibel.

Eine ähnliche Form der Uveitis wird nach Gabe von Prostaglandinanaloga beobachtet.

Der Zusammenhang zwischen der Auslösung einer Uveitis und Impfungen ist unsicher. Assoziationen mit Impfungen (BCG, Varizellen, Hepatitis B, FSME, und HPV) wurden gemeldet. Meist wurde eine einfache anteriore Uveitis, seltener eine intermediäre oder posteriore Uveitis nach Vakzinierung diagnostiziert. Der Zusammenhang gilt aber nicht als eindeutig bewiesen.

15.6 Was sind die typischen Nebenwirkungen einer Lokaltherapie mit Prostaglandinanaloga?

Neben den für alle Antiglaukomata vorkommenden Nebenwirkungen, wie Keratokonjunktivitis sicca, allergische Konjunktivitis oder okuläres Pemphigoid gibt es bei den Prostaglandinanaloga charakteristische unerwünschte Wirkungen. Auffällig sind das Wachstum der Wimpern, die vermehrte Irispigmentierung und die Vertiefung des Oberlidsulkus durch Atrophie des orbitalen Fettkörpers.

Insbesondere bei Aphakie oder Pseudophakie können Prostaglandinanaloga Ursache eines Makulaödems sein, das sich nach dem Absetzen bessert. Das gilt auch für eine selten zu beobachtende granulomatöse anteriore Uveitis, die sich typischerweise erst nach längerer Therapiedauer (> 1 Jahr) manifestiert.

15.7 Welche Medikamente können bei der Kataraktoperation zu einem Floppy-Iris-Syndrom führen?

Das intraoperative Floppy-Iris-Syndrom bei der Katarakt-Operation betrifft vorwiegend, aber nicht nur Männer. Ursache ist vor allem die Einnahme von Tamsulosin oder anderen α-Rezeptorenblockern, die zunehmend auch bei Frauen eingesetzt werden. Auch nach Absetzen der Substanzen besteht weiterhin das Risiko für ein intraoperatives Floppy-Iris-Syndrom. Eine weitere Ursache können trizyklische Antidepressiva sein.

15.8 Was sind die typischen Kortikosteroidnebenwirkungen am Auge?

Sowohl topisch als auch systemisch angewendete Kortikosteroide können typische Nebenwirkungen am Auge auslösen. Unabhängig von der Applikationsform fördern Kortikosteroide die Entwicklung einer Katarakt, typischerweise einer hinteren schalenförmigen Linsentrübung. Durch Veränderungen im Trabekelmaschenwerk kommt es bei prädisponierten Personen zu einem Anstieg des Augeninnendrucks und in der Folge zu einem Steroidglaukom. Dies sollte insbesondere bei der Gabe von intraokularen Steroiden beachtet werden.

Bei topischer Gabe besteht eine verzögerte korneale Wundheilung und eine erhöhte Empfänglichkeit für opportunistische Infektionen, sodass die topische Gabe bei offenem Epithel vermieden werden sollte.

Triamcinolon-Kristalle können nach intravitrealer Injektion in die Vorderkammer gelangen und das Bild einer Pseudoendophthalmitis mit Pseudohypopyon erzeugen. Nach vor allem wiederholter parabulbärer Depotsteroidinjektion wird gelegentlich eine Ptosis beobachtet.

15.9 Welche Medikamente können eine Optikusneuropathie auslösen?

Die Tuberkulostatika Ethambutol und Isoniazid, sowie das Antiarrhytmikum Amiodaron sind die bekanntesten Medikamente, die eine Optikusneuropathie auslösen können. Bei ihrer Anwendung sollten Farbsinn und Gesichtsfeld kontrolliert werden. Seltener wurde eine Optikusschädigung bei Chloramphenicol, Metronidazol, Fludarabin und Disulfiram beobachtet.

Ein Zusammenhang mit einer anterioren ischämischen Optikusneuropathie wird bei Phosphodiesterase-5-Hemmern, Alpha-2-Blockern, selektiven Inhibitoren der Steroid-5α-Reduktase und Interferon-alpha vermutet.

15.10 Welche Wirkstoffe sind potenzielle Auslöser einer toxischen Retinopathie/Makulopathie?

Die bekannteste und relevanteste toxische Retinopathie wird durch Hydroxychloroquin oder Chloroquin ausgelöst. Die Retinopathie ist initial asymptomatisch, führt aber zu Veränderungen im Gesichtsfeld, der Autofluoreszenz und im OCT, sodass Screeninguntersuchungen sinnvoll sind, um eine Retinopathie frühzeitig zu erkennen. In den späteren Stadien kommt es zu Farbsinnstörungen, Nachtblindheit und Sehverschlechterung durch eine fortschreitende retinale Pigmentepithelatrophie, die zunächst als Bull's eye retinopathy erscheint, dann aber zu generellen Pigmentepithelveränderungen und einer sekundären Optikusatrophie führt. Die frühen Veränderungen sind nicht reversibel, können bei Absetzen der Therapie aber im asymptomatischen Stadium gestoppt werden.

Thioridazin, ein Wirkstoff, der zur Therapie von chronischen schizophrenen und anderen Psychosen eingesetzt wird, kann eine Nachtblindheit, Farbwahrnehmungsstörungen und ein verschwommenes Sehen auslösen. Funduskopisch finden sich zunächst feine periphere Pigmentepithelveränderungen, die zu einer ausgeprägten Pigmentepithelatrophie mit Pigmentverklumpungen voranschreiten. Im weiteren Verlauf kommt es zu sekundären Gefäßveränderungen und zu einer Optikusatrophie. Im Gesichtsfeld sind initial parazentrale Gesichtsfeldausfälle oder ein Ringskotom nachweisbar. Eine tägliche Dosis von weniger als 800 mg gilt als sicher. Andere Phenothiazine haben ein deutlich geringeres Risiko für die Entwicklung einer Retinopathie.

Ursache von kristallinen Ablagerungen in der Netzhaut, insbesondere der Makula, können die Therapie mit Tamoxifen, Toremifen, Canthaxanthin oder Talg bei intravenösem Drogenabusus (Ritalin®) sein. Die Prävalenz einer Tamoxifen-Retinopathie wird mit bis zu 6 % angegeben. Ein erhöhtes Risiko besteht ab einer kumulativen Dosis von mehr als 100 g. Es kommt zu charakteristischen kristallinen Einlagerungen in der perimakulären Region. Im OCT kann man Ablagerungen zwischen Ganglienzellschicht und innerer plexiformer Schicht sehen. Typisch sind aber die scharf begrenzten Defekte der äußeren Netzhautschichten mit Unterbrechung der Photorezeptoren. Das Bild kann einem Makulaforamen ähneln. Ein Makulaödem ist aber auch möglich. Bei dokumentiertem Visusverlust oder Makulaödem sollte über ein Aussetzen der Therapie diskutiert werden.

Die Einnahme von Digitalis kann zu Farbwahrnehmungsstörungen, einer Xanthopsie, führen, bei der das Sehen von einem Gelbton überlagert wird. Daneben sind bei einer Digitalisintoxikation weitere Sehbeschwerden, wie Verschwommensehen, eine herabgesetzte Farbwahrnehmung und parazentrale Skotome möglich.

Vigabatrin wird zur Therapie der Epilepsie eingesetzt. Es verursacht progrediente Gesichtsfelddefekte ohne klinisch sichtbare Fundusveränderungen. Das ERG ist frühzeitig pathologisch. Bei fortgesetzter Einnahme kommt es zu einer Optikusatrophie, sodass die Substanz bei Anzeichen für einen Gesichtsfelddefekt abgesetzt werden sollte.

Die intravitreale Injektion von Aminoglykosiden (Gentamycin, Amikacin, Tobramycin) und seltener von Vancomycin kann zu einer ischämischen Retinopathie mit Makulabeteiligung führen. Die Visusprognose ist dann schlecht.

Die Gabe von Interferon bei Hepatitis führt insbesondere bei Patienten mit Diabetes oder Hypertonie zu einer Retinopathie mit Cotton-wool-spots, retinalen Blutungen, Makulaödem und/oder einem Papillenödem. Die Veränderungen sind in aller Regel auch unter Fortsetzung der Therapie reversibel, nur selten wird eine AION beobachtet.

Sehr selten wird bei der Einnahme von Tacrolimus eine Retinopathie mit Cottonwool Spots und oberflächlichen Blutungen berichtet. Häufiger, aber noch immer sehr selten, ist unter Einnahme von Tacrolimus eine AION oder eine ischämische Makulopathie.

Als Nebenwirkung von Fingolimod, einem Medikament zur Behandlung der MS, wird ein Makulaödem angegeben.

15.11 Wie sollen potenzielle Nebenwirkungen von Antimalaria-Medikamenten am Auge überwacht werden?

Chloroquin und Hydroxychloroquin werden in der Rheumatologie als gut verträgliche Therapie bei einigen Formen der Vaskulitis, insbesondere bei systemischen

Lupus erythematodes eingesetzt. Die Therapie sollte die Dosis von 5 mg/kg/d nicht überschreiten und mit Hydroxychloroquin (HCQ) erfolgen. Da eine Hydroxychloroquin-Therapie nach längerer Therapiedauer (< 1 % nach 5 Jahren, < 2 % nach 10 Jahren und 10–20 % nach 20 Jahren) zu einer irreversiblen Makulopathie führen kann, sollten regelmäßige ophthalmologische Kontrollen erfolgen. Empfohlen ist eine Basisuntersuchung in den ersten 6 Monaten, sowie jährliche Kontrollen ab dem 5. Therapiejahr. Bei zusätzlichen Risikofaktoren (z. B. Tamoxifentherapie, signifikante Niereninsuffizienz, vorbestehende Makulopathie) oder auffälligen Untersuchungsbefunden können die Intervalle verkürzt werden. Bei der Untersuchung sollten je eine subjektive und eine objektive Untersuchungsmethode angewandt werden. Subjektives Testverfahren ist die automatisierte Gesichtsfelduntersuchung, objektive Verfahren sind das OCT, die Fundusautofluoreszenz und das multifokale ERG. Zeichen für eine Retinopathie sind eine parafoveale Empfindlichkeitsabnahme in der Gesichtsfelduntersuchung, eine parafoveale umschriebene Verdünnung der Photorezeptorschicht und/oder Unterbrechungen der Außensegmentstrukturlinie. Ungeeignete Untersuchungsmethoden für die Früherkennung einer Retinopathie sind die alleinige Fundusuntersuchung, die Fluoreszeinangiografie, das Ganzfeld-ERG, Farbsinntests oder die Elektrookulografie.

15.12 Welche Substanzen können retinale thromboembolische Ereignisse auslösen?

Vermehrte retinale thromboembolische Ereignisse werden bei der Einnahme von oralen Kontrazeptiva, durch Talg bei Drogenabhängigen, durch akzidentelle intravasale Injektion von peribulbären Depotsteroiden und bei der Gabe von Interferonen berichtet. Die Gabe von intraokularen Antibiotika (Aminoglykoside, Vancomycin) kann eine ischämische Vaskulitis verursachen.

15.13 Welche pflanzlichen Wirkstoffe können zu okulären Nebenwirkungen führen?

Pflanzliche Präparate gelten im Allgemeinen als weniger mit Nebenwirkungen behaftet. Das dem nicht immer so ist, zeigt sich beispielsweise an Digitalis, das viele nicht nur okuläre unerwünschte Wirkungen bis hin zur Intoxikation haben kann. Am Auge wird vor allem eine Xanthopsie beobachtet.

Die Einnahme von Gingko-Präparaten interagiert mit der Blutgerinnung (profibrinolytisch und Trombozytenhemmung) und kann so insbesondere in Kombination mit anderen Gerinnungshemmern zu Blutungskomplikationen führen.

Der übermäßige Verzehr von Lakritze kann zu Hypertonie, Migräne und Hypokaliämie führen.

Canthaxanthin, das zur Hautbräunung eingesetzt wird, kann zur Einlagerungen von Kristallen in die Makula führen, die über einen sehr langen Zeitraum reversibel sind.

Paclitaxel, ein Wirkstoff aus der Rinde der pazifischen Eibe, wird in der Therapie von malignen Tumoren eingesetzt und kann selten ein zystoides Makulaödem verursachen.

15.14 Welche Nebenwirkungen von Viagra® am Auge werden diskutiert?

Sildenafil ist ein Phosphodieesterase-Typ-5-Hemmer, der zur Behandlung der erektilen Dysfunktion und der pulmonalen Hypertonie eingesetzt wird. Ein verwandtes Enzym, die Phosphodieesterase Typ 6, ist an der retinalen Phototransduktion beteiligt. Viele Anwender berichten über vorübergehende Sehstörungen nach der Einnahme von Sildenafil mit Lichtempfindlichkeit, Verschwommensehen und Farbwahrnehmungsstörungen. Seltener werden ernste Nebenwirkungen wie retinale Blutungen, Gefäßverschlüsse (arteriell/venös) oder eine AION berichtet und in einen Zusammenhang mit der Anwendung von Sildenafil gebracht.

15.15 Welche Nebenwirkungen am Auge sind bei der Anwendung von systemischen Antihypertensiva beschrieben?

Systemische Betarezeptorenblocker und Diuretika führen ebenso wie topische Betarezeptorenblocker zu Benetzungsstörungen und Kontaktlinsenunverträglichkeiten.

Für die ACE-Hemmer sind als okuläre Nebenwirkungen eine Sehminderung, Photophobie und Konjunktivitis sowie durch Anämie verursachte Netzhautblutungen beschrieben.

Eine zu starke Blutdrucksenkung kann bei Vorliegen eines Glaukoms, insbesondere eines Normaldruckglaukoms, zu einer Verschlechterung führen und sollte daher vermieden werden.

15.16 Welche Nebenwirkungen haben Medikamente, die zur Behandlung von Erkrankungen des Zentralnervensystems eingesetzt werden?

Substanzen, die zur Behandlung von Erkrankungen des Zentralnervensystems und insbesondere von psychischen Störungen eingesetzt werden, haben die Fähigkeit Nebenwirkungen am Auge auszulösen.

Chlorpromazin und andere Phenothiazine können zu abnormen Pigmentierungen an den Lidern, der Binde- und Hornhaut und selten zu einem Hornhautödem führen.

Eine Mydriase und die damit verbundene Gefahr eines Glaukomanfalls bei Prädisposition ist möglich bei trizyklischen Antidepressiva, typischen Antipsychotika, selektiven Serotonin-Wiederaufnahmehemmern und Topiramat. Akkommodationsstörungen sind typisch für trizyklische Antidepressiva und einige Antipsychotika und verantwortlich für vorübergehende Sehstörungen.

Zu Linsentrübungen und einer Retinopathie kann es als Folge einer hochdosierten Therapie mit Chlorpromazin und Thioridazin kommen (▶ 15.10). Störungen der Farbwahrnehmung und des Kontrastsehens erleben Patienten nach Einnahme von Benzodiazepinen (v. a. Carbamazepin und Lorazepam).

Auffällig und für die Patienten besonders beeinträchtigend sind Störungen der Okulomotorik, inklusive eines Nystagmus. Diese werden vor allem bei Antipsychotika, Carbamazepin, Topiramat, Antiepileptika und Lithium, weniger häufig bei selektiven Serotonin-Wiederaufnahmehemmern beobachtet.

15.17 Zur Therapie von Tumoren werden vermehrt immunmodulierende Medikamente wie BRAF-Inhibitoren, Checkpoint-Inhibitoren usw. eingesetzt. Welche Nebenwirkungen am Auge sind typisch?

Zur Therapie von verschiedenen Tumorentitäten werden zunehmend Medikamente eingesetzt, die Enzyme blockieren, die das Zellwachstum der Tumorzellen steuern (BRAF-Inhibitoren, MEK-Inhibitoren) oder die die körpereigene immunologische Tumorabwehr aktivieren (Checkpoint-Inhibitoren). Zur ersten Gruppe gehören Substanzen wie Vemurafenib oder Darafenib. Vertreter der Immun-Checkpoint-Inhibitoren sind Ipilimumab, Nivolumab oder Pembrolizumab. Durch die Aktivierung der Immunantwort durch die Checkpoint-Inhibitoren kann es zu autoimmunologischen Reaktionen an nahezu allen Organen kommen (siehe auch ▶ 2.64). Am Auge finden sich alle Formen einer Entzündung. Beobachtet wurden neben einer Skleritis, Episkleritis, eine anteriore oder posteriore Uveitis oder eine Panuveitis.

Weitere mögliche Nebenwirkungen dieser Substanzklasse sind die Entwicklung einer subretinalen Neovaskularisation der Makula oder eine autoimmune Orbitopathie.

Auch bei Anwendung der BRAF- oder MEK-Inhibitoren wurden alle Formen einer Uveitis beobachtet. In der Regel lässt sich die Entzündung mit topischer, intraokularer oder systemischer antientzündlicher Therapie beherrschen, sodass ein Absetzen der Tumortherapie nicht notwendig ist.

15.18 Welche Wirkstoffgruppe wird für das akute entzündliche Pigmentdispersionssyndrom verantwortlich gemacht?

Das akute Pigmentdispersionssyndrom mit Irisdepigmentierung beginnt akut mit Pigmentdispersion in der Vorderkammer, Depigmentierung und Verfärbung des Irisstromas, Pigmentablagerung im Kammerwinkel und Iristransillumination. Diese Erkrankung ist mit einer systemischen Behandlung mit Moxifloxacin vor allem bei pulmonalen Erkrankungen assoziiert. Die Hälfte der Patienten entwickelt eine okuläre Hypertension.

Literatur

Izazola-Conde C, Zamora-de la Cruz D, Tenorio-Guajardo G. Ocular and systemic adverse effects of ophthalmic and non ophthalmic medications. Proc West Pharmacol Soc. 2011; 54: 69–72.

Moorthy RS, Moorthy MS, Cunningham ET. Drug-induced uveitis. Curr Opin Ophthalmol. 2018; 29(6): 588–603.

Richa S, Yazbek JC. Ocular adverse effects of common psychotropic agents: a review. CNS Drugs. 2010; 24(6): 501–526.

Schlote T, Freudenthaler SM, Stübinger N, Zierhut M. Medikamentöse Nebenwirkungen am Auge. Stuttgart: Thieme-Verlag, 2011.

16 Laser in der Augenheilkunde

Marc Schargus

Grundlagen der Laseranwendung

16.1 Was bedeutet der Begriff „Laser"?

LASER ist ein Akronym des Begriffs „Light Amplification by Stimulated Emission of Radiation", was übersetzt bedeutet „Lichtverstärkung durch stimulierte Emission von Strahlung". Theoretische Überlegungen zur „stimulierten Emission" wurden bereits 1916 von Albert Einstein postuliert. Der erste funktionierende Laser wurde **1960** von **Theodore Maiman** in den Hughes Research Laboratories in Kalifornien, USA, entwickelt und nutzte als aktives Medium einen Rubin.

16.2 Was sind die Hauptbestandteile eines Lasers?

Hauptbestandteile eines Lasers umfassen folgende Bauelemente:

- Aktives Medium
- Pumpe (Baugruppe für Pumpenergie)
- Spiegel (Endspiegel)
- Teildurchlässiger Spiegel (Auskopplungsspiegel): hier tritt der Laserstrahl aus dem Lasergehäuse aus

Mittels Pumpenergie, die z. B. über Blitzlampen oder Lichtdioden abgegeben wird (deshalb auch **Diodenlaser** genannt), werden die Atome im aktiven Medium kontinuierlich angeregt und es entstehen zuerst spontane Emissionen der Photonen. Dieser folgt die **stimulierte Emission von Photonen,** die über eine Lichtverstärkung über die Spiegelung zur Emission des Laserstrahls führt. Durch den Durchtritt der Lichtwellen durch den spezifisch konstruierten teildurchlässigen Spiegel an einer Seite des Lasers entsteht der austretende Laserstrahl.

Laser werden nach unterschiedlichen Klassifikationen eingeteilt, eine häufige davon ist die nach **Aggregatzustand** des aktiven Mediums. Hier wird unterschieden zwischen:

- Gaslaser
- Festkörperlaser
- Farbstofflaser

In der Ophthalmologie wurden historisch Argon-Gas-Laser verwendet, diese Geräte sind aber nicht mehr im Gebrauch. Der Begriff „Argon-Laser-Koagulation" ist somit heute nicht mehr zutreffend. Nur der **Excimer-Laser** ist noch ein klassischer Gas-Laser, der mit **Argon-Fluorid**(ArF)-Gas betrieben wird. Diese Geräte benötigen eine spezielle Wartung mit Gaswechseln. Alle anderen Lasersysteme (Netzhautlaser, YAG-Laser, Femto-Laser) die zurzeit in der Ophthalmochirurgie eingesetzt werden, sind **Festkörperlaser** (meistens Neodym-dotierter Yttrium-Aluminium-Granat-Kristall = Nd: YAG).

16.3 Was sind die besonderen Eigenschaften eines Laserstrahls?

Drei Eigenschaften sind charakteristisch für Laserstrahlen im Gegensatz zu gewöhnlichen Lichtquellen:

1. **Kohärenz:** Die Lichtwellen bewegen sich parallel ohne Streuung.
2. **Monophasie:** Die einzelnen Lichtwellen bewegen sich in der derselben Phase, stimmen also in ihrer Ablenkung zeitlich überein.
3. **Monochromasie:** Die Photonen besitzen je nach vorliegendem Atom ein spezifisches Energieniveau und eine identische Wellenlänge.

16.4 Welche Wellenlänge nutzen Laser in der Ophthalmochirurgie?

In der Ophthalmologie werden folgende **Wellenlängen** am häufigsten genutzt ▶ Tab. 16.1.

PRAXISTIPP

Laserschutzbrillen haben immer (häufig auf dem Brillenglas eingraviert) eine **Kennzeichnung mit der Wellenlänge,** gegen den die Laserschutzbrille Schutz bietet. Diese Schutzausrüstung muss von allen anwesenden Personen bis auf Patient und Behandler getragen werden, bevor der Laser aktiviert wird, und diese müssen über das Aktivieren des Lasers informiert werden. Sind **verschiedene Laser** im Einsatz, muss die **korrekte Auswahl** kontrolliert werden. Auch mit Laserschutzbrille darf **niemals direkt** in den Laserstrahl geblickt werden. Die Brillen müssen regelmäßig auf Schäden kontrolliert werden.

16.5 Was ist ein Mikropulslaser?

Laser können weiterhin in die Länge der Abgabe der Laserimpulse eingeteilt werden.

- **Dauerstrichlaser** (Continous-Wave-Laser, CW-Laser): gibt eine Lichtwelle konstanter Intensität für die gesamte ausgelöste Pulsdauer ab.

Tab. 16.1 Laserarten

Wellenlänge in nm	Laserart	Überwiegende Anwendung
150–350 (ultraviolett)	Excimer	Hornhautablation
532 (grün)	Fr-dl-Nd:YAG-Laser (Fr-dl = Frequenz-verdoppelter Laser)	Netzhaut, Iridoplastik, Laser-Trabekuloplastik, selektive Lasertrabekuloplastik
577 (gelb)	Diodenlaser	Netzhaut
810 (infrarot)	Diodenlaser	Netzhaut, Aderhaut
1064 (infrarot)	Nd:YAG	Kapsulotomie, Iridotomie
1000–1050 (infrarot)	Femtosekunden	Hornhaut (Ablation, Inzision), Linse (Kapsulotomie, Fragmentierung)

- **Pulslaser:** Kurze Impulse werden abgegeben. Die Verkürzung und Leistungssteigerung des Laserimpulses kann z. B. mittels technischer Bauelemente erreicht werden (z. B. Q-Switch [= Güteschalter]) oder über eine Modenkoppelung. Es können so Impulslängen bis in den **Femtosekundenbereich** erreicht werden.

Mikropulslaser haben die technische Eigenschaft, **kurze repetitive Impulse im** Millisekunden-Bereich abzugeben. Diese kurzen Impulse verringern die Ausdehnung des thermischen Effekts auf das behandelte Gewebe.

Das Problem der Mikropulslaser ist zurzeit noch die schlechte Dosierbarkeit der Laserimpulse am okulären Gewebe, da klassische Koagulationszeichen wie Weißfärbung nicht erreicht werden sollen.

16.6 Welche thermischen Effekte erzielt ein Laser am Gewebe?

Durch eine **lineare Lichtabsorption** in pigmentierten Strukturen kommt es zu einer Umwandlung in **Wärme.** Transparente Medien und Strukturen werden dabei nicht involviert. Jegliche im Laserstrahl liegende pigmentierte Strukturen absorbieren aber Energie, die hier zur Wärmeentwicklung führen kann. Dieser Vorgang stellt den physikalischen Anteil der Wirkung da, entscheidend ist aber auch die darauffolgende biologische Reaktion des Gewebes. In der Ophthalmochirurgie wird dieser Effekt vor allem bei der Behandlung von Netzhautveränderungen eingesetzt. Je nach Temperaturentwicklung im Gewebe kommt es zu unterschiedlichen direkten Effekten. Abhängig von der Art des Lasers und der verwendeten Laserparameter (Zeit und Energie) unterscheidet man zwischen vier thermischen Wirkungen auf Gewebe (▶ Tab. 16.2).

Hyperthermie Temperaturen bis 41 °C führen zu Zytoplasma- und Zellmembranproteinveränderungen. Zellorganellen können beschädigt und eine Apoptose induziert werden. Die Effekte der Hyperthermie sind in der Regel noch **reversibel.**

Denaturierung/Koagulation Ab 45 °C Gewebeerwärmung kommt es zur **Denaturierung** von Proteinen, DNA und RNA. Ab 62 °C zeigt sich eine **Koagulation** mit Proteindenaturierungen (Weißfärbung von Geweben) und irreversiblen strukturellen Gewebeschädigungen. Die Koagulation ist die gewünschte Gewebeerwärmungsstufe, die bei der retinalen Photokoagulation erreicht werden sollte.

Vaporisation Wassermoleküle in Zellen und extrazelluläre Flüssigkeit kochen bei Temperaturen über 100 °C, es kommt zur **Verdampfung.** Dies führt zu einer Erhitzung, Ausdehnung und Mikroexplosionen die das Gewebe zerstören. Der Effekt kommt bei CO_2- und Er:YAG-Lasern zum Einsatz.

Karbonisation Durch exzessive Temperaturerhöhungen über 300 °C kommt es zur **Verkohlung** von Gewebe. Dieser Effekt ist in jedem Fall unerwünscht und kann

Tab. 16.2 Thermische Effekte im Gewebe

Wirkung	Temperatur
Hyperthermie	< 41 °C
Denaturierung/Koagulation	> 45 °C
Vaporisation	> 100 °C
Karbonisation	> 300 °C

theoretisch mit jedem Laser erreicht werden bei unverhältnismäßig hohen Energieeinstellungen und Expositionszeiten.

Durch die thermische Reaktion wird eine **biologische Folgereaktion** ausgelöst. Diese führt über einige Tage bis Wochen zu einer Narbenbildung, die in der retinalen Laseranwendung häufig gewünscht ist. Aber auch Gefäßverschlüsse, Proliferationen des retinalen Pigmentepithels und Endotheleffekte (Abdichtung von Gefäßen) können durch eine Laserbehandlung induziert werden.

16.7 Welche weiteren Effekte kann man erzeugen?

Neben den thermischen Effekten kann noch eine **Disruption** (Zerreißung) oder **Ablation** (Abtragung) erreicht werden. Durch sehr kurze hochenergetische Laserimpulse können Plasmawolken entstehen, die sich mit Überschall ausdehnen und dann kollabieren. Plasma ist in der Physik ein Teilchengemisch auf atomarer-molekularer Ebene, das aus teilweise geladenen Komponenten wie Ionen und Elektronen besteht. Hierbei handelt es sich um einen mechanischen Effekt ohne thermische Schädigung, ausgelöst durch nicht lineare Absorptionsprozesse des optischen Durchbruchs. Die Gewebedisruption kommt durch hohe Pulsenergien zustande, die eine Photodisruption mit Schockwellenentstehung auslösen.

Eine **Gewebeablation** kommt bei ähnlichem Mechanismus bei niedrigeren Pulsenergien in den direkt oberflächlich gelegenen Geweben zustande. Es handelt sich um eine Kombination aus thermischer und mechanischer Laserwirkung auf das Gewebe.

16.8 Welche Parameter kann man beim Laser beeinflussen?

Man unterscheidet beim Lasern zwischen beeinflussbaren und nicht beeinflussbaren Faktoren.

Nicht beeinflussbare Parameter:
- Zu behandelnde Gewebeart
- Pathologische Veränderungen der Gewebe
- Stoffwechselsituation
- Transmissionsreduktion durch Absorption (z. B. Medientrübungen)

Beeinflussbare Parameter:
- **Wellenlänge:** Mit abnehmender Wellenlänge nimmt die Energie des Lichts zu. Je nach Absorptionsspektrum des zu behandelnden Gewebes muss die korrekte Wellenlänge gewählt werden. Längere Wellenlängen dringen tiefer in die Aderhaut ein (z. B. 810 nm). Blaue Laser sollten im Maculabereich vermieden werden (z. B. blauer Argonlaser: 476 nm, **cave** Xanthophyll: maximale Absorption bei 488 nm).
- **Laserleistung:** individuelle Anpassung an die gewünschte Effektstärke, Vorwahl der räumlichen Ausdehnung des Effekts.
- **Expositionszeit:** in Kombination mit der Laserleistung verantwortlich für die Gesamteffektstärke (▶ Abb. 16.1). Je kürzer die Expositionszeit, desto geringer wird die Differenz zwischen Koagulation und Disruption.
- **Größe des Bestrahlungsareals:** gerätespezifischer Durchmesser des Lichtstrahls, teilweise auswählbar.

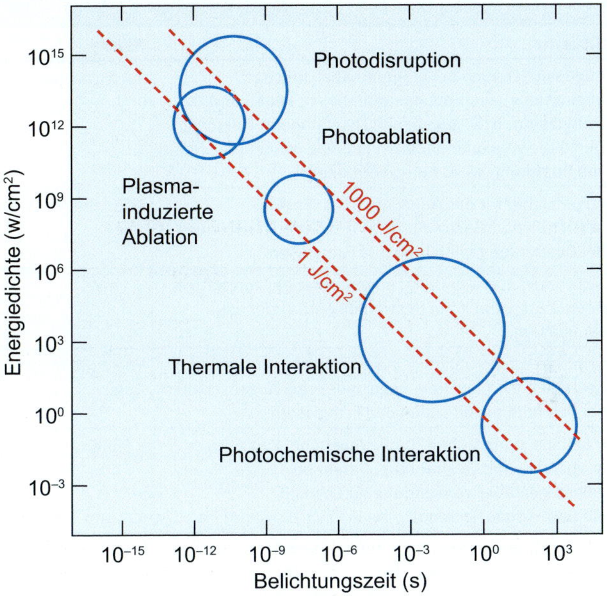

Abb. 16.1 Darstellung der Lasereffekte in Abhängigkeit von **Expositionzeit** (Sekunden) und **Laserenergie** (Watt/cm²) (modifiziert nach Boulnois JL et al. 1983) [L231]

MERKE

Wichtig ist zusätzlich bei allen individuellen Anpassungen der Parameter auch die jeweils anderen Parameter zu kontrollieren und ggf. anzupassen. Als warnendes Beispiel: Die Verringerung eines Laserspots von 500 µm auf 100 µm Durchmesser führte zu einer 25-fachen Zunahme der Leistungsdichte.

16.9 Welche Laserklassen gibt es und was bedeuten diese?

Nach DIN EN 60825–1 gibt es **4 Laserklassen** (▶ Tab. 16.3).

16.10 Welche Sicherheitsmaßnahmen müssen beim Einsatz von Lasern berücksichtigt werden?

In der Augenheilkunde eingesetzte Behandlungslaser unterliegen einer Kennzeichnungspflicht nach **DIN EN 60825–1.** Einmal jährlich muss eine **Laserschutzfortbildung** durch den Laserschutzbeauftragten abgehalten werden. Weitere technische Schutzmaßnahmen umfassen einen Schlüsselschalter, Schutzverriegelungen (Not-Aus-Schalter) sowie Laserschutzbrillen. Laser ab 5 mW Laserleistung müssen angemeldet werden, der Einsatz ist nur in abgegrenzten Bereichen erlaubt und diese müssen mit Warnschildern markiert sein. Bei Lasern der Klasse 4 muss eine von außerhalb des Raums sichtbare Warnlampe zuschaltbar sein.

Tab. 16.3 Laserklassen nach DIN EN 60825-1

Klasse	Sicherheit	Stärke
1	Augensicher auch bei längerer (absichtlicher) Bestrahlung, auch bei Bestrahlung mit Lupen und Ferngläsern, bzw. gekapselte Laser höherer Leistung. Durch die vollkommende Einhausung wird ein Austritt von Strahlung vollkommen verhindert.	< 40 µW blau, < 400 µW rot
1M	Augensicher für das Auge, auch bei längerer (absichtlicher) Bestrahlung, möglicher Augenschaden bei Bestrahlung mit Lupen und Ferngläsern.	Wie 1 mit Messblende für Auge
2	Sichtbare Laserstrahlung, augensicher bei kurzzeitiger Bestrahlung, auch bei Bestrahlung mit Lupen und Ferngläsern.	< 1 mW
2M	Sichtbare Laserstrahlung, augensicher bei kurzzeitiger Bestrahlung für das freie Auge, möglicher Augenschaden bei Bestrahlung mit Lupen und Ferngläsern.	Wie 2 mit Messblende für Auge
3R	Praktisch keine Gefahr für die Augen bei kurzzeitiger unabsichtlicher Bestrahlung. Gefahr bei unsachgemäßer Verwendung durch nicht eingewiesenes Personal.	< 5 mW
3B	Gefahr für die Augen durch den direkten Strahl und spiegelnde Reflexionen. Möglich sind geringfügige Hautverletzungen bei Leistungen nahe der Obergrenze.	< 500 mW
4	Gefahr für die Augen durch den direkten und diffus reflektierten Strahl, Gefahr für die Haut, Brandgefahr.	> 500 mW

Laseranwendung am vorderen Augenabschnitt

16.11 Welche Arten refraktiver laserchirurgischer Eingriffe gibt es?

Folgende Arten von refraktiven Eingriffen an der Kornea gibt es:

1. **Photorefraktive Keratektomie (PRK):** Excimer-Laserabtragung des Stromas nach Abrasio corneae.
2. **Trans-PRK:** Excimer-Laserabtragung des Epithels und des Stromas ohne Abrasio corneae.
3. **Laser-assistierte subepitheliale Keratektomie (LASEK):** Excimer-Laserabtragung des Stromas nach partieller Ablösung des Epithels mit Alkohol. Dieses wird nach der Behandlung wieder auf das Stromabett zurückgeklappt.
4. **Epitheliale Laser-in-situ-Keratomileusis (Epi-LASIK):** Excimer-Laserabtragung des Stromas nach Schnitt und Abhebung des Epithels mittels eines Mikrokeratoms. Dieser Deckel wird nach der Behandlung wieder auf das Stromabett zurückgeklappt.
5. **Mikrokeratom- oder Femtosekunden-LASIK:** Excimer-Laserabtragung des Stromas nach Schnitt und Abhebung eines Epithel-/Stromadeckels mittels eines Mikrokeratoms oder per Femto-Laser. Der Deckel wird nach der Behandlung wieder auf das Stromabett zurückgeklappt.
6. **Refraktive Lentikelextraktion (ReLEx):** Entfernung eines Hornhautlentikels, der mithilfe eines Femto-Lasers freigeschnitten wird. Je nach Art der Entfernung unterscheidet man noch zwischen:

Tab. 16.4 Anwendungsbereiche refraktiver kornealer Laserverfahren

Verfahren	Myopie	Hyperopie	Astigmatismus
LASIK, Femto-LASIK, ReLEx-SMILE	bis −8 dpt. (max. −10 dpt.)	bis +3 dpt. (max. +4 dpt.)	bis −5 dpt. (max. −6 dpt.)
LASEK, Epi-LASEK, PRK	bis −6 dpt. (max. −8 dpt.)	(max. +3 dpt.)	bis −5 dpt. (max. −6 dpt.)

- **ReLEx-Small Incision Lenticule Extraction** (SMILE): Entfernung über einen kleinen kornealen Schnitt der mittels Femto-Laser angelegt wird
- **ReLEx-Femtosekunden-Lentikelextraktion** (FLEX): Anlage eines Flaps ähnlich dem bei der LASIK zur Entfernung des Lentikels.

16.12 Für welche Ametropiebereiche eignen sich die refraktiven Laserverfahren?

Die Kommission Refraktive Chirurgie (KRC) des Berufsverbands der Augenärzte Deutschlands (BVA) und der Deutschen Ophthalmologischen Gesellschaft (DOC) hat zuletzt 2014 folgende Empfehlungen für die Grenzen des Anwendungsbereiches herausgegeben: ▶ Tab. 16.4.

16.13 Wieviel Hornhaut darf man mit dem Excimer-Laser abtragen?

Es sollte eine Restdicke des Stromabetts von **300 µm** übrig bleiben. Eine Abtragung von **mehr als** 40 % der Stromadicke führen bei der LASIK zu einem **deutlich erhöhten Risiko** der Entwicklung einer Hornhautektasie. Der darüberliegende Hornhaut-Flap ist in der Regel um die 120 µm dick.

16.14 Was ist eine Iridoplastik?

Eine Iridoplastik wird beim Plateau-Iris-Syndrom oder selten beim Nanophthalmus durchgeführt. Sie kann auch vor Durchführung einer Laser-Trabekuloplastik zur Verbesserung des Kammerwinkeleinblicks durchgeführt werden. Gelegentlich kann in Fällen eines akuten Winkelblocks ohne starkes Hornhautödem eine Verbesserung des Kammerwasserabflusses erreicht werden. Dabei werden mit einem (Fr-dl)-Nd:YAG-Lasers mithilfe eines Kontaktglases lange Laserimpulse (bis 0,7 s) mit großer Spotgröße (bis 500 µm) bei geringer Laserenergie (200–500 mW) auf die peripheren Irisanteile zirkulär appliziert (insgesamt ca. 20–25 Herde über 360 Grad).

16.15 Wie groß sollte eine posteriore Laser-Kapsulotomie sein?

In der Regel wird eine Öffnung von **3–4 mm** für ausreichend erachtet. Die Kapsulotomie sollte frühestens **3–4 Wochen** nach einer Katarakt-Operation durchgeführt werden, sodass die Linse bereits mit den Kapselblättern verwachsen ist. Bevorzugt werden sollte eine Eröffnung mit Lasereffekten, die kreisrund gelasert werden, um mögliche Linsentreffer mit dem Laser (Pitts) im Zentrum zu vermeiden. In seltenen Fällen sind Tensiodekompensationen und/oder intraokulare Entzündungen bis hin zu einer Endophthalmitis beschrieben. Lokale nicht steroidale Analgetika (NSAR) können bei hoher applizierter Laserenergie für wenige Tage verordnet werden.

16.16 An welcher Stelle sollte man die Iridotomie anlegen?

Die meisten Operateure legen die Iridotomie zwischen **11 und 1 Uhr** im Bereich der peripheren Iris an. Dadurch wird die Öffnung häufig vom Oberlid abgedeckt, was intraokulare Streustrahlung über die Iridotomie vermeiden soll. Bei stark pigmentiertem Irisgewebe wird mehr Energie benötigt. Unangenehm sind Blutungen aus einem Irisgefäß, was in seltenen Fällen zu einem Hyphäma führen kann. Eine Erhöhung des intraokularen Drucks durch Druck mit dem benutzten Kontaktglas für einige Minuten kann stärkere Nachblutungen verhindern. Sollte keine eindeutige Öffnung mit Pigmentauschwemmung und Retroillumination durch die Öffnung sichtbar sein, sollt eine chirurgische Iridektomie angelegt werden.

16.17 Wie funktioniert eine Laser-Trabekuloplastik (LT)/selektive Laser-Trabekuloplastik (SLT)?

Bei der LT werden Lasernarben im Bereich des Trabekelmaschenwerks gesetzt, um einen besseren Durchfluss in den dazwischenliegenden Bereichen in den Schlemm-Kanal zu ermöglichen. Dafür werden ca. 100 50 µm große Spots über 360 Grad im Bereich des Trabekelmaschenwerks angelegt. Bei der SLT werden mit ultrakurzen Impulsen (3 ns) große Spots appliziert (400 µm), die nur selektiv das Melanin in den Zellen des Trabekelmaschenwerks zerstören. Dies soll zu einem Abbau von Pigmentzellen über intakte Makrophagen führen. Der Vorteil ist die fehlende Vernarbung und damit Wiederholbarkeit, die allerdings nur selten mehr als zweimal sinnvoll ist.

16.18 Wie funktioniert eine Cyclophotokoagulation (CP)?

Ziel der CP ist die Zerstörung des Ziliarkörperepithels, das für die Kammerwasserproduktion zuständig ist. Die Zerstörung der Zellen kann **transskleral** (TCP) oder **endoskopisch** als endoskopische Cyclophotokoagulation erfolgen (ECP). In der Regel wird die CP als **sekundäre chirurgische Option** angesehen, da sie schlecht steuerbar ist, häufig wiederholt werden muss und mit einer Visusverschlechterung einhergehen kann. Die Drucksenkung schwankt in der Literatur zwischen 12 und 65 % bei Wiederholungsraten von bis zu 50 %.

16.19 Wann und wie wird eine Laser-Suturolyse durchgeführt?

Bei einer Trabekulektomie werden immer sogenannte **Deckelfäden** zum teilweisen Verschluss des Shunts zwischen Vorderkammer und Bindehaut-Reservoir angelegt. Sind diese im postoperativen Verlauf zu stark angezogen, kommt es zu einem reduzierten Durchfluss und Druckanstiegen mit Abflachung des Sickerkissens. Eine Behandlungsoption ist dann eine **Laser-Suturolyse**, um den Abfluss wieder zu erhöhen. Die Laser-Suturolyse wird mithilfe eines kleinen speziellen Kontaktglases (z. B. Hoskins-, Mendelkorn-Linse) durchgeführt. Dabei wird der zu eröffnende Faden visualisiert und mithilfe kleiner (50–100 µm), kurzer (0,1 ms) und energiereicher (300–600 mW) Laserherde eröffnet. Ein Auseinanderdriften der Fadenenden kann häufig schon direkt nach dem Lasern im Kontaktglas beobachtet werden.

PRAXISTIPP

Durch stärkeren Druck mit dem Kontaktglas können störende Gefäße von Blut entleert werden, sodass der Faden besser sichtbar wird.

16.20 Welche Schritte werden bei der Femto-Katarakt-Operation mit dem Laser ausgeführt?

Katarakt-Femtolasersysteme können in der Regel folgende Punkte bei einer Katarakt- Operation übernehmen:

- **Anlegen der kornealen Schnitte** (Parazentese, Hauptschnitt)
- Zirkuläre **anteriore Kapsulotomie**
- **Fragmentation des Kerns** in unterschiedlichsten Mustern
- Zirkuläre **posteriore Kapsulotomie**
- **Limbale korneale Relaxationsschnitte** zur Astigmatismuskorrektur

Laseranwendungen am hinteren Augenabschnitt

16.21 Was ist die Laservitreolyse?

Die Laservitreolyse wird zur Dislokation oder Disruption von Glaskörpertrübungen eingesetzt. Dies kann mithilfe gewöhnlicher Nd:YAG-Laser durchgeführt werden, auch sind dafür bereits spezielle Lasersysteme konstruiert worden, die kommerziell erhältlich sind. Mittels ultrakurzer Impulse werden Disruptionen im Glaskörper erzeugt. Die Anwendung beschränkt sich auf größere Trübungen, die nicht nahe der Linse oder Netzhaut liegen, da sonst die Gefahr der Schädigung angrenzender Strukturen zu hoch ist.

16.22 Welche Kontaktgläser kommen beim Lasern am hinteren Augenabschnitt zum Einsatz?

Je nach Einsatzart kommen unterschiedliche Kontaktgläser zur Anwendung. Berücksichtigt werden muss immer die **Vergrößerung** und der **Winkel des Blickfeldes** durch das Kontaktglas. Die Daten können beim Hersteller erfragt werden. Einige gängige Kontaktgläser sind mit den Basisdaten in ▶ Tab. 16.5 aufgeführt.

Tab. 16.5 Kontaktgläser für den Hinterabschnitt

Kontaktglas	Zentrales Blickfeld	Vergrößerungsfaktor des Laserspots
Zentrale Laserkoagulationskontaktgläser		
Goldmann Dreispiegelglas	36°	1,08
Volk Area Centralis®	70°	0,94
Ocular Mainster High Magnification	75°	0,8
Periphere Laserkoagulationskontaktgläser		
Volk TransEquator®	110°	1,44
Volk SuperQuad® 160	160°	2,0
Ocular Mainster Widefield	118°	1,5

MERKE

Alle Kontaktgläser haben **unterschiedliche Vergrößerungsfaktoren,** die bei der Wahl der **Spotgröße** an der Netzhaut zu berücksichtigen sind!

16.23 Welchen therapeutischen Effekt hat der thermische Laser auf die Netzhaut?

Dieser Punkt wird aktuell noch kontrovers diskutiert. Durch die Absorption der Laserenergie am **retinalen Pigmentepithel** (RPE) kommt es zu einer Wärmeentwicklung, die eine Koagulation im Bereich des RPE und umliegender Strukturen auslöst. Die Zellstrukturen, die am meisten Energie im Bereich der Netzhaut benötigen, sind die **Photorezeptoren,** die direkt an das RPE angrenzen und bei ausreichender Wärmeentwicklung damit ebenfalls zerstört werden. Eine Theorie postuliert, dass es dadurch zu einer Abnahme des Sauerstoffbedarfs der Netzhaut, einer Entzündungsreaktion mit Aktivierung von Mikroglia und Zytokinen sowie einer Reduktion der Ausschüttung wachstumsfördernder Faktoren an der Netzhaut kommt.

16.24 Wieviele Laserherde sollen für eine full-scatter panretinale Laserkoagulation appliziert werden?

Es gibt keine genaue Definition, wie viel Fläche der Netzhaut bei einer full-scatter panretinalen Laserkoagulation behandelt werden soll. Im Allgemeinen wird postuliert, dass zwischen 30–40 % der Netzhaut behandelt werden sollte. Mit einem Goldmann-Kontaktglas mit einem Vergrößerungsfaktor von ca. 1× sind das bei 300 µm Spotgröße ca. **1.200 Effekte.**

16.25 Wo beginnt man mit der panretinalen Laserkoagulation?

Im Verlauf auftretende **Glaskörperblutungen** können eine erfolgreiche panretinale Laserkoagulation erschweren oder verhindern. Daher sollte bei noch gutem Einblick eine panretinale Laserkoagulation in der unteren Zirkumferenz begonnen werden, da Blutungen hier am häufigsten beim Lasern stören. Die weiteren Netzhautareale können dann z. B. über den nasalen Bereich nach superior und dann nach temporal aufgefüllt werden.

16.26 Wie sollte ein Netzhautforamen umstellt werden?

Ein Netzhautforamen sollte immer **3–5 reihig** mit Lasereffekten mit mindestens **200 µm** Größe ohne Abstand zwischen den Lasereffekten dicht umstellt werden. Zwingend notwendig ist eine Umstellung auch nach peripher. Ist dies auch unter Zuhilfenahme eines Netzhauteindellers nicht zu erreichen (extrem periphere Lage, enge Pupille, Kanten der Kunstlinse im Weg), sollte eine Netzhautkryokoagulation des Foramens erfolgen.

16.27 Müssen alle Netzhautforamina gelasert werden?

Entsprechend den „Preferred Practice Pattern Guidelines" der American Academy of Ophthalmology gibt es nur für **akute symptomatische Hufeisenforamina** sowie **akute Netzhautdialysen** eine auf Evidenz basierte dringliche Behandlungsindikation. Der Nutzen und die Prophylaxe des Neuauftretens von Netzhautforamina durch eine Laserbehandlung von Netzhautdegenerationen sind wissenschaftlich bislang nicht erbracht.

16.28 Was sind navigierte Lasersysteme?

Bei diesen computerunterstützten Lasersystemen kann auf einem **zuvor aufgenommenen** Fundusbild die zu behandelnden Netzhautareale markiert und dann mittels Eyetracker automatisiert vom Lasersystem behandelt werden.

Literatur

American Academy of Ophthalmology Retina/Vitreous Panel. Preferred Practice Pattern® Guidelines. Posterior Vitreous Detachment, Retinal Breaks and Lattice Degeneration. San Francisco, CA: American Academy of Ophthalmology, 2014.

Henriques J, Duarte A, Quintão T (eds.). LASER Manual in Ophthalmology – fundamentals and laser clinical practice. Lisbon: SPILM Portuguese Medical Laser Society Publishing; 2017.

Pleyer U (Hrsg.). Entzündliche Augenerkrankungen. 1. Aufl. Heidelberg: Springer-Verlag, 2014.

Yanoff M, Duker JS. Ophthalmology. 5th ed. Oxford: Saunders Elsevier Ltd, 2018.

17 Traumatologie des Auges

Frank Wilhelm, Rafael S. Grajewski, Jens Heichel und Arne Viestenz

Klassifikation und Terminologie von Augenverletzungen

17.1 Was wissen Sie über die Epidemiologie und Demografie von Augenverletzungen?

Augenverletzungen sind nach wie vor ein bedeutendes Gesundheitsproblem mit sozialen und wirtschaftlichen Konsequenzen. Nach Schätzungen der WHO ereignen sich weltweit jedes Jahr rund 55 Mio. Augenverletzungen, die zu einem Arbeitsausfall von mindestens einem Tag führen. Weltweit sind hochgerechnet 19 Mio. Menschen einseitig und etwa 1,6 Mio. beidseitig infolge von Augenverletzungen erblindet. Jährlich wird von ca. 200.000 offenen Traumata ausgegangen. Bei den Patienten ist eine bimodale Altersverteilung erkennbar. Ein erster Altersgipfel betrifft Patienten unter dem 30. Lebensjahr und der Zweite nach dem 70. Lebensjahr. Männer sind dabei rund vier- bis sechsmal häufiger betroffen als Frauen.

17.2 Wie und wo treten Augenverletzungen am häufigsten auf?

Verletzungen der Augen passieren meist am Arbeitsplatz oder im häuslichen Umfeld, in der Freizeit und beim Sport. Während die beruflichen Verletzungen vor allem in industrialisierten Ländern durch Verbesserung der präventiven Maßnahmen und Automatisierung der Produktion abnehmen, ist im Haushalt und im freizeitlichen Bereich eher ein Anstieg zu verzeichnen. Am Arbeitsplatz sind vor allem Tätigkeiten wie Schleifen, Metallschneiden und Arbeiten mit Hammer und Meißel die Ursachen von Augenverletzungen. Kinder verletzen sich zu Hause oft während des unbeaufsichtigten Spielens mit scharfen Gegenständen, während ältere Patienten durch Stürze und nachfolgende Rupturen betroffen sind. Sportverletzungen der Augen werden besonders in Ballsportarten beobachtet. Daneben haben Schäden infolge von Rohheitsdelikten und Unfällen im Straßenverkehr weiterhin eine große Bedeutung. Dabei war nach Einführung der Gurtpflicht die Anzahl der schweren Augenverletzungen durch Windschutzscheibenverletzungen drastisch gesunken. Die Häufigkeit von Verletzungen durch Feuerwerkskörper, die nach wie vor bedeutsam sind, hat in Ländern mit dem Verbot der privaten Nutzung von Pyrotechnik deutlich abgenommen.

17.3 Was ist die Birmingham Eye Trauma Terminology (BETT)?

Die Birmingham Eye Trauma Terminology (BETT) wurde mit dem Ziel entwickelt, die komplexen und variablen Schädigungsmuster bei Augenverletzungen auf eine

Tab. 17.1 Termini und Beschreibung der Birmingham Eye Trauma Terminology (BETT)

Terminus	Beschreibung
Augapfelwand	Sklera und Kornea
Offene Bulbusverletzung	Durchgreifende Verletzung der Bulbuswand
Lazeration	Eröffnung des Augapfels durch ein scharfes Objekt
Penetrierendes Trauma	Eintrittswunde
Perforierendes Trauma	Eintritts- und Austrittswunde durch dasselbe Objekt
Intraokularer Fremdkörper	Im Augeninneren verbliebener Fremdkörper
Ruptur	Berstung der Augapfelwand durch ein stumpfes Trauma
Geschlossene Bulbusverletzung	Nicht durchgreifende Verletzung der Augapfelwand
Kontusion	Augapfelprellung ohne Berstung der Augapfelwand
Lamelläre Lazeration	Oberflächliche Verletzung von Hornhaut, Bindehaut und Sklera ohne Penetration der Bulbuswand

standardisierte international gültige Weise zu beschreiben, vergleichbar zu machen, sowie Mehrdeutigkeiten und Missverständnisse weitestgehend zu vermeiden. ▶ Tab. 17.1 gibt einen Überblick über die etablierte Nomenklatur.

17.4 Welche Verletzungsarten am Auge kennen Sie?

Direkte Verletzungsmechanismen, die mechanisch, chemisch oder physikalisch sein können, werden von indirekten Verletzungsmechanismen unterschieden. Bei den mechanischen Verletzungen werden wiederum kontusionelle Traumata von Schnitt- und Pfählungs verletzungen differenziert.

Eine indirekte mechanische Schädigung kann nach Verkehrsunfällen durch Akzeleration und Dezeleration auftreten. Einen Überblick zu den verschiedenen mechanischen Verletzungsmechanismen und Schädigungsarten gibt ▶ Abb. 17.1.

17.5 In welcher Situation ist im Kindesalter auf eine indirekte Schädigung der Augen zu achten?

Besondere Bedeutung kommt dieser Form der Verletzung bei Kindesmisshandlungen zu (Shaken-baby-Syndrom). Dabei handelt es sich um ein Schütteltrauma, das durch die Trias Subduralhämatom, retinale Blutungen und Enzephalopathie gekennzeichnet ist. Ophthalmologisch typisch sind bilaterale, vom Ausprägungsgrad relativ symmetrische Fundusveränderungen mit sub-, intra- und präretinalen (dann zumeist subhyaloidalen) Blutungen.

PRAXISTIPP

Nicht selten stellt der Augenarzt anhand der Befunde die Verdachtsdiagnose. In dieser Situation ist aus forensischen Gründen eine sorgfältige Dokumentation zu empfehlen.

17.6 Welches sind die häufigsten Verletzungen?

Die häufigsten Verletzungen, die in der augenärztlichen Sprechstunde zu erwarten sind, sind Verätzungen und Fremdkörperläsionen. Der Anteil von Verätzungen an den Augenverletzungen beträgt 11,5–22,1 %. Diese ereignen sich mehrheitlich im

Rahmen von Arbeitsunfällen. Dabei treten Laugenverätzungen in der Regel häufiger auf als Säureverätzungen, u. a. wegen der hohen Verbreitung alkalischer Materialien in Bau- und Werkstoffen sowie in Reinigungsmitteln. Laugen penetrieren schnell durch die Membranen der zellulären Gewebe. Sie verseifen die Fettsäuren der Zellmembranen (Kolliquation) und dringen so tiefer in das betroffene Gewebe ein. Säuren schädigen durch Denaturierung und durch Ausfällen von Proteinen (Koagulation). Koagulierte Proteine wirken kurzzeitig als Barriere gegen eine weitere Penetration der Säure.

Bei Fremdkörperverletzungen der Augenoberfläche klagen die Patienten meist über ein typisches „Sandkorngefühl" mit Schmerzen und gleichzeitiger Abwehr-Trias von Photophobie, Blepharospasmus und Epiphora. Bei senkrecht verlaufenden Epitheldefekten sollte ektropioniert werden, um einen Fremdkörper der Tarsokonjunktiva zu detektieren und diesen entfernen zu können.

17.7 Wie unterscheidet sich eine penetrierende von einer perforierenden Verletzung?

Bei einer penetrierenden Verletzung wurde der Augapfel ohne Verletzung der Hinterwand (z. B. eingedrungener Fremdkörper ohne Austritt an anderer Stelle) eröffnet (durchgreifende Hornhaut- und/oder Skleraverletzung), z. B. durch eine Schnittverletzung oder durch einen Fremdkörper (▶ Abb. 17.2a, b). Es können alle intraokularen Strukturen mitbeteiligt sein.

Von einer perforierenden Verletzung des Bulbus wird bei einer zusätzlichen Beteiligung der Hinterwand gesprochen, das heißt, wenn z. B. der Fremdkörper vorne in das Auge ein- und auf der Rückseite wieder austritt (▶ Abb. 17.2c). Bei der Unterscheidung zwischen Perforation und Penetration ist zu beachten, welche Struktur gemeint ist! So stellt beispielsweise eine **Hornhautperforation** eine **Bulbuspenetration** dar.

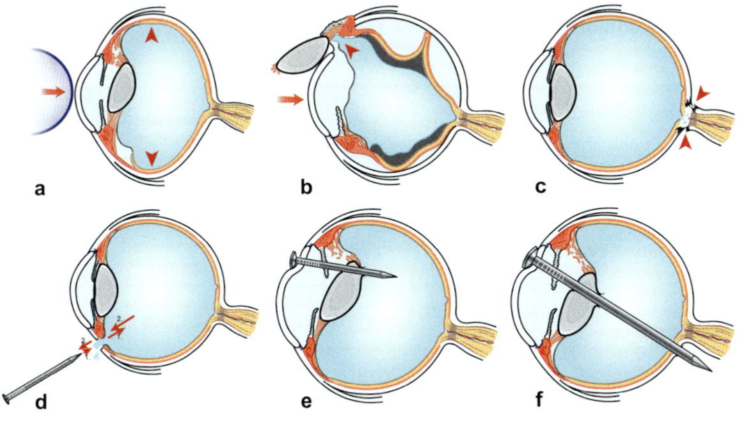

Abb. 17.1 Klassifikation von Bulbusverletzungen (nach Kuhn et al.): **a** Bulbuskontusion. **b** Bulbusruptur. **c** Avulsio nervi optic. **d** Penetrierende Verletzung ohne intraokularen Fremdkörper. **e** Penetrierende Verletzung mit intraokularem Fremdkörper. **f** Perforierende Verletzungen. (nach Vorlage von Prof. Dr. med. A. Viestenz) [L126]

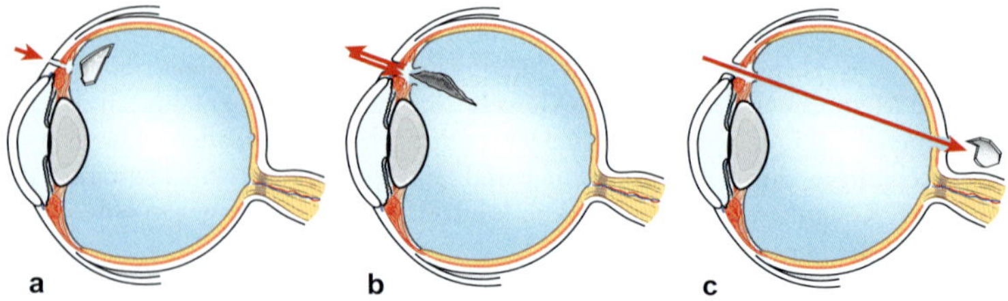

Abb. 17.2 **a** Penetrierende Bulbusverletzung mit intraokularem Fremdkörper. **b** Penetrierende Bulbusverletzung ohne intraokularen Fremdkörper. **c** Perforierende Bulbusverletzung mit intraorbitalem Fremdkörper. (in Anlehnung an Kuhn et al. und Rohrbach, nach Vorlage von Prof. Dr. med. A. Viestenz) [L126]

Ein Sonderfall ist die perforierende Verletzung mit intraokularem Fremdkörper. Dabei ist der Fremdkörper durch die Bulbuswand eingetreten, möglicherweise an einer anderen Stelle der Bulbuswand ausgetreten, durch die intraorbitalen Gewebe auf die Orbitawand getroffen, von dort abgeprallt und wieder in den Augapfel eingetreten. Dann können auch mehr als 3 Wunden der Bulbuswand operativ zu versorgen sein!

17.8 Wie lassen sich Verletzungsschwere und Prognose am besten abschätzen?

Am sinnvollsten ist die Einschätzung von Verletzungen des Augapfels in einer standardisierten Form, z. B. anhand des Ocular Trauma Score (OTS). Hierbei werden im ersten Schritt die vorliegenden Läsionen anhand von Punktwerten addiert (▶ Tab. 17.2).

Im zweiten Schritt kann anhand der Summe der vergebenen Punktwerte die Visusprognose bestimmt werden (▶ Tab. 17.3).

Tab. 17.2 Berechnung der Punkte für den Ocular Trauma Score (OTS)

	Variable	Punkte
Initialer Visus	• Keine LP • LP-HBW • 1/200–19/200 • 0,1–0,4 • ≥ 0,5	• 60 • 70 • 80 • 90 • 100
Ruptur		–23
Endophthalmitis		–17
Perforation		–14
Netzhautablösung		–11
RAPD		–10

LP = Lichtperzeption, HBW = Handbewegung, RAPD = relativer afferenter Pupillendefekt
Nach Viestenz et al., Ophthalmo-Chirurgie 30:317–324 (2018)

Tab. 17.3 Berechnung des Ocular Trauma Score (OTS) aus den Punktwerten mit prozentualer Wahrscheinlichkeit, den angegebenen Visus nach okulärem Trauma zu erreichen

Punktsumme	OTS-Score	Keine LP	LP/HBW	1/200–19/200	0,1–0,4	≥ 0,5
0–44	1	74 %	15 %	7 %	3 %	1 %
45–65	2	27 %	26 %	18 %	15 %	15 %
66–80	3	2 %	11 %	15 %	31 %	41 %
81–91	4	1 %	2 %	3 %	22 %	73 %
92–100	5	0 %	1 %	1 %	5 %	94 %

Beispiel: Ein Bulbustrauma mit einer Punktzahl von 40 wird einem OTS von 1 zugeordnet und hat in 74 % ein Visus-Outcome von keiner LP, 15 % LP mit HBW, 7 % 1/200 bis 19/200, in 3 % liegt der Visus bei 0,1 bis 0,4 und nur 1 % behält einen Visus von 0,5 oder besser.

LP = Lichtperzeption, HBW = Handbewegung, RAPD = relativer afferenter Pupillendefekt
Nach Viestenz et al., Ophthalmo-Chirurgie 30:317–324 (2018)

17.9 Welches sind die Prädilektionsstellen für Rupturen an Hornhaut und Sklera?

Bei einem stumpfen Trauma kann es zur Berstung der Bulbuswand kommen. Hier wird der Augeninnendruck so stark erhöht, dass das intraokulare Gewebe durch den Rupturspalt nach außen dringt. Es handelt sich um einen Inside-out-Mechanismus. Das Vorliegen einer Bulbushypotonie weist bei Ausschluss einer Perforation darauf hin. Deshalb ist die Inspektion zum Ausschluss einer gedeckten Skleraruptur obligat, insbesondere, wenn eine Verziehung der Pupille oder eine vertiefte Vorderkammer vorliegen. Hierzu muss unbedingt die Bindehaut zirkulär am Limbus eröffnet werden! Es gilt, die Prädilektionsstellen für eine Bulbusruptur aufzusuchen und bei Bedarf durch Einzelknopfnähte der Sklera zu adaptieren.

Neben dem Limbus gilt das besondere Augenmerk postoperativen oder posttraumatischen Wunden, der Äquatorregion und den Arealen unter den Ansätzen der geraden Augenmuskeln, die im Falle einer Ruptur zur Wundversorgung bei Bedarf temporär abgetrennt und nach der Naht der Bulbuswand readaptiert werden müssen. Es sollten möglichst nicht mehr als zwei gerade Augenmuskeln bei der Versorgung der Ruptur abgetrennt werden, da sonst eine Ischämie des Vorderabschnitts resultieren kann! Skleraruptur am Ansatz des N. opticus sind einer operativen Versorgung nur schwer zugänglich und haben meist eine infauste Prognose.

MERKE

Bei stumpfem Bulbustraumata ist die Durchführung einer genauen Inspektion zum Ausschluss einer gedeckten Skleraruptur obligat, insbesondere, wenn eine Verziehung der Pupille oder eine vertiefte Vorderkammer vorliegen.

17.10 Welche intraokularen Schäden sind nach einer Contusio bulbi zu erwarten?

Diese Auswirkungen einer Bulbuskontusion sind vom Mechanismus der Contusio abhängig. Typisch sind Ball- und Schlagverletzungen. Ein besonders hohes Risiko birgt beispielsweise Squash aufgrund der kleinen Ballgröße bei hoher Ballgeschwindigkeit.

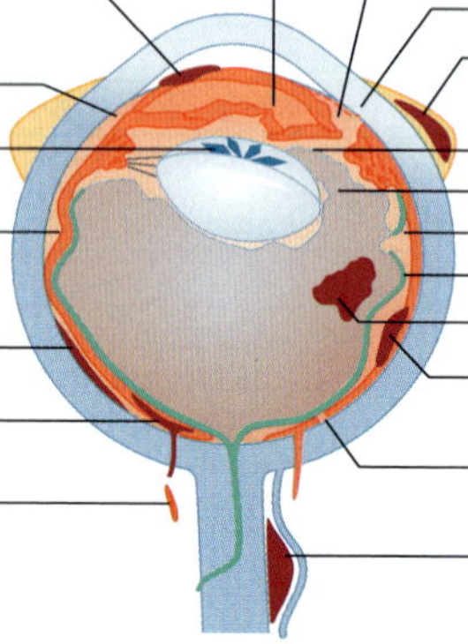

Abb. 17.3 Mögliche Lokalisationen für intraokulare Schäden nach Contusio bulbi (nach Franke und Naumann) [L126]

Auch Fußbälle haben aufgrund ihrer Verformbarkeit eine entsprechende große Trefferfläche, um schwerwiegende Verletzungen zu verursachen. Gleiches gilt für Faustschläge! Einen Überblick möglicher intraokularer Veränderungen gibt ▶ Abb. 17.3.

17.11 Welche intraokularen Strukturen sind nach einer Contusio bulbi am häufigsten geschädigt?

Am häufigsten werden Einblutungen in die Vorderkammer beobachtet, die oft aus Einrissen im Kammerwinkel resultieren, die erst bei der Gonioskopie sichtbar werden. Die Verteilung der Schädigungsmuster ist in ▶ Tab. 17.4 zusammengefasst.

Tab. 17.4 Traumatische Veränderungen nach Contusio bulbi mit relativen Häufigkeiten

Trauma	Relative Häufigkeit (in %)
Hyphäma	50–60
Kammerwinkelrezession	50–80
Cataracta traumatica	5–30
Subluxatio lentis	4–7
Iridodialyse	4–30
Traumatische Mydriasis	2–48
Glaskörperblutung	6
Makulaödem	15–25
Aderhautblutung	< 10
Commotio retinae (Berlin-Ödem)	40–50
Proliferative Vitreoretinopathie (nach Ruptur)	30

Modifiziert nach Schlote, in Rohrbach et al., „Ophthalmologische Traumatologie“

17.12 Erstkonsultation nach Bulbustrauma – was gehört zwingend zur Anamnese?

Die Anamnese nach einer Augenverletzung hat zügig, präzise und gründlich zu erfolgen. Dabei kommt es auf die Beantwortung folgender Fragen an:

- Wie sind die Vitalfunktionen des Patienten, besteht ein lebensbedrohlicher Notfall?
- Wie ist der Allgemeinzustand des Patienten – war er bewusstlos, hat er erbrochen?
- Liegt ein Polytrauma vor, müssen Kollegen anderer Fachrichtungen hinzugezogen werden?
- Wie ist der okuläre Befund, besteht aktueller Handlungsbedarf?
- Was ist passiert (Unfallanamnese: Einsatz von Werkzeugen oder chemischen Substanzen)? Fremdkörper (Metall, Landwirtschaft)? Bissverletzung (Tollwutverdacht!)?
- Wann? Genauer Zeitpunkt mit Angabe, ob während der Arbeit oder in der Freizeit.
- Wer war beteiligt? Liegt Eigen- oder Fremdverschulden vor?
- Wo ist die Verletzung passiert (genaue Ortsangabe)?
- War die Umgebung oder z. B. der unfallverursachende Gegenstand kontaminiert (Landwirtschaftsunfall)?
- Allgemeine Erkrankungen? Diabetes? Infektionskrankheiten (HIV/Hepatitis etc.)?
- Medikamentenanamnese (z. B. Antikoagulanzien, Insulin, Psychopharmaka)?
- Drogenanamnese (Spielen Alkoholeinfluss oder andere Drogen eine Rolle? Bei Bedarf sollte eine Blutalkoholbestimmung veranlasst werden.)
- Impfschutz? Tetanus!
- Ophthalmologische Anamnese? Voroperationen, Amblyopie, Brillen- oder Kontaktlinsenträger, insbesondere zum Zeitpunkt der Verletzung?
- Welche bildgebenden Verfahren waren bereits im Einsatz? Befunde (z. B. CT-Bilder) sollten mit dem Patienten in die weiterbehandelnde Klinik mitgegeben werden!

17.13 Bulbustrauma bei Kindern: Was ist bei der Anamnese zu beachten?

Bei Kindern ist die erhobene Anamnese oft nur unter Vorbehalt verwertbar! Aus Gründen der Kameradschaft werden oft relevante Details verschwiegen oder der Unfallhergang falsch dargestellt. Zeugen vor Ort müssen befragt werden, um die Glaubwürdigkeit bei später auftretenden Folgen nachweisen zu können!

17.14 Tetanusschutz bei Augenverletzungen: Was ist notwendig?

Für das Auge und seine Adnexe besteht die gleiche Gefahr einer Tetanusinfektion wie bei anderen offenen Verletzungen. Nach der vorübergehenden Absenkung der Frist für die Gültigkeit des Tetanusschutzes (nach Durchimmunisierung!) von 10 auf 5 Jahre, hat die ständige Impfkommission am Robert Koch-Institut die Empfehlungen wieder geändert. So ist davon auszugehen, dass der Impfschutz besteht, wenn die letzte Tetanusimmunisierung weniger als 10 Jahre zurückliegt. Die Nachweise über die erfolgte Immunisierung müssen vorliegen und der Impfschutz muss in der Krankenakte des Verletzten dokumentiert werden!

MERKE
Bei offenen Verletzungen am Auge und seinen Adnexen immer einen Tetanusimpfschutz sicherstellen! Grundsätzlich kann man davon ausgehen, dass Impfschutz besteht, wenn die letzte Tetanusimmunisierung weniger als 10 Jahre zurückliegt.

17.15 Befunddokumentation nach Bulbustrauma: Was ist wichtig?

Gerade bei der Erstkonsultation ist es wichtig, den Unfallhergang präzise und detailliert festzuhalten. Oft werden noch nach vielen Jahren Anfragen durch Behörden und Versicherungen gestellt. Eine sorgfältige Dokumentation erleichtert es später den Gutachtern deutlich, Entscheidungen zu treffen! Hierfür ist die grafische Erfassung von Befunden durch Photos sehr hilfreich. Das kann unter Umständen beispielsweise auch mit einem Smartphone erfolgen, von dem die Photos dann übertragen werden. Einzelheiten und das Ausmaß einer Verletzung lassen sich sehr gut anhand von Skizzen erfassen, z. B. mit Malvorlagen von Augenbefunden! Auch Vorschäden sind zu erfragen!

17.16 Welche Untersuchungen sind bei der Erstkonsultation nach einem Bulbustrauma durchzuführen?

Parallel zur Anamnese sollte unter Berücksichtigung der jeweiligen Situation und des Allgemeinzustands des Patienten ohne Zeitverlust die Untersuchung erfolgen. Dabei sind folgende Befunde zu erheben:
- Visus (immer beidseitig!)
- Inspektion des Augenvorderabschnitts (möglichst biomikroskopisch) und der Lider
- Prüfung der Pupillenreaktion
- Motilitätsprüfung, abschätzende Exophthalmometrie
- Gesichtsfelduntersuchung (dies ist oft primär nur fingerperimetrisch möglich)
- Bestimmung des Augeninnendruckes (Vorsicht bei offenen Bulbusverletzungen!)
- Funduskopie
- Sonografie und weitere bildgebende Verfahren
- Palpation des Orbitarahmens inkl. Untersuchung auf Sensibilitätsstörung im Bereich des 1. und 2. Trigeminusasts

17.17 Muss der Visus unbedingt erhoben werden?

Auch bei ausgeprägten Verletzungen ist in jedem Fall der Visus zu überprüfen! Die einzige Ausnahme stellen hier bewusstlose Patienten dar. Bei diesen ist die Pupillenreaktion zu testen (Frage: RAPD?).

Sind die Lider so geschwollen, dass eine Prüfung nicht möglich ist, kann es gegebenenfalls notwendig sein, die aktive Lidhebung instrumentell zu unterstützen (durch einen Tupfer, Desmarres-Lidhaken oder Lidsperrer). Auch eine Restfunktion (LW und LP, Purkinje-Aderfigur, Handbewegung, Fingerzählen) muss erkannt werden und ist zu dokumentieren.

17.18 Worauf ist bei der biomikroskopischen Untersuchung eines verletzten Auges zu achten?

Die Inspektion des Augenvorderabschnitts muss bei Verletzungen besonders schonend durchgeführt werden. Oftmals lässt sich die Untersuchung an der Spaltlampe besser nach lokaler Tropfanästhesie durchführen. Bei Bindehautunterblutungen und

Chemosis müssen sehr sorgfältig gedeckte Rupturen und Lazerationen ausgeschlossen werden. Die Anfärbung der Oberfläche mittels Fluoreszein kann helfen, eine Fistulation (Seidel-Test positiv) oder Erosio der Augenoberfläche zu erkennen und zu lokalisieren. Dabei ist gezielt nach Hinweisen wie Pupillenentrundungen, sowie Vorderkammervertiefungen und -Abflachungen (im Seitenvergleich) zu achten. Liegt ein Hyphäma vor, sollte bei Spiegelbildung dessen Höhe (in mm) zur Verlaufskontrolle vermessen werden.

17.19 Wie wird die Pupillenfunktion geprüft?

Die Pupillenaktivität, kann initial an der Spaltlampe eingeschätzt werden. Eine Funktionsprüfung erfolgt mittels Swinging-Flashlight-Test und wird ebenso dokumentiert wie das Ergebnis der Prüfung von direkter und indirekter Lichtreaktion. Bei Vorliegen einer Anisokorie sollte spätestens zu diesem Zeitpunkt nachgefragt werden, ob eine ungleiche Pupillenweite bereits vor dem Trauma bekannt war, um beispielsweise eine Pupillotonie auszuschließen.

Eine amaurotische Pupillenstarre muss dabei ebenso erfasst werden, wie eine posttraumatische Schädigung des M. sphincter pupillae. In diesem Falle sollte die Pupille nicht durch Mydriatika erweitert werden, da sonst eine posttraumatische irreversible Mydriasis (iatrogen) resultieren kann! Dies muss jedoch gegen die Wahrscheinlichkeit eines posttraumatischen Netzhautrisses abgewogen werden.

17.20 Ist die Untersuchung des Gesichtsfelds notwendig?

Bei der Untersuchung des Gesichtsfelds können primär posttraumatische Schäden lokalisiert werden, sowohl am Auge selbst, als auch im Verlauf der Sehbahn. Sollte die Untersuchung mittels Perimeter bei der ersten Konsultation nach einem Bulbustrauma nicht möglich sein, empfiehlt sich die Prüfung (abhängig vom Visus und vom Allgemeinzustand des Patienten sowie von der Gesamtsituation) durch den Vergleich mit dem Untersucher mittels Parallelversuch (Konfrontationstest), der bei Bedarf auch am Krankenbett erfolgen kann.

17.21 Welche Bedeutung hat die Kontrolle des Augendrucks nach einem Bulbustrauma?

Die Bestimmung des Augeninnendrucks mittels Tonometrie kann nach einer Verletzung schwierig bis unmöglich sein. Bei schweren Lazerationen fällt die Bulbushypotonie dem Untersucher schon beim ersten Kontakt auf. Liegt kein dringender Verdacht auf eine Bulbusruptur oder gedeckte Penetration bzw. Perforation vor, erfolgt die Applanationstonometrie. Sollte das nicht möglich sein, kann man durch vorsichtiges Palpieren eine Orientierung über die aktuelle Tension erhalten. Posttraumatisch tritt oft (mit und ohne Hyphäma!) eine Erhöhung des Augeninnendrucks auf. Die Tonometrie sollte an beiden Augen erfolgen!

17.22 Wann soll nach einem Bulbustrauma die Funduskopie erfolgen?

Zur Untersuchung des Augenhintergrunds ist primär die Funduskopie in unbeeinflusster Pupille durchzuführen. Bei geprüfter intakter Pupillomotorik und unauffälliger posttraumatischer neurologischer Symptomatik kann die Pupille durch ein kurzwirkendes Mydriatikum (z. B. Tropicamid) zur Durchführung der Ophthalmoskopie erweitert werden. Im weiteren Verlauf (frühestens nach 5 Tagen) sollte eine Untersuchung in Mydriasis und mit dem Dreispiegelkontaktglas erfolgen (auch Kammerwinkeluntersuchung beidseits), um periphere retinale Läsionen (cave: Orariss!) sicher auszuschließen.

17.23 Wann ist nach einem Bulbustrauma eine Sonografie indiziert?

Ist die gründliche Untersuchung des Fundus in Mydriasis nicht möglich, kann bei gut tonisiertem Bulbus eine Ultraschalluntersuchung (orientierendes B-Bild, standardisierte A-Bild-Sonografie) eventuell mehr Klarheit über die Situation der Retina schaffen. Insbesondere wenn intraokulare Blutungen den Funduseinblick verwehren, lässt sich so meist beurteilen, ob die Netzhaut anliegt (siehe ▶ 4.113). Diese Diagnostik sollte nur an einem gut tonisierten Bulbus durchgeführt werden und verbietet sich bei größeren offenen Lazerationen oder Rupturen, da die Massage des Bulbus während der Exploration mit dem Schallkopf zum Prolaps intraokularen Gewebes führen kann. Im Falle einer Endophthalmitis dient die Sonografie durch Beurteilung des Glaskörperraums (Membranbildung, Traktionen) zur Verlaufskontrolle. Zur Sicherheit lohnt sich diese Kontrolle mehrfach pro Tag (standardisierte Echografie). Intraokulare Fremdkörper können aufgrund ihrer hohen Reflektivität mithilfe der Sonografie gut lokalisiert werden.

17.24 Welche bildgebenden Verfahren empfehlen Sie beim Verdacht auf einen intraokularen Fremdkörper?

Bei Verletzungen mit der Wahrscheinlichkeit eines intraokularen Fremdkörpers ist primär zu klären, wo sich dieser befindet und aus welchem Material er besteht. **Besteht der Verdacht auf einen metallischen Fremdkörper, verbietet sich die Durchführung eines MRTs!** Eine CT-Untersuchung liefert neben der Bestätigung des Verdachts auf einen metallischen Fremdkörper die Lokalisation desselben.

Wenn es sich nach der Anamnese um ein nicht-metallisches Objekt handelt, kann dieses nur mithilfe einer Magnetresonanzuntersuchung dargestellt werden. Bei trockenem Holzfremdkörper ist die CT dem MRT in der Aussage ebenbürtig. Dann ist im Vorfeld unbedingt ein metallischer Fremdkörper (in Ausnahmefällen auch durch eine Röntgenaufnahme) auszuschließen, um einer Katastrophe für das verletzte Auge, die bei der MRT-Untersuchung resultieren würde, vorzubeugen! Zu beachten sind lagerungsbedingte Verschiebungen des Fremdkörpers. Sinnvoll ist es, im OP eine erneute, orientierende Sonografie zur aktuellen Lokalisation durchzuführen.

CAVE

Besteht der Verdacht auf einen metallischen Fremdkörper, verbietet sich die Durchführung eines MRTs!

17.25 Was ist zu tun beim Auftreten einer posttraumatischen Diplopie?

Da nur selten die Möglichkeit der initialen Untersuchung und Dokumentation der Augenmotilität durch eine Orthoptistin besteht, sollte die Motilitätsprüfung durch

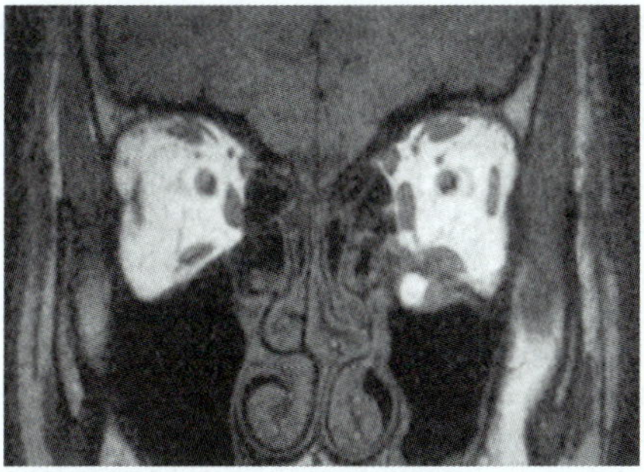

Abb. 17.4 Beispiel einer Blowout-Fraktur. Im MRT ist der Prolaps von Orbitagewebe durch den Defekt im Dach der Kieferhöhle sichtbar. Die Verletzung muss zeitnah dem Fachkollegen (HNO oder MKG) zur Revision vorgestellt werden. [P856]

den Erstuntersucher mittels Fingerfolgeversuch erfolgen. Nach Traumata ist diese oftmals aufgrund eines orbitalen Hämatoms behindert. Sollte der Verdacht auf eine Einschränkung der Bulbusbeweglichkeit vorliegen, sind weitere diagnostische Schritte notwendig. Neben einer Motilitätsprüfung und der Testung der periorbitalen Nervenaustrittspunkte gibt die Palpation der knöchernen Orbitabegrenzung Hinweise auf Frakturen (▶ Abb. 17.4). Wird dabei eine Krepitation als Zeichen für intrakutane Lufteinschlüsse festgestellt, ist von einem Trauma der Nasennebenhöhlen auszugehen. Bei Verdacht auf eine Fraktur der NNH muss der Patient ein „Schneuzverbot“ erteilt bekommen (▶ Abb. 17.4). Andernfalls kann ein gefährliches intraorbitales Emphysem mit Erblindungsgefahr resultieren!

CAVE

Wird die rechtzeitige operative Versorgung versäumt, behält der Patient Doppelbilder, die ihn erheblich beinträchtigen und gutachterliche Konsequenzen für den erstbehandelnden Ophthalmologen nach sich ziehen!

Verletzungen des vorderen Augenabschnitts und der Adnexe

17.26 Wovon hängt die Schwere einer Verätzung am Auge ab?

Die Schwere der Verätzung ist im Wesentlichen von fünf Faktoren abhängig:

- Kontaktzeit der Chemikalie mit dem Auge
- Zeitpunkt des Einsetzens einer qualifizierten Notfalltherapie
- Spezifische Toxizität der Chemikalie (Dissoziationskonstante)
- Konzentration der Chemikalie, Temperatur der Chemikalie, mechanischer Druck der Einwirkung
- Ausdehnung des mit der Ätzsubstanz in Berührung gekommenen Gebiets

Zusätzlich hat der Zeitpunkt der Erstmaßnahmen einen Einfluss.

17.27 Welche Angaben zur einwirkenden Chemikalie müssen bei der Erstuntersuchung nach einer Verätzung erfragt werden und welche Maßnahmen sind ggf. notwendig?

- Art der Chemikalie: Ist eine Fachinformation oder MSDS (material safety data sheet) vorhanden? Hier empfiehlt es sich, eine Verpackung oder Produktbeschreibung der Chemikalie mitzugeben!
- Ggf. ist der Gift-Notruf (z. B. bei Flusssäure-Unfall) zu kontaktieren.
- Der genaue Unfallzeitpunkt muss erhoben werden.
- Welcher Verletzungsmechanismus, Unfallhergang, Fremdeinwirkung liegt vor (u. a. stand die Chemikalie unter hohem Druck?)?
- Erfolgte ein Ausspülen der Chemikalie? Womit? Für wie lange?

17.28 Welche Erstmaßnahmen sind nach einer Verätzung der Augenoberfläche zu ergreifen?

Die Beschwerden bei einer **Verätzung** sind oft unspezifisch. Besonders schwere Verätzungen sind häufig symptomarm und weisen aufgrund der schweren Ischämie nur wenig Rötung auf. Beim Auftreten eines solchen Ereignisses sollte sofort eine Augenspülung und Reinigung von partikulären Resten erfolgen. Das durch Chemikalien geschädigte Gewebe sezerniert proteolytische Enzyme, die weitere Schäden verursachen. Deshalb hat eine möglichst schnelle und gründliche Entfernung der ätzenden Agenzien zu erfolgen, um einen Verdünnungseffekt zu erreichen, da dies entscheidend für die Limitierung ihrer Einwirkdauer ist. Bei schweren Verätzungen muss – wenn möglich doppelt – ektropioniert werden und es sind die Umschlagfalten zu inspizieren und ggf. zu reinigen und zu spülen. Die Hornhaut, die Bindehaut und alle betroffenen Gewebe der Umgebung werden initial mindestens für 3 Minuten, bei schweren Verätzungen bis zu 15 Minuten lang gespült.

Ziel der Spülung ist es, das Agens zu entfernen und den physiologischen pH-Wert wiederherzustellen. Um höchstmögliche Compliance und eine effektive Durchführung der Spülung zu erzielen, sollte vor der Spülung die Gabe einer topischen Anästhesie erfolgen. Dies ermöglicht auch die Spülung – wenn vorhanden – unter Verwendung eines Lidsperrers oder eines Desmarres-Lidhakens. Als Spülflüssigkeit kann initial Leitungswasser zum Einsatz kommen und dieses dann durch eine in der Regel in jeder Praxis vorhandenen physiologische NaCl-Lösung unter Verwendung eines Schlauchsystems zur intravenösen Infusion ersetzt werden. Ziel einer optimalen Erstbehandlung sollte es jedoch immer sein, mit amphoteren, polyvalenten Lösungen (Previn, Diphoterine) zu spülen! Die hyperosmolaren Lösungen schützen das durch die Verätzung geschädigte Hornhautendothel und reduzieren das Hornhautödem.

17.29 Was ist bei der Verätzung durch Flusssäure zu beachten?

Eine besonders große Gefahr stellen die **Flusssäure-Verätzungen** dar, bei der Fluoridionen rasch durch die gesamte Dicke der Hornhaut penetrieren und schwerste Schäden am gesamten Auge anrichten!

Unbedingt muss dabei eine gleichzeitige lebensbedrohliche Haut- und Inhalationsverätzung ausgeschlossen und dabei auf Gefährdungen der Helfenden geachtet werden. Die Augen- und Hautspülung soll hier mit der spezifischen Anti-HF®-Lösung

(Hexafluorine) erfolgen, bei fehlender Speziallösung wird mit Leitungswasser oder Kalziumglukonat (mit dem Risiko der Hornhautverkalkung) gespült. Durch die Entgleisung des Elektrolytstoffwechsels ist eine intensivmedizinische Überwachung empfehlenswert.

CAVE
Bei einer Verätzung mit Flusssäure muss eine gleichzeitige lebensbedrohliche Haut- und Inhalationsverätzung ausgeschlossen und dabei auf Gefährdungen der Helfenden geachtet werden.

17.30 Was ist bei der Versorgung von okulären Traumata unbedingt zu beachten?

Sowohl für Eingriffe bei der Versorgung von Verletzungen des Augapfels als auch seiner Adnexe gilt das Prinzip: „So viel wie nötig, so wenig wie möglich". Das bedeutet, dass die Erstversorgung im Wesentlichen den suffizienten Verschluss der Wunden beinhaltet, um Komplikationen vorzubeugen. Das Ausmaß des Eingriffs ist immer an die Fertigkeiten und Erfahrung des Operateurs gebunden und sollte dem Ziel der Erhaltung der verletzten Strukturen untergeordnet sein! Wichtig ist, dass vor dem Beginn der Operation eine Strategie vorliegt, wie vorgegangen werden soll und wie in verschiedenen Situationen, abhängig vom Befund, reagiert wird. In der Verletzungschirurgie muss der Operateur immer auf unerwartete Befunde und Entwicklungen eingestellt sein. Abhängig vom Ausmaß der Verletzung kann es zielführend sein, sich hier frühzeitig für ein zweizeitiges Vorgehen zu entscheiden. Bei der primären Versorgung einer offenen Augenverletzung lohnt sich die intravitreale bzw. intrakamerale Applikation von Vancomycin/Ceftazidim zur Endophthalmitisprophylaxe. Sinnvoll ist es deshalb beispielsweise, primär den sicheren Wundverschluss vorzunehmen und dann später in einer nahezu bekannten Situation die Linse, wie bei einem geplanten Eingriff – mit Tunnelpräparation und Parazentesen in gewohnter Position (routinemäßig) zu operieren. Ebenso lohnt sich bei mangelnder Erfahrung als Erstversorgender, die vitreoretinale Chirurgie innerhalb von 100 Stunden durch einen erfahrenen Netzhautchirurgen durchführen zu lassen.

17.31 Wie versorgen Sie durchgreifende Lidverletzungen?

Durchgreifende Lidverletzungen können mit und ohne Beteiligung der Lidkante auftreten. Lidkantenverletzungen finden sich in 20 % aller periokulären Wunden.

Grundsätzlich besteht das Augenlid aus einer anatomischen Vierschichtung (von innen nach außen: Konjunktiva, Tarsus, Orbikularismuskel und Epidermis). Chirurgisch kann dies auf ein vorderes (Epidermis und Orbikularismuskel) und hinteres Blatt (Tarsus und Konjunktiva) reduziert werden. Diese beiden Lidblätter sind isoliert voneinander zu rekonstruieren. Die Rekonstruktion erfolgt von innen nach außen, sowie von medial nach lateral (▶ Abb. 17.5). Liegt eine Lidkantenverletzung vor, sollte diese zuerst durch mindestens eine, besser zwei, Intermarginalnähte stufenfrei adaptiert werden. Anschließend werden intratarsale Nähte angelegt, um das hintere Lidblatt zu verschließen, danach folgt die Naht des vorderen Lidblatts.

Als Nahtmaterial eignen sich resorbierbare und nicht-resorbierbare Fäden der Stärken 6–0 und 7–0 für die Intermarginalnähte, resorbierbare Nähte der Stärken 6–0 und 7–0 für das hintere Lidblatt sowie resorbierbare und nicht-resorbierbare für das vordere Lidblatt.

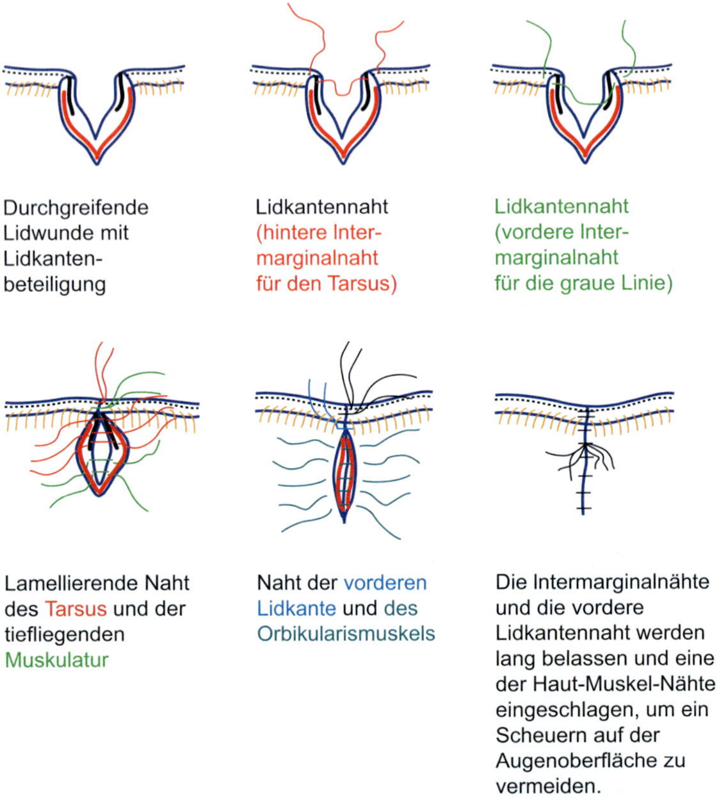

Abb. 17.5 Rekonstruktion einer durchgreifenden Lidwunde mit Lidkantenbeteiligung [L231; P857]

PRAXISTIPP

Wenn eine Lidkantenverletzung vorliegt, sollte diese zuerst durch mindestens eine, besser zwei, Intermarginalnähte stufenfrei adaptiert werden.

17.32 Erläutern Sie das chirurgische Vorgehen bei einem Lidabriss

Vor dem Wundverschluss muss die Wunde prinzipiell gereinigt werden (**cave:** Fremdkörper!). Eine antiseptische Spülung kann zu diesem Zeitpunkt ebenso erfolgen. Blutungsquellen sind zu identifizieren und zu stillen. Zu Beginn einer Lidrekonstruktion gilt es, das Schädigungsmuster und -ausmaß genau zu eruieren. Bei einer Lidavulsion ist es erforderlich, den Lidhalteapparat zu rekonstruieren. Dabei muss beispielsweise der Tarsus wieder mit dem Lidbändchen nahfixiert werden. Das Lidbändchen oder das Periost kann durch eine U-Naht angeschlungen werden, um dann den Tarsus in diese Naht aufzunehmen. Anschließend erfolgt der Verschluss des inneren und äußeren Lidblattes inkl. Lidkantenrekonstruktion. Von einer vorschnellen Resektion von scheinbar unbrauchbarem Gewebe ist abzuraten, da sich die Wundränder mit zunehmender Rekonstruktion aneinanderfügen.

Die Spannungslinien der Haut müssen bei der Rekonstruktion berücksichtigt werden (▶ Abb. 17.6). So benötigen Wunden, die mit den Spannungslinien verlaufen, weniger feste Nahtadaptionen, da der Wundspalt durch Muskelaktivität eher zusammengeschoben wird. Läuft die Wunde entgegen der Spannungslinien, übt eine Muskelaktivität Traktion auf den Wundspalt aus. Insgesamt sollten Lidwunden vorzugsweise durch Einzelknopfnähte adaptiert werden, da im Falle eines einzelnen Nahtverlusts (Infektion, Nekrose) keine komplette Dehiszenz droht.

17.33 Erläutern Sie das chirurgische Vorgehen bei Tränenwegsverletzungen.

Verletzungen der ableitenden Tränenwege kommen bei ca. 15 % der periokulären Wunden vor und betreffen in 70 % der Fälle die Tränenröhrchen, in 20 % den Tränensack und in 10 % den Ductus nasolacrimalis. Die Rekonstruktion der ableitenden Tränenwege setzt die Identifikation der Strukturen innerhalb der Wunde voraus und stellt den Chirurgen oft vor besondere Herausforderungen. Die chirurgische Sanierung bei Tränenwegsverletzungen sollte nach Möglichkeit in Allgemeinanästhesie erfolgen, damit durch die Maßnahmen der lokalen Anästhesie keine zusätzliche Gewebsquellung erzeugt wird. Folgende Maßnahmen eigenen sich für die Identifizierung der Tränenkanälchen:

- Diagnostische Spülung mit physiologischer Kochsalzlösung
- Luft-, Methylenblau-, Viskoelastika- oder Fluoreszeininstillation über das intakte Tränenröhrchen

Um die ableitenden Tränenwege zu sanieren, muss eine temporäre endoluminale Schienung (Silikonstützmaterial) in den Tränenweg eingebracht werden. Auch hier

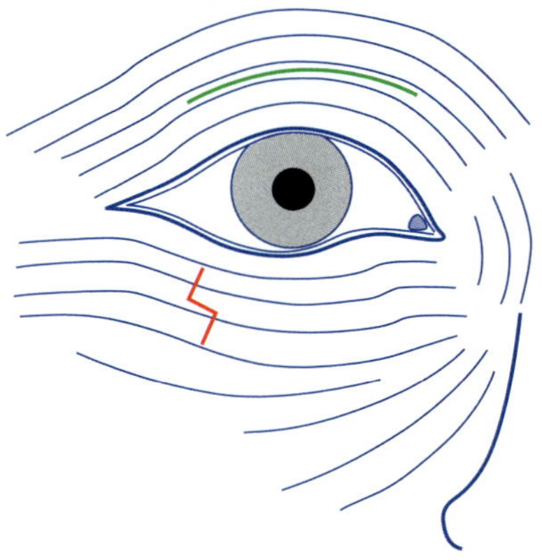

Abb. 17.6 Periokuläre Spannungslinien der Haut [L231; P857]

gilt der Grundsatz: „So viel wie nötig, so wenig wie möglich". Nicht-traumatisierte Anteile der ableitenden Tränenwege sollten demnach möglichst ausgespart bleiben. Im Bereich der Tränenröhrchen eignen sich die Ringintubation nach Murube del Castillo oder monokanalikuläre autostabile Intubate. Bei einer Ringintubation werden die Tränenröhrchen zunächst über eine Pigtailsonde aufgefädelt, um dann einen Führungsfaden in die Tränenröhrchen einzuziehen (▶ Abb. 17.7). Anschließend wird über diesen Faden ein Silikonschläuchlein in die Tränenröhrchen vorgeschoben. Nach Überbrückung der Wunde wird der Schlauch durch Knüpfen des Führungsfadens ringförmig geschlossen. Über den liegenden Silikonschlauch wird die Wunde des Tränenröhrchens schließlich durch Nahtadaptation (z. B. 7–0 oder 8–0 resorbierbares Nahtmaterial) geschlossen.

Zur Überbrückung der Wunde kann auch ein monokanalikuläres autostabiles Silikonintubat verwendet werden. Dieses wird vom Tränenpünktchen des betroffenen Tränenröhrchens über die Wunde bis in den proximalen (intakten) Anteil vorgeschoben und durch eine Art Druckknopfmechanismus im Tränenpünktchen fixiert.

MERKE

Um die verletzten ableitenden Tränenwege zu sanieren, muss eine temporäre endoluminale Schienung (Silikonstützmaterial) in den Tränenweg eingebracht werden.

17.34 Kann bei Tränenwegsverletzungen der obere Tränenweg bei der chirurgischen Versorgung vernachlässigt werden, weil er ohnehin kaum zum Tränenabfluss beiträgt?

Prinzipiell sollte eine vollständige primäre Rekonstruktion der ableitenden Tränenwege angestrebt werden, auch wenn nur das obere Tränenröhrchen betroffen ist. Im Einzelfall kann das obere Tränenröhrchen für das einwandfreie Funktionieren der ableitenden Tränenwege notwendig sein. Eine posttraumatische Epiphora kann zu erheblichen Beeinträchtigungen und ggf. zu einer Berentung führen.

17.35 Wie wird eine Contusio bulbi behandelt?

Die Behandlung nach einer Bulbuskontusion erfolgt in Abhängigkeit vom Ausmaß der intraokularen Schädigung (vgl. ▶ 17.10). Sollte die Tension im tolerablen Bereich liegen und kein Hyphäma auftreten, das an Ausdehnung zunimmt, kann abgewartet werden. Primär erfolgt die Kopfhochlagerung und der Schutz des Auges mit einer festen Lochkapsel, um Manipulationen und damit Nachblutungen zu verhindern. Lokale Steroide sollten mind. fünfmal am Tag appliziert werden. Eine medikamentöse Mydriasis sollte bei Irissphinkterrissen eher nicht erfolgen. Die Augeninnenkontrolle ist erforderlich. Es besteht Sport- und Leseverbot für 1 Woche. Der Patient ist über die möglichen lebenslangen Konsequenzen wie eine Netzhautablösung und die Entstehung eines traumatischen Sekundärglaukoms aufzuklären.

17.36 Wie gehen Sie bei einem traumatischen Hyphäma vor?

Nach einer vollständigen ophthalmologischen Untersuchung, die in der Regel auch eine Sonografie zur Überprüfung der Netzhautanlage bei reduziertem Einblick beinhaltet, sollte der Patient zur Schonung und Kopfhochlagerung angehalten werden, um eine schnelleres Absetzen des Bluts, geringere venöse Stauung und verbesserten

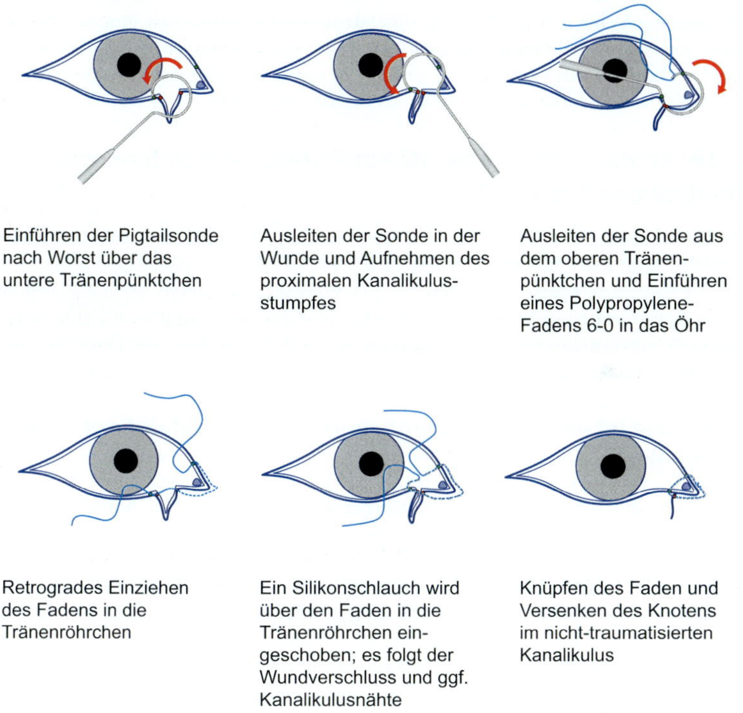

Abb. 17.7 Rekonstruktion einer Unterlidwunde mit Lidkantenbeteiligung und Kanalikuluslazeration durch eine Ringintubation [L231; P857]

Einblick zu ermöglichen. In den ersten 4 Tagen wird eine konservative Behandlung empfohlen. Selten treten unkontrollierbare Erhöhungen des intraokularen Drucks trotz maximaler lokaler und systemischer medikamentöser Therapie auf. Es droht die rasche Ausbildung einer Hämatokornea. Deshalb ist eine chirurgische Behandlung in Form einer Vorderkammerspülung bei komplettem Hyphäma mit Druckerhöhungen über mehr als 3–4 Tage oder bei geringer ausgeprägtem Hyphäma (weniger als die Hälfte der Vorderkammer) nach etwa 1 Woche bei fehlender Resorption indiziert. (Bei Patienten mit einer Sichelzellanämie sollte das Hyphäma umgehend beseitigt werden, insbesondere wenn es länger als 24 Stunden bestehen bleibt.) Patienten mit Hyphäma sollten sich nicht der direkten Sonnenstrahlung und damit einer vermeidbaren Endothelschädigung aussetzen.

17.37 Wann ist bei einem traumatisch bedingten Hyphäma eine Nachblutung zu erwarten?

Bei einem traumatischen Hyphäma sind Nachblutungen nicht selten und treten bei 20–25 % der Patienten auf. Sie sind am 4.–5. Tag nach Trauma am häufigsten (Auftreten normalerweise zwischen dem 3. und 7. Tag), mit höherer Inzidenz bei Kleinkindern. Bei Erwachsenen ist damit vermehrt im Falle einer posttraumatischen

Bulbushypertonie und bei Blutdruckschwankungen oder unter Antikoagulanzientherapie zu rechnen. Ist der Augeninnendruck postkontusionell erhöht und wird eine maximale systemische Augeninnendrucksenkung mit einer lokalen Drucksenkung kombiniert, kann bedingt durch den raschen Abfall des Intraokulardrucks ebenfalls eine Nachblutung in der Vorderkammer erfolgen.

17.38 Ab wann ist bei einer Hämatokornea eine perforierende Keratoplastik indiziert?

Die Aufklarung einer Hämatokornea kann mehrere Monate in Anspruch nehmen. Die Hornhaut klart dabei von peripher nach zentral und von posterior nach anterior auf. Ist eine Aufklarung auch nach 2–3 Jahren nicht eingetreten, stellt die perforierende Keratoplastik eine therapeutische Option dar. Abhängig vom Leidensdruck und vom Sehvermögen des Partnerauges kann die Entscheidung zur Hornhauttransplantation auch früher notwendig sein.

17.39 Wie ist bei Fremdkörperläsionen der Augapfeloberfläche vorzugehen?

Korneale oder konjunktivale Fremdkörper stellen in der Regel harmlose Verletzungen dar, dürfen jedoch nicht banalisiert werden, da aus derartigen, meist oberflächlichen Läsionen bei insuffizienter Therapie schwere Komplikationen resultieren können. Der geübte Untersucher erkennt bei sorgfältiger Inspektion den „Verursacher" der Beschwerden auf der Hornhaut oder Bindehaut, gegebenenfalls auch subtarsal. Wenn der Fremdkörper nur oberflächlich lokalisiert ist und die Beteiligung tieferer Strukturen ausgeschlossen ist, kann er mithilfe eines Wattetupfers oder durch Spülung mit NaCl-Lösung schonend entfernt werden, um dem Patienten die Beschwerden zu nehmen. Festhaftende (oft metallische, „eingebrannte") Fremdkörper müssen instrumentell (mit einer sterilen Fremdkörper-Nadel oder Kanüle) entfernt werden, ebenso wie das umgebende nekrotische Gewebe. Die Nachbehandlung erfolgt mit einer antibiotischen Augensalbe und bei Bedarf in Abhängigkeit vom intraokularen Reizzustand zusätzlich mit zykloplegischen Augentropfen. Um ausgeprägte Hornhautnarben zu vermeiden, werden zusätzlich lokale Steroide empfohlen. Nachkontrollen bis zum kompletten Epithelschluss sind notwendig. Das Gleiche trifft für posttraumatische Erosionen zu!

17.40 Wie wird eine Bindehautwunde versorgt?

Prinzipiell sollten größere und klaffende Bindehautwunden adaptiert werden, da sonst Tenongewebe in den Wundspalt prolabiert und Wundheilungsverzögerungen resultieren. Dies erfolgt vorzugsweise durch Einzelknopfnähte aus resorbierbarem Material. In Ausnahmefällen kann bei gut adaptierten kurzen (< 5 mm) Wunden auf eine Naht verzichtet werden. In Abhängigkeit vom Befund wird entschieden, ob temporär eine therapeutische Kontaktlinse mit entsprechend großem Durchmesser eingesetzt wird. Da es sich um eine offene Winde handelt, sind topische Antibiotika und ggf. Tränenersatzmittel oder epithelisierende Augentropfen zu applizieren.

17.41 Was ist bei einer Hornhautperforation zu tun?

Handelt es sich um eine kleine, nicht klaffende Wunde und wird ein intraokularer Fremdkörper ausgeschlossen (penetrierende Bulbusverletzung ohne intraokularen

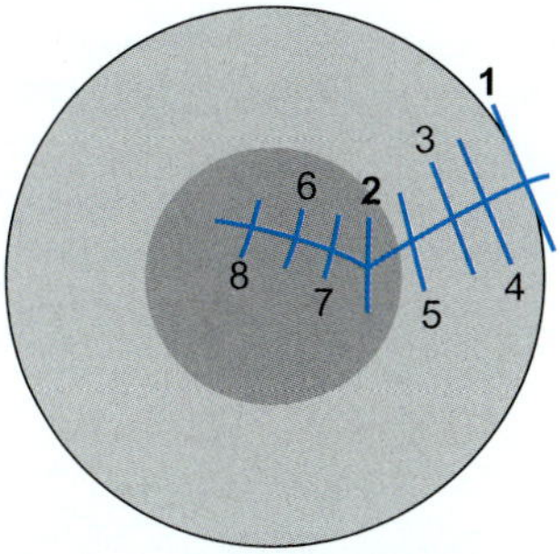

Abb. 17.8 Adaptation einer über die Hornhaut verlaufenden durchgreifenden Wunde von Limbusbeteiligung. Die Zahlen entsprechen der Reihenfolge beim Legen der Einzelknopfnähte. (in Anlehnung an Kuhn F. Ocular Traumatology) [L231; P857]

Fremdkörper), dann kann eine therapeutische Kontaktlinse die Therapie der ersten Wahl sein. Diese Option besteht ebenso bei frischen oder großen lamellären Hornhautwunden, wenn noch keine Epithelinvasion in das Hornhautstroma vorliegt. Anderenfalls ist die Reinigung der Wundränder und Adaptation durch Nähte indiziert. Selbst wenn sich die Wunde auf die Hornhaut beschränkt, gilt es immer, einen dichten Wundverschluss zu erreichen. Hierbei kommen nicht-resorbierbare monofile Nähte aus Nylon 10/0 zum Einsatz, wobei besonders schonend vorgegangen werden muss! Bei zerklüfteten Wunden müssen die Nähte der Situation angemessen gelegt werden, auch unter Berücksichtigung der Induktion eines höheren Hornhautastigmatismus. Glatte Wunden können sowohl durch Einzelknüpfnähte, als auch durch eine fortlaufende Naht adaptiert werden, was von der Erfahrung des Chirurgen abhängt. Einzelknopfnähte sollten von peripher nach zentral mit abnehmender Stichweite gelegt werden, Ankerpunkte werden auch primär adaptiert (▶ Abb. 17.8), um das Ausmaß der Trübungen durch Narbenbildung im Bereich der Stichkanäle gering zu halten. Wenn möglich, sollte das optische Zentrum dabei ausgespart werden!

17.42 Wie wird eine Hornhautnaht bei einer perforierenden Wunde durchgeführt?

Schonend! Bei der Adaptation der Wunde durch die Nähte muss unbedingt vermieden werden, vermehrten Druck auszuüben und so das Klaffen der Wunde und damit den Abfluss von Kammerwasser oder gar Gewebeprolaps zu provozieren!

Beim Nähvorgang ist die Durchführung der Penetration durch die Krümmung der Nadel vorgegeben (▶ Abb. 17.9). Da prinzipiell „auf sich zu“ genäht wird, erfolgt das Fassen der Nadel in „Vorhand“. Beim Einspannen der Nadel wird unterschieden, ob der Operateur mit der linken oder mit der rechten Hand näht.

PRAXISTIPP

Durch die Supination der Hand des Operateurs resultiert eine bogenförmige Bewegung, die der Biegung der Nadel folgt, sodass das Gewebe mit möglichst geringem Druck und ohne wesentliche Verformung schonend penetriert werden kann.

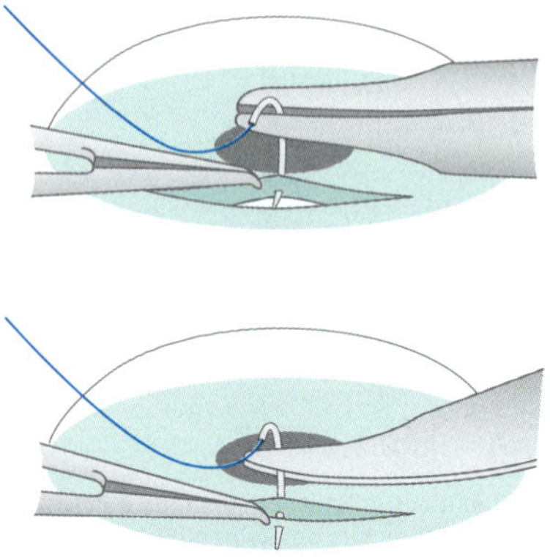

Abb. 17.9 Die Nähbewegung folgt der Nadelkrümmung (nach Eisner). [L231]

In ausgewählten Situationen kann es erforderlich sein, „von sich weg" zu nähen. Dazu wird die Nadel in Rückhand eingespannt und die bogenförmige Bewegung erfolgt durch die Pronation der Hand.

Es sollte darauf geachtet werden, dass senkrecht zum Wundrand gestochen wird, um beim Festziehen des Knotens zu vermeiden, dass sich die Wundflächen gegeneinander verschieben und sich das Gewebe verzieht. Für unerfahrene Operateure hat es sich bewährt, die Nadel zuerst nur durch eine Kante zu führen und dann die Nadel freizugeben, sodass die Nadelspitze die Richtung anzeigt, in die der Faden durch die zweite Wundlippe geführt werden muss, um eine exakte Adaptation der einander gegenüberliegenden Fixationspunkte zu erreichen. Dann wird die Nadel erneut gefasst und präzise in der vorgegebenen Richtung durch die zweite Wundlippe gestochen.

17.43 In welcher Tiefe muss die Naht durch das Hornhautnahtgewebe geführt werden?

Bei Einzelnähten an der Hornhaut ist es wichtig, dass die Wundränder in der gleichen Tiefe mit der Gegenseite adaptiert werden (▶ Abb. 17.10). Das Ausmaß des inneren Wundspalts hängt von der Tiefe der Nahtführung ab. Dazu kann der Operateur bei Bedarf das Bild unter dem Operationsmikroskop soweit vergrößern, dass die Grenze zwischen Stroma und Descemet-Membran in der Tiefe gut erkennbar ist. Die Nadel kann so kontrolliert davor ein- und ausgestochen werden und es wird ein dichter Wundverschluss über die gesamte Hornhautdicke erreicht.

17.44 Welche Nähte sind notwendig, um einen sicheren Wundverschluss zu erreichen?

Vor dem Verschluss jeder Wunde muss geklärt sein, an welcher Stelle mit dem Nähen begonnen wird. Bei einer Hornhaut-Sklera-Wunde im Rahmen einer Verletzung muss die erste Naht immer die Limbusnaht sein (vgl. ▶ 17.41 und ▶ Abb. 17.8).

Danach kann entschieden werden, wie viele Nähte voraussichtlich gelegt werden müssen. Diese sollten sukzessive entsprechend dem Wundverlauf verteilt werden,

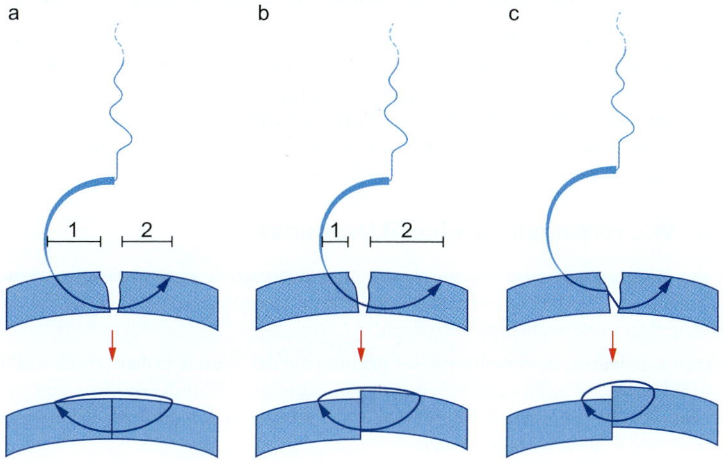

Abb. 17.10 Die exakte Adaptation gegenüberliegender Wundränder tief lamellär vor der Descemet-Membran (a) gewährleistet einen dichten Wundverschluss (nach Eisner). [L231]

um die Abstände zwischen den einzelnen Nähten gleich groß zu gestalten, sodass kein Gewebeüberstand resultiert. Verziehungen und Falten der Wundkanten, die im Hautbereich vor allem das kosmetische Ergebnis einschränken, verursachen an der Hornhaut einen erheblichen Astigmatismus.

Anfänger in der Ophthalmochirurgie sollten sich daher auf jeden Fall für Einzelknopfnähte – sowohl an der Hornhaut als auch an der Bindehaut und im Hautbereich – entscheiden (▶ Abb. 17.11). Dabei müssen die Abstände zwischen den Stichen so gelegt werden, dass mit möglichst wenigen Nähten ein sicherer Wundverschluss erreicht wird.

MERKE
Bei einer Hornhaut-Sklera-Wunde muss die erste Naht immer die Limbusnaht sein.

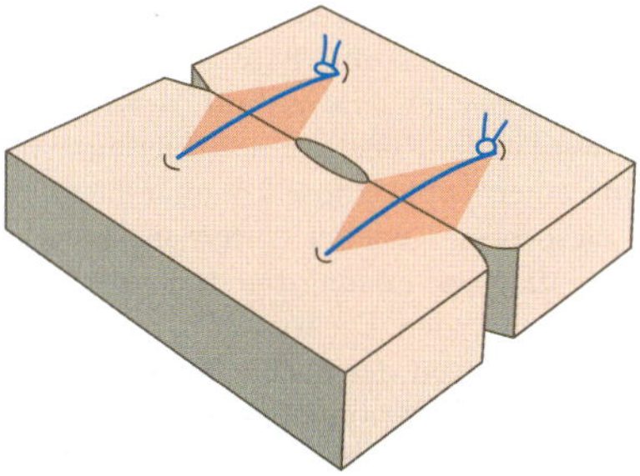

Abb. 17.11 Da eine Einzelknüpfnaht nur einen bestimmten Bereich der Wunde dicht adaptiert, können zusätzliche Nähte notwendig werden, um Leckagen zu vermeiden (nach Eisner). [L231]

17.45 Wie ist das Vorgehen bei Limbusüberschreitung der Wunde?

Bei der Versorgung von Wunden, die den Limbus corneae überschreiten, muss die erste Naht stets der exakten Adaptation des Limbus dienen (vgl. ▶ Abb. 17.8, ▶ 17.41)! Danach erfolgt zunächst die Versorgung des skleralen Anteils der Wunde, um zu vermeiden, dass durch Manipulationen am Vorderabschnitt zusätzlich Glaskörper oder gar Netzhaut- und Aderhautanteile prolabieren. Eine korneale Situationsnaht kann notwendig sein, um dem Klaffen der Wunde vorzubeugen.

17.46 Wie versorgen Sie eine Sklerawunde?

Bei der Skleraadaptation ist vorsichtig und sequenziell die Bindehaut zurückzuschieben – bei Bedarf scharf von der Lederhaut abzupräparieren und die Sklera in den freigelegten Bereichen zu versorgen.

Es ist zu vermeiden, dass während der Adaptation der Wunde hoher Druck auf den Augapfel ausgeübt wird oder bereits vor vollständigem Wundverschluss eine Normotonie des Bulbus auftritt! Der Vorfall von Gewebe in den noch nicht versorgten Anteilen der Wunde wäre die Folge.

Bei weit nach posterior laufenden Sklerawunden kann das Prinzip „close-as-you-go" angewendet werden. Dabei erfolgt der Wundverschluss von anterior nach posterior sequenziell jeweils bis zum gerade noch einsehbaren Wundbereich. Erst danach wird der Wundverlauf weiter nach posterior verfolgt, freipräpariert und verschlossen. Erreicht die Wunde den hinteren Pol in einem Bereich in dem es nicht möglich ist, einen Wundverschluss ohne großen Druck zu erreichen, kann auf die weitere Wundversorgung zugunsten der Schonung intraokularen Gewebes verzichtet werden. Eine Lösung in den Händen erfahrener Traumachirurgen stellt bei weit posterior gelegenen Defekten der Wundverschluss am hypotonen Auge dar: Dabei wird ein gerader Augenmuskel in der Hemisphäre der nach hinten verlaufenden Bulbuswandwunde am Muskelansatz abgetrennt. So kann in Allgemeinanästhesie mit Muskelrelaxation der Augapfel rotiert werden, damit der posteriore Skleradefekt wasserdicht genäht werden kann. Gelingt dies nicht, ist eine vordere Vitrektomie ohne Tonisierung des Bulbus möglich, bis der hintere Skleradefekt am weichen Auge sichtbar wird. Eine andere Option wäre die introkuläre Naht mittels Hybridinstrumenten, nachdem der Glaskörper entfernt wurde.

17.47 Welches Nahtmaterial kommt zum Einsatz?

Nicht jedes Nahtmaterial ist für jedes Gewebe zur Adaption geeignet. An der Hornhaut sind prinzipiell nicht-resorbierbare Nähte zu verwenden! Empfohlen werden hier 10–0 Nylonfäden vorzugsweise mit ¼-Kreis- oder ⅜-Kreis-Spatula-Nadeln. Die Bindehaut wird in der Regel mit resorbierbaren Fäden (8–0) genäht. Bei zusätzlicher Applikation einer Kontaktlinse kommen hier auch häufig Nylonfäden zum Einsatz, da sich diese besser wieder entfernen lassen. Für Skleranähte sind resorbierbare Fäden (7–0) die beste Lösung. Sie sind von der Bindehaut bedeckt und müssen nicht wieder gezogen werden. Die Iris muss in jedem Fall mit Polypropylene-Fäden adaptiert werden, da wegen der ausbleibenden Narbenbildung an der Regenbogenhaut eine dauerhafte Fixation notwendig ist. Nylonfäden degradieren nach längerer Zeit und erfüllen daher diese Forderung nicht!

MERKE
Augrund fehlender Narbenbildung in der Iris muss eine Irisnaht in jedem Fall mit Polypropylene-Fäden erfolgen, die nicht degradieren und somit eine dauerhafte Fixation ermöglichen.

17.48 Wie ist bei einem Irisprolaps vorzugehen?

Bei perforierenden Verletzungen der Hornhaut kommt es in Abhängigkeit vom Ausmaß der Läsion zum Abfluss von Kammerwasser, sodass die Vorderkammer abflacht und ein Prolaps der Iris resultieren kann, welcher meist mit einer tropfenförmigen Entrundung der Pupille einhergeht (▶ Abb. 17.12).

Die Erhaltung des Irisgewebes hat oberste Priorität. Wie lange nach einer Verletzung die Regenbogenhaut noch reponiert werden kann, hängt vom Befund ab. Schon nach einer Woche kann eine Epithelialisierung des Prolapses vorliegen, was zu einer intraokularen Invasion des Epithels führt, wenn es nicht komplett entfernt werden kann! Stark zerfetzte Anteile der Regenbogenhaut sollten (nicht zu großzügig) abgetragen werden, da die verbleibenden Irisreste meist nicht mehr sicher adaptiert werden können. Das Grundprinzip lautet: So viel Irisgewebe wie möglich erhalten! Voraussetzung für eine schonende Reposition ist das Anlegen einer Parazentese. Um die Iris in den Bulbus zurückzudrängen, wird ein Viskoelastikum in die Vorderkammer gegeben, das als Distanzhalter dient, während die Hornhaut adaptiert wird. Bei hypotonen Bulbi und klaffenden Wunden muss von diesem Vorgehen abgewichen und die Iris über die Wunde reponiert werden, wobei auch hier das Viskoelastikum als das schonendste „Instrument" anzusehen ist.

17.49 Was ist bei der Erstversorgung im Falle einer Linsenverletzung zu tun?

Bei Beteiligung der Linse kann es notwendig sein, gequollene Rindenanteile schon während der primären Versorgung zu entfernen, da diese sonst die Beurteilung der Vorderkammer behindern und postoperativ zu einem Tensionsanstieg führen. In der Regel macht es Sinn, im Primäreingriff die Wunde wasserdicht zu verschließen und die tieferen Strukturen nach Aufklarung der Hornhaut bei stabilem Befund in einem zweiten Eingriff – dann durch einen erfahrenen Operateur – zu versorgen. Hilfreich kann die Injektion von Luft in die Vorderkammer zum Abschluss der Wundversorgung sein, da so dem Austritt von Kammerwasser vorgebeugt und die Iris von der Hornhautrückfläche distanziert wird.

17.50 Glaskörper in der Vorderkammer – und nun?

Diese Situation ist jedem Operateur aus der Kataraktchirurgie im Falle einer Kapselruptur oder Glaskörpervorfall über eine Zonulolyse bekannt. Es ist sinnvoll, in diesem Fall die Absaugung mit einem Vitrektom vorzunehmen und den prolabierten Glaskörper in Form einer anterioren Vitrektomie abzutragen. (Anderenfalls würde der Glaskörper in die Phakospitze oder das Aspirationshandstück eingesaugt werden: Vitreoretinale Traktionen mit Netzhautablösung könnten die Folge sein.) Wichtig ist, sofort die Flaschenhöhe der Infusion zu reduzieren, um damit nicht noch zusätzlichen Druck auf den Glaskörper auszuüben. Die Vorderkammer sollte bis in die Pupillarebene vom Glaskörper gesäubert werden. Auch hier hat sich die abschließende Injektion von Luft bewährt. Sollte diese Luftblase in der Vorder-

a

b

c

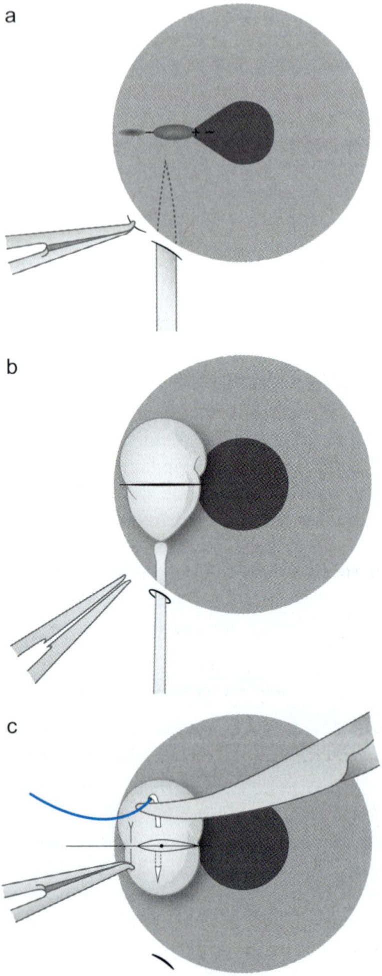

Abb. 17.12 Die tropfenförmige Entrundung der Pupille wird infolge des Irisprolapses hervorgerufen, der über eine Parazentese mittels Viskoelastikum reponiert und zusätzlich von der Hornhautrückfläche distanziert werden kann, sodass die sichere Adaptation der Wunde durch Nähte ohne die Gefahr der Inkarzeration von Irisgewebe möglich ist. [L231]

kammer geteilt oder die Pupille verzogen sein, ist davon auszugehen, dass noch vitreale Stränge zu den kornealen Zugängen oder zur Wunde verblieben sind.

17.51 Was weist auf das Vorliegen einer traumatischen Katarakt hin?

Nach einem stumpfen Bulbustrauma muss eine Schädigung des Linsenhalteapparats ausgeschlossen werden. Neben den typischen Trübungen in Form einer Kontusionsrosette und einer tiefen Vorderkammer können Iris- oder Linsenschlottern oder ein neu aufgetretener Astigmatismus auf eine Subluxatio lentis infolge einer partiellen Zonulolyse hinweisen. Das Gleiche trifft auf einen in die Vorderkammer prolabierten Glaskörper zu. Bei vollständigem Verlust der Zonulafasern entspricht (nach der Linsenluxation in den Glaskörperraum) die refraktive Situation am Vorderabschnitt einer Aphakie.

Bei penetrierenden Augapfelverletzungen sind Hornhautnarben, Perforationsrosetten der Linse (z.B. bei intraokularem Fremdkörper), Synechien, eine dicht getrübte Katarakt (quellende Linse) Hinweise auf mögliche Linsenbeteiligungen und stellen eine Indikation für die Fremdkörpersuche dar. Auch sollte eine streng einseitige Cataracta matura Anlass für die Durchführung einer bildgebenden Untersuchung sein, um einen unbekannten intraokularen Fremdkörper auszuschließen.

17.52 Operation einer Cataracta traumatica: Worauf ist zu achten?

Die planbare Versorgung einer traumatischen Katarakt gehört in die Hand eines erfahrenen Ophthalmochirugen, da der Operateur hier immer auf mögliche Komplikationen reagieren und seine Strategie bei Bedarf umstellen muss.

Im Falle einer verletzten Vorderkapsel ist die Rhexis oft nur in abgewandelter Form und nicht als geschlossen Öffnung möglich. Synechien müssen initial gelöst werden. Bei unzureichendem Rotlichtreflex hilft die Anfärbung der Vorderkapsel mit Trypanblau. Es empfiehlt sich der Einsatz eines höhermolekularen Viskoelastikums. Im Falle einer Zonulolyse kann die Abtragung von prolabiertem Glaskörper ebenso notwendig sein wie der Einsatz eines Kapselspannrings. Während der Phakoemulsifikation und der Aspiration der Rinde sollte der Infusionsdruck („Flaschenhöhe") reduziert werden.

Der Operateur muss in Abhängigkeit vom Befund anhand seiner Erfahrungen entscheiden, ob primär eine Linse eingesetzt wird und welcher IOL-Typ bei Bedarf wie fixiert wird.

17.53 Was tun bei flacher Vorderkammer?

Eine flache Vorderkammer birgt immer die Gefahr des Tensionsanstiegs und das Risiko der Ausbildung vorderer Synechien. In der Regel entsteht die Abflachung durch den Austritt von Kammerwasser über eine unerkannte Perforationsstelle oder infolge der unzureichenden Adaptation der Wunde. Dieser kann durch das Träufeln von Fluoreszeinlösung auf die Oberfläche lokalisiert werden (Seidelversuch positiv). Vor dem Wundverschluss muss die Vorderkammer gestellt werden! Wenn möglich, erfolgt das mit BSS (balanced salt solution) über eine Parazentese. In Ausnahmefällen kann es notwendig sein, direkt über die Wunde ein Viskoelastikum in die Vorderkammer zu injizieren, um so Hornhautrückfläche und Iris voneinander zu distanzieren. Abschließend muss das Viskoelastikum vollständig wieder ausgespült werden! Nach erfolgter Dichteprüfung (Spülung der Vorderkammer über die Parazentese) hat sich zur Stabilisierung die Instillation einer Luftblase in die Vorderkammer bewährt.

17.54 Wann und wie soll eine Irisnaht durchgeführt werden?

Die Iris verliert bei Verletzungen ihre Integrität. Das heißt, das Diaphragma zwischen der Augenvorder- und Hinterkammer ist ebenso nicht mehr intakt wie die Funktion der Pupillenmotorik. Deshalb ist es oberstes Gebot, primär alles Gewebe der Regenbogenhaut zu erhalten (vgl. ▶ 17.48). Nähte der Iris an sich erfolgen, auch wie Refixationen bei Iridodialysen, ausschließlich mit Polypropylene-Fäden (vgl. ▶ 17.47)! Bei großen Lazerationen kann es notwendig sein, am geöffneten Bulbus die Regenbogenhaut primär zu adaptieren. Meist ist bei kombinierten Traumata des Vorderabschnitts ein Zweiteingriff erforderlich. Dann können die durchtrennten Irisanteile mittels des gleitenden Knotens (Engels) bei geschlossener Vorderkammer schonend und übersichtlich adaptiert werden. Alternativ kann eine McCannel-Naht über einen kornealen Schnitt erfolgen.

17.55 Muss jede offene Augapfelverletzung antibiotisch behandelt werden?

Prinzipiell sollte jedes offene Bulbustrauma systemisch antibiotisch behandelt werden. Ausnahmen können minimale Hornhautpenetrationen ohne jegliche Anzeichen einer intraokularen Beteiligung sein, die einer Beurteilung mittels Spaltlampe gut zugänglich sind und engmaschig kontrolliert werden können. Das gilt nicht bei intraokularen Fremdkörpern sowie Traumata mit landwirtschaftlichem oder vergleichbaren Hintergrund! Die Prophylaxe mittels intrakameraler bzw. intravitrealer Applikation von Vancomycin/Ceftazidim bei offener Bulbusverletzung ist sinnvoll.

Solange kein Antibiogramm vorliegt, hat sich das Vorgehen nach dem Magdeburger 3-Stufenplan bewährt:

- Stufe 1: Prophylaxe, nicht bedrohliche Infektion, kein Pseudomonasverdacht
- Stufe 2: bedrohliche schwere Infektion
- Stufe 3: Maximaltherapie (z. B. bei Endophthalmitis)

Die Empfehlungen, welche Antibiotika in welcher Dosierung notwendig sind, werden regelmäßig aktualisiert, um eine wirksame und effektive Therapie zu gewährleisten.

PRAXISTIPP

Jedes offene Bulbustrauma sollte systemisch antibiotisch behandelt werden.

17.56 Erfolgt die Behandlung einer offenen Augapfelverletzung ambulant oder stationär?

Bulbuseröffnende Verletzungen müssen engmaschig nachkontrolliert werden. Dabei kann kurzfristig die Notwendigkeit zusätzlicher diagnostischer Maßnahmen (Bildgebung, Mikrobiologie) oder einer Therapieumstellung (Antibiose, vgl. ▶ 17.55) oder eines Zweiteingriffs notwendig werden. Nicht nur aus logistischen Gründen ergibt sich daher **zwingend die stationäre Behandlung.** Nach der Entlassung aus der stationären Betreuung ist eine gute Abstimmung zwischen der Klinik und dem nachbehandelnden Augenarzt notwendig!

17.57 Wie erfolgt die Entfernung eines Fremdkörpers aus dem Vorderabschnitt?

Fremdkörper im vorderen Augenabschnitt, die gut sichtbar sind, können nach dem Wundverschluss mithilfe eines Viskoelastikums gut mobilisiert und dann entbunden werden. Hier bietet es sich an, die Zugänge wie bei einer geplanten Kataraktoperation anzulegen. Über die Parazentesen kann das Viskoelastikum als schonendes Instrument eingebracht und in der Vorderkammer damit manipuliert werden. Der Zugang zur Fremdkörperentfernung sollte abhängig von der Fremdkörpergröße korneal oder skleral angelegt werden. Der Dauermagnet nach Kuhn erlaubt die schonende und kontrollierte Entfernung metallischer Fremdkörper.

17.58 Wie ist bei einem Fremdkörper am Hinterabschnitt vorzugehen?

Bei intraokularen Fremdkörpern (penetrierende Bulbusverletzung mit intraokularem Fremdkörper) sollte möglichst bald die Fremdkörperextraktion und bei Netzhautbeteiligung die Vitrektomie erfolgen. Metallische intraokulare Fremdkörper können mit dem Endomagneten nach Kuhn bzw. mit einer Fremdkörperendopinzette geborgen werden. Intraokulare Fremdkörper bringen immer ein erhöhtes Endophthalmitisrisiko mit sich, weshalb die antibiotische Prophylaxe notwendig ist (vgl. ▶ 17.55).

Ein Exomagnet sollte heute im Augen-OP bei der Fremdkörperentfernung nicht mehr zum Einsatz kommen, da dieser nicht gezielt auf den Fremdkörper ausgerichtet werden kann und dadurch bei der Bergung des Objekts schwere Kollateralschäden verursacht.

Zur Extraktion eines Fremdkörpers aus dem Glaskörperraum lohnt sich die Bedeckung der Netzhaut mit einem Viskoelastikum, um den Aufprall auf die Netzhaut abzuschwächen, falls der Fremdkörper bei den Manipulationen entgleitet und nach unten fällt. Gleichzeitig sollte der Bulbus so rotiert werden, dass in dieser Situation nicht die Makula oder die Papille betroffen sind.

17.59 Worauf ist bei intraokularen Metallfremdkörpern zu achten?

Neben den allgemeinen Kriterien, wie Größe und Durchtrittsstelle(n) des metallischen Fremdkörpers ist hierbei auch das Material für die weitere Versorgung und Prognose bedeutsam: Grundsätzlich führen kupferhaltige Fremdkörper wesentlich schneller zu oxidativen Gewebeschäden als eisenhaltige. Intraokulare Fremdkörper aus reinem Kupfer führen z. B. direkt zu einer purulenten Endophthalmitis, bei eisenhaltigen Fremdkörper entwickeln sich Gewebeschäden gelegentlich über Wochen bis Monate. Beide Metalle können durch chronische Exposition zu pathologischen Veränderungen im Elektroretinogramm – bis hin zum Erlöschen – führen.

17.60 Welche Veränderungen weisen auf das Vorhandensein eines intraokularen Metallfremdkörpers hin?

Bei einem kupferhaltigen FK kann es schnell zum Bild einer progredienten toxischen Keratitis kommen, die zur Perforation führen kann. **Der kupferhaltige Fremdkörper muss daher schnellstmöglich entfernt werden.** Für intraokulare Fremdkörper gilt Vergleichbares.

Klinische Veränderungen bei eisenhaltigen Fremdkörpern (**Siderosis bulbi**):

- Rostbraune Ablagerungen im Hornhautstroma
- Uveitis anterior
- Heterochromie (grünlich-braune Verfärbung der Iris)
- Störungen der Pupillomotorik, z. B. Mydriasis, Pupillotonie
- Katarakt (Siderosis lentis)
- RPE-Atrophie und Retinagliose

Klinische Veränderungen bei kupferhaltigen Fremdkörpern (**Chalcosis bulbi**):

- Kayser-Fleischer-Kornealring
- Uveitis anterior
- Heterochromie (gräulich-blaue Verfärbung der Iris)
- Katarakt („Sonnenblumenkatarakt")
- Glitzernde intravitreale und präretinale Ablagerungen (Membrana limitans interna)

17.61 Wie versorgen Sie eine Netzhaut-/Aderhautwunde?

Bei Verletzungen von Netzhaut und Aderhaut muss im Rahmen der Pars-plana-Vitrektomie **das beteiligte Gewebe (wenn notwendig nach Endodiathermie) im betroffenen Areal so weit ausgeschnitten werden, dass die blanke Sklera vorliegt.** Nach Laserabriegelung des Defekts erfolgt die Auffüllung des Glaskörperraums mit einer Endotamponade.

Literatur

Augustin AJ. Augenheilkunde. 4. Aufl. Heidelberg: Kaden Verlag, 2019.
Behrens-Baumann W. Antiinfektiva bei Augenverletzungen. Klin Monatsbl Augenheilkd 2004; 221: 674–676.
Burk A, Burk R. Checkliste Augenheilkunde. Stuttgart: Thieme Verlag, 1999.
Domarus D. Trauma, Operationen und Wundheilung des Auges. In: Naumann GOH (Hrsg.). Pathologie des Auges. Bd. 1. Heidelberg: Springer Verlag, 1997.
Eisner G. Augenchirurgie. Heidelberg: Springer Verlag, 1978.
Engels T. Irisnähte in der geschlossenen Vorderkammer. Ophthalmo-Chirurgie 1998; 10: 21–28.
Franke G. Stumpfes Trauma des Augapfels. In Kessler L: Die Verletzungen des Gesichtsschädels und der Rhinobasis. Stuttgart: Thieme Verlag, 1983.
Fuchsluger T. AAD 2019 neue Leitlinie „Verätzung" der DOG und des BVA, noch in finaler Bearbeitung.
Heichel J. Primäre Rekonstruktion von Lid- und Tränenwegsverletzungen. Z Prakt Augenheilkd. 2019; 40: 417–423.
Heichel J, Lehmann G, Viestenz A, Eckert A, Reich W, Scheffler B. Akute Kompression des Nervus opticus durch orbitales Emphysem. Ophthalmologe 2019; 117: 1037–1040.
Heichel J, Struck HG, Viestenz A. Primäre Rekonstruktion der ableitenden Tränenwege nach Trauma – bikanalikulonasale Schienung mit autostabilen Silikonverweilsonden. Klin Monbl Augenheilkd. 2020; 237(6): 797–803.
Herde J. Traumatologie des Lides – was ist zu tun bei der Erstversorgung? Klin Monbl Augenheilkd. 2004; 221: 615–621.
Kuhn F. Ocular Traumatology. Heidelberg: Springer Verlag, 2008.
Kuhn F, Morris R, Witherspoon CD, et al. A standardized classification of ocular trauma. Graefe's Arch Clin Exp Ophthalmol 1996; 234: 399–403.
Lang GK. Augenheilkunde. Stuttgart: Thieme Verlag, 2004.

Negrel AD, Thylefors B. The global impact of eye injuries. Ophthalmic Epidemiol. 1998; 5(3): 143–169.

Rohrbach M et al. Ophthalmologische Traumatologie. Textbuch und Atlas. Stuttgart: Schattauer, 2002.

Schrader W, Gramer E, Goldmann F, Marcus U. Penetrierende und perforierende Augenverletzungen bei PKW-Unfällen von 343 Patienten vor und nach Einführung des Bußgeldes für „Gurtmuffel" (1966–1998). Klin Monatsbl Augenheilkd 2000; 217: 23–29.

Schrage NF, Struck HG, Gerard, M. Empfehlungen zur Akutbehandlung von Verätzungen und Verbrennungen der Augen und der Lider. Ophthalmologe 2011; 108: 916–920.

Struck HG. Tränenwegsverletzungen und ihre chirurgische Versorgung. Ophthalmologe 2009; 106: 223–228.

Viestenz A, Wilhelm F, Schrader W. Verletzungen des Auges – was ist zu tun bei der Erstversorgung? Ophthalmochirurgie 2018; 30: 317–328.

Viestenz A, Küchle M. Stumpfe Augenverletzungen. Teil I: Stumpfes Vorderabschnittstrauma. Ophthalmologe 2004; 101(12): 1239–1257.

Viestenz A, Schrader W, Küchle M, et al. Management der Bulbusruptur. Ophthalmologe 2008; 105: 1163–1175.

Völcker HE. Kontusionskatarakt und Linsenluxation. Fortschr Ophthalmol 1984; 81: 308–311.

Waubke N, Mellin KB. Chirurgie bei Kontusionen und Perforationen. In: Mackensen G, Neubauer H (Hrsg.). Augenärztliche Operationen. Teil 2. Heidelberg: Springer Verlag, 1988.

18 Ophthalmologische Therapie in der Schwangerschaft

Thomas Neß

18.1 Welche physiologischen Umstellungsreaktionen während der Schwangerschaft gibt es am Auge?

Durch eine Schwangerschaft kommt es im gesamten Körper zu physiologischen Umstellungsreaktionen. Das Auge ist hiervon nicht ausgenommen. Am auffälligsten ist eine vermehrte Pigmentierung der Haut im Gesicht, vor allem auf dem Nasenrücken und an den Lidern (Chloasma oder Mask of Pregnancy). Die Kombination aus Herabsetzung der Hornhautsensibilität, Veränderung der Tränenzusammensetzung und Änderung der Hornhautradien durch eine Dickenzunahme der Hornhaut verursacht bei 14 % aller Schwangeren Refraktionsschwankungen und bei fast einem Drittel eine Unverträglichkeit von Kontaktlinsen. Durch eine Schwellung der Linse wird bei einigen Schwangeren zudem eine nach Entbindung reversible Zunahme der Myopie und Probleme bei der Akkommodation beobachtet (Myopic Shift). Eine vermehrte Pigmentausschüttung in die Vorderkammer kann zur Ausbildung einer reversiblen Krukenberg-Spindel führen. Im Gegensatz zum Pigmentdispersionssyndrom ist der Augendruck nicht erhöht und die Iris nicht durchleuchtbar. Durch einen besseren Abfluss des Kammerwassers im Kammerwinkel und einen herabgesetzten episkleralen Venendruck sinkt der Augendruck während der Schwangerschaft leicht.

Physiologische Umstellungsreaktionen an der Netzhaut gibt es nicht. Bei 10 % aller Schwangeren finden sich aber Zeichen einer hypertensiven Retinopathie als Folge einer schwangerschaftsinduzierten Hypertonie.

18.2 Wie verhält sich die diabetische Retinopathie während der Schwangerschaft und wann muss ich kontrollieren?

Eine vorbestehende diabetische Retinopathie kann sich während der Schwangerschaft verschlechtern. Das Risiko ist abhängig vom Ausmaß der Retinopathie vor der Schwangerschaft. Idealerweise sollte eine Fundusuntersuchung vor oder bei ungeplanter Schwangerschaft am Anfang der Schwangerschaft erfolgen. Liegen zu diesem Zeitpunkt keine Retinopathie oder nur geringe Zeichen einer Retinopathie vor, dann ist das Risiko einer Verschlechterung gering. Bei einer ausgeprägten nicht-proliferativen diabetischen Retinopathie besteht deutliches Risiko einer Verschlechterung mit Übergang in eine proliferative diabetische Retinopathie. Empfohlen sind daher Untersuchungen vor der Schwangerschaft und je einmal im Trimenon. Bei proliferativen oder präproliferativen Veränderungen sind in den beiden letzten Dritteln der Schwangerschaft Kontrollen alle 4 Wochen sinnvoll.

18.3 Wie behandle ich eine diabetische Retinopathie in der Schwangerschaft?

Die Therapie einer diabetischen Retinopathie unterscheidet sich nicht im Vergleich zu Nichtschwangeren. Sowohl eine panretinale Laserkoagulation als auch eine Vitrektomie können bei entsprechender Indikation während der gesamten Schwangerschaft durchgeführt werden. Anders sieht es bei einem diabetischen Makulaödem aus. Da sich ein Makulaödem nach der Entbindung meistens zurückbildet, sollte die Indikation für eine Therapie sehr eng gestellt werden.

18.4 Wann muss ich aus ophthalmologischer Indikation zur Kaiserschnittentbindung raten?

Eine Indikation aus ophthalmologischer Sicht für eine erleichterte Entbindung oder Kaiserschnittentbindung gibt es weder bei Myopie, Netzhautdegenerationen, Zustand nach Netzhautablösung, Glaukom oder Zustand nach anderen Eingriffen am Auge. Es ist ausreichend durch Studien belegt, dass sich durch eine spontane Entbindung Degenerationen nicht verstärken und das Risiko für eine Amotio nicht erhöht ist. Der Augendruck steigt selbst während der Presswehen nur mäßig und kurzfristig an. Im Mittel liegt der Augendruck selbst bei den Presswehen um 20 mmHg, kurzfristig können Spitzen um 30–40 mm Hg gemessen werden.

MERKE

Eine rein ophthalmologische Indikation für eine Kaiserschnittentbindung gibt es nicht.

18.5 Welche Phasen der Schwangerschaft gibt es?

Im Allgemeinen unterscheidet man die Präimplantationsphase, die Embryonalzeit und die Fetalzeit. Für die Präimplatationszeit gilt im wesentlich ein Alles oder Nichts. Fehlbildungen in dieser Phase führen in der Regel zu einem Abort. Während der Embryonalzeit besteht das höchste Risiko für Fehlbildungen, da in dieser Phase die Organogenese erfolgt. Mit Ende der Embryonalzeit (Ende 3. Schwangerschaftsmonat) ist die Anlage der Organe abgeschlossen und das Risiko für Fehlbildungen sinkt. Während der Fetalzeit kommt es weniger zu Fehlbildungen als zu Reifungsstörungen der angelegten Organe. Damit ist die Frühschwangerschaft, in der oftmals Medikamente ohne Kenntnis der Schwangerschaft eingenommen wurden, die Zeit, in der das Risiko für eine Fehlbildung am größten ist.

18.6 Wie hoch ist das Risiko für das Kind bei einer Toxoplasmoseretinochoroiditis der Mutter?

Bei einer immunkompetenten Mutter ist die Retinochoroiditis durch Toxoplasma gondii ein lokales Rezidiv. Ein Risiko für das Kind besteht nicht.

18.7 Wie behandle ich eine Retinochoroiditis durch Toxoplasmose während der Schwangerschaft?

Generell sollte die Indikation für eine Therapie bei einer Retinochoroiditis durch Toxoplasma während, aber auch außerhalb einer Schwangerschaft eng gestellt werden. In der Frühschwangerschaft wird die Gabe von Spiramycin empfohlen. Im 2. und 3. Trimenon ist auch eine Therapie mit anderen Antibiotika, Pyrimethamin/Sulfadiazin oder Clindamycin möglich (siehe ▶ 11.54). Die Gabe von Kortikosteroiden ist während der gesamten Schwangerschaft möglich (vergleiche mit ▶ 18.22).

18.8 Was ist eine Präeklampsie/Eklampsie?

Die Präeklampsie ist definiert als Gestationshypertonie und Proteinurie nach vollendeter 20. Gestationswoche. Von einer Gestationshypertonie spricht man bei einer zuvor normotensiven Patientin, die in der Schwangerschaft einen Blutdruck von ≥140/90 mmHg ohne Proteinurie entwickelt. Die Präeklampsie gilt als schwer, wenn eines der folgenden Merkmale zutrifft: Blutdruck ≥160/110 mmHg, Nierenfunktionsstörung, Leberbeteiligung, Lungenödem, Thrombopenie, Kopfschmerzen, Sehstörungen oder fetale Wachstumsrestriktion. Kommen zur Präeklampsie tonisch-klonische Krampfanfälle, besteht definitionsgemäß eine Eklampsie.

Die einzig kausale Therapie der Präeklampsie und der Eklampsie ist die Entbindung.

18.9 Welche Veränderungen am Auge weisen auf eine Präeklampsie/Eklampsie hin?

Bei 10 % aller Schwangeren entwickelt sich eine Gestationshypertonie. Am Auge sind Zeichen einer hypertensiven Retinopathie mit fokalen Gefäßspasmen, Cotton-wool Spots und Blutungen zu sehen. Bei einer Präeklampsie/Eklampsie können die folgenden Veränderungen hinzukommen: Sehnervenschwellung, seröse Amotio und insbesondere bei der Eklampsie eine kortikale Erblindung und eine AION. Alle Veränderungen mit Ausnahme eines Gefäßverschlusses und der AION bilden sich in der Regel nach der Entbindung zurück. Die häufigsten visuellen Symptome bei Vorliegen einer (Prä-)Eklampsie sind Sehverschlechterung, Gesichtsfeldausfälle (Skotome), Doppelbilder und Photopsie. Bei Verdacht auf eine Präeklampsie oder Eklampsie ist eine sofortige Vorstellung in einer gynäkologische/geburtshilflichen Klinik erforderlich.

18.10 Wie verhält sich eine nicht-infektiöse Uveitis während der Schwangerschaft?

Wie auch andere Erkrankungen, bei denen eine autoimmune Genese angenommen wird, beobachtet man eine geringere Aktivität und weniger Schübe im 2. und 3. Trimenon. Davor und nach Entbindung unterscheidet sich die Ausprägung und Aktivität der Uveitis nicht.

18.11 Wie hoch ist das allgemeine Fehlbildungsrisiko in der Schwangerschaft?

Im Allgemeinen geht man bei einer unkomplizierten Schwangerschaft von einem Fehlbildungsrisiko von 3–5 % aus. Die häufigsten exogenen Noxen für eine Fehlbildung stellen nicht Medikamente, sondern Nikotin und Alkohol dar. Bei der Anwendung von Medikamenten besteht dieses Grundrisiko auch.

MERKE

Das allgemeine Fehlbildungsrisiko liegt bei 3–5 %.

18.12 Wie kann ich mich über die Anwendung von Substanzen in der Schwangerschaft informieren?

Einen ersten Überblick kann man sich anhand der Klassifikation der roten Liste verschaffen. Diese stellt aber im Wesentlichen die Einschätzung der Substanz durch den

Hersteller dar. Für detaillierte und wissenschaftlich fundierte Informationen kann man sich bei den Pharmakovigilanzzentren informieren: in Deutschland Embryotox und Reprotox. Hier werden industrieunabhängige Daten gesammelt und ausgewertet. Sowohl Embryotox der Charité Berlin als auch Reprotox an der Universitätsfrauenklinik in Ulm bieten eine individuelle Einzelfallberatung für Ärzte und Schwangere an (www.embryotox.de; www.reprotox.de).

18.13 Wann darf ich in der Schwangerschaft medikamentös behandeln?

Jegliche Behandlung ist immer eine Risiko-Nutzen-Abwägung. Die meisten Medikamente sind nicht für die Behandlung von Schwangeren zugelassen. Der behandelnde Arzt muss trotzdem im Einzelfall die Risiken für Mutter, Kind oder Mutter und Kind abwägen und dann zusammen mit der Schwangeren eine Entscheidung fällen. Dies kann auch bedeuten, dass bei lebensbedrohlichen Erkrankungen der Mutter gesichert embryo- oder fetotoxische Substanzen eingesetzt werden müssen. Einen guten Überblick über die Off-label-Verordnung in der Schwangerschaft bietet das Verordnungsforum 32 der KV Baden-Württemberg: http://www.kvbawue.de/presse/publikationen/verordnungsforum.

18.14 Welche Substanzen kann ich zur diagnostischen Mydriase einsetzen?

Sowohl Tropicamid- als auch Neosynephrin-Augentropfen sind laut Roter Liste in der Schwangerschaft mit dem Verweis, es gebe keine ausreichenden Daten, kontraindiziert. Nach den Daten der Pharmakovigilanzzentren gibt es für beide Substanzen keine Hinweise für erhöhte Fehlbildungsraten. Bei lokaler einmaliger Anwendung werden keine systemisch wirksamen Spiegel erreicht. Bei systemischer (intravenöser) Gabe sind direkt wirkende Sympathomimetika in der Lage, die Sauerstoffversorgung des Fetus zu stören. Dies gilt nicht für die lokale Gabe. Bei gegebener Indikation, z. B. Verdacht auf eine Netzhautablösung, kann und sollte die Pupille mit den Substanzen erweitert werden. Es sollte aber vorher eine Aufklärung erfolgen.

18.15 Welche Substanzen kann ich zur therapeutischen Mydriase einsetzen?

Topisches Atropin und Scopolamin gelten nach den Angaben in der Roten Liste als unproblematisch, auch wenn beide Substanzen systemisch gegeben die Herzfrequenz steigern können.

18.16 Wie messe ich den Augendruck in der Schwangerschaft?

Da sowohl die Lokalanästhetika als auch Fluoreszein unproblematisch sind, kann man den Augendruck während der Schwangerschaft applanatorisch messen. Es gibt aber auch eine Reihe von Alternativen: NonContact Tonometer, iCare, Tonopen.

18.17 Ist eine Angiografie (Fluoreszein; Indocyaningrün) in der Schwangerschaft problematisch?

Nein. Die systemische Gabe von Fluoreszein oder von Indocyaningrün ist nicht mit Fehlbildungen verbunden. Bei bestehender Indikation können beide Substanzen zur Bildgebung eingesetzt werden. In der Stillzeit kann eine relevante Konzentration in der Muttermilch gemessen werden, dies hat in der Regel keine Konsequenzen für das Kind.

18.18 Wie kann ich bakterielle Infektionen lokal behandeln?

Für die Behandlung stehen als topische Antibiotika die Aminoglykoside und die Fluoroquinolone zur Verfügung. Die Aminoglykoside werden bei topischer Applikation nicht oder nur minimal resorbiert. Bei systemischer Gabe sind sie oto- und nephrotoxisch und sollten daher systemisch während der Schwangerschaft nicht gegeben werden. Für die Chinolone gibt es sogar für die systemische Gabe eine prospektive Studie, die keine erhöhte Fehlbildungsrate gezeigt hat. Hintergrund für die Studie waren Erkenntnisse aus Tierversuchen. Bei Beagle-Hunden führt die Gabe von Chinolonen in der Schwangerschaft zu Knorpelschäden im Hüftgelenk.

18.19 Wie kann ich bakterielle Infektionen systemisch behandeln?

Erste Wahl bei der Behandlung mit Antibiotika in der Schwangerschaft sind Penicilline und Cephalosporine. Für diese Substanzen gibt es jahrzehntelange Erfahrungen ohne Hinweis auf eine Schädigung während der Schwangerschaft. Bei Allergie oder Infektionen mit resistenten Erregern können Makrolide oder Chinolone eingesetzt werden. Die bei Hunden im Tierversuch festgestellten Knorpelschäden im Hüftgelenk konnten weder in einer prospektiven Studie noch in Registern bei Menschen beobachtet werden.

MERKE
Zur Behandlung bakterieller Infektionen sind topisch Aminoglykoside und Fluoroquinolone und systemisch Penicilline und Cephalosporine erste Wahl.

18.20 Wie kann ich eine Herpesinfektion in der Schwangerschaft behandeln?

Die Therapie mit Aciclovir sowohl lokal als auch systemisch ist nicht mit einer erhöhten Fehlbildungsrate beim Menschen vergesellschaftet. Dies konnte bei über 2.500 nachverfolgten Schwangerschaften in verschieden Studien und Registern gezeigt werden.

18.21 Wie behandele ich eine Schwangere mit Glaukom?

Mittel der ersten Wahl ist Timolol. Zweite Wahl sind topische Prostglandinanaloga und Carboanhydraseinhibitoren. Meiden sollte man α2-Sympathomimetika und systemische Carboanhydraseinhibitoren.

Timolol Für den Einsatz von Timolol in der Schwangerschaft gibt es jahrzehntelange Erfahrung. Ein Fehlbildungsrisiko besteht nicht. Es kann aber nach der Applikation zu einer Herzfrequenzsenkung bei Mutter und Kind kommen.

Prostaglandinanaloga Prostaglandine erhöhen den Uterustonus und werden zur Geburtseinleitung eingesetzt. Da die topisch applizierten Prostaglandinanaloga am Auge sehr schnell metabolisiert werden, ist die lokale Anwendung bei Glaukom möglich. Fehlbildungen durch die Anwendung sind nicht beschrieben.

Carboanhydraseinhibitoren Für die lokale Anwendung von Carboanhydraseinhibitoren beim Glaukom gibt es nur wenig Erfahrungen. Fehlbildungen sind bislang nicht gemeldet worden. Bei der systemischen Anwendung im Tierversuch treten zahlreiche Fehlbildungen auf. Bei den wenigen Anwendungen in der Schwangerschaft sind diese nicht beobachtet worden. Eingesetzt werden systemische Carboanhydraseinhibitoren bei idiopathischer intrakranieller Hypertonie und beim Glaukomanfall.

α2-Sympathomimetika Da auch topisch applizierte α2-Sympathomimetika zu einer deutlichen systemischen Blutdrucksenkung führen können, sollten sie in der Schwangerschaft gemieden werden. Fehlbildungen sind nicht beschrieben.

MERKE
Erste Wahl zur topischen Behandlung des Glaukoms während der Schwangerschaft ist Timolol.

18.22 Was muss ich bei der Behandlung mit Kortikosteroiden in der Schwangerschaft beachten?

Während Dexamethason zu 100 % plazentagängig ist, ist dies bei Prednisolon/Prednison nur in 10–20 % der Fall. Daher wird bei der Behandlung der Schwangeren Prednisolon/Prednison verwendet. Will man das ungeborene Kind behandeln, dann nimmt man Dexamethason.

Aus dem Tierversuch beim Nager besteht der Verdacht auf eine Assoziation der Anwendung von Kortikosteroiden in der Schwangerschaft mit Lippen-Kiefer-Gaumen-Spalten. Neuere Studien können den Zusammenhang nicht mehr nachweisen. Metaanalysen aus allen verfügbaren Daten zeigen aber immer noch ein gering erhöhtes Risiko bei systemischer Gabe. Hieraus resultiert die Empfehlung zwischen der 8. und 11. Woche eine Dosis von 10–15 mg/d nicht zu überschreiten. Die topische Gabe am Auge erscheint während der gesamten Schwangerschaft unproblematisch.

18.23 Ist die Behandlung mit nicht-steroidalen Antiphlogistika in der Schwangerschaft unproblematisch?

Nein. Vor allem Paracetamol, aber auch Ibuprofen (vor der 28. Woche) gelten als Analgetika der Wahl in der Schwangerschaft. Aber es gibt einige Einschränkungen.

Paracetamol Paracetamol gilt als Analgetikum der Wahl während der gesamten Schwangerschaft. Es sollte aber keine Dauertherapie erfolgen. Ein gesichertes Fehlbildungsrisiko ist nicht bekannt. Aus den skandinavischen Registern wird ein Zusammenhang mit Verhaltensauffälligkeiten von Kindern im Alter von 3–7 Jahren mit einer verlängerten Einnahme von Paracetamol durch die Mutter während der Schwangerschaft diskutiert. Eine gelegentliche Einnahme während der gesamten Schwangerschaft gilt als unproblematisch.

Ibuprofen Ibuprofen kann mit geringem Risiko ebenfalls vor der 28. Woche gegeben werden. Im Zusammenhang mit der Einnahme von Ibuprofen werden eine Reihe von Fehlbildungen vermutet (kardiovaskuläre Septumdefekte, Fehlgeburten, Hodenhochstand). Für keine dieser Fehlbildungen existieren gesicherte Erkenntnisse. Eine Dauertherapie mit Ibuprofen sollte aber nicht erfolgen. Ab der 28. Schwangerschaftswoche fördert Ibuprofen den vorzeitigen Verschluss des Ductus arteriosus Botalli mit der Folge einer persisterierenden pulmonalen Hypertonie beim Kind. Weitere beschriebene Folgen der Anwendung in der späten Schwangerschaft sind Nierenfunktionsstörungen und eine nekrotisierende Enterokolitis. Eine Anwendung von Ibuprofen sollte daher ab Woche 28 nicht erfolgen.

18.24 Wie behandele ich mit klassischen Immunsuppressiva (DMARDs)?

Die klassischen Immunsuppressiva oder Disease Modifying Antirheumatic Drugs (DMARD) umfassen Substanzen, die in der Ophthalmologie zur Behandlung der Uveitis oder zur Verhinderung einer Transplantatabstoßung bei Keratoplastik eingesetzt werden.

Azathioprin Azathioprin wurde und wird häufig nach Organtransplantation gegeben. Aus diesem Grund existieren ausreichende Daten zur Verwendung in der Schwangerschaft. In der immunsuppressiven Dosierung besteht kein teratogenes Risiko. Es werden lediglich niedriges Geburtsgewicht, höhere Frühgeburtlichkeit und eine milde Anämie beim Neugeborenen berichtet. In der Muttermilch finden sich nur sehr geringe Spiegel, sodass Stillen möglich ist.

Ciclosporin A Ciclosporin A ist plazentagängig. Es besteht bei ausreichend großer Datenlage kein teratogenes Risiko. Wie auch bei Azathioprin wird über intrauterine Wachstumsverzögerung, eine höhere Rate an Schnittentbindungen und eine Frühgeburtlichkeit berichtet. Hier wird aber angenommen, dass die Grunderkrankung nicht unerheblich dazu beiträgt. Bei Ciclosporin A wurden vermehrt mütterlich Komplikationen beobachtet wie Eklampsie und Hypertonie.

Methotrexat Die Therapie mit Methotrexat hat ein teratogenes Potenzial. Es sind zahreiche Fehlbildungen möglich. Die Höhe des Risikos ist unklar und dosisabhängig. Wird die Therapie vor der Befruchtung beendet, scheint kein Risiko zu bestehen.

Mycophenolat mofetil/Mycophenolsäure Mycophenolsäure ist plazentagängig und führt in einem hohen Prozentsatz zu Aborten (45 %) oder zu einer charakteristischen Fehlbildung. Es finden sich Ohranomalien, Mundspaltbildung und weitere Fehlbildungen. Bei 600 Männern, die Mycophenolat eingenommen hatten, wurde kein erhöhtes Fehlbildungsrisiko bei Zeugung unter Therapie beobachtet.

MERKE
Bei den DMARDs ist die Auswahl entscheidend: Azathioprin und Ciclosporin A haben ein geringes Risiko, Mycophenolat/Mycophenolsäure ein hohes Risiko für Fehlbildungen.

18.25 Welche Erkenntnisse gibt es zur Behandlung mit TNF-α-Antagonisten in der Schwangerschaft?

Adalimumab Adalimumab ist zur Therapie der nicht-infektiösen intermediären posterioren und Panuveitis, sowie zur Behandlung der JIA-assoziierten anterioren

Uveitis zugelassen. Da es sich um einen IgG-Antikörper handelt, wird dieser ab der 20. Woche zunehmend aktiv transplazentär zum Kind übertragen. Bei einer hohen Zahl von Schwangeren konnte bislang kein eindeutiges Fehlbildungsrisiko festgestellt werden. Es besteht aber für das Neugeborene ein erhöhtes Infektionsrisiko. Dies dürfte auch für die weniger gut untersuchten Antikörper Golimumab und Infliximab gelten.

Certolizumab Da Certolizumab nicht über den Fc-Rezeptor verfügt, wird die Substanz nur minimal zum Kind übertragen. Bei wenig Daten besteht kein teratogenes Risiko.

Etanercept Etanercept ist ein Fusionsprotein. Eine erhöhte Fehlbildungsrate bei Anwendung in der Schwangerschaft wurde bislang nicht berichtet.

18.26 Wie kann ich eine allergische Konjunktivitis in der Schwangerschaft behandeln?

Zur Behandlung einer allergischen Konjunktivitis stehen als Mittel der Wahl Cromoglicinsäure und topische Steroide zur Verfügung. Die topischen Antihistaminika Azelastin und Levocabastin sind Alternativen, für die es aber weniger gute Daten in der Schwangerschaft gibt. Beide Substanzen werden aber kaum resorbiert, sodass die Anwendung vertretbar ist.

Literatur

Mackensen F, Paulus WE, Max R, Ness T. Ocular changes during pregnancy. Dtsch Arztebl Int. 2014; 111: 567–575.
Ness T, Paulus W. Auge und Schwangerschaft. Ophthalmologe. 2010; 107:863–872.
www.embryotox.de.
www.reprotox.de.
www.kvbawue.de/presse/publikationen/verordnungsforum/.
www.embryotox.de/fileadmin/files/offlabeluse.pdf.

19 Augenbeteiligung bei Allgemeinerkrankungen

Rafael S. Grajewski

Augenbeteiligung bei Erkrankungen der inneren Organe

19.1 Welche Faktoren spielen für die charakteristische Lokalisation von Augenveränderungen bei Allgemeinerkrankung eine Rolle?

Die Lokalisation lässt sich im Wesentlichen auf fünf Aspekte zurückführen (nach G. O. H. Naumann, 1997):

- **Blut-Augen-Barrieren:** begrenzter Zutritt von pathologischen Substanzen oder Zellen.
- **Okuläre Gefäßversorgung:** völliges Fehlen von intraokularen Lymphgefäßen. Trägt z. B. zum Immunprivileg des Auges bei (▶ 1.57) und ist vermutlich auch für die sehr langsame Resorption retinaler Blutungen verantwortlich.
- **Entwicklung und embryonaler Ursprung des Gewebes:** Gemeinsamkeiten bei systemischer Beteiligung von Organen gleichen embryologischen Ursprungs, z. B. Cataracta syndesmotica bei Neurodermitis, Befall der Retina durch neurotrope Viren (u. a. Zytomegalie Herpes simplex).
- **Intraokulare Leitstrukturen:** Unterteilung diverser Räume innerhalb des Auges, z. B. durch Basalmembranen, Linsenkapselsack, retinale Membranen und Zellverbände.
- **Exposition:** z. B. die Exposition der Hornhaut und Bindehaut im Bereich der Lidspalte.

MERKE
Durch die enge Verbindung von Gesamtorganismus und Auge können nicht nur Allgemeinkrankeiten sekundär das Auge betreffen, sondern das Auge und seine Adnexe können (seltener) auch Ausgangspunkt für eine systemische Mitbeteiligung sein. Beispiele sind die Generalisation okulärer Infektionen, z.B. bei Frühgeborenenblenorrhö oder Panophthalmitis und Orbitaphlegmone mit sekundärer Sinus-cavernosus-Thrombose; Metastasierung des Aderhautmelanoms in die Leber oder des Retinoblastoms; okulokardialer Reflex; Beeinflussung systemischer Immunität durch das Immunprivileg des Auges.

Auge bei Gefäß- und Herzerkrankungen

19.2 Welche Erkrankungen können das Bonamour-Zeichen verursachen?

Als Bonamour-Zeichen wird eine Erweiterung und Schlängelung (Tortuositas) der Episkleralvenen im Rahmen einer passiven Hyperämie durch Rückstau von venösem Blut bezeichnet.

Sie kann u. a. vorkommen bei:
- okuläre Tumoren, v.a. Ziliarkörpermelanom („Wächtergefäße"),
- Zunahme des Orbitavolumens (Tumoren, Entzündungen, z. B. endokrine Orbitopathie, Orbitaspitzensyndrom),
- retinalen Venenthrombosen,
- Sinus-Cavernosus-Thrombose und Carotis-Sinus-cavernosus-Fistel,
- Rechtsherzinsuffizienz mit Einflussstauung der V. cava superior
- erhöhter Blutviskosität.

19.3 Bei welchen Erkrankungen kann es zu einem Sludge-Phänomen der Bindehautgefäße kommen?

Bei Erkrankungen mit einer erhöhten Blutviskosität, kann es neben einer Tortuositas vasorum auch zu Aggregationen von Blutbestandteilen (Sludge-Phänomen), insbesondere der Erythrozyten kommen, die an den Bindehautgefäßen als Unterbrechungen der Blutsäule zu beobachten sind.

19.4 Bei welchen Erkrankungen können gelegentlich Mikroaneurysmen der Bindehautgefäße beobachtet werden?

Diese sack- oder kommaförmigen Aussackungen der konjunktivalen Gefäße finden sich u. a. bei:
- Diabetes mellitus
- Arterieller Hypertonie
- Sichelzellkrankheit
- Leukosen
- AIDS

19.5 Welche systemischen Faktoren für Blutungen der Netzhaut sind Ihnen bekannt?

Alle Faktoren, die zu einer endothelialen vaskulären Dysfunktion führen können:

- Erkrankungen mit Beteiligung der Gefäßwand (z. B. Diabetes mellitus, arterielle Hypertension)
- Bluterkrankungen (Anämie, Leukämie, Thrombozytopenie)
- Reduzierter Perfusionsdruck (akuter Blutverlust, Carotis-Sinus-cavernosus-Fistel)

19.6 Welche Rückschlüsse auf mögliche Systemerkrankungen ziehen Sie aus dem Muster einer retinalen Blutung?

Die Analyse der genauen Lokalisation und Verteilung von retinalen Blutungen, lässt wichtige Rückschlüsse auf die Ätiopathogenese zu. Details hierzu sind in ▶ Tab. 19.1 zusammengefasst.

19.7 Wie unterscheidet sich klinisch ein Verschluss der A. centralis retinae von einem Verschluss der A. ophthalmica?

Ein Verschluss der A. ophthalmica führt aufgrund des größeren Versorgungsgebiets zu deutlich größeren Schäden als der Verschluss der A. centralis retinae, der einen Zentralarterienverschluss zur Folge hat. Bei Verschluss der A. ophthalmica sind neben der A. centralis retinae auch die Ziliararterien betroffen, was am Auge neben dem Zentralarterienverschluss auch zu einer Minderperfusion der choroidalen

Tab. 19.1 Muster retinaler Blutungen (modifiziert nach Vaughan et al. 2017)

Typ und Lokalisation	Form und Farbe	Quelle (Q) und systemische Assoziation (A)
Präretinal (subhyaloidal), zwischen Glaskörper und Retina	Horizontale Spiegelbildung, hell- oder dunkelrot, abhängig von Dichte	Q: oberflächliche Gefäße A: RR, Valsalva
Oberflächlich retinal (retinale Nervenfaserschicht)	Flammen- oder streifenförmig, folgt Nervenfaserschicht, hellrot	Q: radiales peripapilläres oder oberflächliches retinales kapilläres Netzwerk A: RR
Intraretinal (innere Körnerschicht)	Rund (Punkt oder Fleck), dunkelrot	Q: tiefes retinales kapilläres Netzwerk A: Diabetes mellitus, RR, Ischämien, z. B. bei Anämie
Oberflächlich oder tief retinal mit weißem Zentrum (Roth-Fleck)	Rund (rot mit weißem Zentrum)	Q: oberflächliches oder tiefes retinales kapilläres Netzwerk A: Endokarditis, intravenöse Drogen, Leukämie
Subretinal zwischen Photorezeptoren und Pigmentepithel	Groß und unscharf begrenzt, hell- bis mittelrot	Q: subretinale Neovaskularisation oder Optikuserkrankung A: häufig keine
Subretinal zwischen Pigmentepithel und Bruch-Membran (= hämorrhagische Pigmentepithelabhebung)	Groß und etwas schärfer begrenzt, mittel- bis dunkelrot	Q: Choroidea A: häufig keine

Gefäße und des N. opticus (AION) führt (▶ 1.4). Sie hat in der Regel eine irreversible Amaurose zur Folge. Besondere Risikofaktoren sind neben Veränderungen im Bereich der Karotiden auch Vorhofflimmern, Vorhofmyxom, Trauma und eine orbitale Mukormykose.

19.8 Welche Hinweise für abgelaufene choroidale Infarkte sind Ihnen bekannt?

Selten finden sich als Folge von Gefäßverschlüssen der Aderhaut bei kardiovaskulären (z.B. arterielle Hypertonie) oder entzündlichen Erkrankungen (z.B. Antiphospholipid-Syndrom) chorioretinale Pigmentierungen und Pigmentverschiebungen, die abhängig von ihrer Form benannt werden:

- Elschnig-Fleck (fokal)
- Amalric-Zeichen (dreieckig)
- Siegrist-Streifen (linear)

19.9 Welche prädiktiven Rückschlüsse lassen sich aus hypertensiven Fundusveränderungen auf das kardiovaskuläre Risiko ziehen?

Die arterielle Hypertonie kann abhängig von Erkrankungsdauer und -schwere zu unterschiedlichen Schweregraden der okulären Komplikationen führen. Dabei erlaubt die neuere Klassifikation nach Mitchell und Wong, daraus Rückschlüsse auf das Risikoprofil für systemische Assoziationen zu ziehen (▶ Tab. 19.2).

Tab. 19.2 Mitchell-Wong-Klassifikation der hypertensiven Retinopathie

Grad	Klassifikation	Systemische Assoziationen
Keine Retinopathie	Keine retinale Veränderung	Keine
Milde Retinopathie	Einer oder mehrere der folgenden arteriolären Befunde: • Generalisierte Arterienverengung • Fokale Arterienverengung • Arterielle Abknickung • Silberdrahtreflexe	Moderate Assoziation mit Apoplex, KHK und Mortalität
Moderate Retinopathie	Einer oder mehrere der folgenden arteriolären Befunde: • Retinale Blutung • Mikroaneurysmen • Cotton-wool-spot • Exsudate	Starke Assoziation mit Apoplex, kognitiven Einbußen
Maligne Retinopathie	Moderate Befunde und zusätzlich Papillenschwellung	Starke Assoziation mit Mortalität

Modifiziert nach Wong TY et al., Hypertensive Retinopathy, N Engl J Med 2004;351:2310. (PMID: 15564546)

19.10 Für welche Augenerkrankungen stellt die arterielle Hypertonie einen Risikofaktor dar?

- Retinale Gefäßverschlüsse (arteriell und venös)
- Retinales Makroaneurysma
- Anteriore ischämische Optikusneuropathie (AION)
- Diabetische Retinopathie

19.11 Wie werden arteriosklerotische Fundusveränderungen eingeteilt?

Arteriosklerotische, in Abgrenzung zu hypertensiven, Fundusveränderungen, werden nach dem Scheie-Klassifikationsschema eingeteilt (▶ Tab. 19.3).

Tab. 19.3 Scheie-Klassifikation arteriosklerotischer Fundusveränderungen

Grad	Charakteristische Fundusveränderungen
Normal	Keine funduskopischen Veränderungen
Grad 1	Arterieller Lichtreflex verbreitert, milde arteriovenöse Kreuzungszeichen
Grad 2	Wie Grad 1, aber ausgeprägter
Grad 3	„Kupferdrahtarterien“
Grad 4	„Silberdrahtarterien“

Modifiziert nach Tischendorf et al. Auge und Innere Medizin, Schattauer, 2004

19.12 Wie können Sie anhand der Art des retinalen Embolus auf dessen Ursprung schließen?

Die Form, Größe und Farbe eines retinalen Embolus geben wichtige Hinweise auf seine Herkunft (▶ Tab. 19.4).

19.13 Welche Befunde erwarten Sie bei einer Carotis-Sinus-cavernosus-Fistel?

Bei der Carotis-Sinus-cavernosus-Fistel besteht eine direkte Verbindung zwischen der A. carotis interna (oder ihren Ästen) und dem Sinus cavernosus. Man unterscheidet **direkte High-flow-** (intrakavernöse A. carotis interna betroffen, z. B. nach Kopftrauma oder Aneurysmaruptur) von **indirekten Low-flow-** (über meningeale und somit extrakavernöse Äste der A. carotis interna; „Dura-Shunt“)**Fisteln.** Bei beiden, aber deutlich ausgeprägter bei der direkten Fistel, fließt arterielles Blut in den venösen Sinus cavernosus und führt dadurch zu einem Druckanstieg mit Strömungsumkehr im Sinus. Da die Venae ophthalmicae in den Sinus cavernosus drainieren, fließt das Blut über sie in die Bulbi und die Orbitae retrograd zurück. Durch diesen Rückstau entstehen die klinischen Befunde: schwere epibulbäre Gefäßinjektion bis hin zur hämorrhagischen Chemosis, pulsierender Exophthalmus, Strömungsgeräusch im Kopfbereich (diese Befunde bilden die **klassische Trias**). Weiterhin entstehen sekundär ein erhöhter Intraokulardruck (bedingt durch erhöhten episkleralen Druck), Tortuositas der retinalen Venen und eine Ophthalmoplegie (am

19

Tab. 19.4 Ätiopathogenese retinaler Emboli

Embolusmaterial	Charakteristika	Ursprung
Cholesterin (Hollenhorst-Plaque)	Orangefarbene, glitzernde Partikel, bevorzugt im Bereich von Bifurkationen, meist ohne sichtbare Infarzierung	Endogen, ulzerierte atheromatöse Plaques der extrakraniellen Gefäße
Fibrin-Thrombozyten	Längliche weiße Partikel, langsame Bewegung und Fragmentation	Endogen, Oberfläche einer atheromatösen Plaque der stenosierten A. carotis
Thrombozyten	Nicht sichtbar	Endogen, Mitralklappenprolaps
Fetthaltig	Multiple Cotton-wool-Herde	Endogen, Frakturen langer Röhrenknochen
Kalkhaltig	Weiß, nicht mobil, häufig mit Netzhautinfarzierung	Endogen, Kalziumfragmente von Herzklappen
Bakterien	Rund (rot mit weißem Zentrum), Roth-Fleck (▶ Tab. 19.1)	Endogen, Endokarditis, intravenöse Drogen
Leukämiezellen	Rund (rot mit weißem Zentrum), Roth-Fleck (▶ Tab. 19.1)	Leukämie
Amnionflüssigkeit	Netzhautödem, im Verlauf sekundäre Degenerationen des retinalen Pigmentepithels	Endogen, komplizierte Geburt oder Schwangerschaft
Intravasale Gerinnung	Multifokale retinale Verschlüsse, milchweiße Flüssigkeit in den retinalen Arteriolen	Endogen, disseminierte intravasale Koagulopathie, Pankreatitis, Kollagenosen, intravenöse Oxytocingabe, Trauma, Blutdialyse
Talk	Rotgelbe glitzernde Partikel in Makulanähe, Cotton-wool-Herde	Exogen, intravenöse Drogen
Luft	Multiple kleine Embolien	Exogen, Luftembolie
Silikon	Multiple kleine Embolien	Exogen, plastische Chirurgie, Herzklappen
Quecksilber	Multiple kleine Embolien	Exogen, Hysterosalpingografie
Glasperlen	Retinaler Gefäßverschluß	Exogen, Injektion in A. carotis zur Okklusion zerebraler Aneurysmen

Modifiziert nach Tischendorf et al. Auge und Innere Medizin, Schattauer, 2004

häufigsten Beteiligung des N. VI, der frei im Sinus liegt, seltener die wandständigen N. III und N. IV). Im MRT zeigt sich eine Verdickung der V. ophthalmica superior. Dies ist ein diagnostisches Unterscheidungskriterium zur endokrinen Orbitopathie. Ein operativer Verschluss der Fistel (z. B. transarteriell mittels Coil, Ballon) ist erforderlich, wenn kein thrombotischer Spontanverschluss erfolgt.

MERKE

Klassische Trias bei Carotis-Sinus-cavernosus-Fistel: Epibulbäre Gefäßinjektion bis hin zur hämorrhagischen Chemosis, pulsierender Exophthalmus, Strömungsgeräusch im Kopfbereich.

PRAXISTIPP

Bei der Verdachtsdiagnose einer Carotis-Sinus-cavernosus-Fistel bietet sich dem Augenarzt eine der ganz wenigen Gelegenheiten, ein Stethoskop zu benutzen. Ideale Auskultationspunkte zur Erfassung des assoziierten Strömungsgeräuschs sind das geschlossene Auge und Punkte über der Nasenwurzel, Augenbraue und Schläfe. Dabei den Patienten anweisen, kurz die Luft anzuhalten und nicht die Augen zu bewegen. 10–15 Sekunden auskultieren. Achten Sie auf ein „zischendes" Strömungsgeräusch und auskultieren Sie immer beide Seiten im Vergleich. Differenzialdiagnostisch ist bei Strömungsgeräuschen auch an eine Atherosklerose oder Thrombose der ipsilateralen A. carotis interna zu denken.

Auge bei hämato-onkologischen Erkrankungen

19.14 Welche Augenbefunde erwarten Sie nach akutem schweren Blutverlust?

Im ungünstigsten Fall kommt es nach akutem schweren Blutverlust (akuter Verlust von > 20 % des Blutvolumens) sofort oder mit mehrstündiger Verzögerung zu einer vollständigen beidseitigen Amaurose. Klinisch finden sich weite lichtstarre Pupillen und Augenhintergrundveränderungen wie Papillenrandunschärfe (AION), Blutungen, Cotton-wool-Herde. Der Fundus ist extrem blass und die Netzhaut häufig ödematös, im Sinne eines Zentralarterienverschlusses (ZAV).

MERKE

Bei akutem schweren Blutverlust kann es zur beidseitigen Erblindung kommen.

PRAXISTIPP

Bei Erblindung durch akuten schweren Blutverlust und fehlenden Funduszeichen, sollte an eine akute Ischämie der Sehrinde („Rindenblindheit") gedacht werden.

19.15 Ein Patient ist im Rahmen einer schweren Transfusionsreaktion durch Inkompatibilität des AB0-Blutgruppensystems erblindet. Welche ophthalmologischen Befunde erwarten Sie?

Bei diesen Patienten kommt es zu einer schweren intravasalen Hämolyse. Ein Visusverlust in diesem Zusammenhang wird auf eine Ischämie der Sehrinde zurückgeführt. Ophthalmologische Befunde finden sich ansonsten i.d.R. nicht und die Lichtreflexe bleiben trotz Erblindung erhalten.

MERKE

Schwere Hämolysen können zu einer Rindenblindheit führen. Hierbei bleiben die Lichtreflexe erhalten.

19.16 Welche Augenbeteiligungen kennen Sie bei Anämien?

Die Anämie („Blutarmut") ist durch eine verringerte Sauerstofftransportkapazität des Bluts definiert, die durch eine verringerte Erythrozytenzahl, einen erniedrigten

Hämatokrit oder Hämoglobinwert bedingt sein kann. Demzufolge sind auch okuläre Manifestationen durch einen Sauerstoffmangel bedingt. Dieser kann akut (z. B. bei Blutverlust) oder chronisch und nur langsam progredient sein.

- Akuter Blutverlust: Zentralarterienverschluss, AION (▶ 19.14).
- Perniziöse Anämie: Neben seltenen retinalen und chorioidalen Blutungen steht hier häufig eine Optikopathie aufgrund des Vitamin-B_{12}-Mangels im Vordergrund.

PRAXISTIPP

Der Schweregrad der Anämie lässt sich bereits aus der Blässe der Bindehaut im Bereich der konjunktivalen Umschlagfalte und einem blassroten Fundusreflex in Verbindung mit retinalen Blutungen abschätzen.

19.17 Wie werden hämorrhagische Diathesen eingeteilt und mit welchen Augenbeteiligungen ist zu rechnen?

- Vaskuläre hämorrhagische Diathese
- Thrombozytäre hämorrhagische Diathese
- Plasmatische hämorrhagische Diathese

Durch die erhöhte Blutungsneigung kann es zu Blutungen aller Augenstrukturen kommen, insbesondere zu Blutungen der Lider, der Bindehaut und der Netzhaut.

19.18 Auf welche Erkrankung deuten „Lachsflecke“ und schwarze „Sonnenflecke“ hin?

Auf eine nicht-proliferative Sichelzellretinopathie. Als **„Lachsflecke“** werden deskriptiv, in der mittleren Netzhautperipherie gelegene, oberflächliche intraretinale (und nach Durchbruch präretinale) Blutungen bezeichnet, die im weiteren Verlauf und nach Resorption zu reaktiven Hyperplasien des retinalen Pigmentepithels (**„schwarze Sonnenflecke“**) und einer chorioretinalen Atrophie führen können.

Grundsätzlich kommen bei der zugrunde liegenden Sichelzellkrankheit genetisch bedingt anomale Hämoglobine (HbS und HbC) vor, die bei Hypoxie oder Azidose eine anomale Form (Sichelzelle) und reduzierte Verformbarkeit der Erythrozyten bewirken. Dies hat Thrombosen in kleinen Gefäßen zur Folge.

Neben dieser nicht-proliferativen Retinopathie kann es auch zur einer proliferativen Verlaufsform kommen, die meist erst durch Glaskörperblutungen oder eine sekundäre Amotio retinae symptomatisch wird. Sie wird in fünf Stadien eingeteilt:

- **Stadium 1:** Verschluss peripherer Arteriolen (klinisch Silberdrahtarterien bzw. „ghost-vessels“). Die avaskulären Zonen schreiten von äquatorial nach zentral fort.
- **Stadium 2:** periphere arteriovenöse Anastomosen.
- **Stadium 3:** „Seegras- bzw. korallenartige“ Neovaskularisation.
- **Stadium 4:** neovaskuläre Glaskörperblutungen.
- **Stadium 5:** rhegmatogene und/oder traktive Amotio retinae durch fibrovaskuläre Proliferationen.

Die Behandlung besteht stadienabhängig in der Laser- oder Kryokoagulation nicht -perfundierter Netzhautareale oder vitreoretinaler Chirurgie. Aufgrund der Blutungsgefahr sollten die Neovaskularisationen nicht direkt koaguliert werden. Die einzige kurative Therapie der Sichelzellkrankheit ist ansonsten die Stammzelltransplantation.

Als weitere Augenmanifestationen kommen Kapillardilatationen der Bindehaut (▶ 19.4), Hyphäma und eine ischämische Optikopathie vor.

MERKE

Ein weiterer „Lachsfleck" in der Augenheilkunde findet sich gelegentlich im Rahmen der interstitiellen Keratitis bei Lues. Hierbei erscheinen Neovaskularisationen des Hornhautstromas durch eine Hornhauttrübung hindurch als rosa bzw. „lachsfarbener" Fleck. Konjunktivale Lymphome erscheinen häufig ebenfalls „lachsfarben".

PRAXISTIPP

Bei einer Sichelzellkrankheit sollten keine Carboanhydrasehemmer gegeben werden, da sie die Sichelzellbildung fördern. Der Nachweis der Erkrankung erfolgt durch eine Hämoglobinelektrophorese.

19.19 Kennen Sie neben der Sichelzellkrankheit andere Hämoglobinopathien mit Augenbeteiligung?

Eine weitere Ursache für Augenveränderungen bei anomalem Hämoglobin sind die Thalassämien („thalassa" = Meer, aufgrund des häufigeren Vorkommens im Mittelmeerraum, wobei sie auch in Teilen Afrikas, Südostasiens und Amerikas auftreten). In Deutschland gibt es vermutlich ca. 500 Patienten, vorwiegend aus **Italien, Griechenland und der Türkei.** Hierbei handelt es sich im Gegensatz zur Sichelzellkrankheit um eine heterogene Gruppe von Krankheiten mit einer quantitativen Hämoglobinopathie, d. h., es besteht ein genetisch bedingter Mangel oder ein völliges Fehlen einer Hämoglobinkette (α oder β, entsprechend α- oder β-Thalassämie). Dadurch wird die normale Reifung der Erythrozyten behindert (mit mikrozytären, hypochromen und kurzlebigen Erythrozyten). Es werden jeweils Major- und Minor-Formen unterschieden, aber insgesamt sind die Hämoglobinopathien dieser Erkrankungsgruppe extrem variabel mit mehreren hundert Genvarianten. Therapeutisch sind regelmäßige **Bluttransfusionen** erforderlich und neben der Krankheit selbst spielen deshalb auch eine **erhöhte Eisenablagerung im Gewebe** (**z. B. Herzmuskel**) und Nebenwirkungen der hiergegen eingesetzten Chelatbildner-Therapie (Desferoxamin) eine pathogenetische Rolle. Die Augenbeteiligung ist sehr variabel, aber in der Regel nicht-proliferativ (gelegentliche Glaskörperblutungen wurden allerdings beschrieben) und führt nur selten zu deutlicher Visusreduktion. Sie beinhaltet **Katarakt, glatte Irisoberfläche, Tortuositas vasorum, Angioid streaks und Pigmentauflockerungen der Netzhaut sowie gelegentlich eine Optikopathie.**

Der äußere Aspekt bei der besonders schwerwiegenden Form der β-Thalassämie zeigt häufig ein mongoloides Aussehen der Patienten mit Epikanthus und vergrößerter Lidwinkeldistanz. Bei dieser Form entsteht bereits im Kindesalter eine massive Splenomegalie.

MERKE

Daran denken: In Deutschland sind die Thalassämien vorwiegend bei Patienten italienischer, griechischer oder türkischer Herkunft zu erwarten.

19

19.20 Welche Augenbefunde sind bei Leukämien zu erwarten?

Hier sind als Folge der Thrombozytopenie und Anämie retinale Blutungen (gelegentlich mit weißlichem Zentrum = Roth-Fleck, ▶ Tab. 19.1 und ▶ Tab. 19.4) und Cotton-wool-Herde möglich. Auch weißliche leukämische Infiltrate der Aderhaut und eine Infiltration des Optikus sind typische Manifestationen. Sehr selten kann es auch zu einer Absiedelung von Leukämiezellen in der Vorderkammer kommen mit Bildung eines weißlichen (Pseudo-)Hypopyons.

MERKE

Bei einem suspekten weißlichen Hypopyon differenzialdiagnostisch an ein Pseudohypopyon bei Leukämie denken.

19.21 Was sind typische Augenbefunde bei einer Makroglobulinämie Waldenström?

Durch die **erhöhte Blutviskosität** kommt es gelegentlich zu einem **„Sludge"-Phänomen** der Bindehautgefäße (▶ 19.3) und der retinalen Venen mit retinalen Blutungen, Mikroaneurysmen sowie Papillen- und Makulaödem.

19.22 Welche paraneoplastischen Erkrankungen mit Augenbeteiligung sind Ihnen bekannt, und auf welche malignen Erkrankungen können sie hinweisen?

Auf Karzinome und Melanome. Im Einzelnen lassen sich unterscheiden:

- **Karzinomassoziierte Retinopathie (CAR):** Hier entwickelt sich durch autoimmune Prozesse ein Retinopathia-pigmentosa-ähnliches Bild mit Netzhautdegeneration und hierdurch bedingter Gesichtsfeldeinschränkung und Visusverlust. Sie geht der Diagnose des Karzinoms (meist **kleinzelliges Bronchialkarzinom oder Zervixkarzinom**) meistens voraus.
- **Melanomassoziierte Retinopathie (MAR):** Sie macht sich meistens durch eine plötzlich eintretende Nachtblindheit bemerkbar, weiterhin durch Photopsien und Farbsensationen. Das Gesichtsfeld ist aber meistens normal. Hier liegen meistens Metastasen eines bereits bekannten Melanoms vor.
- **Bilaterale diffuse uveale melanozytäre Proliferation (BDUMP):** Die ophthalmologischen Befunde beinhalten zunehmende pigmentierte Fundusläsionen und eine seröse Amotio. Weiterhin finden sich häufig Anzeichen einer Uveitis und Irisheterochromie mit sekundärer Katarakt. Die Beziehung zu systemischen Neoplasien ist nicht so gut etabliert wie bei CAR und MAR.
- **Lambert-Eaton-Syndrom:** Hier entsteht ein pseudomyasthenisches Krankheitsbild (▶ 19.50) mit Ptosis und Diplopie durch Paresen der extraokularen Muskeln. Vermutlich sind Antikörper gegen Kalziumkanäle an präsynaptischen Membranen verantwortlich, die paraneoplastisch im Rahmen eines **kleinzelligen Bronchialkarzinoms** auftreten können.

Auge bei Stoffwechselstörungen

19.23 Welche okulären Veränderungen werden durch Fettstoffwechselstörungen verursacht?

- **Hyperlipoproteinämie:** Bei erhöhten Triglyzeridspiegeln finden sich an den Lidern **Xanthome,** bei einer Hypercholesterinämie hingegen die ähnlichen **Xanthelasmen** (**siehe ▶ 14.12**). Die Hypertriglyzeridämie führt gelegentlich auch zu einer Lipaemia retinalis.
- **Hypolipoproteinämie:** Durch einen gestörten Lipidtransport bei Abetalipoproteinämie kommt es zu einem Vitamin-A- und Vitamin-E-Mangel mit entsprechenden okulären Manifestationen (v. a. Störungen des retinalen Pigmentepithels, siehe auch ▶ 19.29). Bei HDL-Mangel (Morbus Tangier) oder bei Mangel an Lecithin-Cholesterin-Acyltransferase (LCAT) mit erhöhten VLDL-Spiegeln werden Ablagerungen in der Hornhaut beobachtet.
- **Zeroidlipofuszinosen (Morbus Batten):** Hier erfolgt eine Zeroidlipofuszinspeicherung in neuronalen Geweben. Okulär entstehen eine retinale Degeneration (Pseudoretinopathia pigmentosa), Optikusatrophie und bei infantilen Formen auch eine Katarakt.

19.24 Welche okulären Veränderungen werden durch Kohlenhydratstoffwechselstörungen verursacht?

- Galaktosämie: kongenitale Katarakt. Zum Mechanismus siehe ▶ 2.37.
- Glykogenspeicherkrankheiten: Trübungen des Hornhautrands, multiple gelbliche Ablagerungen in der Makula. Werden nur bei Typ I (von Gierke) beschrieben.

19.25 Welche Stoffwechselstörung kann zum Erscheinungsbild eines kirschroten Flecks der Makula führen?

Bei den Gangliosidosen führt eine Ablagerung von Lipiden zu einer Weißfärbung der Makula unter Aussparung der dünnen und ganglienzellfreien Fovea, die hierdurch kirschrot neben dem weißlichen Hintergrund erscheint.

19.26 Erläutern Sie die systemischen und die okulären Befunde beim Morbus Fabry.

Bei der Fabry-Krankheit (Synonym: Angiokeratoma corporis diffusum) handelt es sich um eine autosomal-rezessiv vererbte Glykosphingolipidose. Die Inzidenz beträgt etwa 1 : 40.000. Ätiologisch fehlt das Enzym α-Galactosidase oder es ist innerhalb der Lysosomen vermindert. Dadurch kommt es zu einer Speicherung des Ceramidtrihexosids in Blutgefäßen (Endothelzellen und glatte Muskelzellen) und im zentralen und peripheren Nervensystem. Systemische Befunde sind makulopapulöse blaurote Hautveränderungen, v. a. im Nabelbereich, Hyperhidrosis, Schmerzen von Abdomen und Extremitäten, sowie Aphasien und zerebellare Ausfälle, Herzdilatation, arterielle Hypertonie und **Niereninsuffizienz,** die eine **Nierentransplantation** erforderlich macht.

Am Auge sind eine **Cornea verticillata** (90 % bereits im zehnten Lebensjahr) und eine ampullenartige Auftreibung der Bindehautvenen charakteristisch. Ferner eine Tortuositas vasorum der Retina und Lid- und Periorbitalödeme (in 50 %). Bei hemizygoten Männer entwickelt sich im Verlauf eine speichenförmige subkapsuläre **Katarakt.**

19.27 Welche okulären Veränderungen werden durch Eiweißstoffwechselstörungen verursacht?

- **Albinismus:** Hypopigmentierung von Iris und Fundus, Visusreduktion, Photophobie, Ametropie, Strabismus, Makulahypoplasie, abnorme Kreuzung der Sehnervenfasern.
- **Alkaptonurie:** schwärzliche Pigmentablagerungen in Lidern, Sklera, Hornhautrand und Uvea.
- **Zystinose:** Ablagerungen von Zystinkristallen in Bindehaut, Hornhaut, Iris und Makula.
- **Hartnup-Krankheit:** okuläre Beteiligung primär im Rahmen einer zerebellaren Ataxie: Ptosis, Diplopie und Nystagmus.
- **Homozystinurie:** fast immer Ectopia lentis mit Subluxation nach temporal unten. Myopie, Katarakt, Amotio, Strabismus, Pigmentverklumpungen der Netzhautperipherie.
- **Hyperornithinämie (Atrophia gyrata):** progressive chorioretinale Atrophie, die vom Äquatorbereich ausgeht und nach zentral fortschreitet. Myopie, Katarakt.
- **Sulfitoxidasedefekt:** Linsendislokation (bei allen Patienten) und Nystagmus.
- **Ahornsirupkrankheit:** Ptosis, Ophthalmoplegie, Nystagmus, Optikusatrophie und Linsentrübungen.
- **Tyrosinämie (Richner-Harnhart-Syndrom):** Keratitis mit Pseudodendritika („herpetoide Hornhautdystrophie"), Katarakt, Strabismus und Nystagmus.

19.28 Welche okulären Veränderungen werden durch Störungen des Kupfer- und Eisenstoffwechsels verursacht?

- **Morbus Wilson:** autosomal-rezessiv vererbte Störung der biliären Kupfersekretion und hierdurch bedingter Anstieg von freiem zytotoxischen Kupfer, das sich in allen Geweben ablagert. Ein Mangel des Kupfertransportproteins Coeruloplasmin entsteht sekundär und ist nicht die Ursache der Erkrankung. Pathognomonisch ist der **Kayser-Fleischer-Kornealring** (Kupferablagerung auf Höhe der Descemet-Membran). Okulär finden sich auch Ablagerungen in der Linse (**„Sonnenblumenkatarakt"**) und dem ZNS (okuläre Motilitätsstörungen).
- **Menkes-Syndrom** („kinky hair syndrome"): Kupferstoffwechselstörung mit vermindertem Kupferspiegel. Optikusatrophie und träge Pupillenreaktionen. Spärliche helle, verzwirnte und leicht brechende Haare („kinky hair" bzw. Kraushaar), Minderwuchs, psychomotorischen Entwicklungsstörungen und zunehmende Krampfneigung. Letal in den ersten Lebensjahren.
- **Hämochromatose:** erhöhte Eisenresorption und konsekutive Hämosiderinablagerungen mit klassischer Trias: Hautpigmentation, Diabetes mellitus und Hepatomegalie (**„Bronze-Diabetes"**). Okulär: Hyperpigmentierungen von Lidern, Bindehaut und parapapillärem Bereich. Sekundäre diabetische Veränderungen.

19.29 Wie machen sich Vitaminmangelzustände ophthalmologisch bemerkbar?

- Vitamin-A-Mangel: Xerophthalmie: Oberflächenstörungen und Retinopathie mit Photorezeptordysfunktion und Nyktalopie mit peripherer Gesichtsfeldeinschränkung. WHO-Klassifikation von 1982:

- XN: Nyktalopie (Nachtblindheit)
- X1A: konjunktiviale Xerose
- X1B: Bitot-Flecken
- X2: korneale Xerose
- X3A: korneale Ulzeration/Keratomalazie < ⅓ der Hornhautfläche
- X3B: korneale Ulzeration/Keratomalazie > ⅓ der Hornhautfläche
- XS: korneale Narben
- XF: Fundusveränderungen (kleine weißlich gelbe Flecken am Fundus)

- Vitamin-B_1-(Thiamin-)Mangel (Beri Beri): Nystagmus und Ophthalmoplegie im Rahmen eines Wernicke-Syndroms. Korneale Hypästhesie, konjunktivale und korneale Dystrophie, Retrobulbärneuritis. Häufig im Zusammenhang mit Alkoholismus.
- Vitamin-B_2-(Riboflavin-)Mangel: Blepharitis, Konjunktivitis und Keratitis mit peripheren Vaskularisationen. Katarakt. Retrobulbärneuritis und Optikusatrophie.
- Nikotinsäureamid-Mangel (Vitamin PP [engl. pellagra preventing factor]): Blepharitis (generalisierte Dermatitis), Bindehauthyperämie, oberflächliche Keratopathie, Keratomalazie, Augenmuskellähmungen und Optikusneuropathie.
- Vitamin-B_6-Mangel: Blepharokonjunktivitis angularis.
- Vitamin-B_{12}-Mangel: Retrobulbärneuritis, sekundäre Netzhautveränderungen durch megaloblastäre Anämie (retinale Blutungen und Cotton-wool-Herde).
- Vitamin-C-Mangel (Skorbut): Hämorrhagien im Bereich Lider, Bindehaut, Vorderkammer und Netzhaut. Gelegentlich auch orbitale Blutungen. Wundheilungsstörungen.
- Vitamin-D-Mangel: vermehrter Tränenfluss, zonuläre Katarakt und Papillenödem.

19.30 Kennen Sie auch ophthalmologische Befunde durch Hypervitaminosen?

- Hypervitaminose A: Papillenödem und Diplopie, sekundär bei erhöhtem Hirndruck. Besonderheit: Befundverschlechterung bei Zapfendystrophie und Morbus Stargardt (Mutation im ABCA4-Gen).
- Hypervitaminose D: Kalziumablagerungen in der Bindehaut und Hornhaut (bandförmige Keratopathie) aufgrund einer Hyperkalzämie.
- Hypervitaminose Nikotinsäureamid: Zystoide Makulopathie. Besonderheit: keine Leckagen in der Fluoreszenzangiografie. Die Zysten bilden sich nach Beendigung der überhöhten Vitamingaben zurück.

19.31 Erläutern Sie die systemischen und die okulären Befunde bei Gicht.

Bei der **Hyperurikämie** (Harnsäure-Spiegel > 6,4 mg/dl bzw. 380 µmol/l) kommt es zur Ablagerung von Uratkristallen in verschiedenen Geweben einschließlich dem Auge. Hierdurch können lokale Entzündungsreaktionen ausgelöst werden, die oft anfallsartig auftreten (**Gichtanfall,** initial typischerweise am Zehengrundgelenk: **Podagra,** seltener auch am Daumengrundgelenk: Chiragra). Ophthalmologisch finden sich gelegentlich eine Konjunktivitis und Episkleritis. Selten auch eine Skleritis oder Uveitis anterior, zusammenfassend als sogenanntes **„gouty hot eye"** bezeichnet. Manchmal werden eine bandförmige Keratopathie oder Keratitis urica (DD Lipidkeratopathie) beobachtet. In sehr seltenen Einzellfällen wurde auch von einer posterioren Uveitis mit gelblich-weißlichen intraretinalen Exsudaten berichtet.

19.32 Erläutern Sie die systemischen und die okulären Befunde bei Porphyrien.

Bei den **Porphyrien** ist die Hämsynthese durch Defekte (i. d. R. eines) der beteiligten Enzyme gestört. Dementsprechend werden verschiedene Formen unterschieden und primär nach dem Hauptort der Synthesestörung eingeteilt (Knochenmark: erythropoetische Porphyrien, Leber: hepatische Porphyrien). Die bis zum jeweiligen Enzymblock anfallenden Zwischenprodukte der Hämsynthese, die **Porphyrine,** werden im (dadurch orange gelben bis burgunderroten) Urin ausgeschieden und reichern sich in diversen Gewebe an. Die meisten Porphyrien manifestieren sich erst im Zusammenwirken mit exogenen Faktoren, z. B. Alkoholkonsum, bestimmten Medikamente oder Bleivergiftung.

Bei der **erythropoetischen Form** (**Morbus Günther**) werden aufgrund erhöhter **Photosensibilität** an lichtexponierter Haut Ulzerationen und Vernarbungen beobachtet. Dies betrifft häufig auch die Lider und die Bindehaut mit Ausbildung **von Ektropium, Symblephara und Skleritiden und Skleraulzerationen** bis hin zur Perforation.

Bei den **hepatischen Porphyrien** wird eine **Atrophie von retinalen Ganglienzellen** beobachtet, mit Aussparung von parazentralen und papillomakulären Anteilen.

Die **Porphyria cutanea tarda** manifestiert sich meistens nach dem 50. Lebensjahr und führt zu einer Dermatose, die mit **Lidnarben und Ektropium** einhergehen kann. Aufgrund einer Nierenbeteiligung können hypertensive sowie fleck- und ringförmige **Fundusveränderungen** beobachtet werden.

19.33 Erläutern Sie die systemischen und die okulären Befunde bei einer Amyloidose.

Amyloide sind fehlgefaltete physiologische Proteine, die zusammen mit Glykoproteinen aus dem Serum fibrilläre Strukturen bilden (siehe auch ▶ 12.25 bis ▶ 12.28). Bei der Amyloidose kommt es lokalisiert oder systemisch zu Ablagerungen von Amyloid, z. B. um Blutgefäße herum, woraus eine erhöhte Gefäßfragilität resultiert. **Ekchymosen an den Lidern** sind die häufigste okuläre Manifestation. An der Bindehaut können sich knötchenförmige Ansammlungen von Amyloid bilden. Amyloidablagerungen in der Hornhaut ähneln klinisch der gittrigen Hornhautdystrophie. Typisch sind auch Amyloidablagerungen auf der Linsenrückfläche (sogenannte Fußpunkte) und Glaskörpertrübungen. Als Folge einer progressiven Neuropathie bei Amyloidose (Meretoja-Syndrom) kann es auch zu Augenmuskellähmungen kommen.

Auge bei Magen-, Darm- und Lebererkrankungen

19.34 Welche Augenmanifestationen bei Magen-, Darm- und Lebererkrankungen kennen Sie?

Magen-, Darm- und Lebererkrankungen gehen insgesamt nicht sehr häufig mit Augenmanifestationen einher. Einen Überblick gibt ▶ Tab. 19.5.

Tab. 19.5 Augenmitbeteiligung bei gastrointestinalen Erkrankungen

Krankheit	Okuläre Manifestation
Mikulicz-Syndrom	Keratokonjunctivitis sicca, Iridozyklitis
Peptisches Magengeschwür	Rezidivierende Iritis (?)
Sog. Postgastrorektomie-Syndrom	Vitamin-B_{12}-Mangel-Optikopathie
Morbus Crohn	Rezidivierende Iridozyklitis (ca. 1 %)
Colitis ulcerosa	Iridozyklitis, (Chorioiditis) (≤ 4 %)
Whipple-Erkrankung (bakterielle Infektion durch *Tropheryma whipplei*)	Glaskörperverdichtungen, Ophthalmoplegie, Chorioretinitis, Papillenödem und retinale Vaskulitis
Intestinale Parasiten	Chorioretinitis
Akute Pankreatitis	Retinale Fettembolien
„Hepatopathien"	Hämorrhagien, Folgen des Vitamin- und Eiweißmangels
Parenterale Ernährung und Antibiotika	Mykotische Endophthalmitis

Modifiziert nach Naumann GOH. Pathologie des Auges. Band II. 17. Kapitel, Auge und Allgemeinkrankheiten. Springer-Verlag. 1997.

Auge bei Nierenkrankheiten

19.35 Wodurch sind die okulären Befunde bei Nierenerkrankungen häufig bedingt?

Erkrankungen der Niere führen sehr häufig zu einer sekundären arteriellen Hypertonie. Daher ist sorgfältig auf Befunde eines Fundus hypertonicus zu achten. Bei einer Niereninsuffizienz werden oft Netzhautblutungen, Cotton-wool-Herde und perlschnurartige Verengungen der retinalen Venen beobachtet, die neben dem Hypertonus auch durch die häufig begleitende Azotämie, Hypervolämie und metabolische Störungen verstärkt werden. Störungen des Kalziummetabolismus fördern darüber hinaus noch die Entstehung von Kalzifikationen der Bindehaut und Kornea (bandförmige Keratopathie) sowie bilaterale Katarakte. Die Katarakte können auch akut unter einer Hämodialyse auftreten.

19.36 Worauf ist ophthalmologisch bei Patienten nach einer Nierentransplantation zu achten?

Neben den häufig bereits vor der Transplantation bestehenden Augenveränderungen durch die Nierenerkrankung (▶ 19.35) kommen gelegentlich sekundäre Komplikationen durch die erforderliche Immunsuppression nach Nierentransplantation hinzu. Eine typische Erkrankung ist hierbei die CMV-Retinitis. Diese kann zum einen durch Reaktivierung einer vorangegangenen Infektion bedingt sein oder, meist schwerwiegender, durch eine Virenübertragung durch Transplatation.

19.37 Welches Syndrom umfasst die Trias aus (hämorrhagischer) Glomerulonephritis, Innenohrschwerhörigkeit und Augenveränderungen?

Das Alport-Syndrom (Synonym: oto-okulo-renales Syndrom, Inzidenz 1 : 5.000 pro Jahr). Es beruht auf diversen Mutationen des Kollagen-Typ-4-Gens COL4 (mind.

sieben verschiedene Formen), das für die Bildung von intakten Basalmembranen eine wichtige Rolle spielt. Klinisch wird neben einem Defekt der Nierenglomerula (initial **Hämaturie, im Verlauf Nierenversagen**) auch eine **Hörstörung** beobachtet. Am Auge (nicht bei allen Phänotypen, insgesamt bei ca. 10–23 % der Patienten) finden sich vor allem Linsenveränderungen wie **Lenticonus anterior** (der sich erst im Verlauf entwickelt und im Alter von ca. 26 Jahren manifest wird) oder ein hinterer Polstar. An der Netzhaut werden bei ca. 35 % der Patienten mit einer Augenbeteiligung punktförmige Einlagerungen in Form eines **Fundus albipunctatus** (gefleckte periphere Retinopathie) beobachtet, meistens mit Aussparung der Fovea. Die Prognose ist daher insgesamt gut (v. a. Refraktionsänderungen durch den Lenticonus anterior).

MERKE

Beim Alport-Syndrom ist klinisch eine Kombination aus Hämaturie, Hörstörung und progredienter Refraktionsänderung (Lenticonus anterior) typisch.

PRAXISTIPP

An der Spaltlampe ist der Lenticonus anterior im regredienten Licht in den Anfangsstadien häufig als dunkler runder „Ölfleck" zu erkennen.

19.38 An welche Erkrankung denken Sie bei der Kombination aus rezidivierender Hämaturie und anteriorer Uveitis bei einer 18-jährigen Patientin?

An eine IgA-Nephropathie (Berger-Syndrom). Bei dieser Erkrankung lagert sich Immunglobulin A (IgA) im Mesangium der Nieren ab. Eine okuläre Beteiligung ist selten und tritt meist als anteriore Uveitis auf. Eine andere häufigere Kombination aus Nierenbeteiligung und anteriorer Uveitis liegt beim sogenannten TINU-Syndrom vor (weitere Details ▶ 11.101). Bei der hiermit assoziierten Glomerulonephritis kommt es zu einer Proteinurie.

19.39 Wie häufig ist eine Katarakt beim Lowe-Syndrom?

Die Katarakt beim Lowe-Syndrom findet sich bei **100 %** der stets männlichen Erkrankten und geht mit Vakuolen und fokalen weißen Trübungen in Form einer **„Schneeflockenkatarakt"** einher. Es handelt sich um ein seltenes x-chromosomal vererbtes Leiden mit Beteiligung von **Zentralnervensystem** (neuromuskuläre Symptome; Hypotonie, Areflexie), **Nieren** (renal-tubuläre Dysfunktion, zunächst mit Polyurie) und **Augen,** die neben der obligaten Katarakt in ca. 50 % ein **Glaukom durch Kammerwinkeldysgenesien** entwickeln, das wiederum eine Megalokornea und Buphthalmus zur Folge haben kann. Die Lebenserwartung ist deutlich reduziert und viele Patienten sterben bereits im ersten Lebensjahr.

19.40 Was ist das WAGR-Syndrom?

Hierbei handelt es sich um einen Befundkonstellation bestehend aus **W**ilms-Tumor (Nephroblastom), **A**niridie, **G**onadoblastom, geistiger **R**etardierung und Pseudohermaphroditismus masculinus.

Weitere mögliche Manifestationen beinhalten Minderwuchs, Gesichtsdysmorphien mit länglichem Gesicht und kleiner Nase, sowie **tief sitzende Ohren.**

MERKE
Bei einer kongenitalen Aniridie muss ein Nephroblastom (Wilms-Tumor) ausgeschlossen werden.

19.41 Welche Augenveränderungen erwarten Sie bei einer membranoproliferativen Glomerulonephritis Typ II (MPGN II)?

Multiple drusenoide Ablagerungen im Bereich der Bruch-Membran, sogenannte „dense deposits". Bei dieser Erkrankung finden sich ähnliche elektronendichte Ablagerungen primär in der Lamina densa der glomerulären Basalmembran und Bowman-Kapsel sowie in den Nierentubuli. Die Erkrankung beginnt im Kindes- und Jugendalter und führt häufig zu einer Niereninsuffizienz, die eine Dialyse oder Nierentransplantation erforderlich macht.

Auge bei Lungen- und Atemwegserkrankungen

19.42 An welche systemischen Diagnosen ist bei entzündlichen Augenveränderungen und gleichzeitigen respiratorischen Symptomen zu denken?

- Sarkoidose: trockener Husten, Kurzatmigkeit, Fieber, Gewichtsverlust
- Granulomatosis mit Polyangiitis (GPA)/Morbus Wegener: Nasen-Nebenhöhlen-Entzündung, Hämoptysis, Kurzatmigkeit
- Churg-Strauss-Syndrom: Keuchen, Husten, Gewichtsverlust
- Tuberkulose: Husten mit blutigem Auswurf, Lymphknotenschwellungen, Gewichtsverlust, positive Reiseanamnese in endemische Gebiete
- Schlaf-Apnoe-Syndrom: Schnarchen (obstruktive Form), Tagesmüdigkeit, morgendliche Kopfschmerzen
- Pneumonie, v. a. bei Immunsuppression: hohes Fieber, Husten, schnelle flache Atmung und Atemnot

19.43 Erläutern Sie die systemischen und die okulären Befunde bei Sarkoidose.

Hinsichtlich der systemischen Befunde werden verschieden Verlaufsformen der Sarkoidose (Synonyme: Morbus Boeck, Besnier-Boeck-Schaumann-Krankheit) unterschieden:
- **Heerfordt-Syndrom:** Fazialisparese, Parotitis, Uveitis-Fieber
- **Löfgren-Syndrom:** Fieber, Hiluslymphadenopathie, Arthralgie, akutes Erythema nodosum
- **Mikulicz-Syndrom:** Speichel- und Tränendrüsenentzündung

Trotz gelegentlich richtungsweisender okulärer Befunde (granulomatöse Uveitis anterior mit speckigen Beschlägen und entzündlichen Irisknötchen, retinale Vaskulitis mit „kerzenwachs"-artigen Gefäßeinscheidungen) stellt die Sarkoidose hinsichtlich der Augenbeteiligung ein Chamäleon dar (Details siehe ▶ 11.36 bis ▶ 11.96).

19.44 Welche Augenbeteiligungen beim Schlaf-Apnoe-Syndrom sind Ihnen bekannt?

Das Schlaf-Apnoe-Syndrom ist mit dem Floppy-Eyelid-Syndrom assoziiert, das durch eine Erschlaffung des Oberlids charakterisiert ist (Verlust der Rigidität der Tarsalplatte und sehr leichte Evertierbarkeit des Oberlids). Durch spontane nächtliche Lideversionen kommt es zu einem Reiben der tarsalen Konjunktiva an der Bettwäsche mit konsekutiven Reizzuständen.

Das Schlaf-Apnoe-Syndrom ist weiterhin mit einem Papillenöden assoziiert, v. a. im Rahmen einer ebenfalls assoziierten intrakraniellen Hypertension. Ein Papillenödem kann auch im Rahmen einer chronisch-obstruktiven Lungenerkrankung auftreten. Hier ist vermutlich bei Patienten mit schwerem Lungenemphysem oder chronischer Bronchitis die resultierende Hypoxie und Hyperkapnie ursächlich beteiligt, auch ohne begleitende Hirnruckerhöhung.

Auge bei endokrinen Erkrankungen

19.45 Welche okulären Manifestationen des Diabetes mellitus sind Ihnen bekannt?

- Blepharitis
- Xanthelasmen (bei sekundärer Hyperlipoproteinämie)
- Neuropathie des 3. und 6. Hirnnerven
- Mukormykose (selten, aber in ca. 50 % der Fälle Diabetes-assoziiert)
- Keratokunkunktivitis sicca (reduzierte Hornhautsensibilität und verringerte Tränenproduktion)
- Erhöhter Glukosegehalt der Tränenflüssigkeit
- Vertikale Fältchenbildung der zentralen Hornhaut
- Melanindispersion aus dem Pigmentepithel der Iris (bedingt durch vermehrte Glykogenspeicherung mit nachfolgender Ruptur der Zellmembran und Degenerierung des Pigmentepithels; „diabetische Iridopathie")
- Rubeosis iridis
- Reduzierte Akkomodationsbreite (möglicherweise durch fibröse Atrophie des Ziliarmuskels)
- Katarakt, 2 Formen:
    1. Antizipierte Cataracta senilis: morphologisch nicht zu unterscheiden von Cataracta senilis, nur vorzeitig entstehend.
    2. „Echte" Cataracta diabetica: morphologisch spezifische diabetische Katarakt, gekennzeichnet durch grauweiße Punkte und Flecken in den vorderen Rindenschichten („Schneeflockengestöber"). Meist im Kindes- und Jugendalter. Kann sich innerhalb von Tagen entwickeln und zu einer Cataracta diabetica intumescens fortschreiten. Zum Mechanismus siehe ▶ 2.36.
- Diabetische Retinopathie (siehe ▶ 10.25 ff.)

19.46 Welche Schilddrüsenerkrankungen sind mit okulären Veränderungen assoziiert?

Im Vordergrund steht hier die endokrine Orbitopathie, die bei 90 % der Patienten zusammen mit einer Schilddrüsendysfunktion auftritt. Dabei kommen aber neben dem Morbus Basedow auch andere Schilddrüsenerkrankungen ursächlich infrage, v. a. eine Hashimoto-Thyreoiditis (für weitere Einzelheiten zur endokrinen Orbitopathie siehe ▶ 5.67 ff.).

Auge bei Erkrankungen des Nervensystems, der Muskeln und des Skeletts

19.47 Welche Augenmanifestationen bei multipler Sklerose sind Ihnen bekannt?

Neben der typischen Neuritis nervi optici (NNO) findet sich bei ca. 1 % der Patienten eine Uveitis intermedia (IU). In der Gruppe der Patienten mit IU wird diese Assoziation noch deutlicher: 10 % der Patienten mit IU haben oder entwickeln im Verlauf eine MS. Weitere Manifestationen beinhalten eine internukleäre Ophthalmoplegie (siehe ▶ 1.59) und variable Augenmuskellähmungen. Auch ein Nystagmus oder skew deviation (vertikale Divergenzstellung) können gelegentlich beobachtet werden.

19.48 Was ist das Uhthoff-Zeichen?

Darunter versteht man passagere **Visusminderungen** im Rahmen einer demyelisierenden **NNO nach Erhöhung der Körpertemperatur,** z. B. durch heißes Duschen und Sport. Dieses Phänomen tritt bei bis zu 11 % der Patienten mit demyelisierender NNO nach Ablauf der akuten Phase auf.

19.49 Welche systemischen Erkrankungen können mit einer NNO einhergehen?

Auch wenn die häufigste Ursache einer NNO die demyelisierende Erkrankung des N. opticus im Sinne der Erstmanifestation einer MS darstellt, gilt es zahlreiche Systemerkrankungen differenzialdiagnostisch zu berücksichtigen. Einen Überblick gibt ▶ Tab. 19.6.

19.50 Was sind die okulären Manifestationen einer Myasthenia gravis?

Die Myasthenia gravis (MG) beruht auf einer Störung der neuromuskulären Übertragung und betrifft vor allem quergestreifte Muskulatur, die durch Hirnnerven innerviert wird. Ursächlich liegt meistens eine **Blockade von Acetylcholinrezeptoren durch Autoantikörper** vor. Dabei haben 70–90 % der Patienten initial nur okuläre Symptome (**okuläre MG**), wie **Ptosis** (verstärkt bei prolongiertem Aufblick und im Tagesverlauf durch Ermüdung zunehmend), **Motilitätsstörungen** (Pseudoparesen, variable Doppelbilder durch wechselnde Ausprägung der Muskelbeteiligung), Musculus-orbicularis-Schwäche und Nystagmus. Bei 85 % der Patienten kommt es innerhalb von 2 Jahren zu einer Generalisierung (**generalsierte MG**), mit Beteiligung weiterer Muskeln, wobei Schluck-, Kau- und Sprechstörungen, Müdigkeit, Extremitätenschwäche, Obstipation sowie Atemnot und geringe Belastbarkeit auftreten können.

Tab. 19.6 Differenzialdiagnose der akuten NNO und assoziierte Systemerkrankungen

Diagnose und Subtyp der NNO	**Klinische Manifestation**
Steroid-sensitive NNO	
Sarkoidose, systemischer Lupus erythematodes (SLE), Autoimmune NNO, Morbus Behçet, Perineuritis optici	Progressive Visusminderung, ein- oder beidseitig (simultan oder nachfolgend), isoliert oder assoziiert, schmerzhaft, Rezidiv bei Steroidreduktion, gel. begleitende Uveitis anterior
NNO bei MS	Visusminderung, Zentralskotom, Rotentsättigung, Bewegungsschmerz
Neuromyelitis optici (Dévic-Krankheit)	Meist beidseitig, häufig rezidivierend, geringe Rückbildungstendenz, Querschnittsmyelitis, häufig über mehrer spinale Segmente, z. B. C3–C6 (Diagnose über Anti-Aquaporin-4-Antikörper)
Infektiöse NNO	
Borreliose, Lues, Tuberkulose, virale NNO, HIV-assoziierte Infektionen (CMV, VZV, Cryptococcus, Toxoplasmose)	Progressive Visusminderung, Papillenschwellung, Uveitis (intermedia), gel. ZNS-Symptomatik
Bartonella-Infektion	Makuläre Exsudate (sternförmig): Neuroretinitis
Andere entzündliche NNO	
Postinfektiös, postvakzinal, akute disseminierte Enzephalomyelitis (ADEM)	Beidseitig und gleichzeitig, meist Restitutio ad integrum, Kinder deutlich häufiger
Toxische und nutritive NNO	
Vitamin-B_{12}-Mangel, Tabak-Alkohol-Optikoneuropathie, Methanol-Intoxikation, Ethambutol-Toxizität	Beidseitig und schmerzlos mit schlechter Prognose
Ischämische Optikoneuropathien	
Anteriore (AION) oder posteriore (PION) ON, Arteriitis temporalis, diabetische Papillopathie	Plötzliche Visusminderung bis -verlust, Papillenschwellung (außer PION), schmerzlos (außer Arteriitis temporalis)
Genetisch bedingte Optikoneuropathie	
Lebersche hereditäre Optikoneuropathie (LHON)	Beidseits simultan < sukzessive, Papillenhyperämie und -randunschärfe nur im Angangsstadium, schmerzlos, selten Frauen, positive Familienanamnese
Kompressionsbedingte Optikoneuropathie	
Tumor (z. B. Optikusscheidenmeningeom, pilozytisches Astrozytom, Hypophysenadenom, Kraniopharyngeom)	Schmerzlos, chronische Papillenschwellung oder Optikusatrophie
Endokrine Orbitopathie	EO-Symptomatik

Modifiziert nach Gerth-Kahlert C, Wermund TK. Klin. Monatsbl. Augenheilkd. 2011;228:425–431

MERKE

Okuläre Symptome finden sich sowohl bei der okulären als auch der generalisierten Form der Myasthenia gravis.

PRAXISTIPP

Ophthalmologische Diagnostik

- Simpson-Test: 1 Minute lang extreme Blickposition gerade nach oben. Beurteilung: Beide Lider bleiben normalerweise oben. Pathologisch, wenn ein oder beide Lider absinken. Auch eine wiederholte schnelle Schließung der Augen verstärkt die Ptosis.
- Lidzuckungstest („twitch sign“ nach Cogan): schneller Blickwechsel von unten in die Primärposition: normalerweise bleiben beide Lider oben. Bei MG bleiben die Lider nur kurz oben, gefolgt von Lidzuckungen und erneuter Lidsenkung.
- Eis-Test: Ein Eisbeutel wird für 2 Minuten auf die Lider gelegt: Verbesserung der Ptosis durch kältebedingte Hemmung der Acetylcholinesterase, wodurch kurzfristig mehr Acetylcholin für die Muskelfunktion zur Verfügung steht.

Neurologische Diagnostik:

Sie beinhaltet zur Diagnosesicherung eine Antikörperbestimmung und gelegentlich den Edrophonium-(Tensilon-)Test (kurz wirkende Anticholinesterase, die die Muskelschwäche vorübergehend bessert, cave: Nebenwirkungen bis hin zum Herzstillstand möglich). Weiterhin Elektromyografie, Muskelbiopsie und Thoraxbildgebung (z. A. Thymom, das gelegentlich mit MG assoziiert ist).

19.51 Was verstehen Sie unter dem Begriff Kollagenosen?

Der unscharfe Begriff Kollagenose ist ein Sammelbegriff für eine Vielzahl z. T. sehr unterschiedlicher Erkrankungen, denen entzündliche Prozesse vorwiegend an Bindegewebe und Blutgefäßen gemeinsam sind (engl. connective tissue diseases, collagen vascular diseases). Die meisten Erkrankungen können mit einer Augenbeteiligung einhergehen. Für den Augenarzt sind u. a. der systemische Lupus erythematodes (SLE), das Antiphospholipid-Syndrom und das Sjögren-Syndrom bedeutsam.

19.52 Wie kann sich ein systemischer Lupus erythematodes (SLE) an den Augen manifestieren?

Typisch sind eine retinale Vaskulitis mit Cotton-wool-Herden und retinalen Blutungen. Da die hierbei bedingten Sehstörungen noch vor Diagnosestellung für den Patienten im Vordergrund stehen können, ist es für den Augenarzt sinnvoll, auch die systemischen Diagnosekriterien (▶ Tab. 19.7) orientierend zu kennen.

19.53 Wie stark ist eine rheumatoide Arthritis (RA) mit einer Uveitis assoziiert?

Gar nicht! Entgegen einer sehr weit verbreiteten Ansicht ist die RA nicht mit Uveitis assoziiert. Sehr wohl gibt es aber andere assoziierte Augenerkrankungen, insbesondere periphere Hornhauterkrankungen und Skleritis, aber vor allem auch eine Keratokonjunktivitis sicca. Wenn unter Rheuma keine RA, sondern eine Systemerkrankung aus dem rheumatischen Formenkreis gemeint ist, gibt es hingegen zahlreiche Assoziationen zur Uveitis. Hier ist aber eine Differenzierung notwendig, da sich sowohl die rheumatischen Erkrankungen, als auch die klinischen Manifestationen der Uveitis erheblich unterscheiden können.

Tab. 19.7 SLE-Klassifikationskriterien nach American College of Rheumatology (ACR), 1997

4 von 11 der folgenden Kriterien müssen erfüllt sein:
• Schmetterlingserythem • Diskoide Hautläsionen • Photosensibilität • Mundschleimhautulzerationen • Polyarthritis • Serositis • Nephritis (mit persistierender Proteinurie > 0,5 g/d) • Neuropsychiatrische Auffälligkeiten (Krampfanfälle oder Psychose) • Hämatologische Befunde (hämolytische Anämie, Leukopenie, Lymphopenie, Thrombopenie) • Antinukleäre Antikörper (ANA) • Autoantikörper: dsDNA-AK, Sm-AK, Cardiopipin-AK

MERKE

Die Rheumafaktor-positive rheumatoide Arthritis (RA) ist nicht mit einer Uveitis assoziiert. Bei Augenbeteiligung liegt meist eine Keratokonjunktivitis sicca vor, gelegentlich auch entzündliche marginale Keratopathien und Skleritiden.

19.54 Ihnen wird konsiliarisch ein vierjähriges Kind mit der Diagnose „juvenile idiopathische Arthritis" (JIA) seit 1 Woche vorgestellt. Wie könnte eine Augenbeteiligung aussehen und wie wahrscheinlich wäre sie?

Dies hängt stark vom Subtyp der JIA ab. Grundsätzlich ist die JIA mit einer anterioren und typischerweise asymptomatischen Uveitis assoziiert („weißes Auge") (siehe ▶ 11.13 und ▶ 11.14). Vereinfachend und orientierend lässt sich eine Tendenz zu stärkerer Augenbeteiligung feststellen, wenn weniger Gelenke betroffen sind. Gemäß der Konsensus-Klassifikation der EULAR und ILAR werden folgende Formen der JIA unterschieden (Augenbeteiligung jeweils angegeben): ▶ Tab. 19.8.

Augenbeteiligung bei Erkrankungen der Haut

19.55 Nennen Sie typische Augenbefunde bei der Rosazea.

Okuläre Veränderungen treten bei 6–18 % der Patienten auf und beinhalten eine posteriore Blepharitis mit Teleangiektasien, rezidivierende Hordeola, trockenes Auge und eine marginale Keratitis mit oberflächlicher Hornhautvaskularisation, die bis zur Ausdünnung, Vernarbung und Perforation der Hornhaut führen können. Bei der Rosazea handelt es sich um eine Erkrankung, die primär die sonnenexponierte Haut im Gesicht und Dekolleté (Rötungen und Teleangiektasien von Wangen und Nase, Rhinophym) einschließlich der Lider betrifft und auf einer Talgdrüsenentzündung und -dysfunktion beruht. Sie wird vermutlich durch eine Hypersensitivitätsreaktion auf Bakterien (kommensale Keime, Staphylokokken) oder Demodex-Milben getriggert. Die okuläre Beteilung wird, abhängig von den Veränderungen, mit Tränenersatzmitteln und Lidrandhygiene sowie lokalen Antibiotika (z. B. Fusidinsäure oder Azithromycin) behandelt. Bei schweren oder therapierefraktären

Tab. 19.8 Subgruppen der JIA mit Häufigkeit und Symptomatik einer Uveitis anterior

Subgruppe JIA	Uveitisrisiko	Symptomatik	Komplikationen
Oligoarthritis persistent	15–20 %, oft beidseits	Meist asymptomatisch	Häufig
Oligoarthritis extended	25–45 %, oft beidseits	Meist asymptomatisch	Häufig
RF-negative Polyarthritis	5–10 %, oft beidseits	Meist asymptomatisch	Häufig
Psoriasis-Arthritis	Beginn Kleinkindalter: bis 20 %, meist beidseits	Meist asymptomatisch	Häufig
	Beginn Schulkindalter: 10 %, wechselseitig/beidseits	Asymptomatisch/ symptomatisch	Gelegentlich
Enthesitis-assoziierte Arthritis	10 %, wechselseitige Schübe	Symptomatisch	Selten
RF-positive Polyarthritis	Sehr selten	-	-
Systemische Arthritis (Morbus Still)	Sehr selten	-	-
Sonstige Arthritis	10 %, oft beidseits	Meist asymptomatisch	Häufig

Mod. nach Pleyer U. Entzündliche Augenerkrankungen. 1. Auflage. Springer. 2014.

Verläufen erfolgt auch eine systemische Therapie mit Tetrazyklinen (niedrigdosiert, mehrmonatig), die neben einer antibakteriellen Wirkung auch die Talgzusammensetzung der Haut günstig beeinflussen.

19.56 Wie ist die Augenbeteiligung bei den blasenbildenden Hauterkrankungen?

Bei einer Augenbeteiligung im Rahmen von blasenbildenden Hauterkrankungen ist primär die Bindehaut mit verschiedenen Verlaufsformen und Schweregraden einer **Konjunktivitis** (erosiv, katarrhalisch, purulent, vesikulär und vernarbend) betroffen. Eine detailliertere Übersicht gibt ▶ Tab. 19.9.

19.57 Mit welchen Augenbeteiligungen rechnen Sie bei Vorliegen eines Erythema nodosum?

- Okuläre Beteiligung bei Morbus Behçet
- Okuläre Sarkoidose
- Okuläre Tuberkulose

19.58 Worauf achten Sie als Augenarzt bei Patienten mit Sklerodermie?

Dies hängt von der Form der Sklerodermie ab. Die systemische Sklerose (SSc, Synonym: progressive Systemsklerose) ist eine seltene, aber potenziell letal verlaufende Erkrankung des Bindegewebes mit Fibrose von Haut und inneren Organen. Es werden zwei Formen unterschieden: eine diffuse kutane (dSSc) und eine limitierte kutane Sklerodermie (lSSc).

19

Tab. 19.9 Augenbeteiligung bei blasenbildenden Erkrankungen

Krankheit	**Augenbeteiligung**	**Haut und Allgemeines**
Erythema exsutativum multiforme, Stevens-Johnson-Syndrom	Häufig akute massive Konjunktivitis (katarrhalisch, purulent, erosiv)	• Kokardenartige Läsionen der Haut • Orale und genitale Erosionen • Meist Kinder und junge Erwachsene
Pemphigus vulgaris	Augen selten beteiligt (gel. chronische Blepharitis und Konjunktivitis ohne Vernarbungen)	• Hautblasen • Erosionen der Mundschleimhaut • Alter: meist 40–60 Jahre
Vernarbendes Schleimhautpemphigoid	• Langsamer Beginn aber schwerer Verlauf • Vernarbende Konjunktivitis • Symblepharonbildung mit sekundärem Ankyloblepharon und Entropium • Trockenes Auge und Hornhautbeteiligung bis zum Ulcus corneae	• Erosionen und Narben der Mundschleimhaut • Hautbeteiligung nur ca. 10 % mit wenigen Blasen • Meist guter Allgemeinzustand • Meist Frauen >60 Jahre
Epidermolysis bullosa acquisita	• Augen selten beteiligt • (beim vernarbenden pemphigoidartigem Typ, **vernarbende Konjunktivitis**)	• Traumainduzierte Bläschen • Abheilung mit Milien und gelegentlich Narben • Bedingt durch Antikörper gegen Typ-7-Kollagen der Ankerfibrillen der Haut
Lineare IgA-Krankheit	Vernarbende Konjunktivitis	Straffe, oft anulär angeordnete Blasen
Rezessive dystrophische Epidermolysis bullosa	Augen selten beteiligt	Ausgedehnte Blasenbildung an Haut und Schleimhaut
Dermatitis herpetiformis	Augen selten beteiligt (gelegentliche Bläschen und Erosionen der Konjunktiva)	Juckende schmerzende Papeln und Pusteln an Stamm und Extremitäten
Hydroa vacciniformia	Vesikulo-ulzeröse oder hypertrophische Konjunktivitis in 20 % der Fälle	Bläschen auf lichtexponierter Haut

Modifiziert Tischendorf et al. Auge und Innere Medizin, Schattauer. 2004.

Bei der dSSc finden sich an der Haut, die zunehmend ödematöser und straffer wird, typischerweise eine **mimische Starre, Mikrostomie und periorale Fältelung** (**Tabakbeutelmund**) sowie Teleangiektasien. An den Fingern und Zehen ein Raynaud-Syndrom, das zu Nekrosen an den Fingerspitzen führen kann. Im Ösophagus kann eine Hypomotilität mit Schluckstörungen und Reflux entstehen. Weitere Organbeteiligungen beinhalten eine **Lungenfibrose, Niereninsuffizienz,** Myokardfibrose (mit sekundären Rhythmusstörungen), nicht-erosive Arthritis, Sehnenscheidenverdickungen und Kontrakturen. Die lSSc verläuft milder und ohne Lungen- und Nierenbefall. Sie wurde früher auch als CREST-Syndrom bezeichnet (C = Kalzinose, R = Raynaud-Syndrom, E = Ösophagusdysfunktion, S = Sklerodaktylie und T = Teleangiektasie).

Davon abzugrenzen ist die lokalisierte Sklerodermie ohne Organbeteiligung (Morphea, en coup de sabre, lineare Sklerodermie), die sich vor allem durch narbenähnliche und umschriebene, z. T. pigmentierte Sklerosierungen der Haut bemerkbar macht und insgesamt eine gute Prognose hat.

Die Augenbeteiligung bei der systemischen Sklerodermie betrifft insbesondere bei schweren Verläufen vorwiegend die Lider mit zunehmender horizontaler Verengung der Lidspalte (**Blepharophimose**) und eine Verkürzung der unteren Fornices der Bindehaut, die zu einem **Ektropium der Lider** führen kann. Hieraus kann wiederum ein **Lagophthalmus** mit **Keratokonjunktivitis sicca** resultieren. Weiterhin werden eine Katarakt und hypertensive Fundusveränderungen bei renaler Hypertonie beobachtet.

Augenveränderungen bei der **lokalisierten Form der Sklerodermie** sind selten und treten gelegentlich bei Kindern in Form einer **anterioren Uveitis** auf.

Augenbeteiligung bei hereditären und anderen Systemerkrankungen

19.59 Welche Phakomatosen mit Augenbeteiligung sind Ihnen bekannt?

Bei den Phakomatosen handelt es sich um eine Gruppe von Erkrankungen, die mit unterschiedlicher Penetranz dominant vererbt werden. Es bilden sich multiple Tumoren und Zysten, die neben den Augen auch Haut und Nervengewebe betreffen. Am Auge werden vier Phakomatosen unterschieden:

- **Angiomatosis retinae (von-Hippel-Lindau-Syndrom)**: Organmanifestationen meist im jüngeren Lebensalter mit ZNS-Hämangioblastom, Phäochromozytom und Nierenzellkarzinom. **Okulär:** kapilläres retinales Hämangiom in fast 50 % der Fälle. Es manifestiert sich als großer rötlicher Knoten, jeweils mit großem zuführenden und abführenden Gefäß. Lipidablagerungen in benachbarter Netzhaut. Therapeutisch kommt bei peripherer Lage eine Laserkoagulation oder Verödung mittels Kryosonde infrage.
- **Neurofibromatose (Morbus Recklinghausen, NF Typ 1, NF1, Inzidenz 1:4.000):** Es zeigen sich Pigmentflecken der Haut („Cafe-au-lait-Flecken"). **Okulär:** kleine Neurofibrome an Lidern und z. T. Orbita und N. opticus. Am Oberlid macht sich ein plexiformes Neurofibrom durch eine schmerzlose und S-förmige Lidschwellung bemerkbar. Typisch sind auch die kleinen bräunlichen Knötchen der Iris, die als Lisch-Knötchen bezeichnet werden (vgl. ▶ 1.40) Am Fundus finden sich bei einem Drittel der Patienten Korkenziehergefäße ohne Leckage, chorioidale Hamartome und multiple (im OCT hyperreflektive) kleine pigmentierte Knötchen der Aderhaut. Chorioidale Nävi bei NF1-Patienten bergen ein erhöhtes Risiko für die Entwicklung eines chorioidalen Melanoms.
  Eine **Neurofibromatose Typ II (NF2)** ist wesentlich seltener (Inzidenz 1 : 40.000) als die NF1 und ist klassischerweise durch beidseitige **Akustikusneurinome** charakterisiert. Daneben finden sich häufig auch noch weitere Schwannome von Hirnnerven, intrakranielle Meningeome und spinale Tumoren. Die okulären Manifestationen der NF2 haben keine Gemeinsamkeit mit der NF1. Bei 70–80 % der Kinder und Jugendlichen findet sich eine kortikale oder subkapsuläre Katarakt, die aufgrund ihrer peripheren Lage (Untersuchung in Mydriasis!)

meist nicht klinisch relevant ist. Ebenso finden sich eine epiretinale Gliose und gelegentlich Hamartome der Netzhaut und des retinalen Pigmentepithels. Papillengliome sind selten. Weiterhin nehmen im Verlauf durch die multiplen Tumoren neuroophthalmologische Manifestationen eine größere Rolle ein, insbesondere Störungen der Okulomotorik.

- **Sturge-Weber-Syndrom:** Dieses Syndrom ist durch eine faziale Angiomatose im Trigeminusbereich (**Naevus flammeus**) und des Gehirns und der Meningen gekennzeichnet. **Okulär:** pathologische Skleragefäße und **Aderhauthämangiom,** das gelegentlich zu einer sekundären Amotio durch Flüssigkeitsaustritt führen kann. Häufig entwickelt sich auch ein **Glaukom** (ipsilaterales Sekundärglaukom durch erhöhten episkleralen Abflusswiderstand).
- **Retinales Astrozytom (Morbus Bourneville-Pringle):** Dieser Tumor des neuralen Stützgewebes kommt **okulär** isoliert an der Netzhaut oder zusammen mit einer tuberösen Hirnsklerose (knotige Auftreibungen von Gyri, Marksubstanz und Ventrikeln) vor. Letztere Verlaufsform wird als Morbus Bourneville-Pringle bezeichnet.

19.60 Sie untersuchen ein Kind mit Down-Syndrom. Welche spezifischen ophthalmologischen Befunde erwarten Sie?

Es können zahlreiche okuläre Befunde vorliegen, u. a.:

- Mongoloide Lidachsen (verlaufen nach schräg oben)
- Epikanthus
- Hypertelorismus
- Blepharitis
- Myopia magna
- Astigmatismus und Keratokonus
- Peripher betonte Irishypoplasie
- Brushfield-Spots
- Katarakt
- Esotropie
- Nystagmus
- Radspeichenartig um die Papille angeordnete retinale Gefäße

Literatur

Augustin AJ. Augenheilkunde. 4. Aufl. Heidelberg: Kaden Verlag, 2019.

Braun J, Müller-Wieland D. Basislehrbuch Innere Medizin. 6. Aufl. München: Elsevier, 2018.

Grajewski RS, Bosch JJ, Bruns H, Cursiefen C, Heindl LM. The Trojan Horse Tale Revisited: An Eye on Metastatic Spread of Carcinoma Cells. Cancer Immunol Res. 2016; 4(2): 92–94.

Grehn F. Augenheilkunde. 32. Aufl. Heidelberg: Springer Verlag, 2019.

Ingraham HJ, et al. 2017–2018 Basic and Clinical Science Course: Section 1: Update on General Medicine. American Academy of Ophthalmology (AAO), 2017.

Kaiser HJ, Flammer J. Kinderophthalmologie. Auge und Allgemeinerkrankungen. 1. Aufl. Bern: Verlag Hans Huber, 1999.

Kasper DL, Fauci AS, et al. Harrisons Innere Medizin. 20. Aufl. Stuttgart: Thieme Verlag, 2020.

Naumann GOH. Pathologie des Auges. Band II. Auge und Allgemeinkrankheiten. Heidelberg: Springer Verlag. 1997.

Nussenblatt RB, Whitcup SM. Uveitis. Fundamentals and Clinical Practice. 4th ed. Mosby, 2010.
Pleyer U. Entzündliche Augenerkrankungen. 1. Aufl. Heidelberg: Springer Verlag, 2014.
Tischendorf FW, Meyer CH, Spraul CW. Auge und Innere Medizin. Okuläre Veränderungen bei systemischen Erkrankungen. 1. Aufl. Stuttgart: Schattauer Verlag, 2004.
Trobe JD. The Physician's Guide to Eye Care. American Academy of Ophthalmology (AAO), 2012.
Riorden-Eva P, Augsburger JJ. Vaughan & Asbury: General Ophthalmology. 19th ed. McGraw-Hill, 2017.

Register